Barbara
Kirschbaum

Handbuch Zungendiagnostik

Barbara
Kirschbaum

Handbuch Zungendiagnostik

Mit einem Vorwort
von Dr. Dominique Hertzer

Zuschriften, Verbesserungsvorschläge und Kritik
Verlag Systemische Medizin AG
Müllerstraße 7 – 93444 Bad Kötzting
info@verlag-systemische-medizin.de

Wichtiger Hinweis für den Leser
Durch Forschung und klinische Erfahrungen unterliegen die Erkenntnisse in Medizin und Naturwissenschaften einem beständigen Wandel. Die Autorin hat sorgfältig geprüft, dass die in diesem Werk getroffenen therapierelevanten Aussagen und Angaben dem derzeitigen Wissensstand entsprechen. Hierdurch wird der Leser dieses Werkes jedoch nicht von der Verpflichtung entbunden, ggf. auch anhand anderer Werke zu diesem Thema zu prüfen, ob die dort getroffenen Aussagen und Angaben von denen in diesem Werk abweichen. Der Leser trifft seine Therapieentscheidung in eigener Verantwortung. Ggf. erwähnte Produktnamen sind geschützte Marken oder eingetragene Markenzeichen der jeweiligen Eigentümer, Unternehmen oder Organisationen, auch wenn sie im Einzelnen nicht ausdrücklich als solche gekennzeichnet wurden.

Bibliografische Information der Deutschen Nationalbibliothek
Die Deutsche Bibliothek verzeichnet diese Publikation in der Deutschen Nationalbibliografie; detaillierte bibliografische Daten sind im Internet über <http://dnb.ddb.de> abrufbar.

2. Auflage 2013

Lektorat: Lisa Lorz, Bayreuth
Redaktion: Theresa Hager, Bad Kötzting
Fotos: Barbara Kirschbaum, Hamburg
Zeichnungen: Stefan Dangl, München
Satz und Herstellung: Mitterweger & Partner, Plankstadt; SZ Publishing Support, München
Druck und Bindung: aprinta druck GmbH, Wemding
Umschlaggestaltung: Mogwitz Schwarz Rusitschka, München Leipzig

ISBN 978-3-86401-019-4
Aktuelle Informationen finden Sie im Internet unter www.verlag-systemische-medizin.de

Inhalt

Danksagung

Als in den 1980er-Jahren das exzellente Buch über Zungendiagnose von Giovanni Maciocia erschien, weckte es in mir ein tiefes Interesse an der Kunst der Zungendiagnostik. Für die strukturierte Vermittlung seines Wissens danke ich ihm. Dank gebührt auch meinem ersten Lehrer J. van Buren, der mich die Beobachtung lehrte sowie Ted Kaptchuk, der mich in die Chinesische Arzneimitteltherapie einführte und Dr. Huang Yun Rui, University of TCM Cheng Du, der mich die Praxis der Chinesischen Medizin lehrte.

Den Kollegen und Freunden, die mich bestärkten und unterstützten, dieses Buch zu schreiben, sage ich herzlichen Dank. Herrn und Frau Fortuin sei gedankt für die akribische Manuskriptkorrektur. Bei Frau Dr. Dominique Hertzer bedanke ich mich für die konstruktive und ideelle Unterstützung bei diesem Buchprojekt, die sie durch ein hervorragend recherchiertes Vorwort zum Ausdruck brachte. Meinen Studenten und Patienten bin ich verbunden, da das *Handbuch Zungendiagnostik* in dieser Form ohne sie nicht zu realisieren gewesen wäre.

Mein ganz besonderer und großer Dank gilt Walter Geiger. Er überließ mir nicht nur viele seiner Zungenbilder, sondern trug mit seiner Kritik und seinen Vorschlägen zu einer Vervollständigung des Buches bei. Ich danke ihm auch für die Geduld und die praktische Unterstützung in der Zeit des Schreibens.

Ich hoffe, dass dieses Handbuch der Zungendiagnostik Ihnen, lieber Therapeut, und vor allem Ihren Patienten von Nutzen sein wird und lade Sie ein, Ihre konstruktive Kritik dem Verlag mitzuteilen.

Hamburg, Januar 2013
Barbara Kirschbaum

Vorwort

Das chinesische Schriftzeichen 舌 (*she*) für „Zunge", begegnet uns in den chinesischen Quellen zum ersten Mal auf den Orakelknocheninschriften. Bereits seine ursprüngliche Schreibweise verrät uns viel über die Assoziationen, die mit diesem Zeichen in Zusammenhang stehen.

Diese ursprüngliche Darstellung zeigt uns eine Glocke mit einem Holzklöppel, der sich hin und her bewegt. Der obere Bestandteil zeigt uns einen auf den Kopf gestellten Glockenkörper, während der untere Bestandteil den Klöppel selbst abbildet, wobei letzterer zungenförmig aus dem Glockenkörper herausragt.[1] Interessant ist nun, dass diese ursprüngliche Schreibweise für „die Zunge" auf den Orakelknocheninschriften mit der Schreibweise für zwei weitere Schriftzeichen übereinstimmt. Das heißt, in dem Schriftzeichen auf den Orakelknocheninschriften sind mehrere Worte mit unterschiedlicher Bedeutung für die heute verschiedene, eigenständige Schriftzeichen existieren, noch in einem Schriftzeichen vereint – ein Merkmal, welches prinzipiell für die Entwicklung der chinesischen Sprache und Schrift kennzeichnend ist. So wird das Schriftzeichen *she*, neben der eben erwähnten Bedeutung „Glocke, mit einem Holzklöppel" noch in der Bedeutung von *gao* „mitteilen" und *yan*, dem Schriftzeichen für „sprechen" oder „sagen" bzw.

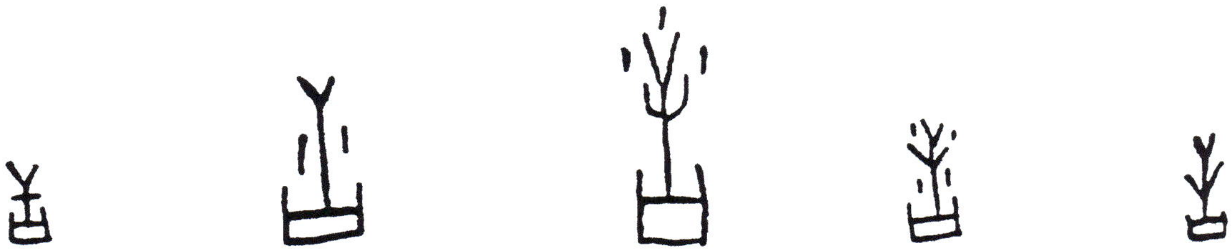

„Worte" verwendet. Dies erklärt sich aus der Tatsache, dass der Clanälteste zur damaligen Zeit, wenn er seinem Volk etwas mitzuteilen hatte, zuerst die Glocke läuten musste, damit sich das Volk einfinden konnte. Das „Läuten der Glocke" war somit Zeichen für eine bevorstehende „Mitteilung". Diese Verbindung wird auch in dem ältesten chinesischen Wörterbuch dem *Shuo wen jie zi* überliefert, wo es heißt:

> *She (die Zunge) ist das, womit man im Mund redet und den Geschmack unterscheidet.*[2]

Nachdem eine wesentliche Funktion der Zunge die der sprachlichen Kommunikation ist, wurde das Schriftzeichen *she* bereits in vielen klassischen Texten oftmals im Sinne von „sprechen" oder „mitteilen" verwendet.

In einem Kapitel aus dem *Lun yu*, den Gesprächen des Konfuzius mit seinen Schülern, geht es um die Frage, inwieweit sich der Edle, der aufgrund seines Wesens sich mit den wesentlichen Dingen beschäftigt, noch die Einhaltung der Formen und Riten beachten muss:

> *Ji Zicheng sagte: „Dem Edlen kommt es doch auf das Wesen an, was braucht er sich da noch um die guten Formen zu kümmern?"*
>
> *Zi Gong erwiderte darauf: „Wirklich bedauerlich Ihr Verständnis des Edlen. Ein Viergespann kann die [Schnelligkeit ihrer] Zunge nicht einholen".*[3]

Zi Gong, der Lieblingsschüler von Konfuzius, bedauert hier die unüberlegt geäußerten Worte seines Vorredners, wobei das Schriftzeichen舌 (*she*) „die Zunge" ganz offensichtlich für die „sprachliche Äußerung" verwendet wird. Eben diese Verwendung des Schriftzeichens *she* sowie weitere Assoziationen finden sich im *Yi jing*, und zwar im *Shuogua*-Kommentar, in dem die symbolische Bedeutung der insgesamt acht Trigramme ausgeführt wird.[4] Die Zunge wird dort dem Trigramm *Dui* zugeordnet, bei dem sich eine *Yin*-Linie über zwei *Yang*-Linien befindet und welches in der Natur den „See" und als prinzipielle Eigenschaft „das Heitere" bzw. „die Freude" repräsentiert. Im *Shuogua*-Kommentar heißt es:

> *Die Freude ist der See, es ist die jüngste Tochter, es ist die Zauberin, es ist der Mund und die Zunge, es ist das Verderben und Zerbrechen, es ist das Anhängen und Abspringen. Im Hinblick auf die Erde bedeutet es Hartes und Salziges. Es ist die Nebenfrau. Es ist das Schaf.*[5]

Die „Zunge" steht auch hier im Kontext des Sprechens und Kommunizierens, so ist z.B. charakteristisches Merkmal der Zauberin ihre Fähigkeiten, den Worten eine besondere Bedeutung und Kraft zu verleihen. Betrachten wir ferner die grundlegende Eigenschaft des Trigrammes *Dui* im Sinne „der Freude", so finden wir bereits hier genau die Qualitäten vereint, die im Rahmen der TCM die wesentlichen Qualitäten des Funktionskreises Herz repräsentieren. So ist das Sinnesorgan des Funktionskreises Herz die „redende Zunge", seine Körperöffnung ist „der Mund" und die stimmliche Manifestation ist „das Lachen", während seine Emotion „die Freude" ist.

Die Zunge ist also im doppelten Sinne „aussagekräftig". Denn sie ist zum einen das Organ, welches es dem Menschen ermöglicht, sich über die Sprache seiner Umwelt mitzuteilen. Die Zunge vermag es, die Gedanken und Emotionen eines Menschen von innen nach außen zu bringen, sodass sie zum Bindeglied zwischen der *Innen- und Außenwelt* eines Menschen wird. Zum anderen ist sie im Rahmen der TCM ein diagnostisches Hilfsmittel, mit dessen Hilfe der geübte Arzt *von außen* den Energiefluss der einzelnen Funktionskreise *im Inneren* zu beurteilen vermag, d.h. auch hier ist die Zunge die Verbindung, mit deren Hilfe Informationen *von innen nach außen* gelangen können.

Die erste Person, die von der Zungendiagnose Gebrauch gemacht haben soll, ist Bian Que.[6] Er ist einer der ältesten und berühmtesten Ärzte Chinas, der im 5. Jahrhundert v. Chr. zur Zeit der Streitenden Reiche (472–221 v. Chr.) gelebt hat. Er selbst – ursprünglich ein Gasthausbesitzer im damaligen Staate Cheng (heute Provinz Hebei) – wurde von einem sehr berühmten Arzt, Chang Sang-Jun, der ursprünglich ein guter Kunde von ihm war, zu dessen Schüler gemacht.[7] Nachdem Chang ihm ein Dekokt verschrieben hatte, welches er an 30 aufeinanderfolgenden Tagen einzunehmen hatte, soll er die Fähigkeit besessen haben, in das Innere der Menschen zu blicken. Nachdem Bian Que ferner alle seine Rezepte sowie viele seiner Bücher erhalten und studiert hatte, zog er mit diesem Wissen von Staat zu Staat und betätigte sich sehr erfolgreich auf den verschiedensten Gebieten der Kinder-, der Augen-, der Hals-Nasen-Ohren- und der Frauenheilkunde als Arzt. Neben der Zungendiagnose ist sein Name untrennbar mit dem Wissen und Können der Pulsdiagnose verbunden. Als Therapie hat er sowohl Akupunktur wie Arzneimitteltherapie ausgeübt. Wie verschiedene historische Werke berichten, ist seine Berühmtheit jedoch nicht allein auf seine enormen Fähigkeiten als Arzt zurückzuführen. Vor dem Hintergrund des geistesgeschichtlichen Wettstreites der verschiedenen philosophischen Schulen des Daoismus, Konfuzianismus, Mohismus und Naturalismus ist sein Wirken und Können nicht zuletzt Ausdruck eines sich wandelnden Weltbildes – vom religiösen hin zum rational geprägten Weltbild. Bian Que kämpfte für eine Medizin, deren Wirken nicht, wie oftmals in der Shang- (1766–1122 v. Chr.) und später auch noch in der beginnenden Zhou-Zeit (1122–221 v. Chr.), auf schamanistischen Techniken beruhte. Denn bei der sogenannten „Dämonenmedizin" wurde die Ursache von Krankheit als das Wirken von bösartigen Dämonen begriffen,[8] sodass das Ziel der Behandlung im Austreiben dämonischer Geister bestand. Doch Erfolg oder Misserfolg waren in der Regel nicht nachzuvollziehen.

Die Hinwendung zum rationalen Denken, wie sie sich im philosophischen Gedankenreichtum zur Zeit der Streitenden Reiche manifestiert, reflektiert sich ebenso im sich wandelnden theoretischen Verständnis wie der praktischen Anwendung von Medizin zu dieser Zeit. Bian Que hat demzufolge mit der Puls- und Zungendiagnose eine objektiv nachvollziehbare Methode eingeführt, mittels der prinzipiell jeder (und nicht nur einige wenige Schamanen!), der diese ausreichend studiert hatte, die Qualität einer Krankheit beobachten und beschreiben konnte. Darüberhinaus konnte man mit Zunge und Puls nicht nur Erkenntnisse über den gegenwärtigen Zustand, sondern auch hinsichtlich der vorangegangenen und zukünftigen Entwicklung einer Krankheit gewinnen.

Die genaue Betrachtung der Zunge, ihrer Form, Farbe und Beschaffenheit ist schließlich Ausdruck für eines der wichtigsten Charakteristika der Traditionellen Chinesischen Medizin überhaupt – die Wahrnehmung und Beobachtung eines Patienten mithilfe aller einem Menschen zur Verfügung stehenden Sinne, den Augen, der Ohren, der Nase und dem Tastsinn sowie eine verständliche und nachvollziehbare Beschreibung der festgestellten Befunde.

Die ersten differenzierten und konkreten Aussagen zur Bedeutung des Zungenbelages und des Zungenkörpers selbst finden wir schließlich im *Huang di nei jing*: „Wenn das schrägläufige Qi (*Xieqi*) in die *Shaoyang*-Leitbahn der Hand eindringt, so kommt es zu einer Obstruktion des Halses und die Zunge ist aufgerollt, der Mund ist trocken und das Herz ist ruhelos".[9]

Diese, im Zusammenhang mit der Zungendiagnose vielzitierte Stelle, zeigt nicht nur die Verbindung der Leitbahn des Dreifachen Erwärmers zur Zunge, sondern auch eine Pathologie, die im Zusammenhang mit dem pathogenen Faktor Hitze steht.

An einer anderen Stelle, wird die lange und weiche Zunge beschrieben: „Ist die Zunge lang und hängt (schlaff) heraus, und ist der Patient schreckhaft, wählt man die *Shaoyin*-Leitbahn des Fußes".

Hier ist die lange Zunge, die auch als weich definiert wird, und die, wenn der Patient sie zurückzieht, auch sehr kraftlos erscheint, Ausdruck für eine Yin-Leere der Niere, weswegen die Erkrankung auch über die Nieren-Leitbahn behandelt wird.

Im 32. Kapitel des *Su wen* werden die Auswirkungen des pathogenen Faktors Hitze auf die fünf *Zang*-Funktionskreise diskutiert und bei der Darstellung der Auswirkung von Hitze im Funktionskreis Lunge geht der Text auch auf den Zungenbelag ein:

> *Ist ein Patient an Hitze in der Lunge erkrankt, fröstelt er zuerst. Er stellt die feinsten Härchen auf und verabscheut Wind und Kälte. Der Zungenbelag ist gelb und der Körper ist heiß.*[10]

Die Leitbahn der Lunge beginnt im Mittleren Erwärmer, hat eine Verbindung zum Funktionskreis Dickdarm und umgibt schließlich auch Magen und Mund. Wenn die Hitze des Funktionskreises Lunge nun in den Magen eindringt und von dort nach oben steigt, so ist der Zungenbelag gelb und der ganze Körper fühlt sich heiß an.[11]

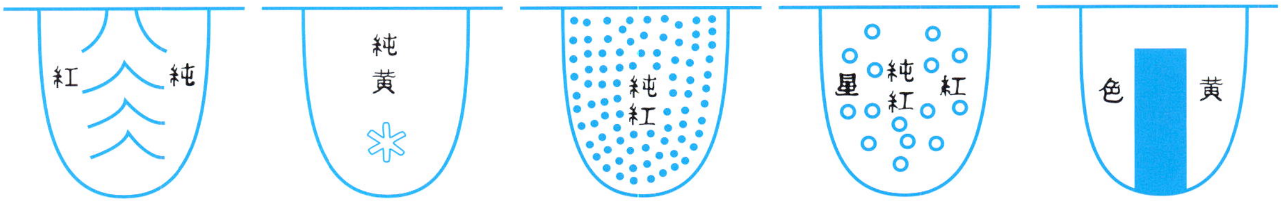

Auch wenn diese Textstellen noch keine systematisierte und differenzierte Beschreibung der Zungendiagnose erkennen lassen, so finden wir im *Huang di nei jing* doch bereits wichtige Aussagen über die beiden wesentlichen Bestandteile der Zungendiagnose, die Zungenform und den Zungenbelag.

Im Rahmen der allgemeinen Weiterentwicklung von Diagnostik und Behandlungsstrategien finden wir im 1. Jahrtausend n. Chr. in sehr vielen Werken zur TCM immer differenziertere Beobachtungen zur Zungendiagnose.

Das erste Werk, welches sich ausschließlich mit der Zungendiagnose befasst, stammt aus dem Jahre 1341 (Yüan-Zeit) und wurde von Du Qing-Bo herausgegeben. Er stützt sich bei seinem Werk mit dem Titel *Ao shi shang han jin jing lu* auf ein Zungendiagnostiklehrbuch von einem gewissen Herrn Ao, welches neben der Beschreibung von Zungenform und Zungenbelag auch zwölf farbige (!) Illustrationen enthält. Du Qing-Bo hat den bereits bestehenden Illustrationen noch 24 weitere hinzugefügt und ordnet den einzelnen Zungen sowohl die jeweiligen Syndrom-Muster als auch die entsprechenden Pulse zu.[12] Leider sind diese Zungendarstellungen heute nicht mehr erhalten, doch wurde diese Tradition, Belag und Form der Zunge bildhaft darzustellen, weiterhin fortgeführt. In dem Werk *Kou chi lei yao* finden wir ebenfalls verschiedene Zungenbilder, welchen nicht nur das jeweilige Syndrom, sondern auch die entsprechenden Rezepte zugeordnet sind, von denen hier einige Beispiele wiedergegeben werden.[13]

Auch diese Darstellungen mit den beigefügten Beschreibungen sind Ausdruck für eine allgemein zu beobachtende Entwicklungstendenz innerhalb der TCM – das Streben nach einer immer differenzierteren Diagnostik und entsprechenden Behandlungsstrategien, indem auf der Grundlage des bestehenden Wissens neue Erkenntnisse überprüft und integriert wurden. Genau vor diesem Hintergrund ist auch die Integration der westlichen Medizin in China und innerhalb der TCM zu verstehen, denn die westliche Medizin hat ihren Platz nicht nur aufgrund ihrer vermeintlichen Überlegenheit – wie oftmals vermutet – gefunden, sondern weil sie nie als Konkurrenz missverstanden, sondern als Bereicherung empfunden wurde. In der TCM – wie auch in vielen anderen Bereichen des chinesischen Denkens – geht es nicht um die Frage „entweder oder" sondern um das „sowohl als auch".

Barbara Kirschbaum steht mit ihrem *Handbuch Zungendiagnostik* genau in dieser Tradition. Sie integriert in die bestehenden Grundlagen der TCM-Diagnostik ihre eigenen Erkenntnisse und viele neue oder typisch westliche Krankheitsbilder, ohne dabei jemals die wesentlichen Charakteristika der TCM – die genaue Beobachtung und Formulierung des Gesehenen – aus den Augen zu verlieren. Denn viele Krankheitsbilder wie Aids, Chronisches Erschöpfungssyndrom oder bestimmte Hauterkrankungen, die in der westlichen Welt (zumindest den offiziellen Angaben zufolge) sehr viel verbreiteter als in China sind, wurden in der chinesischen Literatur bisher nur sehr unzureichend beschrieben. Ausgehend von der Diagnostik der einzelnen Funktionskreise werden die entsprechenden Syndrom-Muster mit den Zungenzeichen theoretisch klar und präzise erklärt und im Anschluss daran wird die Pathogenese eines jeden Syndrom-Musters vom leichten bis hin zum schweren Verlauf anhand von Zungenbildern mit den zugehörigen Patientenfällen dokumentiert. Am Ende eines jeden Kapitels stellt Barbara Kirschbaum schließlich für das jeweilige Syndrom-Muster besonders typische Fälle nochmals ausführlich dar. Insofern ist das vorliegende Buch gleichzeitig als Nachschlagewerk wie zum Studium der Diagnostik geeignet und ist sowohl für den Anfänger als auch für den Fortgeschrittenen eine sehr wertvolle Hilfe in der täglichen Praxis.

Die Qualität der Zungenbilder und ihre präzise Beschreibung ist in der entsprechenden westlichen Literatur bisher einmalig. Dies trifft meines Wissens auch auf die chinesische Literatur zu. Ich hoffe, dass das vorliegende Werk zu einem neuen Standardwerk innerhalb der TCM werden wird und wünsche ihm die Verbreitung und Anerkennung, die es wahrlich verdient hat!

Utting am Ammersee, 1998
Dominique Hertzer

Einleitung

Die Bedeutung der Zungendiagnostik in der klinischen Praxis

Die neue Ausgabe des *Handbuchs Zungendiagnostik* stellt eine Kombination aus dem ersten und zweiten Band der Vorauflage dar. Viele Zungenbilder aus dem ersten Band, die die unterschiedlichen Zungenzeichen (Farben, Formen und Beläge) darstellen und im klinischen Alltag häufig auftreten, werden hier mit Fallstudien aus dem zweiten Band kombiniert. Die Reihenfolge der Zungenbilder ist in jedem Kapitel nach der Schwere der energetischen Imbalance geordnet (mit Ausnahme der Bilder in Kapitel 5). Es ist das Anliegen dieses Buchs, das Wissen um die Wichtigkeit der Zungendiagnose zu fördern, denn diese Form der Diagnose trägt dazu bei, den energetischen Zustand eines Patienten einschätzen zu können.

In jedem Kapitel werden detaillierte Fallbeispiele vorgestellt, um den Schritt von der Theorie zur Praxis zu erläutern. Durch die Analyse der vielen verschiedenen Fallstudien, die sich auf ein bestimmtes Organsystem konzentrieren, werden das diagnostische Vorgehen und die sich daraus entwickelnden Behandlungsstrategien klarer. Die Beispiele dienen auch dazu, die Zungenzeichen, Symptome sowie andere klinische Zeichen und Befunde in den Prozess der Diagnosestellung und in die Auswahl der Behandlung zu integrieren.

Ich habe einige Fotos ergänzt, die besonders gute Beispiele für eine spezifische Zungenfarbe oder für ein bestimmtes Zungenzeichen sind. Gleichzeitig wurden diverse Fallstudien der ursprünglichen Ausgabe aus Gründen der besseren Lesbarkeit des Buchs entfernt. Dadurch ist es besser als Referenzbuch für unterschiedliche Zungen und Zungenzeichen geeignet. In den vergangenen zehn Jahren habe ich persönlich begriffen, dass der Gesamteindruck der Zunge, und insbesondere die Zungenfarbe und -form, von größerer Aussagekraft ist als ein einzelner Riss oder ein spezifisches Zungenzeichen. In vielfacher Hinsicht hat sich mein Behandlungsansatz verändert, insbesondere meine Anwendung der chinesischen Arzneien. Dies war und ist u.a. auch das Resultat der Ausbildung in verschiedenen Krankenhäusern in Tianjin, Chengdu und Kunming. Dort traf ich viele Ärzte, die stolz sind auf die vielen Jahre ihrer klinischen Praxis, auf ihre Reputation und auf ihren individuellen Behandlungsstil. Einige westliche Lehrer und Behandler der Chinesischen Medizin haben mich in einem meinem Praxisalltag und bei der Behandlung bestimmter Erkrankungen ebenfalls beeinflusst. Dazu gehören Steven Clavey für den Bereich der Gynäkologie und Mazin Al-Khafaji in der Dermatologie. Neben der Arbeit mit den Patienten haben mich das Feedback ebenso wie die Probleme, die viele meiner Studenten in der klinischen Praxis hatten, immer wieder dazu angespornt, meinen Behandlungsansatz neu zu überdenken, wofür ich sehr dankbar bin.

Die Fallstudien reflektieren diese unterschiedlichen Einflüsse. Aufgrund meiner Erfahrung glaube ich an die Wichtigkeit einer Diskussion, die zu Klarheit und Reflexion führt, wenn Behandler ihre Sichtweisen austauschen, um so eine Behandlungsstrategie zu formulieren. Prozesse dieser Art vergrößern und verbessern das Bewusstsein für die Notwendigkeit, alle Zeichen und Symptome unter Berücksichtigung des „Wesens" des Patienten zu bewerten.

Im Verlauf von mehr als 30 Jahren, in denen ich die Chinesische Medizin nun schon ausübe, haben sich mein Verständnis und Vorgehen bei der Behandlung von Menschen mit Chinesischer Medizin verändert. Meine Erfahrung wird dabei von vielen Behandlungserfolgen und auch -misserfolgen geprägt. Es kommt vor, dass Patienten nach einer Behandlung schmerzfrei oder beschwerdefrei sind, sich aber trotzdem nicht besser fühlen; ein Gefühl innerer Rastlosigkeit und Leere oder Anspannung sind geblieben. Es gehören aber auch Erfahrungen dazu wie diese, dass Symptome im Rahmen einer chronischen Erkrankung nicht immer gelindert werden können, der Betroffene aber auf einmal damit leben kann und sich besser fühlt. So ist für mich im Laufe der Zeit deutlich geworden, dass die zugrunde liegende Konstitution der Patienten, ihre Vitalität und die Harmonie des Geistes nicht zu vernachlässigende Aspekte sind, die zur Heilung sowie zu Reaktionen auf die Behandlung beitragen.

Zungendiagnose und Konstitution

Bei chronischen Krankheitsprozessen ist die Anwendung der Zungendiagnose hilfreich, um die zugrunde liegende Konstitution[14] sowie den Zustand von Qi, Blut, Yin und Yang einzuschätzen. Von der konstitutionellen Stärke eines Menschen hängt es ab, wie Heilungsprozesse verlaufen bzw. wie ein Mensch auf krankheitsverursachende Faktoren reagiert. Aufgrund meiner Spezialisierung auf die Behandlung von Menschen mit Krebserkrankungen konnte ich feststellen, dass die Auswirkungen von chemotherapeutischer Medikation eine drastische Wirkung auf die Energien des Körpers sowie auf die Zungenfarbe und den Zungenbelag haben können. Der große Teil dieser Medikamente weist eine heiße Natur auf und verletzt Blut und Yin. Im Gegensatz zum normalen Fortschreiten von Erkrankungen und ihren Auswirkungen auf die Zunge sind nach einer Chemotherapie innerhalb von wenigen Tagen extreme schnelle Veränderungen, besonders des Zungenbelags sichtbar. Da z.B. Patientinnen mit einer hormonabhängigen Brustkrebserkrankung im Wesentlichen mit den gleichen Chemotherapeutika behandelt werden, haben die individuelle Konstitution und die Balance des Geistes der betroffenen Frauen einen starken Einfluss auf die Verträglichkeit der Therapie. Für die Beantwortung der Frage, inwieweit die Zungenfarbe und der Zungenbelag vor Beginn der Chemotherapie Aussagen über die Fähigkeit der Patientinnen erlauben, wie gut sie die Chemotherapie bewältigen werden, müssen erst noch einige weitere Jahre Erfahrungen gesammelt werden.

Eine starke Konstitution garantiert nicht notwendigerweise ein langes Leben. Ihre Qualität bestimmt aber mit, wie ein Mensch körperliche oder seelische Krankheiten meistert oder mit Schicksalsschlägen fertig wird. Die Konstitution schließt sowohl die individuelle Ausstrahlung und den Körperbau ein als auch medizinische Aspekte wie Krankheitsanfälligkeit und den Verlauf von Krankheiten sowie deren Genesungsprozess.

Mehrere Kapitel im *Ling Shu* widmen sich dem Thema der menschlichen Konstitution. Eine Passage im 6. Kapitel beschreibt die Konstitution anhand des Knochenbaus, der Stärke der Muskeln, der Elastizität der Haut und der Pulsqualitäten.[15] Im 72. Kapitel werden fünf unterschiedliche Menschentypen in Bezug zu ihrem Charakter, zu ihren individuellen Eigenschaften und zu ihrer Konstitution beschrieben. So wird z.B. ein Menschentyp mit ausgeglichenem Yin und Yang als jemand dargestellt, der äußerlich ruhig wirkt und Selbstvertrauen hat.[16] Überwiegt bei einem Menschen die Kraft des Yin, kann sich dies durch ein entspanntes, reflektiertes Wesen äußern. Ruhige Tätigkeiten wie z.B. Lesen werden häufig körperlichen Aktivitäten vorgezogen. Der Zungenkörper ist häufig blass und geschwollen.[17] Dominiert die Kraft des Yang, drückt sich dies unter Umständen durch den Drang nach körperlicher Aktivität aus. Ist die Konstitution durch ein Übermaß an Yang geprägt – der Zungenkörper ist dann rötlich und ungewöhnlich lang[18] –, kann das innere Unruhe oder Kopfschmerzen auslösen. Wenn ein Mensch mit dieser Konstitution Herz-Feuer entwickelt, reflektiert durch eine tiefrote Zungenspitze, kann es zu Rastlosigkeit und Reizbarkeit kommen. Tritt die gerötete Zungenspitze jedoch bei einem Menschen mit einer „Yin- Konstitution" auf (blasser und geschwollener Zungenkörper), ist die Auswirkung des Herz-Feuers in der Regel nicht gravierend.

Es ist demnach möglich, besonders durch Farbe und Form des Zungenkörpers auf eine zugrunde liegende energetische Disposition zu schließen und aus dieser Position heraus sowohl chronische als auch akute Krankheitsverläufe zu beurteilen. Außerdem können prophylaktische Maßnahmen zur Stärkung einer bestimmten Konstitution und zur Erhaltung der energetischen Balance vorgenommen werden.

Zungenzeichen als Aspekte des genetischen Ganzen

Eine weitere Intention dieses Buchs liegt darin zu zeigen, dass Dogmen bei der Interpretation von Zungenzeichen oder Symptomen nicht dem Denken der Chinesischen Medizin entsprechen. Das bedeutet z.B., dass eine rote Zunge nicht immer mit einem Nieren-Yin-Mangel gleichzusetzen ist, oder dass ein wurzelloser Belag nicht automatisch auf einen Magen-Yin- oder Nieren-Yin-Mangel hindeutet, oder dass heiße Füße nicht immer ein Hinweis auf einen Nieren-Yin-Mangel sind. Allein diese wenigen Beispiele machen deutlich, dass in der Chinesischen Medizin ein Symptom oder Zeichen nie allein bewertet werden kann, sondern dass es immer um die Beziehung zwischen der Vitalität, dem Wesen und dem emotionalen Zustand eines Menschen geht sowie um die Symptomatik und die verschiedenen Zeichen. Dabei bilden die Zungenzeichen nur einen Baustein, wenngleich sie die Umrisse des „energetischen Gebäudes" häufig schon deutlich erkennen lassen.

Wie aus den Falldarstellungen in diesem Buch deutlich wird, treten insbesondere bei chronischen Krankheiten und/oder schweren Krankheiten verschiedene Syndrom-Muster gleichzeitig auf, die mit unterschiedlicher Intensität das Geschehen beeinflussen. Die klinische Praxis zeigt, dass es ein reines Syndrom nicht gibt. Ein Patient leidet beispielsweise nicht nur an einem Milz-Qi-Mangel, sondern gleichzeitig an einem Herz-Blut-Mangel und/oder einer Akkumulation von Hitze-Toxinen, die zur selben Zeit bei der Erkrankung eine wichtige Rolle spielen. Die Bewertung der verschiedenen Krankheitsmechanismen stellt für den Behandler in der Ausübung der Chinesischen Medizin oft ein Problem dar. In vielen Fällen ist die Zungendiagnose ein wichtiges Hilfsmittel, um zu einer genaueren Diagnose zu gelangen. Daher haben die zahlreichen Fallbeispiele in diesem Buch die Funktion, die Vielschichtigkeit eines Krankheitsgeschehens zu präsentieren und die unterschiedlichen Ebenen dieser Prozesse aufzuzeigen.

Es sollte beachtet werden, dass bei einer akuten Erkrankung Lokalisation, Farbe und Beschaffenheit des Zungenbelags aussagekräftiger sind als Farbe und Form des Zungenkörpers. Das ist besonders wichtig, wenn ein eingedrungener pathogener Faktor für die Erkrankung verantwortlich ist. Dieses Thema wird ausführlich in Kapitel 9 behandelt. Das Flussdiagramm, das Teil der Analyse jeder Fallbeschreibung ist, zeigt alle in den Krankheitsprozess involvierten energetischen Zusammenhänge. Die schematische Darstellung fasst die unterschiedlichen Krankheitsmechanismen zusammen, die zu dem jeweiligen energetischen Ungleichgewicht geführt haben. Durch die Hervorhebung einzelner Syndrom-Muster wird auf das aktuelle bzw. dominante Syndrom hingewiesen. Die Analyse in jedem Fallbeispiel erörtert ausführlich das primär krankheitsverursachende Muster und setzt es in Beziehung zum Zungenbefund.

Bei einigen Fallbeispielen konnte nach der ersten Behandlung keine Veränderung festgestellt werden, in anderen Fällen haben die Patienten die Behandlung abgebrochen. Außerdem gibt es Falldarstellungen von Patienten, deren Beschwerden nicht erfolgreich behandelt werden konnten. Auch das gehört zum Praxisalltag. Diese Fallbeispiele wurden wegen besonders auffälliger Zungenzeichen oder wegen eines ungewöhnlichen Krankheitsmechanismus in das Buch mit aufgenommen. Jedes Fallbeispiel enthält einen abschließenden Abschnitt zur Therapiestrategie. Dort werden die chinesischen Arzneirezepturen sowie die Kombinationen der Akupunkturpunkte genannt, um die therapeutischen Maßnahmen zu veranschaulichen, die unmittelbar gegen das Krankheitsgeschehen eingesetzt wurden. Da sie in diesem Buch keinen didaktischen Zweck haben, werden sie nur oberflächlich erläutert.

Grenzen der Zungendiagnostik

Es ist wichtig, sich vor Augen zu halten, dass die Zungendiagnose immer nur einen Teil des diagnostischen Instrumentariums darstellt. Das kann beispielsweise bedeuten, dass der Befund aus der Zungendiagnose gelegentlich weniger Bedeutung hat als andere Krankheitszeichen. Auch Pathologien, die ursächlich durch eine Ansammlung von Schleim bedingt sind, lassen sich nicht immer an der Zunge ablesen. In diesem Fall ist die Pulsdiagnostik genauer. Manchmal gibt es Zungenzeichen, die auf einer Verletzung des Yin oder der Flüssigkeiten durch eine vorangegangene Krankheit beruhen. Diese Zeichen spielen jedoch keine Rolle bei einer neuen oder akuten Erkrankung.

Die Zungendiagnose eignet sich nicht dafür, die spezifische Lokalisation von feuchter Hitze im Unteren Erwärmer anzuzeigen. Das hintere Drittel der Zunge reflektiert den energetischen Zustand des Unteren Erwärmers, der Niere, Blase sowie Dünn- und Dickdarm umfasst. Feuchte Hitze in diesen Organen wird fast immer durch einen dicken, gelben Belag im hinteren Zungendrittel reflektiert. Er zeigt lediglich Stärke und Qualität von Feuchtigkeit und Hitze an. Die Lokalisation von Feuchtigkeit und Hitze kann jedoch nur anhand der Symptomatik exakt bestimmt werden. Die Pulsdiagnostik ist in dieser Beziehung genauer, weil der Puls durch seine individuellen Positionen den Zustand der oben genannten Organe reflektieren kann.

Auch die Schwere einer Erkrankung ist nicht immer von der Zunge ablesbar. Die häufig gestellte Frage, warum Patienten eine „gute" Zunge oder scheinbar gesunde Menschen eine „schlechte" Zunge haben, kann nicht zufriedenstellend beantwortet werden. Gerade bei Menschen im höheren Lebensalter ist die Zunge oft nicht „gut". So ist ein stark geröteter Zungenkörper bei ihnen nicht ungewöhnlich. Er signalisiert nicht immer eine schwere Pathologie, sondern spiegelt die durch das Alter physiologisch bedingte Abnahme des Nieren-Yin wider. Gestaute, dunkelblaue Venen und/ oder bläuliche Punkte auf dem Zungenkörper sind ab dem 70. Lebensjahr keine Seltenheit. Sie sind auch weniger bedeutungsschwer als bei einem jungen Menschen, denn ein alter Mensch neigt durch die physiologisch bedingte Schwäche von Qi und Blut eher zu einer Stagnation von Qi und Blut.

In diesem Zusammenhang muss noch einmal auf die Beziehung von Blutstase und Krebserkrankungen eingegangen werden. In der klinischen Praxis setzen viele Behandler das Auftreten von gestauten Unterzungenvenen, blauen Flecken oder Punkten auf dem Zungenkörper mit einer Tendenz zu einer Tumorbildung gleich. Dem ist nicht so! Diese Zeichen zeigen nur an, dass die Zirkulation von Qi und Blut eingeschränkt und verlangsamt ist. Eine Blutstase kann nur anhand der klinischen Zeichen und Symptome diagnostiziert werden.

Es gilt, sich zu vergegenwärtigen, dass die Diagnose von Krankheitsmustern, Konstitution usw. in der Chinesischen Medizin sehr präzise ist. Sie ist aber der schulmedizinischen Diagnostik unterlegen, wenn es um die Diagnose von zellulären Prozessen geht. Das bedeutet, dass der Behandler mithilfe der Zunge oder des Pulses keine Krankheitsbilder im Sinne der Schulmedizin diagnostizieren kann. Sicherlich können im Laufe der Jahre und aufgrund eines großen Erfahrungsschatzes Beobachtungen und Vermutungen angestellt werden, was die Diagnose von schulmedizinisch definierten Erkrankungen angeht.

Die Anwendung der vier diagnostischen Techniken (Sehen, Riechen, Fühlen, Befragen) schärft das Wahrnehmungsvermögen von energetischen Störungen des Menschen. Für mich verkörpert gerade die Zungendiagnostik innerhalb dieser Verfahren eine Methode, die nicht nur akkurat das Krankheitsgeschehen, sondern auch die zugrunde liegende Konstitution eines Menschen widerspiegeln kann. Neben der Pulsdiagnostik stellt sie aus meiner Sicht die wichtigste Säule des diagnostischen Gebäudes der Chinesischen Medizin dar.

Zum Gebrauch des Buchs

Jedes Kapitel stellt eine in sich geschlossene Einheit dar. Die Theorie, die nötig ist, um die Fallstudien zu verstehen, wird ausführlich beschrieben. Zu Beginn eines jeden Kapitels werden die typischen Zungenzeichen aufgeführt, die die Disharmonie eines bestimmten *Zang* und *Fu* darstellen. Die Fallbeispiele, die jeweils am Kapitelende zu finden sind, umfassen eine Aufzählung der Zeichen und Symptome, den Krankheitshintergrund, die Krankengeschichte des Patienten, die Analyse des Falls sowie die Behandlungsstrategie. In jeder Fallstudie illustriert ein Flussdiagramm den jeweiligen Pathomechanismus. Die fett ausgezeichneten Pfeile und Linien repräsentieren dabei die ursächlichen Krankheitsfaktoren bzw. -muster. Die normal gedruckten Linien sind ein Ausdruck für sekundäre Krankheitsmuster oder für solche, die sich aus dem primären Muster entwickeln. Die unterbrochenen Linien weisen auf Muster hin, die durch andere Disharmonien verursacht wurden oder nur eine indirekte Beziehung zum Krankheitsgeschehen haben. Die zugrunde liegende Krankheitsursache ist in den Diagrammen in der Regel fett ausgezeichnet.

Zum Inhalt der einzelnen Kapitel

- Kapitel 1 erläutert die Grundlagen der chinesischen Zungendiagnostik: Dazu gehören die Topographie der Zunge, das Vorgehen bei der Zungendiagnose sowie die Bedeutung von Zungenfarbe und Zungenform.
- Kapitel 2 legt den Schwerpunkt auf Zungen, die einen Milz-Qi-Mangel anzeigen, repräsentiert durch blasse Zungen. Diskutiert werden außerdem Zungen, die einen Blut-Mangel reflektieren, verursacht durch einen Milz-Qi-Mangel und eine Schwäche der Nieren-Essenz, des Ursprungs-Qi und/oder des Nieren-Yang.
- Kapitel 3 fokussiert auf Nieren-Yin-Mangel und eine Schwäche der Nieren-Essenz
- Kapitel 4 diskutiert Disharmonien des Magens, wobei der Yin-Mangel eine wichtige Rolle spielt. Außerdem werden Zungenbilder gezeigt, die Fülle-Zustände wie Hitze im Magen, Schleim-Hitze im Magen und Nahrungsstagnation darstellen.
- In Kapitel 5 werden Erkrankungen des Funktionskreises Lunge vorgestellt. Die Reihenfolge der Zungenbilder steht nicht für die Schwere der Erkran-

kung, sondern zeigt die Entwicklung von einem Lungen-Qi-Mangel zu einem Lungen-Yin-Mangel.

- Kapitel 6 beschreibt sowohl Fülle- als auch Leere-Zustände, die den Funktionskreis Herz betreffen. Hier wird insbesondere auf Zungenzeichen eingegangen, die eine konstitutionelle Disharmonie oder ein erworbenes Krankheitsmuster anzeigen.
- In Kapitel 7 werden die verschiedenen Disharmonien des Funktionskreises Leber vorgestellt wie eine Einschnürung des Leber-Qi, aufsteigendes Leber-Yang, Leber-Feuer und Leber-Blut-Mangel.
- Kapitel 8 beschreibt Muster, die durch Blutstase charakterisiert sind. In diesem Kapitel wird die Einschätzung von Unterzungenvenen diskutiert. Auf die Beziehung und Relevanz von gefüllten Venolen unter der Zunge zu „Massen" im Körper wird ebenfalls eingegangen.
- In Kapitel 9 werden Zungenzeichen vorgestellt, die auf die Anwesenheit von feuchter Hitze hindeuten.
- Kapitel 10 setzt sich mit den unterschiedlichen Zungenbelägen auseinander. Zu den besprochenen Zungenbelagtypen gehören nasser und schlüpfriger, trockener, weißer und gelber sowie grauer und schwarzer Belag.
- Kapitel 11 befasst sich mit außergewöhnlichen Zungen, u.a. mit rissigen, schwarzen Zungen und mit der Haarzunge. Außerdem werden Zungen mit ungewöhnlichen Belägen besprochen wie z.B. der Tofu-ähnliche und der unregelmäßige Belag.
- Kapitel 12 zeigt Veränderungen der Zunge durch die Behandlung mit Akupunktur und chinesischen Arzneien.
- Das Stichwortverzeichnis im Anhang soll dem Leser dabei helfen, bestimmte Zungenzeichen oder ihre Kombination, Krankheitsmuster oder Pathomechanismen, spezifische Symptome sowie schulmedizinisch definierte Krankheitsbilder aufzufinden.

Anmerkungen

1. Zur Darstellung und Bedeutung von *she* auf den Orakelknocheninschriften vgl. Xu, Z (Hrsg.): *Jia gu wen ci dian*, Sichuan Provincial Publishing House, Sichuan 1990, S. 208.
2. *Zhong zheng xin yin yi con ghe da ci dian*, Zhongzheng shuju, Taipei 1990, S. 1436.
3. *Lun yu, „Yan yuan"* 12/.8 in *Xin yi si shu du ben*, Sanmin shuju, Taipei, 1985, S. 161.
4. Zur symbolischen Bedeutung der Trigramme vgl. Hertzer, D: *Das alte und das neue Yijing. Die Wandlungen des Buches der Wandlungen*, Diederichs Gelbe Reihe 126, München 1996, S. 137–143.
5. *Zhou yi yin de, Concordance to Yijing*, Harvard Yenching Institute Sinological Index Series, Taipei 1966, S. 52.
6. Li JW et al.: *Zhong yi da ci dian*, Peoples Medical Publishing House, Beijing 1995, S. 1178.
7. Chuang Y: *Historical Review of the Development of the Chinese Acupuncture*, Taipei, 1978, S. 47–49.
8. Unschuld, P: *Medizin in China*. Eine Ideengeschichte, Beck, München 1980, S. 28–48.
9. Guo A-C (Hrsg.): *Huang di nei jing su wen xiao zhu*, Peoples Medical Publishing House, Beijing 1995, S. 769.
10. Ebd., S. 428.
11. Ibid.
12. Ding F-B: *Zhong guo li dai yi yao shu mu*, Nantian shuju, Taipei 1979, S. 378.
13. Chen, M-L et al.: *Gu jin tu shu ji cheng yi bu quan lu [Collection of Writings Past and Present: Complete Medical Section]*, Bd. 5, Teil 2, Peoples Medical Publishing House, Beijing 1995, S. 80–85.
14. Der Begriff „Konstitution" bezeichnet in diesem Buch die Qualität von Qi, Blut, Yin, Yang, Nieren-Essenz und Ursprungs-Qi eines Menschen. Er bezieht sich nicht auf die Konstitution im Sinne der Fünf-Elemente-Lehre.
15. Anonymus: *Huang di nei jing ling shu yi shi [Der innere Klassiker des gelben Kaisers]*, hrsg. v. Nanjing College of Traditional Chinese Medicine, Traditional Chinese Medicine Department, Shanghai Science and Technology Press, Shanghai 1997, Kap. 6, S. 62.
16. Ebd., Kap. 72, S. 435
17. Eine Dominanz von Yin kann die Aktivität von Yang verringern und dadurch die Zirkulation von Qi und Blut zur Zunge beeinträchtigen (F Kap. 2).
18. Ein Fülle-Zustand des Yang bewegt Blut und Körpersäften so stark, dass es zu einer Verfärbung und Formveränderung des Zungenkörpers kommt.

1 Grundlagen der Zungendiagnose

1.1 Die Verbindungen der Zunge zum Inneren des Körpers

1.1.1 Die energetische Versorgung der Zunge

Das „Äußere“, d.h. die Ausstrahlung, die Körperhaltung, die Qualität von Haut und Haaren, reflektiert den inneren, energetischen Zustand eines Menschen, denn die Versorgung des „Äußeren“ und der verschiedenen Gewebe erfolgt durch die Zirkulation von Qi, Blut und Säften, die von den *Zang Fu* produziert, transformiert und transportiert werden. Dies gilt auch und in ganz besonderem Maße für die Zunge.

Anders als Haut und Haare hat die Zunge, die gewissermaßen zwischen dem Äußeren und dem Inneren liegt, eine unmittelbare Verbindung zum Inneren. Durch diese direkte Beziehung zum Inneren eignet sich die Zunge hervorragend zur Diagnose der Qualität der verschiedenen Energien. In der Beschaffenheit der Zunge zeigen sich sowohl die Qualität der Energieproduktion als auch die ererbte Konstitution. Farbe und Form der Zunge spiegeln die Qualität der Zirkulation von Qi, Blut, Yin, Yang, Körpersäften und Essenz wider. Der Zungenbelag gibt Hinweise über den Zustand der Körpersäfte, der Funktionen der *Zang Fu* als auch über die Tiefe und Stärke eingedrungener pathogener Faktoren.

Besonders eng ist die Verbindung der Zunge zu Milz und Magen. Die Speisen, die über den Mund vom Magen aufgenommen werden, werden dort so aufgespalten, dass die Essenzen aus der Nahrung für den Körper verfügbar sind. Der Magen wird als Ursprung der Flüssigkeiten angesehen, und seine Fähigkeit, Flüssigkeiten zu produzieren, lässt sich direkt an der Feuchtigkeit der Zunge ablesen. Die Qualität der Nähr-Energie hängt von der aufsteigenden Kraft des Milz-Qi ab, die Essenzen aus der Nahrung herauszufiltern und diese unter anderem zur Blutproduktion bereitzustellen. Dies trägt auch zu dem gesunden blassroten Farbton der Zunge bei.

Als Sinnesorgan wird die Zunge als „Ausläufer“ des Herzens verstanden, d.h. das Herz-Qi kommuniziert mit der Zunge. Somit obliegt es dem Herzen, den Geschmackssinn sowie die Fähigkeit, flüssig zu sprechen, zu kontrollieren. Außerdem sorgt das Herz-Qi für eine gute Blutzirkulation und versorgt die Zunge mit Blut, wodurch sie ihre blassrote Farbe erhält. Die *Luo*-Gefäße des Herzens ziehen direkt zur Zungenwurzel.

Auch alle anderen *Zang Fu* versorgen die Zunge entweder direkt oder indirekt über ihre Leitbahnen. Ein innerer Zweig der Milz-Leitbahn steigt zur Zunge auf und verteilt sich an deren Unterseite. Die Nieren-Leitbahn zieht zur Zunge und endet in der Zungenwurzel. Die Leber-Leitbahn, die Nebenleitbahnen von Blase, Magen und *San Jiao* (Dreifacher Erwärmer) ziehen ebenfalls zur Zunge. Nur die Leitbahnen von Lunge, Dickdarm, Dünndarm und Gallenblase haben keine direkte Verbindung zur Zunge, stehen aber über die Beziehungen zu ihren gekoppelten Partner-Organen oder durch innere Leitbahnverbindungen indirekt mit ihr in Kontakt.

Durch die Energieproduktion gelangen Qi, Blut und Säfte direkt zur Zunge. Gleichzeitig wird sie aber über die Leitbahnen der einzelnen *Zang* und *Fu* versorgt. Aufgrund dieser Verbindungen liefert die Zunge Informationen über den Zustand von Qi, Blut und Flüssigkeiten im ganzen Körper.

1.1.2 Die Topographie der Zunge

Die Gesamtstruktur der Zunge erlaubt die Beurteilung des energetischen Allgemeinzustandes einer Person. Für eine genauere Diagnose wird die Zunge in drei Zonen eingeteilt (► Abb. 1.1):

1. Das erste (vordere) Drittel der Zunge reflektiert den Zustand des Oberen Erwärmers, der *Zang* Herz, Perikard und Lunge umfasst.

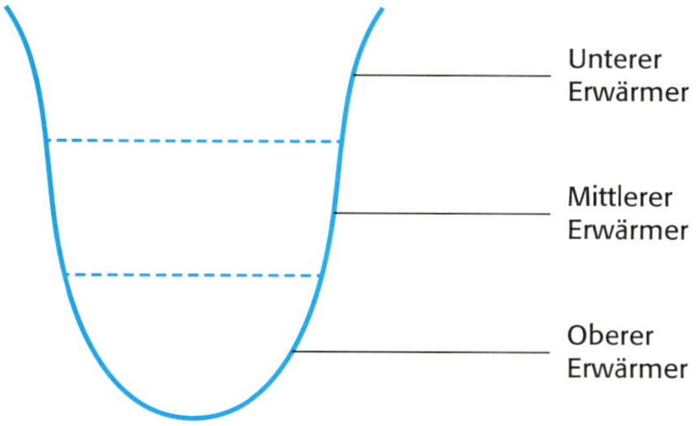

Abb. 1.1 Zoneneinteilung der Zunge: Oberer, Mittlerer und Unterer Erwärmer

2. Das zweite (mittlere) Drittel reflektiert den Zustand des Mittleren Erwärmers, der Milz, Magen, Leber und Gallenblase umfasst.
3. Das dritte untere (hintere) Drittel reflektiert den Zustand des Unteren Erwärmers, der Niere, Blase, Dünndarm, Dickdarm und *Mingmen* umfasst.

Anders als z.B. bei der Zuordnung der Pulspositionen hat die Zuordnung der verschiedenen Zungenzonen in der Geschichte wenig Anlass zur Diskussion gegeben. Die gebräuchlichsten, nur wenig voneinander abweichenden Zungentopographien können der Abbildung 1.2 (a–c) entnommen werden[1]. Die Blaupause für die Diagnose der Zungenbilder in diesem Buch ist die Zungentopographie in Abbildung 1.2.d.

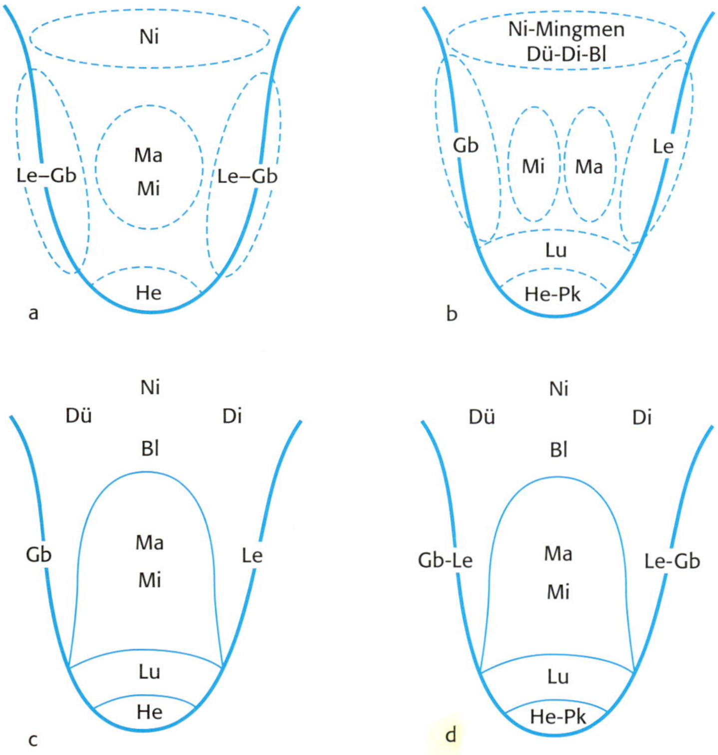

Abb. 1.2.a–d Die gebräuchlichsten Zungentopographien

1.2 Allgemeines zur Inspektion der Zunge

1.2.1 Das Dreischritt-Verfahren

In der Praxis der Chinesischen Medizin bereitet es häufig Schwierigkeiten, alle Informationen und Fakten aus Anamnese, Antlitz-, Puls- und Zungendiagnose zu einem Gesamtbild zusammenzufügen. Immer wieder wird von Praktikern die Frage gestellt, welche Zeichen, Symptome oder Befunde aus Puls- und Zungendiagnostik als vorrangig und welche als zweitrangig zu bewerten sind. Auf diesen Punkt wird in Kapitel 1.2.7 noch näher eingegangen.

Die Zungendiagnostik stellt nur einen Aspekt innerhalb der diagnostischen Verfahren der Chinesischen

Medizin dar und ist insofern immer im Gesamtkontext zu sehen und zu relativieren. Aber auch innerhalb der Zungendiagnostik selbst muss man sich darüber klar werden, wann welche Zeichen wie zu bewerten sind. Für den Prozess des korrekten Diagnostizierens gilt es – wie für alle Diagnoseverfahren –, in drei Schritten vorzugehen:

1. Zuallererst geht es hierbei darum, sich einen Gesamteindruck zu verschaffen. In der Zungendiagnostik entspricht dies dem Wahrnehmen der Zungenvitalität.
2. Der zweite Schritt besteht aus dem Sammeln und Aufschlüsseln von Einzelinformationen zu Zungenfarbe, -form und -belag. Zur Bewertung der einzelnen Zungenzeichen wird eine der Zungentopographien herangezogen. Nachdem die diversen Zungenzeichen entsprechend eingeordnet worden sind, folgt der dritte Schritt.
3. Der Gesamteindruck wird mit Hilfe des diagnostischen Resultats aus den Einzelzeichen erneut überprüft. Aufgrund dieser Synthese kann jetzt eine Diagnose erstellt werden.

1.2.2 Bedingungen für eine korrekte Diagnose der Zunge

Eine korrekte Deutung von Zungenform und -farbe ist nur dann möglich, wenn der Patient seine Zunge entspannt herausstreckt. Ist der Patient sehr nervös oder ängstlich, kann es passieren, dass er seinen Zungenkörper sehr stark anspannt oder nur partiell herausstreckt. In diesem Fall sollte er zu einem späteren Zeitpunkt, wenn er sich etwas entspannt hat, erneut gebeten werden, die Zunge herauszustrecken. Allerdings ist auch das angespannte Herausstrecken der Zunge ein Indiz für die momentan zirkulierende Energie. Dies gilt besonders für aufgerollte Zungenränder, die nur dann entstehen, wenn eine gewisse Spannung des Zungenkörpers vorhanden ist. Bei totaler Entspannung des Zungenkörpers sind sie nicht sichtbar.

Es empfiehlt sich, als erstes die Farbe des Zungenkörpers zu beachten und zu notieren, da diese sich aufgrund der Aktivität des Zungenmuskels verändert, d.h. tiefer rot und gelegentlich bläulich werden kann, wenn die Zunge lange herausgestreckt wird. Aus diesem Grund sollte die Zunge nicht länger als 20 Sekunden herausgestreckt werden, und dies sollte ohne große Kraftanstrengung geschehen.

Die Beleuchtung spielt für die Inspektion der Zungenfarbe eine große Rolle. Tageslicht führt zu den objektivsten Resultaten. Neonlicht dagegen verfälscht den Farbton und lässt den Zungenkörper heller erscheinen als er ist. Eine Beleuchtung durch Halogenlicht kommt dem Tageslicht am nächsten. Empfehlenswert ist es, immer denselben Platz zur Inspektion beizubehalten, um nicht durch veränderte Bedingungen verwirrt zu werden.

Ist ein bestimmter Teil des Zungenkörpers (häufig das Zentrum) auffallend stark gerötet oder verfärbt, sollte nach dem Zeitpunkt der letzten Nahrungsaufnahme gefragt werden, weil einige Nahrungsmittel den Zungenkörper verfärben. So führen z.B. Kaffee, schwarzer Tee, Gewürze wie Curry oder Cayenne Pfeffer, Alkohol und einige Medikamente zu einer Rotfärbung des Zungenkörpers. Das Lutschen von Bonbons oder Lakritze sowie die Einnahme von Tabletten mit farbiger Ummantelung röten und verfärben besonders das Zungenzentrum. Generell sollte erfragt werden, welche Medikamente der Patient einnimmt, da einige Substanzen den Zungenkörper verfärben.

Ein besonderes Augenmerk sollte auf die Dicke des Zungenbelags gerichtet werden. Bei einem auffallend gelben, braunen oder schwarzen Belag sollte wieder nach dem Zeitpunkt der letzten Nahrungsaufnahme gefragt werden. Zigaretten, Zigarren usw. trocknen den Belag und verfärben ihn gelb. Scharfe Gewürze wie Curry oder Senf bewirken eine Gelbfärbung des Belags, nach Tee- oder Kaffeegenuss wird er eher bräunlich. Ölige Nahrungsmittel verursachen eine ölige Beschaffenheit des Belags. Häufiges Trinken und große Mengen an Getränken verursachen eine verstärkte Feuchtigkeit der Zunge. Geringe Flüssigkeitszufuhr als auch bestimmte Medikamente machen die Zunge trockener.

Manchmal sieht die Zungenoberfläche rau aus, dabei hat sie oft einen dünnen Belag. Wird die Zunge täglich geputzt, dann kann es zu dieser Zungenbeschaffenheit führen. Man sollte die Patienten bitten, darauf zu verzichten, um eine genaue Zungendiagnose durchführen zu können.

1.2.3 Die Zungenfarbe

Die Zungenfarbe gibt Auskunft über Zustand und Qualität des Blutes, des Yin und der Körpersäfte, aber auch des Qi und des Yang. So führt ein Qi-Mangel zu einem blassen Zungenkörper, weil das Qi in diesem

Fall zu schwach ist, um das Blut zur Zunge zu transportieren. Bei einem schweren Qi- oder Yang-Mangel wird das Blut nicht mehr genügend bewegt, was eine Blut-Stagnation und einen blassbläulichen Zungenkörper zum Resultat haben kann. Besteht ein Blut-Mangel, so zeigt der Zungenkörper dies ebenfalls durch eine verstärkte Blässe an. Ein Yin-Mangel hingegen führt zu einer verstärkten Rötung des Zungenkörpers.

Kälte- und Hitze-Syndrome zeigen sich ebenfalls in der Zungenfarbe. Äußere Hitze, die ins Blut eingedrungen ist, verursacht eine tiefe Rötung des Zungenkörpers. Blockiert Kälte das Qi und das Yang im Inneren, lässt sich dies an einer sehr blassen Zungenfarbe erkennen.

Allgemein kann festgestellt werden, dass die Farbe des Zungenkörpers den Zustand von Qi, Yang, Blut und Yin anzeigt, aber auch kurzfristige energetische Veränderungen indizieren kann. So verfärbt z.B. hohes Fieber den Zungenkörper innerhalb von wenigen Tagen rot. Bei chronischen Erkrankungen jedoch reflektiert die Zungenfarbe konstitutionelle sowie mittelfristige energetische Zustände.

1.2.4 Beziehung zwischen Zungenfarbe und Zungenform

Eng miteinander verknüpft sind die Beurteilung von Zungenfarbe und Zungenform. Zusammen reflektieren sie die Kraft des Aufrechten Qi (*Zheng Qi*) und die Qualität seiner Zirkulation.

Die Farbe der Zunge zeigt – von akuten Erkrankungen abgesehen – immer das zugrunde liegende Krankheitsmuster an. So kann eine sehr blasse Zunge ein Hinweis auf einen Nieren-Yang-Mangel, eine tiefrote dagegen ein Hinweis auf einen Nieren-Yin-Mangel sein. Je stärker die Farbveränderung von der gesunden blassroten Zunge abweicht, desto eher muss mit ernsten Erkrankungen gerechnet werden, die sich meist in den Organen abspielen. Bei widersprüchlichen Symptomen, wie z.B. bei starkem inneren Kältegefühl (falsche Kälte, wahre Hitze) trotz sonstiger Anzeichen eines Nieren-Yin-Mangels oder bei Hitzewallungen trotz zugrunde liegendem Nieren-Yang-Mangel, kann die Farbe der Zunge einen wichtigen Hinweis auf die korrekte Behandlungsstrategie geben.

Nur wenn ein pathologischer Zustand des Qi über einen langen Zeitraum anhält, manifestiert sich dies in der Zungenform. Ein geschwollener Zungenkörper, der sehr blass ist, zeigt somit einen Nieren-Yang-Mangel an, ein tiefroter einen Nieren-Yin-Mangel. Eine starke Abweichung von der normalen Zungenfarbe (z.B. von einer blassroten zu einer tiefroten Zunge) kann auf den Beginn einer schweren Erkrankung hinweisen, die in der Regel die inneren Organe betrifft. Wenn dann noch Symptome hinzukommen, die sich widersprechen – z.B. ein Patient mit vielen Zeichen und Symptomen eines Nieren-Yin-Mangels, der aber gleichzeitig eine starke innere Kälte verspürt („falsche Kälte, wahre Hitze“) oder es liegt ein ausgeprägter Nieren-Yang-Mangel vor und die Patientin hat z.B. Hitzewallungen –, dann ist die Zunge ein zuverlässiges diagnostisches Verfahren, um den Ursprung der Störung aufzudecken.

In der Regel verändert sich die Zungenform nur dann, wenn die Pathologie über einen langen Zeitraum besteht. Ein blasser, geschwollener Zungenkörper zeigt an, dass das Qi im Körper schon seit geraumer Zeit geschwächt ist, und zwar nicht nur in seiner Funktion, das Blut angemessen zirkulieren zu lassen (sonst wäre er nur blass), sondern auch in seiner Funktion, die Körpersäfte zu transportieren und transformieren (deshalb ist er auch geschwollen). Eine rote Zunge mit normalem Zungenkörper kann entweder einen beginnenden Nieren-Yin-Mangel oder das Eindringen von Hitze in die Blut-Schicht anzeigen. Ist der Zungenkörper aber außerdem klein und zusammengezogen, dann sind die Zungenzeichen als Nieren-Yin-Leere mit starkem Verlust von Körpersäften zu bewerten. Aus dieser Kombination von Zungenform und -farbe ist dann ersichtlich, dass die Erschöpfung des Yin schon lange besteht: Der Yin-Mangel hat zur Entwicklung von Hitze geführt, wodurch die Körpersäfte verletzt werden. Langfristig zeigt sich dieser Prozess an einem eingezogenen Zungenkörper.

Aus der Kombination von Zungenform und -farbe lässt sich also ein genaues Bild des Zustandes von Qi, Blut und Körpersäften ablesen. Besonders bei chronischen Erkrankungen ist es sinnvoll und wichtig, das Ergebnis dieser Diagnostik bei der Beurteilung des Schweregrades der Erkrankung mit heranzuziehen.

Im Verhältnis zu den Acht Leitkriterien zeigen Zungenform und -farbe den Zustand von Yin und Yang, Kälte und Hitze an. Ein Yin-Mangel produziert Hitze, was sich in einem roten Zungenkörper und in schweren Fällen in einer geschrumpften Zunge widerspiegelt. Ein Yang-Mangel dagegen zieht innere Kälte nach sich, die durch einen sehr blassen, geschwollenen Zungenkörper reflektiert wird. Es zeigt sich immer wieder, dass Farbe und Form des Zungenkörpers wichtige Indikatoren sind, wenn es darum geht, chronische Erkrankungen zu beurteilen.

Risse, Dellen oder lokalisierte Schwellungen des Zungenkörpers geben nähere Auskunft darüber, welches *Zang* oder *Fu* im Besonderen von einem energetischen Ungleichgewicht betroffen ist. Ist z.B. das vordere Drittel der Zunge auffällig geschwollen, deutet das auf eine Retention von Schleim in der Lunge hin. Klagt ein Patient mit einer solchen Zungenform über Husten, muss dieses Zungenzeichen als vorrangig angesehen werden. Weist ein Patient mit diesem Zungenzeichen jedoch keinerlei Symptomatik auf, die auf eine Erkrankung des Funktionskreises Lunge schließen lässt, dann kann es bei der Beurteilung in den Hintergrund treten.

Gelegentlich spiegelt die Zunge nicht alle Disharmoniemuster wider. Dies gilt besonders für Störungen des Funktionskreises Leber. Oft lässt sich ein Verdacht auf aufsteigendes Leber-Yang nicht anhand der typischen Zungenzeichen (rote Ränder oder rote Punkte an den Rändern) verifizieren, sondern nur aufgrund des Pulses oder der Symptome eines Patienten. Eine genaue Diagnose ist nur dann möglich, wenn die Pulsqualitäten in Verbindung mit den vom Patienten beschriebenen Symptomen betrachtet werden. Denn die oben erwähnten Zungenzeichen können sowohl aufsteigendes Leber-Yang als auch Leber-Feuer reflektieren.

Auch bei Hauterkrankungen wie z.B. dem atopischen Ekzem, zeigt die Zunge nicht immer die gegenwärtige Pathologie an. Selbst bei Menschen, die schon lange an dieser Hauterkrankung leiden und über Hitze, Juckreiz und Hautrötungen berichten, ist die Zunge häufig blass oder es gibt keinerlei Anzeichen für z.B. Hitze im Blut. Für die Diagnose und Behandlung von Hauterkrankungen stehen die Manifestationen des Hautausschlags im Vordergrund. Der Befund aus der Zungendiagnostik nimmt dann nur einen geringen Stellenwert ein und muss gelegentlich sogar ignoriert werden.

Die genannten Beispiele machen deutlich, dass die Zungendiagnostik also unbedingt in die anderen Verfahren der chinesischen Diagnostik eingebunden werden muss. Sie stellt nur einen Teil – wenn auch einen sehr aussagekräftigen – des gesamten diagnostischen Instrumentariums der Chinesischen Medizin dar.

1.2.5 Beziehung zwischen Zungenkörper und Zungenbelag

Während die Zungenform in der Diagnostik untrennbar mit der Zungenfarbe verbunden ist, ist die Beziehung zwischen Zungenkörper und Zungenbelag nicht ganz so eng und gelegentlich durchaus voneinander trennbar. Der Belag gibt Auskunft über die Lokalisation der Erkrankung. Nach den Acht Leitkriterien zeigt er, ob sie im Äußeren (*Biao*) oder im Inneren (*Li*) zu finden ist. Die Dicke des Zungenbelags weist darauf hin, ob es sich um einen Leere- oder einen Fülle-Zustand handelt. Die Farbe und die Beschaffenheit des Belags reflektieren die Art der Kälte oder Hitze. So weist ein schlüpfriger, gelber Belag auf Retention von feuchter Hitze hin, wobei hier die Feuchtigkeit im Vordergrund steht, ein gelber, trockener zeigt hingegen die Dominanz von Hitze an.

Im Falle einer akuten Erkrankung – z.B. verursacht durch das Eindringen von äußerer Kälte – ist es hauptsächlich der Belag, der anzeigt, wie stark der pathogene Faktor ist und wie weit er ins Innere eingedrungen ist. Allein aufgrund der Betrachtung des Belags kann in einem solchen Fall eine Aussage über die Qualität des pathogenen Faktors gemacht werden, ohne dass hierfür der Zungenkörper in Betracht gezogen werden müsste. Das Eindringen eines starken pathogenen Faktors vermag neben der Veränderung des Zungenbelags jedoch auch eine Veränderung der Zungenfarbe und der Zungenfeuchtigkeit bewirken. So führt z.B. starke äußere Hitze häufig zu einem trockenen, roten Zungenkörper.

Bei milden chronischen Erkrankungen entspricht der Belag häufig der zugrunde liegenden Pathologie. So findet sich auf einem blassen, geschwollenen Zungenkörper meist ein weißer, feuchter Belag, während rote Zungenkörper meist einen gelben, trockenen Belag aufweisen. Dies gilt aber nicht immer, denn in schweren Fällen kann z.B. ein weißer, pulvriger Belag auf einem roten Zungenkörper nicht Kälte, sondern Hitze anzeigen.

Bei akuten Erkrankungen, die durch Fieber, Erkältungssymptomatik oder akute Störungen des Verdauungssystems gekennzeichnet sind, steht die Beurteilung des Belags an erster Stelle. Die Form der Zunge tritt hier in den Hintergrund. Dabei ist besonders auf die Dicke, die Lokalisation und die Beschaffenheit des Belags zu achten.

1.2.6 Bewertung der Unterzungenvenen

Bei der Zungendiagnose sollte ein Vermerk über die Farbe und Dicke der Unterzungenvenen nicht fehlen. Der Patient wird dazu aufgefordert, mit der Zungenspitze sanft den Gaumen zu berühren. Sind die Venen stark blau gefärbt, gefüllt oder geschwollen, kann dies ein Hinweis auf eine Blutstase im Körper sein. Es ist wichtig, diesen Vorgang bei den folgenden Behandlungen zu wiederholen, um korrekte Befunde zu erhalten.

1.2.7 Vergleich zwischen Puls- und Zungendiagnose

Qi bewegt Blut. Die Qualität und Dynamik dieser Bewegung des Qi kann daher anhand des Pulses abgelesen werden. Der Puls beschreibt die gegenwärtige energetische Situation eines Menschen. Durch das Fühlen des Pulses tritt der Behandler in eine enge Beziehung zum Patienten, da er nun die Qualität dessen pulsierender Energie wahrnehmen kann.

Ein Beispiel aus der Praxis: Eine 60-jährige Frau, die immer die Wünsche und Bedürfnisse anderer vor ihre eigenen stellte, klagte über starke innere Anspannung. Ihre Zunge war normal. Die Pulse waren sehr drahtig (*xian*) und dünn (*xi*). Über die Jahre hatte die Patientin eine Leber-Qi-Stagnation entwickelt. Im Verlauf der Behandlungen entschloss sich die Patientin endlich einmal, ihre eigenen Bedürfnisse zu befriedigen. Einige Wochen später hatte sich der Puls entspannt und war moderat. Die Frau fühlte sich wieder kraftvoll und optimistisch.

In diesem Fall reflektierte der drahtige Puls viel mehr als die Zunge den energetischen Zustand der Patientin. Der Puls sagte jedoch nichts über die Dauer und Tiefe der Leber-Qi-Stagnation aus. Die normale Zunge dagegen, die keine pathologischen Zeichen aufwies, zeigte diese Qi-Stagnation nicht an. Durch die unauffällige Zunge wurde klar, dass die Störung nicht allzu tief war.

Die Informationen aus dem Pulsbefund sind wesentlich feiner und genauer, wenn die Zunge keine wesentliche Abnormität aufweist. In diesem Fall ist die Pulsdiagnose der Zungendiagnose vorzuziehen.

Die Zunge zeigt den Zustand des Blutes, der Körpersäfte und der Nieren-Essenz deutlicher als der Puls an. Natürlich gibt es Pulsqualitäten, wie den rauen (*se*) Puls, der indikativ für einen Blut-Mangel ist. Die Tiefe und Schwere eines solchen Mangels vom Puls abzulesen, ist schwierig und bedarf großer Erfahrung. Die dünne, trockene oder eingezogene Zunge gibt jedoch leicht erkennbare Hinweise bezüglich eines Mangel-Zustandes. Besonders dann, wenn die Zunge auffällige Abweichungen von der normalen Form, Farbe und Beschaffenheit zeigt, ist die Zungendiagnose der Pulsdiagnose vorzuziehen.

Zungen- und Pulsbefund weichen gelegentlich voneinander ab. Ist die Zunge z.B. blass und geschwollen, so erwartet der Behandler einen langsamen (*chi*) oder tiefen (*chen*) Puls. Wäre der Puls aber schnell (*shuo*) und oberflächlich (*fu*), so kann dies durch Aufregung (z.B. vor der Konsultation), Schock, Stimulantien oder Medikamente bedingt sein. Der Puls kann sich durch aktuelle Ereignisse im Leben eines Patienten schnell verändern, die Zunge bleibt davon aber unberührt.

Zusammenfassend kann allgemein festgestellt werden, dass der Puls sehr genau den gegenwärtigen energetischen Zustand eines Menschen anzeigt. Die Zunge – besonders der Zungenkörper, die Zungenfarbe und die Zungenform – lässt Aussagen über langfristige Veränderungen des Energiehaushaltes zu. Der Belag dagegen ist sehr wichtig bei der Diagnose von akut aufgetretenen Erkrankungen (► Kap. 10).

1.3 Die normale Zunge

1.3.1 Vitalität der Zunge

Die normale Zunge reflektiert die energetische Harmonie im Körper. Das korrekte Zusammenspiel von Yin und Yang, von Qi und Blut sowie der Zustand der Körpersäfte zeigen sich in Zungenform, Zungenfarbe und am Zungenbelag. Die erste Betrachtung der Zunge sollte, wie bereits erwähnt, zu einem Gesamteindruck, was die Vitalität der Zunge angeht, führen. Unter Vitalität versteht man in diesem Zusammenhang einen frisch aussehenden Zungenkörper, der gut durchblutet ist und daher eine frische, blassrote Farbe aufweist. Der vitale Zungenkörper ist leicht beweglich und lässt sich ohne Probleme herausstrecken. Die Zunge sollte außerdem ein wenig feucht sein, was auf eine gute Qualität der Körpersäfte schließen lässt. Beim zweiten Blick geht es um die einzelnen Aspekte der Zunge.

a) Die normale Zungenfarbe ist blassrot.

Die Rotfärbung sagt aus, dass das Qi und das Yang im Körper kräftig genug sind, um das Blut zur Zunge zu transportieren, und sie ist ebenfalls ein Ausdruck der Zirkulation bzw. der Menge des im Umlauf befindlichen Blutes. Durch die Zufuhr von Flüssigkeiten, die vom Magen aus zur Zunge aufsteigen, bekommt die Zunge einen blasseren Farbton (▸ Kap. 5).

Der klare Anteil der Körperflüssigkeit (*jin*) hat nämlich u.a. die Funktion, das Blut zu verdünnen. Besteht eine Mangel an Körperflüssigkeiten, wird das Blut entsprechend weniger verdünnt und die Zunge ist stärker gerötet. Bei einem gesunden Menschen jedoch kommt die blassrote Färbung der Zunge aufgrund der Qi-Zirkulation und durch die angemessene Mischung von Blut und Körperflüssigkeiten zustande. Ist eine Zunge heller als blassrot, dann wird sie blass genannt. Ist sie dunkler als blassrot, gilt sie als rötlich oder rot.

b) Der normale Zungenkörper ist weder übermäßig dick noch dünn.

Er ist leicht beweglich und erscheint weder zu weich noch starr. Die Zungenoberfläche ist glatt und weich und weist keine Risse auf. Abhängig von der jeweiligen Konstitution gibt es große oder kleine Zungenkörper, was nicht mit einer Pathologie gleichzusetzen ist. In gewisser Weise sollte die Zunge zum Körperbau „passen". So darf man bei einer großen, kräftigen Person eher eine große, bei einer kleinen, dünnen Person hingegen eher eine kleinere Zunge erwarten.

Wichtig ist das normale Volumen des Zungenkörpers. Er ist weder zu dünn noch zu dick. Eine leichte Verjüngung der Zunge zur Spitze hin oder eine abgerundete Zungenspitze sind ebenfalls als normal anzusehen. Die Form des Zungenkörpers zeigt eine langfristige energetische Entwicklung an. Es kann Jahre dauern, bis es zu einem geschrumpften oder auch stark geschwollenen Zungenkörper kommt. Auch die Entstehung von tiefen Rissen auf der Zunge stellt in der Regel einen langwierigen Prozess dar.

c) Der normale Zungenbelag ist dünn und weiß.

Ein dünner, weißer Zungenbelag wird als normal angesehen, kann allerdings auch einen Angriff von akuter Wind-Kälte indizieren. Ist die Zunge belaglos, aber von normaler Farbe und nicht trocken, ist dies jedoch kein Hinweis auf eine Pathologie, sondern gilt ebenfalls als normal. Ein dünner, blassgelber Belag an der Zungenwurzel entsteht aus der physiologischen Aktivität des Magen-Qi während des Verdauungsprozesses. Als Resultat der Fermentierung des Nahrungsbreis bildet sich ein Dampf, der sich in Form von trüber Feuchtigkeit im Zungenbelag niederschlägt. Dieser Belag nimmt an Dicke von der Zungenwurzel ausgehend zur Spitze der Zunge hin ab. Es ist also normal, dass er an der Zungenwurzel etwas dicker und von blassgelber Farbe ist. Ist im mittleren und vorderen Bereich der Zunge ein Belag vorhanden, nicht jedoch im Bereich der Zungenwurzel, so deutet dies auf einen energetischen Erschöpfungszustand hin (▸ Kap. 3.6). Solch ein sogenannter wurzelloser Belag entsteht aus einer meist chronischen Mangelsituation des Nieren-Yin.

d) Die Unterzungenvenen sind nicht gestaut.

Bei einer normalen Zunge sind die Unterzungenvenen gar nicht oder kaum zu sehen und von heller Farbe. Hier sollte aber folgendes beachtet werden:

- Um die Unterzungenvenen zu überprüfen, muss der Patient die Zungenspitze zum Gaumen hin hochrollen.
- Geschieht dies mehrere Male hintereinander oder benötigt der Patient viel Kraft für diese Bewegung, können sich die Unterzungenvenen sehr schnell bläulich färben. Haben die Patienten vor der Untersuchung viel gesprochen, kommt es ebenfalls vor, dass die Unterzungenvene sehr bläulich und gefüllt erscheinen (▸ Kap. 8.3).

1.3.2 Beispiele für normale Zungen

Zungenbeispiel 1 (▸ Abb. 1.3)

Die 50 Jahre alte Patientin des ersten Zungenbeispiels ist noch nie ernsthaft krank gewesen. Gelegentlich klagt sie über Erschöpfung. Die Form des Zungenkörpers ist normal, weder zu dick noch zu dünn. Die Zunge hat ein frisches Aussehen und ist feucht. Die Farbe des Zungenkörpers ist blassrot, was die gesunde Versorgung des Körpers durch Qi und Blut anzeigt. Der Belag ist dünn und ein wenig gelblich. Am rechten Zungenrand ist ein bläulicher Punkt zu sehen, der auf eine Blut-Stagnation hindeutet. Da sich bei der Patientin jedoch keinerlei Symptome zeigen, wurde dieses Zungenzeichen nicht als pathologisch beurteilt. Auch 15 Jahre später, die Patientin ist jetzt 65 Jahre alt, haben sich keine ernsthaften gesundheitlichen Probleme eingestellt

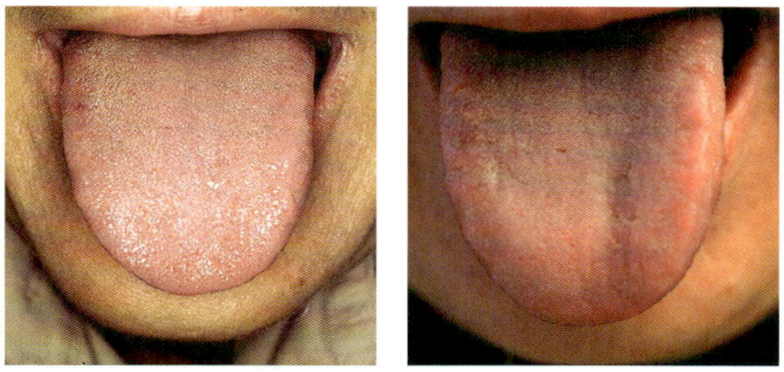

Abb. 1.3.a Weiblich, 50 Jahre, **1.3.b**: dieselbe Patienten 15 Jahre später im Alter von 65 Jahren

Zungenbeispiel 2 (▸ Abb. 1.4)

Diese 49 Jahre alte Patientin erfreut sich ebenfalls guter Gesundheit. Einige rote Punkte an der Zungenspitze deuten auf Hitze im Herzen, die sich in gelegentlich auftauchenden Einschlafstörungen manifestiert. Form und Farbe der Zunge sind jedoch normal. Die Zunge ist feucht und erscheint vital. Im hinteren Drittel der Zunge sind rote Punkte zu erkennen, die nicht als pathologisch beurteilt wurden, da die Frau absolut beschwerdefrei ist.

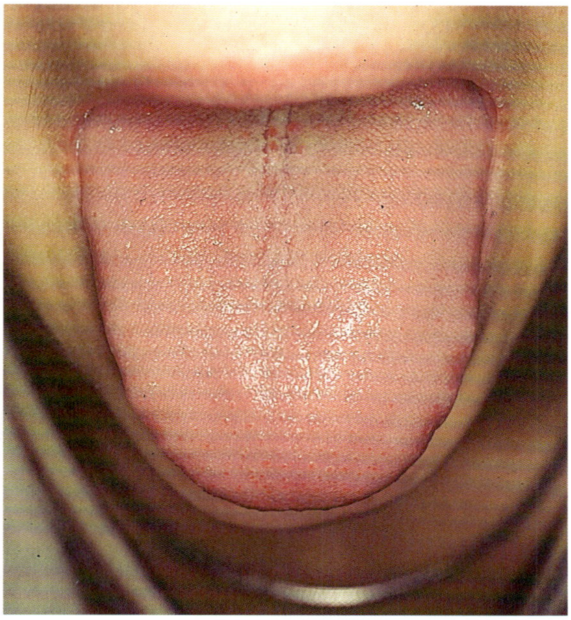

Abb. 1.4 Weiblich, 49 Jahre

Anmerkungen

1. Maciocia G: *Zungendiagnostik in der chinesischen Medizin*, ML Verlag, Uelzen 1995, S. 45–48

2 Zungenzeichen bei blassen Zungen

2

2.1 Blasse und geschwollene Zungen

Blasse Zungen, die eine normale Zungenform und einen, dünnen, weißlichen Belag aufweisen, zeigen nur einen leichten Lungen-Qi- oder Milz-Qi-Mangel an. Das Qi ist in diesem Fall nicht kräftig genug, um das Blut zur Zunge zu transportieren, und es kommt deshalb zu einer mangelnden Rotfärbung des Zungenkörpers. Die Blässe des Zungenkörpers ist proportional zum Grad des Mangel-Zustandes.

Eine blasse und geschwollene Zunge sieht man sehr häufig in der klinischen Praxis. Der Zungenkörper ist blass, weil das Yang-Qi zu schwach ist, genügend Blut zur Zunge zu transportieren. Der Zungenkörper ist geschwollen, weil aufgrund des Qi- und Yang-Mangels die Transformation der Flüssigkeiten eingeschränkt ist. Dadurch sammeln sich die Flüssigkeiten und wandeln sich in Feuchtigkeit um. Je stärker die Schwellung des Zungenkörpers, desto ausgeprägter ist die Schwäche des Yang und des Ursprungs-Qi. Körperliche Überarbeitung, exzessive sportliche Betätigung sowie der übermäßige Verzehr von Rohkost und Kuhmilchprodukten können zu einem Milz-Qi- und Milz-Yang-Mangel führen. Hat der blasse Zungenkörper eine normale Form, dann ist der Mangel-Zustand noch nicht sehr ausgeprägt und kann durch eine angemessene und regelmäßige Ernährung sowie durch Ausruhzeiten reguliert werden.

In Verbindung mit blassen und geschwollenen Zungen kommt es häufig zu Zahneindrücken. Je tiefer und ausgeprägter sie sind, desto größer ist der Mangel des Magen/Milz-Qi und des Milz-und Nieren-Yang.

Zungenbeispiel 1 (▸ Abb. 2.1)

Zungenbeschreibung	Chinesische Diagnose
Blass, normale Form	Leichter Milz-Qi-Mangel und Blut-Mangel
Spitze leicht gerötet	Ohne pathologischen Befund (▸ Kap. 6.2)
Öliger, blassgelber Belag, besonders im unteren Drittel	Leichte Nahrungsmittel-Stagnation

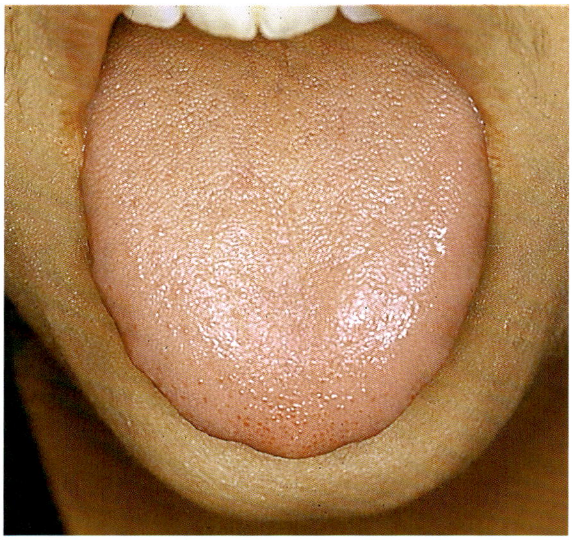

Abb. 2.1 Weiblich, 31 Jahre

Symptome

- Müdigkeit
- Verstopfung
- Häufige Appetitlosigkeit
- Völlegefühl im Epigastrium

Westliche Diagnose

- Keine

Krankheitsursachen

- Überarbeitung
- Unregelmäßige Ernährung, Verzehr von zu viel Süßspeisen

Zungenbeispiel 2 (▸ Abb. 2.2)

Zungenbeschreibung	Chinesische Diagnose
Blass, geschwollen, nass	Milz-Qi/Yang-Mangel (Retention von Feuchtigkeit und Blut-Mangel)

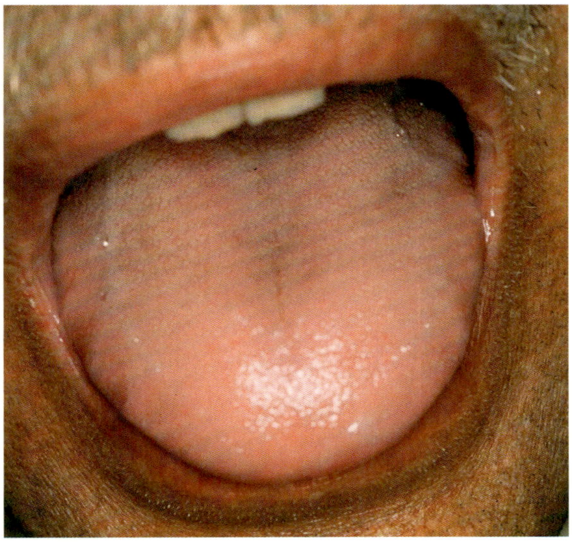

Abb. 2.2 Männlich, 50 Jahre

Symptome

- Laute Bauchgeräusche
- Weiche Stühle
- Große Menge an Speichel
- Appetitlosigkeit
- Panikanfälle
- Ausgeprägte Erschöpfung
- Einschlafstörungen

Westliche Diagnose

- Keine

Krankheitsursachen

- Übermäßiger Verzehr von Rohkost
- Grübeln
- Schlafmangel (bedingt durch Nachtschichten)

Zungenbeispiel 3 (▸ Abb. 2.3)

Zungenbeschreibung	Chinesische Diagnose
Etwas blass, geschwollen	Milz-Qi-Mangel
Dünner, schlüpfriger, weißlicher Belag	Retention von Feuchtigkeit
Gelber Belag an der Zungenwurzel	Feuchte Hitze im Unteren Erwärmer

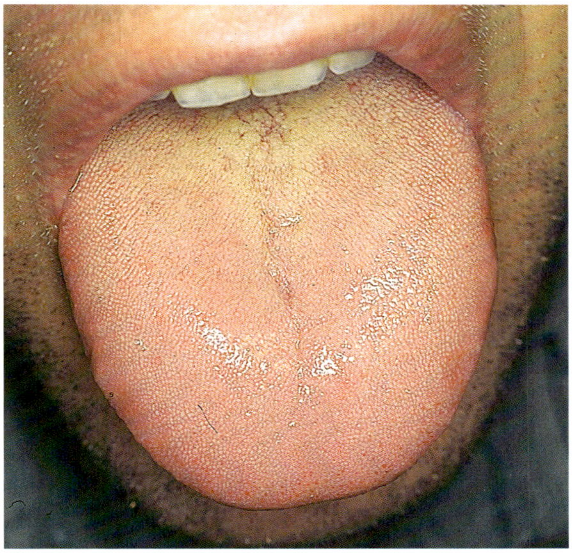

Abb. 2.3 Männlich, 37 Jahre

Symptome

- Müdigkeit besonders nach den Mahlzeiten
- Konzentrationsschwäche
- Einschlafstörungen
- Breiige, riechende Stühle

Westliche Diagnose

- Keine

Krankheitsursachen

- Übermäßiger Genuss von Milchprodukten
- Langes Fasten in der Vergangenheit

Zungenbeispiel 4 (▸ Abb. 2.4)

Zungenbeschreibung	Chinesische Diagnose
Blass, geschwollen, Zahneindrücke	Milz-Yang-Mangel (Retention von Feuchtigkeit)

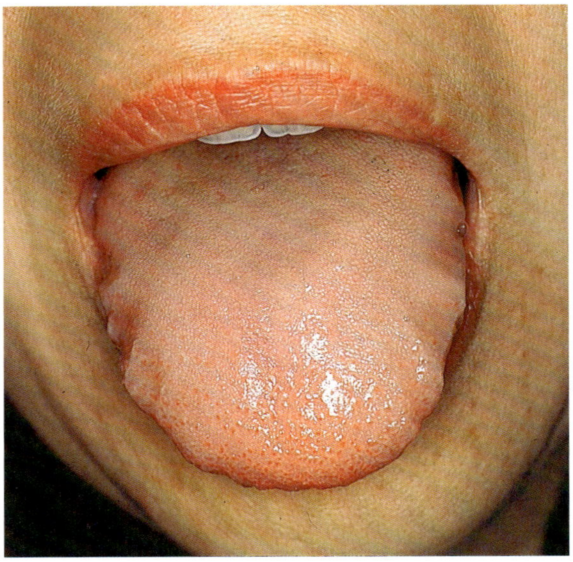

Abb. 2.4 Weiblich, 33 Jahre

Symptome

- Migräne mit Durchfall und Erbrechen eine Woche vor der Regel
- Wässriger, geruchloser morgendlicher Stuhl
- Häufige Übelkeit
- Antriebslosigkeit
- Starkes innerliches Frieren

Westliche Diagnose

- Keine

Krankheitsursachen

- Langzeiteinnahme von Tetracyclinen zur Behandlung von Akne in der Pubertät
- Krankheitsanfälligkeit in der Kindheit

Zungenbeispiel 5 (▸ Abb. 2.5)

Zungenbeschreibung	Chinesische Diagnose
Blass, stark geschwollen, breit	Milz-Qi/Yang-Mangel (Retention von Feuchtigkeit)
Kleine vertikale Risse im Zentrum	Magen-Qi-Mangel
Dünner, weißer Belag	Ohne pathologischen Befund

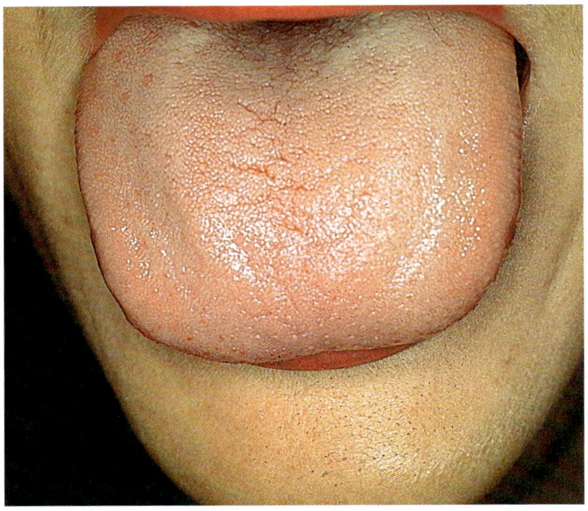

Abb. 2.5 Weiblich, 27 Jahre

Symptome

- Erschöpfung, Müdigkeit
- Magendruck mit Stress
- Übergewicht
- Schmerzen und Taubheitsgefühl im rechten Arm und in der Hand
- Gelegentliches Kribbeln der Hand

Westliche Diagnose

- Keine

Krankheitsursachen

- Überarbeitung
- Unregelmäßige Ernährung, übermäßiger Verzehr von Rohkost und eiskalten Fruchtsäften

Zungenbeispiel 6 (► Abb. 2.6)

Zungenbeschreibung	Chinesische Diagnose
Blass, stark geschwollen mit Zahneindrücken	Nieren-Yang-, Milz-Yang- und Herz-Yang-Mangel

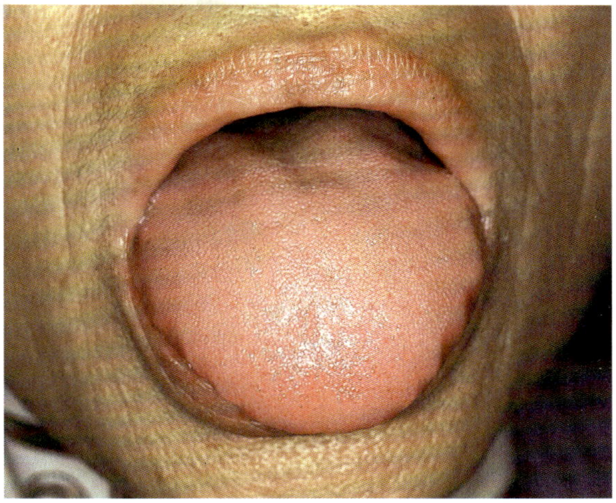

Abb. 2.6 Weiblich, 67 Jahre

Symptome

- Starke körperliche Schwäche, Erschöpfung, innerliches Frieren
- Kältegefühl im Magen, Magenschmerzen
- Kalte Extremitäten

Westliche Diagnose

- Chronische Gastritis

Krankheitsursache

- Chronische körperliche Überarbeitung

2.2 Blasse, geschwollene Zungen mit Vertiefung der Zungenwurzel

Durch die Zungendiagnose können akute und chronische Krankheitszustände besonders mit Hilfe der Acht Leitkriterien akkurat beurteilt werden. Wendet man diese Kriterien an, ist es möglich, anhand der Zungendiagnostik den gegenwärtigen energetischen Zustand eines Menschen abzulesen. Es gibt aber auch Zungenzeichen und -formen, die eine Aussage über die „energetische Vergangenheit" eines Menschen machen. Zu diesen Zeichen gehören z.B. tiefe Risse, eingezogene Zungenkörper oder Dellen und Einkerbungen im Zungenkörper. Meist sind tiefe energetische Schwächen, wie z.B. ein lange bestehender Mangel des Milz-/Magen-Qi oder des Nieren-Yin, ursächlich für derartige Erscheinungen. Solche Mangel-Zustände führen zu einer ungenügenden Aufrechterhaltung der Nieren-Essenz.

Die Nieren-Essenz ist eine verdichtete Form von Qi und trägt das Potential in sich, Strukturen und Formen aufzubauen und zu ernähren. Sie liefert das „energetische Material" für korrektes körperliches und geistiges Wachstum in der Kindheit, die Entwicklung des reproduktiven Systems und seiner Funktionen. Die Nieren-Essenz kontrolliert über die Produktion des Marks hinaus auch die Funktionen des Gehirns, des Rücken- und des Knochenmarks. Nieren-Essenz wird außerdem benötigt, um Schockzustände und Traumata, die durch Unfälle zustande kommen, zu überleben, da sie in diesen Situationen vermehrt ausgeschüttet werden muss.

Bei einem regelmäßigen Lebensstil nimmt die Nieren-Essenz nur langsam ab und zeigt ihre Schwäche erst im Alter, z.B. in Form von mangelndem Hörvermögen oder ausfallenden Zähnen. Es gibt jedoch viele Ursachen, die auch schon bei jüngeren Menschen zu einem Mangel an Nieren-Essenz führen können:

- schlechte Ernährung über Jahre,
- chronische Überarbeitung,
- chronischer Schlafmangel,
- zu viele Schwangerschaften und Geburten,
- zu schnell hintereinander folgende Geburten,
- zu viele Samenergüsse,
- übermäßig starke und zu häufige menstruelle Blutungen,
- schwere chronische Erkrankungen,
- rezidivierende Erkältungen und grippale Infekte[1],
- schwere Schockzustände,
- viele Operationen
- konstitutionell bedingte Schwäche, z.B. angeborene Krankheiten oder Behinderungen,
- Ernährungsweise, die nicht im Einklang mit den Jahreszeiten steht,
- unregelmäßige Ernährung, oft zusammen mit Überarbeitung,

2

- unzureichende Erholung nach Operationen, Infektionskrankheiten oder anderen Erkrankungen.

Als konkretes Beispiel einer Nieren-Essenz-Schwäche stelle man sich das Krankheitsbild einer Frau vor, die an einer langjährigen und fortgeschrittenen Magersucht leidet. Neben dem Ausbleiben der Menstruation zeigen sich schon im jungen Alter osteoporotische Veränderungen des Skeletts. Die mangelnde Ernährung führt zur Erschöpfung des postnatalen Qi, wodurch die Nieren-Essenz in Mitleidenschaft gezogen wird. Der Substanzverlust manifestiert sich z.B. in brüchigen Knochen und Amenorrhö.

Meist wird der Behandler durch Informationen aus der Anamnese und eine entsprechende Symptomatik sowie durch bestimmte Pulsqualitäten auf einen Mangel der Nieren-Essenz aufmerksam. Um eine Prognose für die Heilungschancen einer Erkrankung abgeben zu können, ist es von äußerster Wichtigkeit, Qualität und Kraft der Nieren-Essenz richtig einzuschätzen. Neben anderen Hinweisen kann auch die Zungendiagnostik einen wichtigen Beitrag dazu leisten.[2]

Die Wechselwirkung von Nieren-Yin und Nieren-Yang hängt von der Kraft und Qualität der Nieren-Essenz sowie des Ursprungs-Qi ab. Die Nieren-Essenz stellt das Material zur Verfügung, das durch die transformierende und wärmende Aktion des Nieren-Yang und des *Mingmen* zu Nieren-Qi wird. Dies ist für den Zungenbelag von großer Bedeutung, denn wenn die Niere die Flüssigkeiten nicht mehr verdampfen kann (sei es durch einen Mangel des Yin oder einen Mangel des Yang), dann kann das Nieren-Qi nicht aufsteigen und die Zunge befeuchten. Im extremen Fall sieht man dies an einer sehr blassen, geschwollenen Zunge, die trocken ist. Hier ist das Nieren-Yang zu schwach, um die Flüssigkeiten zu transformieren. In der Praxis sind diese Zungenzeichen allerdings selten zu beobachten, in der Regel ist die trockene Zunge das Resultat eines Blut- oder Nieren-Yin-Mangels.

Das Fehlen des Belags wird zuallererst mit den Funktionen von Magen-Qi und Magen-Yin in Verbindung gebracht. Denn durch das Fermentieren der Nahrung durch das Magen-Qi und das gesunde, feuchte Magen-Yin entsteht ein „trüber" Dampf, der die Basis für den Zungenbelag bildet. Funktionieren die Energien der Mitte reibungslos, so manifestiert sich dies durch einen dünnen Belag mit Wurzel, der gleichmäßig über den Zungenkörper verteilt ist. Ein Magen-Qi-, Magen-Yin- und besonders ein Nieren-Yin-Mangel können dann jedoch zu einem wurzellosen Belag führen. Er ist unregelmäßig verteilt, wirkt alt und so, als ob er leicht abgekratzt werden könnte (► Abb. 3.20).

In Verbindung mit einem blassen Zungenkörper kann der wurzellose Belag auch auf einen Magen-Qi-Mangel hinweisen. In Kombination mit beginnenden Rissen im Zungenzentrum kündigt er mangelnde Körpersäfte und einen leichten Magen-Yin-Mangel an.

Es ist sehr wichtig, die Beschaffenheit des Zungenbelags zu analysieren, um die Beschwerden der Patienten genau analysieren zu können. Der Bereich der Zungenwurzel wird dem Unteren Erwärmers und dem Funktionskreis Niere zugeordnet. Beläge auf der Zungenwurzel zeigen den Zustand der *Fu* Dickdarm, Dünndarm und Blase an. Ein fehlender Belag auf der Zungenwurzel oder ein roter Zungengrund werden als Zeichen für einen Mangel des Nieren-Yin und eine Erschöpfung der Körperflüssigkeiten (► Abb. 3.19) angesehen. Ist die Zungenwurzel sehr rot und trocken, dann ist das Nieren-Feuer durch einen Mangel an Nieren-Yin entstanden.

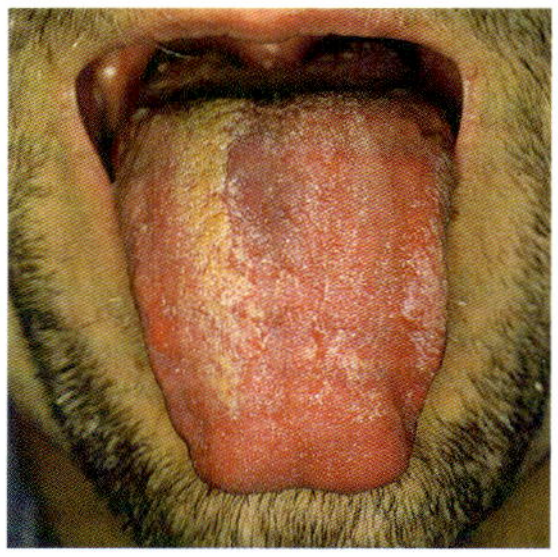

Abb. 3.20

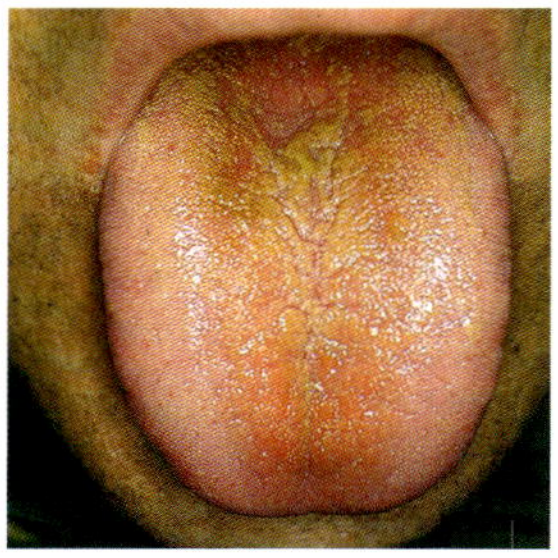

Abb. 3.19

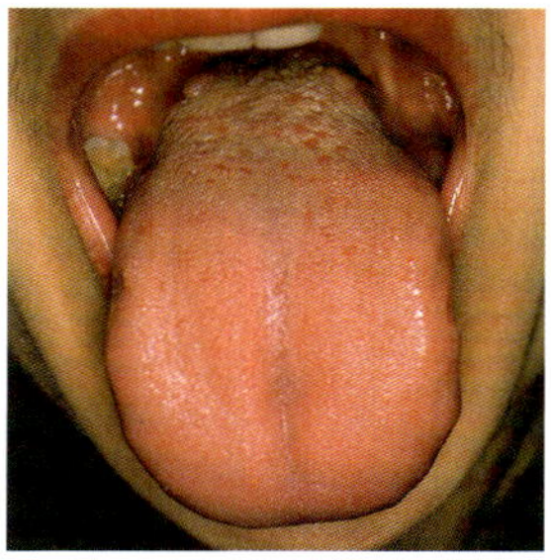

Abb. 3.23

Die Beschaffenheit und die Form der Zungenwurzel – also nicht der Belag – reflektieren den Zustand der Nieren. Die Hauptleitbahn der Nieren steigt zur Kehle auf, und ihr Verlauf endet an der Zungenwurzel. Deshalb kann die Beschaffenheit und Form der Zungenwurzel verwendet werden, um den Zustand der Nieren-Energie zu bestimmen. Eine eingezogene Zungenwurzel (► Abb. 3.23) oder eine Vertiefung stellt einen Mangel der Nieren-Essenz dar. Diese Zungenformen entstehen aufgrund von Substanzverlust, d.h. Verlust an Nieren-Essenz. Daher kann es zu einem veränderten Volumen sowie zu einer veränderten Zungenform kommen. Weist die Zungenwurzel eine normale Farbe auf, dann ist durch den Mangelzustand noch keine leere Hitze entstanden.

Ein beginnender Mangel der Nieren-Essenz lässt sich auch von blassen Zungen ablesen. Auch hier fehlt es sozusagen „an Material", um die Zungenwurzel auszufüllen. Neben Qi-Mangel-Symptomen wie Müdigkeit, Appetitlosigkeit, erhöhter Schweißneigung bei körperlicher Belastung und breiigen Stühlen treten nun Beschwerden auf, die auf eine Nieren-Essenz-Schwäche hinweisen. Aus der Müdigkeit wird schwere Erschöpfung, die auch durch regelmäßigen Schlaf nicht verschwindet. Konzentrationsverlust, Gedächtnislücken, Haarausfall oder frühzeitiges Ergrauen usw. können auftreten. In diesen Fällen reicht es nicht mehr aus, nur das Qi zu kräftigen. Hier müssen auch Nieren-Yin und -Yang genährt werden.

Die folgenden Zungenbilder sollen illustrieren, dass es möglich ist, den Zustand der Nieren-Essenz und die Schwere des Substanzverlustes anhand der Zungenform und nicht nur anhand der Farbe und des fehlenden Belags zu beurteilen. Hier werden blasse Zungenkörper, die aus einem Nieren-Essenz-Mangel entstanden sind, mit denen verglichen, die aus einem Milz-Qi- oder Milz-Yang- sowie einem Nieren-Yang-Mangel entstanden sind.

Zungenbeispiel 1 (► Abb. 2.7)

Zungenbeschreibung	Chinesische Diagnose
Etwas blass, leicht geschwollen	Milz-Qi-Mangel und Lungen-Qi-Mangel
Leichte Delle an der Zungenwurzel	Beginnende Schwäche der Nieren-Essenz

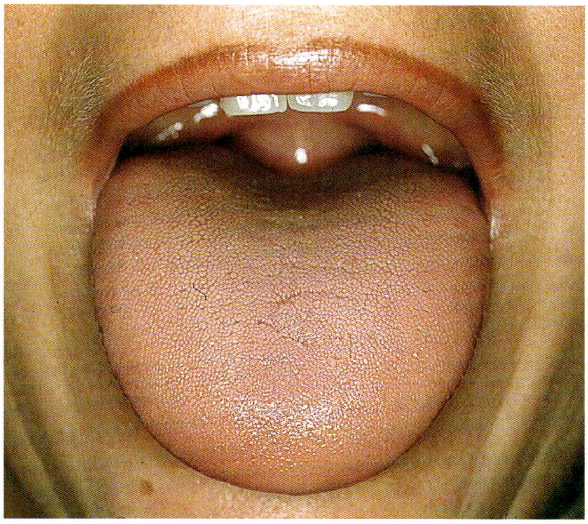

Abb. 2.7 Weiblich, 35 Jahre

Symptome

- Erschöpfung
- Schlaflosigkeit
- Schweregefühl der Beine
- Leichtes Hüsteln
- Erkältungsanfälligkeit

Westliche Diagnose

- Mononukleose
- Chronisches Erschöpfungssyndrom nach grippalem Infekt

Krankheitsursache

- Überarbeitung

Zungenbeispiel 2 (▸ Abb. 2.8)

Zungenbeschreibung	Chinesische Diagnose
Etwas blass, geschwollen, leichte Zahneindrücke, feucht	Milz-Qi-Mangel (Retention von Feuchtigkeit, beginnender Milz-Yang-Mangel)
Delle an der Zungenwurzel	Schwäche der Nieren-Essenz

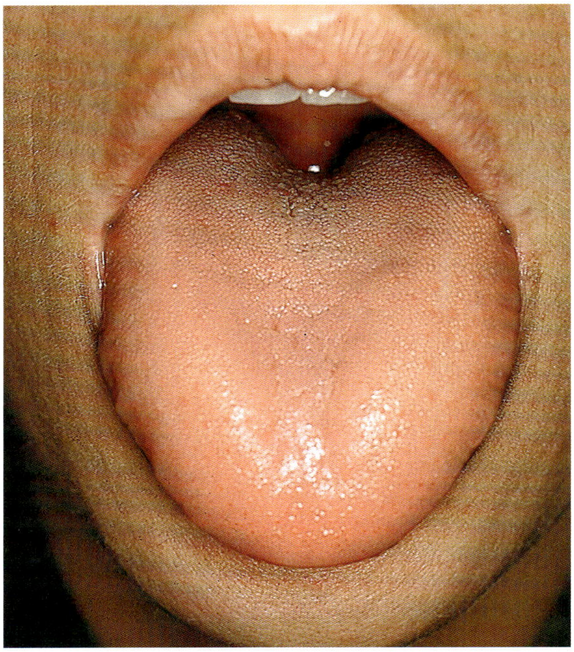

Abb. 2.8 Weiblich, 38 Jahre

Symptome

- Erschöpfung
- Depression
- Konzentrationsschwäche
- Antriebslosigkeit
- Haarausfall
- Inneres Kältegefühl

Westliche Diagnose

- Amalgambelastung

Krankheitsursachen

- Vier Kinder (sechs Schwangerschaften)
- Überarbeitung

Zungenbeispiel 3 (▸ Abb. 2.9)

Zungenbeschreibung	Chinesische Diagnose
Sehr blass, geschwollen, Zahneindrücke	Milz-Yang-Mangel (Retention von Feuchtigkeit)
Weißer Belag im Zentrum	Retention von kalter Feuchtigkeit im Magen
Delle an der Zungenwurzel	Schwäche der Nieren-Essenz

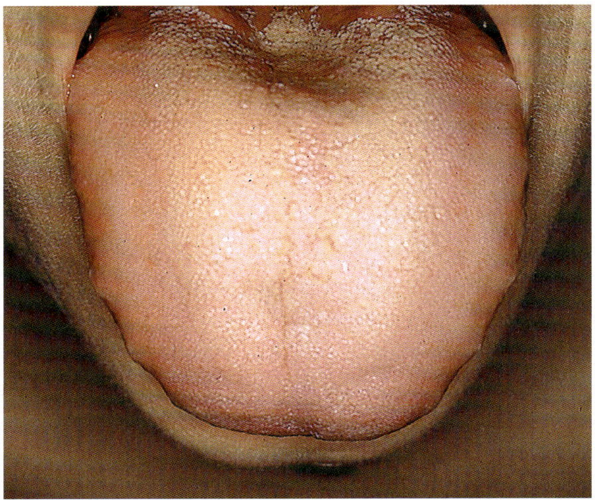

Abb. 2.9 Weiblich, 39 Jahre

Symptome

- Erschöpfung, Müdigkeit
- Magendruck mit Stress
- Appetitlosigkeit, Untergewicht
- Einschlafstörungen
- Innerliches Frieren

Westliche Diagnose

- Zusätzlich zum Untergewicht keine weiteren Befunde

Krankheitsursachen

- Überarbeitung (Nachtarbeit)
- Unregelmäßige Ernährung, übermäßiger Verzehr von Rohkost
- Erkrankung an viraler Meningitis zwei Jahre zuvor

2.3 Blasse und dünne Zungen

Ein Mangel an Blut und Körpersäften führt zu einem verminderten Volumen der Zunge. Der Zungenkörper ist in diesem Fall meist dünn, kann aber auch schrumpfen oder sich zusammenziehen. Je nach Anlage und Lebensumständen führt ein Milz-Qi-Mangel zu Ansammlung von Feuchtigkeit oder Blut-Mangel. Beides sind sekundäre Aspekte einer Störung des Funktionskreises Milz. Jede langfristige Schwäche des Milz-Qi bringt es mit sich, dass die von der Milz gewonnene Nahrungs-Energie nicht genug Essenz hergibt, um später in Blut umgewandelt zu werden. Daher trägt jede blasse Zunge auch immer ein Element von Blut-Mangel in sich.

Wenn der Blut-Mangel der primäre krankmachende Faktor ist, kommt dies in einer blassen, dünnen und zu Beginn einer solchen Pathologie in einer blassen, trockenen Zunge zum Ausdruck. Dies gilt besonders für Frauen, die unter sehr starken menstruellen Blutungen leiden, lange Stillzeiten aufrechterhalten oder sich unangemessen ernähren.

Die dünne, blasse Zunge zeichnet sich durch einen Mangel an Blut und damit Substanz aus. Wird dies nicht behandelt, kann dies zu einem Nieren-Yin-Mangel führen, da Blut das Yin ernährt. Diese Entwicklung ist dann daran sichtbar, dass der dünne Zungenkörper deutlich intensiver rot oder orange wird.

Weniger tief sitzt die Störung, wenn die blasse Zunge trocken ist. Hier ist das Blut in seiner Funktion des Befeuchtens eingeschränkt, stellt aber noch keinen markanten Mangel dar. Typische Blut-Mangel-Symptome sind: Haarausfall, trockene oder juckende Haut, Gesichtsblässe, aber auch Schwindel und Taubheitsgefühle der Extremitäten.

Zungenbeispiel 1 (▸ Abb. 2.10)

Zungenbeschreibung	Chinesische Diagnose
Blass, dünn	Milz-Qi-Mangel (Blut-Mangel)
Aufgerollte Ränder	Leber-Qi-Stagnation
Gerötetes Zentrum	Hitze im Magen
Delle in der Zungenwurzel	Nieren-Essenz-Mangel

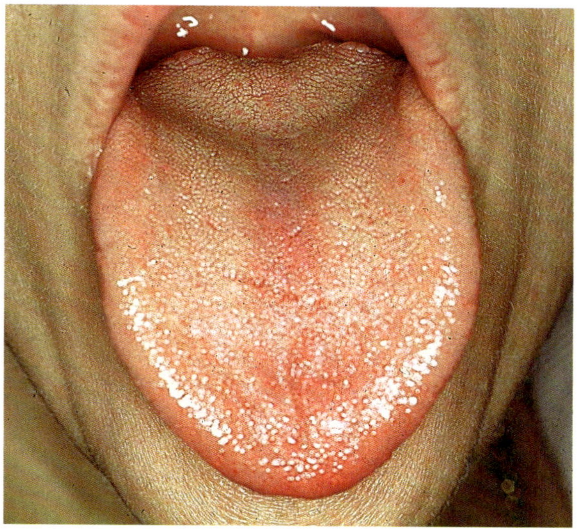

Abb. 2.10 Weiblich, 38 Jahre

Symptome

- Brennen und Schmerzen im Rektum
- Verstopfung
- Appetitlosigkeit
- Schlaflosigkeit
- Starke Erschöpfung

Westliche Diagnose

- Entzündete Hämorrhoiden

Krankheitsursachen

- Stress durch Doppelbelastung
- Unglückliche Ehe
- Starke Frustration
- Häufige Schwangerschaften
- Übermäßiger Kaffeegenuss

2

Zungenbeispiel 2 (▶ Abb. 2.11)

Zungenbeschreibung	Chinesische Diagnose
Blass, dünn	Milz-Qi-Mangel (Blut-Mangel)
Blasse Ränder	Leber-Blut-Mangel
Etwas trocken, dünner Mittelriss	Leichter Magen-Yin-Mangel

Symptome

- Akuter Durchfall mit Schleim und frischem Blut
- Erschöpfung
- Starker Haarausfall
- Verkürzte menstruelle Blutung
- Starke Existenzängste

Westliche Diagnose

- Ulzerative Kolitis

Krankheitsursachen

- Befall mit Darmwürmern (Helminthes), die in Indien nicht korrekt behandelt wurden
- Nicht verarbeitete Trennung vom Partner
- Vegetarische Ernährung, viel Rohkost, Fasten

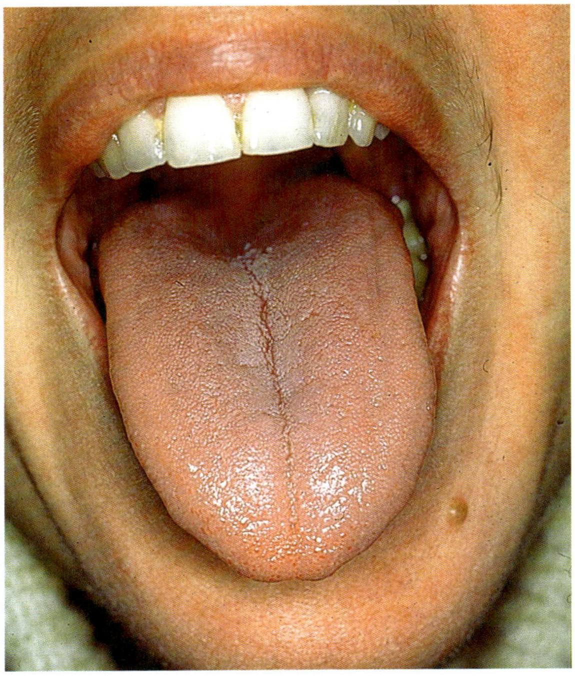

Abb. 2.11 Weiblich, 35 Jahre

2.4 Sonderformen der blassen Zunge

2.4.1 Blasse und schmale Zungenkörper

Blasse, leicht geschwollene, schmale Zungenkörper können auf einen Blut-Mangel und eine eingeschränkte Zirkulation des Leber-Qi hinweisen. Der Zungenkörper sieht etwas zusammengezogen aus (▶ Abb. 2.12). Dieser Zungentyp tritt auf, wenn es durch eine Milz-Qi-Schwäche zu einer mangelnden Zirkulation und Produktion des Blutes kommt. Eine Unterversorgung der *Jing Luo*, der Muskeln, Sehnen und Bänder durch Qi und Blut ist meist die Folge. Dies kann zu Schmerzen und Schwäche in den Extremitäten führen.

In seltenen Fällen ist nur eine Zungenseite eingezogen. Dies kann ein Hinweis auf eine Stagnation von Leber-Qi und -Blut sein. Denn die Seiten der Zunge reflektieren die Zirkulation der Gallenblasen- und Leber-Energien. Dies kann zu Schwäche und Schmerzzuständen der Gallenblase/Leber-Leitbahnen führen. Dieses Zungenzeichen ist besonders bei weiblichen Patientinnen zu beobachten, die an einer Erkrankung der Brust litten. Die eingezogene Zungenseite stimmt aber nicht notwendigerweise mit der Seite der betroffenen Brust überein.

Zungenbeispiel 1 (▶ Abb. 2.12)

Zungenbeschreibung	Chinesische Diagnose
Etwas blass, geschwollen, Zahneindrücke, schmal	Milz-Qi-Mangel (Leber-Blut-Mangel)
Beidseitig eingezogen	Leber-Qi-Stagnation und beginnende Stagnation von Leber-Blut

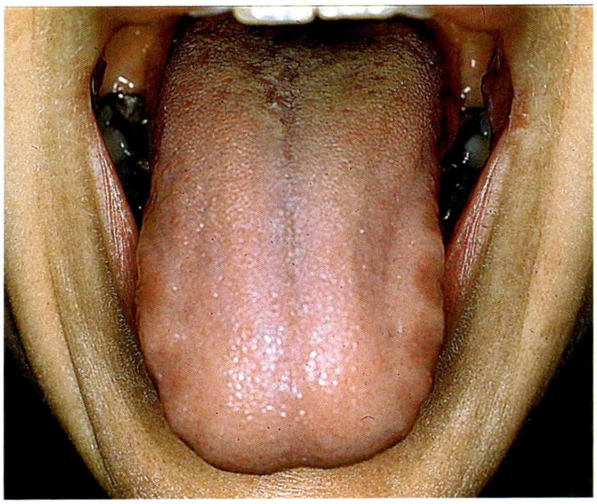

Abb. 2.12 Weiblich, 37 Jahre

Symptome

- Migräne mit Lichtempfindlichkeit und Übelkeit während der Menses
- Schmerzen im linken Oberschenkel
- Nackenverspannung

Westliche Diagnose

- Organisiertes Hämatom am Oberschenkel

Krankheitsursachen

- Neueinnahme der Antibabypille
- Überarbeitung

Zungenbeispiel 2 (▸ Abb. 2.13)

Zungenbeschreibung	Chinesische Diagnose
Etwas blass, geschwollen	Milz-Qi-Mangel (Leber-Blut-Mangel)
An beiden Seiten eingezogen	Mangelversorgung der Sehnen und Bänder

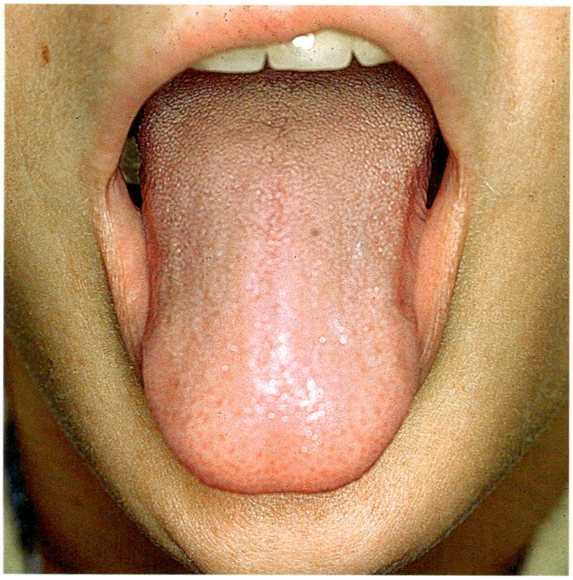

Abb. 2.13 Weiblich, 28 Jahre

Symptome

- Rechter Arm schmerzhaft
- Kribbeln und Taubheitsgefühle des Daumens
- Nackenschmerzen und -verspannung
- Ohrgeräusche rechts

Westliche Diagnose

- HWS-Syndrom

Krankheitsursache

- Schleudertrauma

Zungenbeispiel 3 (▸ Abb. 2.14)

Zungenbeschreibung	Chinesische Diagnose
Blass	Milz-Qi-Mangel (Blut-Mangel)
Stark eingezogen, besonders an der linken Seite	Leber-Qi- und Leber-Blut-Stagnation

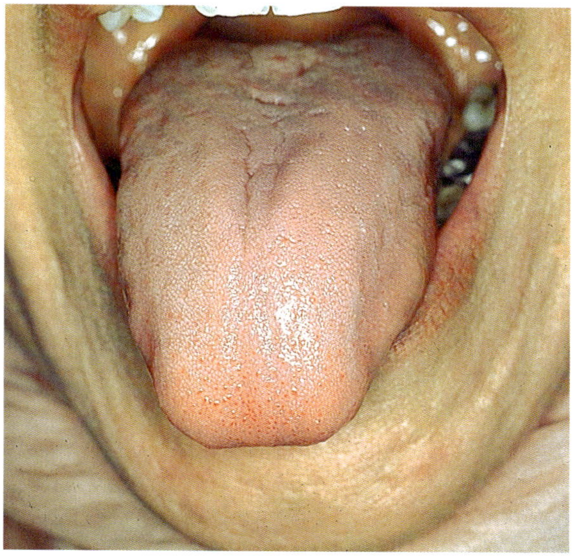

Abb. 2.14 Weiblich, 38 Jahre

Symptome

- Gewichtsverlust
- Müdigkeit
- Geschwollener axillärer Lymphknoten
- Schmerzen unter dem rechten Rippenbogen

Westliche Diagnose

- Beidseitiges Mammakarzinom
- Lebermetastasen (Patientin verstarb ein Jahr nach dieser Aufnahme)

Krankheitsursachen

- Überarbeitung
- Unterdrückter Ärger

2

2.4.2 Ungleiche Zungenseiten oder Schwellung einer Zungenhälfte

Das Nähr-Qi fließt mit dem Blut und gemeinsam ernähren diese beiden Energien die inneren Organe, Muskeln, Sehnen und Bänder und füllen die *Jing Luo*. Durch einen Mangel an Qi und Blut kann es zu deren Mangelernährung kommen. An der Zunge manifestiert sich der Qi- und Blut-Mangel in der blassen Farbe, aber auch in den ungleichen Zungenseiten (► Abb. 2.15). Erfahrungsgemäß stellt dieses Zungenzeichen die behinderte Zirkulation von Qi und Blut in Beziehung zur linken oder rechten Körperhälfte dar. Auch hier gilt, dass die veränderte Zungenhälfte oder -seite nicht unbedingt mit der Erkrankung einer entsprechenden Körperhälfte übereinstimmen muss.

Die gleiche Interpretation gilt, wenn nur eine Zungenhälfte geschwollen ist. Die Schwellung verursacht eine Verschiebung der Mittellinie (► Abb. 2.17). Symptome, die mit diesen Zungentypen auftreten, sind einseitige Körperschwäche, Kraftlosigkeit oder schnellere Ermüdbarkeit eines Beines, Armes usw. Gelegentlich sieht man eine solche Zunge auch bei Atrophie-Syndromen.

Zungenbeispiel 1 (► Abb. 2.15)

Zungenbeschreibung	Chinesische Diagnose
Blass	Milz-Qi-Mangel
Linke Seite unregelmäßig, linksseitig Zahneindrücke	Mangelernährung der *Jing Lou* durch Qi/Blut-Mangel
Klebriger, blassgelber Belag	Akute Nahrungsmittel-Stagnation

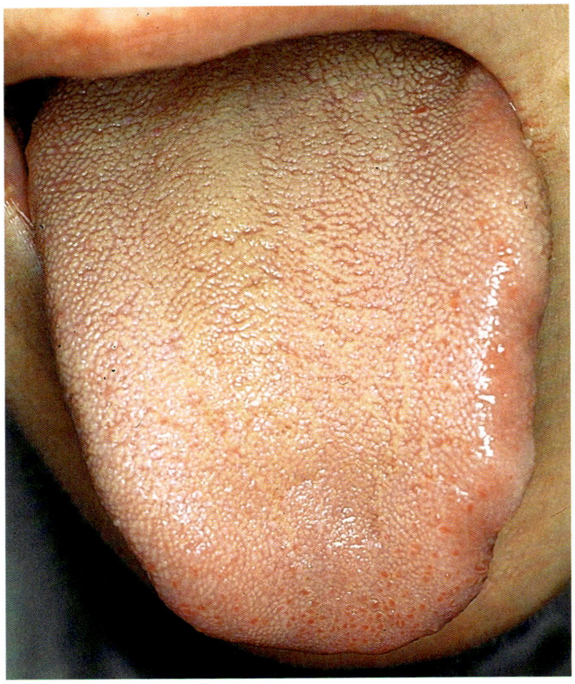

Abb. 2.15 Weiblich, 35 Jahre

Symptome

- Akute Magenschmerzen
- Scharfe Schmerzen bei Belastung der linken Hüfte
- Bewegungseinschränkung
- Hartspann der Oberschenkelmuskulatur
- Breiiger Stuhl

Westliche Diagnose

- Beidseitige Koxathrose

Krankheitsursachen

- Übermäßiger Verzehr von scharfen Speisen
- Bewegungsmangel
- Mutter nahm während der Schwangerschaft Opiate

Zungenbeispiel 2 (▸ Abb. 2.16)

Zungenbeschreibung	Chinesische Diagnose
Blass, leichte Zahneindrücke	Milz-Yang-Mangel mit Retention von Feuchtigkeit
Schwellung in der Mitte	Schleim im Magen
Unregelmäßige Zungenseiten	Mangelnde Versorgung der *Jing Luo* durch Qi- und Blut-Mangel

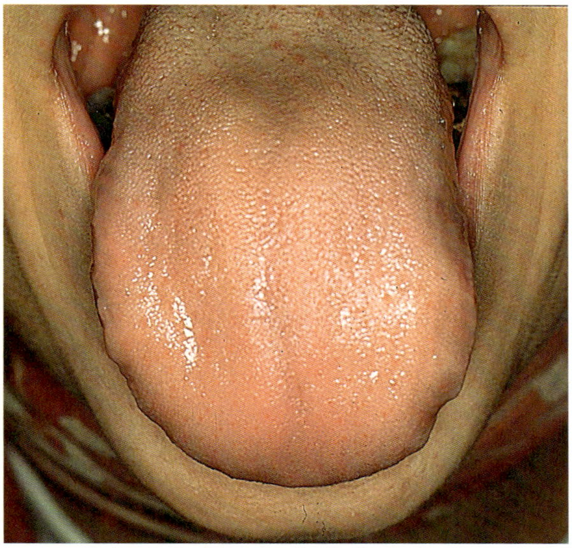

Abb. 2.16 Weiblich, 30 Jahre

Symptome

- Erkältungsanfälligkeit
- Müdigkeit
- Chronisch verstopfte Nase mit dünnem, weißem Sekret
- Völlegefühl im Epigastrium
- Schwächegefühl der linken Körperseite
- Inneres Kältegefühl
- Appetit auf Süßspeisen

Westliche Diagnose

- Keine

Krankheitsursachen

- Übermäßiges Körpertraining
- Viele Tanzaufführungen
- Unregelmäßige Diät, übermäßiger Verzehr von Milchprodukten und Schokolade

Zungenbeispiel 3 (▸ Abb. 2.17)

Zungenbeschreibung	Chinesische Diagnose
Leicht blass	Milz-Qi-Mangel ▸ Blut-Mangel
Leicht geschwollene Zungenseiten	Milz-Qi-Mangel
Blasse Ränder	Leber-Blut-Mangel
Mittellinie verschoben	Mangelernährung der *Jing Luo*
Weißer, dünner, feuchter Belag	Kein pathologischer Befund

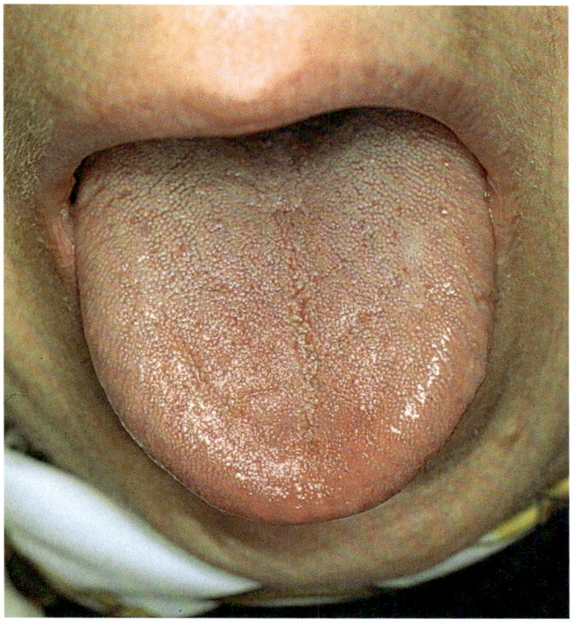

Abb. 2.17 Weiblich, 64 Jahre

Symptome

- Muskelkrämpfe
- Muskelschwäche
- Gehbeschwerden
- Kribbeln unter den Fußsohlen
- Müdigkeit
- Depressive Zustände

Westliche Diagnose

- Psychogene Bewegungsstörungen

Krankheitsursachen

- Sorgen und Grübeln

2.4.3 Geschwollene Zungenseiten

Ein Milz-Qi-/Yang-Mangel zeigt sich nicht nur durch einen geschwollenen Zungenkörper, sondern auch durch eine breite Schwellung der Seiten im mittleren Teil der Zunge. Es ist wichtig zu beachten, dass diese beidseitige Schwellung auf den mittleren Teil der Zunge beschränkt ist. Dieses Zungenzeichen sollte nicht mit den geschwollenen Zungenseiten verwechselt werden, die sich über die Länge des gesamten Zungenkörpers hinziehen (► Abb. 7.8) und eine Disharmonie des Leber-Funktionskreises anzeigen.

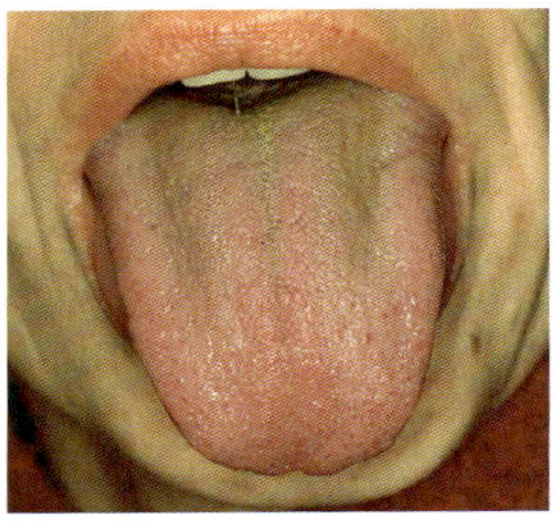

Abb. 7.8

Zungenbeispiel 1 (► Abb. 2.18)

Zungenbeschreibung	Chinesische Diagnose
Etwas blass, geschwollen, besonders der mittlere Teil der Zungenseiten	Milz-Qi-Mangel (Retention von Feuchtigkeit)
Etwas trocken	Blut-Mangel
Delle an der Zungenwurzel	Nieren-Essenz-Mangel

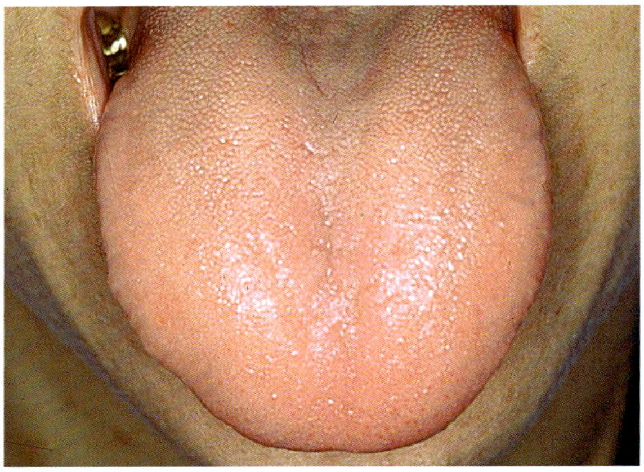

Abb. 2.18 Weiblich, 40 Jahre

Symptome

- Migräne seit dem neunten Lebensjahr vor und nach der Menses
- Haarausfall
- Angstzustände seit der Kindheit

Westliche Diagnose

- Keine

Krankheitsursachen

- Familiäre Disposition
- Doppelbelastung, alleinerziehende Mutter und beruflicher Stress
- Unregelmäßige Ernährung

Zungenbeispiel 2 (► Abb. 2.19)

Zungenbeschreibung	Chinesische Diagnose
Blass, etwas dünn, Schwellung des mittleren Teils der Zungenseiten	Milz-Qi-Mangel und Blut-Mangel
Dünner, weißer, schlüpfriger Belag	Retention von kalter Feuchtigkeit

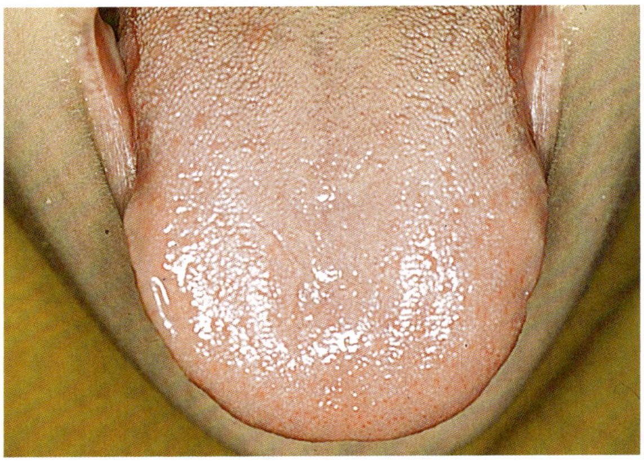

Abb. 2.19 Weiblich, 25 Jahre

Symptome

- Müdigkeit
- Ständige Gewichtszunahme
- Kopfschmerzen
- Hartspann der Nackenmuskulatur

Westliche Diagnose

- Keine

Krankheitsursachen

- Übermäßiger Verzehr von Süßspeisen
- Ständiges Grübeln

2.5 Falldarstellungen

Durch die Falldarstellungen soll gezeigt werden, wie die Zungendiagnose in Relation zum Krankheitsgeschehen, zu den sich daraus ergebenden klinischen Zeichen und Symptomen angewendet werden kann.

In der Regel entsteht ein blasser Zungenkörper entweder durch einen Blut-Mangel oder durch einen Qi-Mangel, wodurch nicht genügend Blut zur Zunge transportiert wird. Ein blasser, geschwollener Zungenkörper kann sowohl durch eine Retention von Feuchtigkeit als auch durch einen Blut-Mangel aufgrund eines Milz-Qi-Mangels verursacht werden.

Eine Akkumulation von Yin führt zu einer Vergrößerung des Zungenkörpers, wodurch er geschwollen erscheint. Je größer die Schwellung des Zungenkörpers, desto größer die Ansammlung von Feuchtigkeit. Die Zungenschwellung muss jedoch immer in Verbindung mit der Zungenfarbe bewertet werden. Ein Milz-Qi-Mangel ist nur dann verantwortlich für die Retention von Feuchtigkeit, wenn der Zungenkörper blass oder blassrot ist.

Ein blasser, dünner und trockener Zungenkörper steht für einen Blut-Mangel. Jedoch kann ein dünner und trockener Zungenkörper auch durch einen Nieren-Yin-Mangel entstehen, allerdings wäre der Zungenkörper dann rot und nicht blass.

Fallbeispiel 1 und 2 in Kapitel 2.5.1 sind Beispiele für die wichtige Rolle der Milz bei der Produktion von Blut. Deshalb kann ein Milz-Qi-Mangel zu einem Leber-Blut oder Herz-Blut-Mangel führen. Wenn die Fähigkeit der Milz eingeschränkt ist, das Blut in den Gefäßen zu halten,[3] kann es zu lang andauernden Menstruationsblutungen oder Tröpfelblutungen kommen. Die Milz hebt das Qi, hält die Organe an ihrem Platz und verhindert so einen Prolaps. Sinkendes Milz-Qi wird daher mit Sickerblutungen und Hämorrhoiden in Verbindung gebracht.

Abbildung 2.20 zeigt eine blasse Zunge mit einem nur leicht geschwollenen Zungenkörper. In Abbildung 2.22 ist der Zungenkörper ebenfalls blass, hat aber einen orangefarbenen Stich, insbesondere an den Zungenrändern. Dies ist ein auffälliges Zeichen für einen schweren Blut-Mangel, der aufgrund von Blutverlust und durch einen schweren Milz-Qi-Mangel ausgelöst wurde.

2.5.1 Blasse und geschwollene Zungen

Fallbeispiel 1 (▸ Abb. 2.20)

Zungenbeschreibung	Chinesische Diagnose
Leicht blass	Milz-Qi-Mangel ▸ Blut-Mangel
Geschwollen	Retention von Feuchtigkeit
Weißlicher, dünner Belag	Kein pathologischer Befund
Leichte Rötung der Zungenspitze	Leere Hitze im Herzen

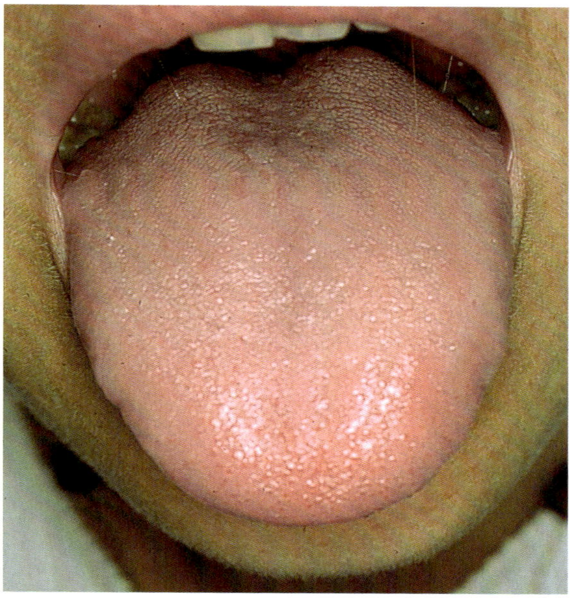

Abb. 2.20 Weiblich, 44 Jahre

Symptome

- Extrem starke Menstruationsblutung mit Koageln und ziehendem Unterleibsschmerz
- Wassereinlagerung vor der Periode
- Übermäßiges Grübeln
- Müdigkeit und Erschöpfung

Westliche Diagnose

- Menorrhagie, Hämorrhoiden

Krankheitsursache

- Übermäßiges Grübeln
- Traurigkeit
- Ungewollter Schwangerschaftsabbruch
- Unregelmäßige Ernährung

Falldarstellung

Die 44-jährige Patientin litt seit einem Schwangerschaftsabbruch vor sieben Jahren unter sehr starken Menstruationsblutungen. Die Unterleibsschmerzen, die zusammen mit der Blutung auftraten, strahlten bis in die Oberschenkel aus. Am zweiten Tag der Blutung konnte sie das Haus nicht verlassen, weil das Blut sturzartig floss. Das menstruelle Blut war rot, dünn und geruchlos. Die Blutung dauerte ca. sechs Tage. Der Zyklus war regelmäßig, und die Menstruation trat alle 28 Tage ein. Die Menstruation machte die Patientin sehr müde und erschöpft.

Seit sie mit ihrem neuen Lebenspartner zusammenlebte, wurden die Blutungen allmählich immer stärker. Die Patientin war sehr unglücklich in ihrer neuen Beziehung, da ihr Mann krankhaft eifersüchtig war. Sie überlegte ständig, wie sie die Situation verändern könnte und fühlte sich ausgeliefert und traurig. Die Pulse waren dünn (*xi*) und schwach (*ruo*).

Analyse

Die Zunge reflektiert die gute Konstitution der Patientin. Der Zungenkörper ist zwar geschwollen, sonst zeigt er aber eine gute Konsistenz und Vitalität. Dies entspricht auch dem Eindruck, den die Patientin vermittelt. Denn trotz des schweren Blutverlustes und der bestehenden Müdigkeit macht sie einen vitalen Eindruck.

Der zugrunde liegende Milz-Qi-Mangel, angezeigt durch die blasse und geschwollene Zunge, ist für die schweren Blutungen mitverantwortlich und bestimmt den Krankheitsmechanismus. Das ständige Grübeln und eine unregelmäßige Ernährung haben das Milz-Qi geschwächt. Es kann das Blut nicht in den Gefäßen halten, was zu den starken menstruellen Blutungen beiträgt.

Der starke Blutverlust und der zugrunde liegende Milz-Qi-Mangel verursachen einen Blut-Mangel, der sich auch in der leichten Blässe des Zungenkörpers niederschlägt. Sowohl die dünne Konsistenz als auch die Geruchlosigkeit des Blutes unterstreichen den Mangel-Zustand. Der massive Blutverlust verstärkt den ohnehin schon bestehenden Qi-Mangel und trägt zur Erschöpfung und Müdigkeit bei. Ein Zeichen für das Sinken des Milz-Qi ist das Gefühl der Patientin, dass der Schmerz vom Bauchraum in die Oberschenkel zieht (s.u. für eine weitere Diskussion dieses Symptoms). Sturzblutungen bzw. sehr starke Blutungen werden erfahrungsgemäß häufiger durch die Präsenz von Hitze im Blut verursacht (► Kap. 9.2, Fallbeispiel 5) als durch eine Schwäche des Milz-Qi, das seine Fähigkeit verloren hat, das Blut zu halten. Hier ist aber letzteres der Fall.

Der dünne Puls reflektiert den Blut-Mangel, der schwache den Qi-Mangel.

Der geschwollene Zungenkörper zeigt eine Retention von Feuchtigkeit an, verursacht durch die eingeschränkte Umwandlungs- und Transport-Funktion des Milz-Qi. Die Retention von Feuchtigkeit macht sich bei der Patientin kurz vor Eintreten der Menstruation durch Wassereinlagerungen bemerkbar.

Durch das ständige Gefühl, ihre Lebenssituation nicht verändern zu können, wird der freie Fluss des Leber-Qi behindert, was die Funktion des Milz-Qi noch weiter beeinträchtigt. Die Leber-Qi-Stagnation schränkt ebenfalls die Bewegung des Blutes zum Uterus ein, was – neben der mangelnden Dynamik des Qi – zur Entwicklung einer Blutstase im Uterus beiträgt. Die großen Koagel im menstruellen Blut sind Anzeichen für die Blutstase.

Die Patientin gibt an, dass die menstruellen Blutungen verstärkt nach dem Schwangerschaftsabbruch aufgetreten waren. Chirurgische Eingriffe am Uterus können zu einer Qi- und Blutstase im Uterus oder Unterleib führen. Bei der Patientin verursachte der Eingriff wahrscheinlich eine Stagnation von Qi und Blut im *Chong Mai*. Dieses außerordentliche Gefäß ist sehr wichtig für die Versorgung des Uterus und die korrekte Bewegung von Blut zum Uterus. Der nach unten in die Oberschenkel ziehende Schmerz folgt einem inneren Zweig dieses Gefäßes, das von Ma 30 (*Qigong*) ausgehend an der Innenseite des Oberschenkels zum Fuß zieht. Intensität und Lokalisation des Schmerzes sind ein weiterer Hinweis sowohl auf eine Stagnation im *Chong Mai* als auch auf ein Sinken des Milz-Qi.

Sowohl die Beschaffenheit des menstruellen Blutes (dünn und geruchlos) als auch der Zungenbefund weisen auf den Mangel-Zustand der Milz hin. Der gesamte Zungenkörper ist blass. Die Zungenspitze ist leicht gerötet und signalisiert nur die beginnende leere Hitze im Herzen, verursacht durch den Blut-Mangel. Differentialdiagnostisch lässt sich dieses Muster gut vom Muster „Hitze im Blut" abgrenzen. Es manifestiert sich durch leuchtend rotes, riechendes und etwas dickflüssiges Menstruationsblut. Als weitere Symptome können Reizbarkeit und in-

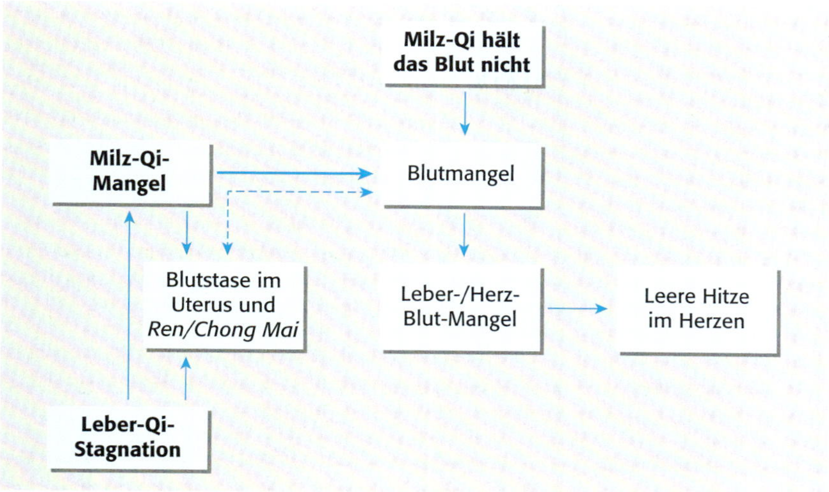

Abb. 2.21 Pathomechanismus Fallbeispiel 1 (starke Menstruationsblutungen)

2

nere Unruhe auftreten, meist begleitet von einem rötlichen Zungenkörper, einer roten Zungenspitze und/oder geröteten Zungenseiten. In diesem Beispiel hat die Zunge keine Zeichen, die auf die Entwicklung von innerer Hitze hindeuten.
Durch den Blut-Mangel werden in diesem Fall Herz und Leber nicht angemessen mit Blut versorgt. Besonders der Leber-Blut-Mangel ist für die fehlende Entschlusskraft und für die Vision der Patientin, wie sie ihr Leben verändern könnte, verantwortlich. In Kombination mit dem Herz-Blut-Mangel verursacht dies auch die Traurigkeit und das Gefühl von Ausweglosigkeit (▸ Abb. 2.21).

Therapiestrategie

Milz-Qi stärken, Leber-Qi regulieren, Blut nähren und Blut im Uterus bewegen, Blutungen stoppen.
Der Patientin wurde eine Abwandlung von *Bu Zhong Yi Qi Tang* (Dekokt, das die Mitte tonisiert und das Qi vermehrt) und *Shi Xiao San* (Plötzliches Lächeln Pulver) verschrieben. Nach viermonatiger Behandlung hatte sich die Menstruation reguliert. Die Blutungen waren weniger stark, aber nicht mehr schmerzhaft.

Fallbeispiel 2 (▸ Abb. 2.22)

Zungenbeschreibung	Chinesische Diagnose
Sehr blass	Milz-Qi-Mangel ▸ Blut-Mangel
Geschwollen	Retention von Feuchtigkeit
Leicht orangefarbige Ränder	Blut-Mangel
Weißer, dünner, leicht wurzelloser Belag	Magen-Qi-Mangel

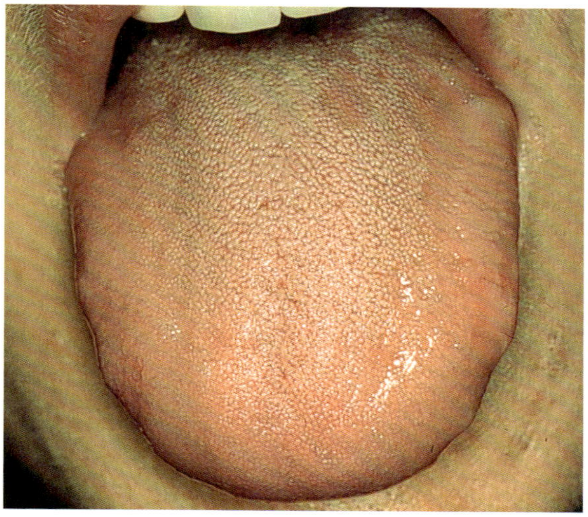

Abb. 2.22 Weiblich, 46 Jahre

Symptome

- Stimmungsschwankungen
- Traurigkeit
- Gereiztheit
- Müdigkeit
- Wenig Appetit
- Lang anhaltende Tröpfelblutungen
- Gelegentliche Albträume

Westliche Diagnose

- Keine

Krankheitsursache

- Totgeburt vor zwölf Monaten
- Geburt von vier Kindern zwischen dem 17. und 28. Lebensjahr

Falldarstellung

Seit der Totgeburt ihres Kindes vor zwölf Monaten litt die 46-jährige Patientin unter depressiven Verstimmungen. Die tiefe Traurigkeit, die sie ständig begleitete, wandelte sich aber gelegentlich in Gereiztheit um. Seit der Geburt war sie sehr müde. Ihre Menstruation hatte sich seither verändert. Vor der Schwangerschaft war ihr Zyklus regelmäßig, ihre Blutung kräftig gewesen und ohne Schmerzen abgelaufen. Nun war ihr Zyklus zwar immer noch regelmäßig, die Blutungsdauer hatte sich aber um fünf Tage verlängert. Das menstruelle Blut war viel heller und dünner. Insgesamt blutete sie neun Tage, davon waren die letzten fünf Tage durch eine Tröpfelblutung gekennzeichnet.

Seit dem Verlust ihres Kindes traten gelegentlich Albträume auf. Ihr Appetit war reduziert. Die fahlgelbe Gesichtsfarbe der Patientin war auffällig. Ihre Pulse waren rau (*se*) und etwas schwach (*ruo*).

Analyse

Jede Schwangerschaft verbraucht viel Essenz, Qi und Blut, um Embryo und Fetus zu ernähren. Nach dem 35. Lebensjahr nehmen Qi und Blut einer Frau ab. Ab dem 42. Lebensjahr wird das Blut immer schwächer, und der *Chong Mai* wird nicht mehr angemessen ausgefüllt.[4] Wird eine Frau nach dem 35. Lebensjahr schwanger, dann wird der ohnehin nicht mehr gefüllte Essenz-Speicher stark beansprucht. Das bedeutet, dass jede Geburt besonders nach dem 35. Lebensjahr Qi, Blut und Essenz schwächt.

Der blasse und geschwollene Zungenkörper reflektiert die Schwäche von Qi und Blut. Besonders auffällig sind die leicht orangefarbenen Ränder. Dieses Zungenzeichen ist ein wichtiger Hinweis auf einen schweren Blut-Mangel, der langfristig zu einer mangelnden Ernährung der Essenz führt.

Der Blut-Mangel der Patientin manifestiert sich wie folgt:

- Herz-Blut-Mangel: Das Herz fasst alle geistig-seelischen Funktionen des Menschen zusammen. Die geistigen Kräfte hängen auch mit dem Blut zusammen.[5] Das Herz-Blut ernährt den Geist nicht mehr ausreichend, was zu depressiven Verstimmungen führt.
- Leber-Blut-Mangel: Die Leber speichert nicht genügend Blut, was zur Instabilität der beiden außerordentlichen Gefäße *Ren* und *Chong Mai* beiträgt. Durch den Leber-Blut-Mangel wird die Leber nicht ausreichend befriedet und verursacht eine Stagnation im Fluss des Leber-Qi, was sich in der gelegentlichen Gereiztheit der Patientin äußert.
- Instabiler *Ren* und *Chong Mai*: Die Instabilität der beiden außerordentlichen Gefäße wird verursacht sowohl durch den Milz-Qi-Mangel, den Leber-Blut-Mangel, die Totgeburt als auch durch das Alter der Patientin. Das menstruelle helle, dünne Blut, das insbesondere ein Ausdruck für den zugrunde liegenden Milz-Qi- und Blut-Mangel ist, kann daher nicht angemessen gehalten werden und verursacht die Tröpfelblutungen.
- Mangelnde Ernährung der Essenz: Nach einiger Zeit kann ein Blut-Mangel zu einer ungenügenden Ernährung der Essenz führen. Blut und Nieren-Essenz stehen in enger Beziehung zueinander, da die Essenz die Blutproduktion unterstützt. Aufgrund der vielen Schwangerschaften der Patientin war ihre Nieren-Essenz bereits geschwächt.

Da sich die Zungenform nur über einen langen Zeitraum verändert, zeigt ein geschwollener Zungenkörper eine Retention von Feuchtigkeit an. In diesem Fall ist er ein Indiz dafür, dass die Patientin schon vor ihrer Schwangerschaft an einem Milz-Qi-Mangel gelitten hat. Die fahlgelbe Gesichtsfarbe[6] reflektiert ebenfalls den Milz-Qi-Mangel und die Retention von Feuchtigkeit. Die unzureichende Umwandlung der Nahrung und die Retention von Feuchtigkeit führten bei der Patientin zu Appetitlosigkeit. Ein lang bestehender Milz-Qi-Mangel zieht auch einen Magen-Qi-Mangel nach sich, was den Appetitmangel verstärkte.

Der Milz-Qi-Mangel, der durch Schwangerschaft und Geburt potenziert worden war, verursacht die Müdigkeit. Über lange Zeit bestehende, tiefe Traurigkeit zerstreut das Lungen-Qi. Da die Milz

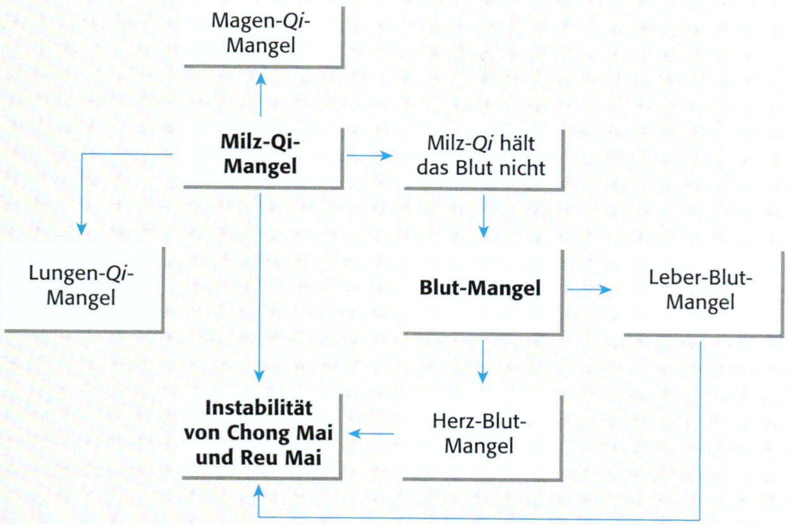

Abb. 2.23 Pathomechanismus Fallbeispiel 2 (depressive Verstimmung)

schwach ist, ernährt sie ihr „Kind" nicht angemessen und verstärkt den bestehenden Lungen-Qi-Mangel. Dies intensiviert die bestehende Müdigkeit (▸ Abb. 2.23).
„Die Lunge ist der Ort der Körperseele (*Po*)."[7] Im 80. Kapitel des *Su Wen* heißt es: „Bei Qi-Mangel und zurückweichendem (*jue*) Qi träumt der Mensch absurde Sachen, es kann zur völligen Verwirrung kommen".[8]
Der Zungenbelag ist unauffällig bis auf ein kleines abgepelltes Areal im hinteren Drittel der Zunge. Dies indiziert den Beginn eines Magen-Qi-Mangels, der durch die lang anhaltende Schwäche des Milz-Qi entstanden ist. Da der Belag im Ganzen aber verwurzelt ist, wird diesem Zungenzeichen eine untergeordnete Bedeutung zugewiesen.

Therapiestrategie

Milz-, Magen- und Lungen-Qi stärken, Blut nähren, *Ren* und *Chong Mai* stabilisieren. Der Patientin wurde *Gu Chong Tang* (Dekokt zur Stabilisierung des *Chong Mai* [Durchdringungsgefäß]) verschrieben. Das Dekokt wirkte sehr schnell, schon bei der folgenden Menstruation traten keine Tröpfelblutungen mehr auf und die Patientin fühlte sich kräftiger. In Form eines Patentmittels wurde *Gui Pi Tang* (Dekokt, das die Milz wiederherstellt), für drei Monate verschrieben. Danach fühlte sich die Patientin sehr viel kräftiger und ausgeglichener. Der Zungenkörper war weniger blass nach dieser Behandlung.

Fallbeispiel 3 (▸ Abb. 2.24)

Zungenbeschreibung	Chinesische Diagnose
Sehr blass	Milz-Qi-Mangel → Blut-Mangel
Geschwollen, leichte Zahneindrücke	Retention von Feuchtigkeit
Kleine Risse im Zentrum	Magen-Qi-Mangel

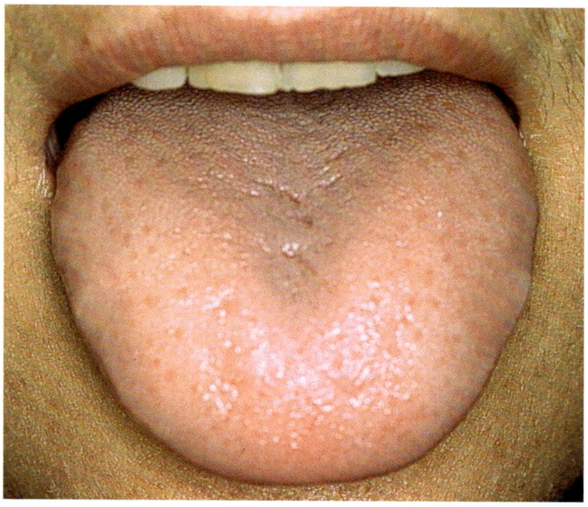

Abb. 2.24 Weiblich, 25 Jahre

Die hier abgebildete Zunge (▸ Abb. 2.24) ist sehr blass und breit. Die Schwellung des Zungenkörpers ist hauptsächlich auf den mittleren Teil begrenzt. Dies zeigt die Retention von Feuchtigkeit an. Insgesamt weist die Zunge deutliche Zeichen auf, die einen ausgeprägten Milz-Qi-Mangel charakterisieren. Die Funktion der Milz, das klare Yang zu heben, ist hier eingeschränkt, was sich durch Müdigkeit, epigastrisches Völlegefühl oder breiige Stühle bemerkbar macht.

Symptome

- Haarausfall
- Müdigkeit
- Weiche, geruchlose Stühle
- Trockene Haut
- Starke menstruelle Blutungen
- Ängstliche Unruhe

Westliche Diagnose

- Eisenmangelanämie

Krankheitsursache

- Zustand nach einer Salmonellose vor zwei Jahren
- Überarbeitung

Falldarstellung

Um ihr Studium zu finanzieren, hatte die 25-jährige Frau verschiedene Nebenjobs angenommen. Sie fühlte sich überfordert und war ständig müde. Nach einer Salmonellose vor zwei Jahren, die schulmedizinisch behandelt worden war, litt sie unter Durchfällen. Die Stühle waren weich und geruchlos, sie hatte zweimal täglich Stuhlgang. Ihre Ernährung war sehr ausgewogen, Appetit und Durst waren normal.

Sie hatte starke menstruelle Blutungen, die zu einem Eisenmangel geführt hatten. Die Menstruation war regelmäßig und verlief ohne Schmerzen. Das menstruelle Blut war rot und wies keine Koagel auf. Die Monatsblutung empfand sie als sehr schwächend.

Seit drei Monaten litt sie unter Haarausfall. Sie fühlte sich sehr eingeschränkt durch eine ängstliche Unruhe, die ihr sehr viel Energie raubte. Ständig hatte sie das Gefühl, dass sie zusammenbrechen würde. Die Pulse waren tief (*chen*) und schwach (*ruo*).

Analyse

Der blasse, geschwollene Zungenkörper und die Zahneindrücke sind charakteristische Zungenzeichen, die einen Milz-Qi-Mangel reflektieren. Er bestimmt in diesem Fall den Krankheitsmechanismus, der für die Müdigkeit, die starken Menstruationsblutungen und die Durchfälle verantwortlich ist. Die Verdauungsprobleme resultieren aus einer Beeinträchtigung der Umwandlungs- und Transportfunktion der Milz. Die Unfähigkeit der Milz, Flüssigkeiten zu transformieren, zeigt sich an dem geschwollenen Zungenkörper und den Zahneindrücken. Die daraus entstandene Feuchtigkeit, die nach unten absinkt, verursacht die breiigen Stühle. Die Fähigkeit der Milz, das Nähr-Qi durch den ganzen Körper zu transportieren, ist bei dieser Patientin ebenfalls eingeschränkt, was die Müdigkeit auslöst.

Eingeschränkt ist auch die Funktion der Milz, das Blut in den Gefäßen zu halten, was die starken menstruellen Blutungen zur Folge hat. Der monatliche Blutverlust verstärkt den Qi- und Blut-Mangel. Daher fühlt sich die Patientin nach jeder Menstruation noch erschöpfter. Der hohe monatliche Blutverlust und der zugrunde liegende Milz-Qi-Mangel führen direkt zu einem Blut-Mangel. Durch den Blut-Mangel werden die Haare nicht angemessen ernährt, was sich in Haarausfall äußert. Die trockene Haut entsteht aufgrund einer mangelnden Befeuchtung durch das Blut.

Da das Blut die materielle Grundlage für den Geist (*Shen*) bildet, ist besonders das Herz auf eine angemessene Versorgung durch das Blut angewiesen. Ein Herz-Blut-Mangel führt daher zu milden Depressionen, Schlaflosigkeit, aber auch zu ängstlicher Unruhe.[9] Der blasse Zungenkörper, insbesondere das blasse erste Drittel der Zunge, spiegeln hier den Herz-Blut-Mangel wider. Dies und das Gefühl des möglichen Zusammenbruchs sind ein Indiz für das schwache Milz-Qi und den daraus resultierenden Herz-Blut-Mangel. Ist das Milz-Qi chronisch geschwächt, dann kann es auf der körperlichen Ebene zu Krankheitszeichen wie Prolaps oder einem nach unten ziehenden Gefühl kommen. Auf der psychischen Ebene kann es sich als ein Gefühl des inneren Zusammenbruchs manifestieren (▶ Abb. 2.25).

Die Zunge zeigt keinerlei Hitze-Zeichen, sondern reflektiert genau den Qi- und Blut-Mangel der Patientin. Da die Zunge aber genügend Vitalität zeigt und die Patientin noch jung ist, ist die Prognose günstig.

Therapiestrategie

Das Milz-Qi stärken und das Herz-Blut kräftigen.

Der Patientin wurde geraten, sich mehr auszuruhen und ihre Arbeit zu reduzieren. Sie wurde angehalten, regelmäßig warme Speisen und Kraftbrühen zu

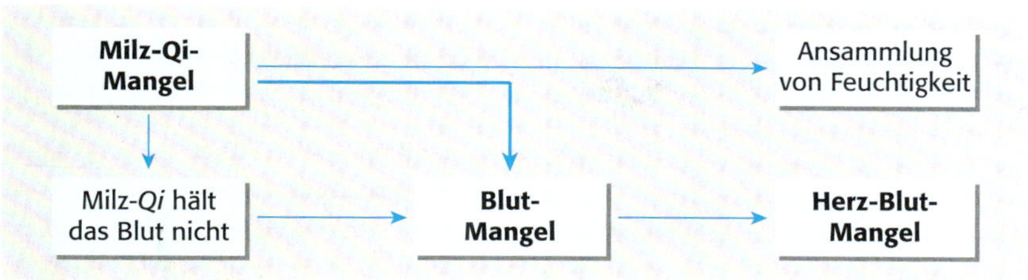

Abb. 2.25 Pathomechanismus Fallbeispiel 3 (Haarausfall)

sich zu nehmen. Die Studentin unterzog sich fünf Akupunkturbehandlungen, in denen das Milz-Qi und Herz- Blut gekräftigt wurde.
Besonders die Öffnung des außerordentlichen Gefäßes *Yin Wei Mai* mit Ni 9 (*Zhubin*) verbesserte ihren Gemütszustand deutlich. Tonisierend wurden in den nachfolgenden Behandlungen folgende Punkte genadelt:

- Mi 4 (*Gongsun*), um die Milz zu kräftigen und den Geist zu besänftigen.
- Ma 36 (*Zusanli*), um Qi und Blut zu kräftigen.
- Ren 4 (*Guanyuan*), um sowohl das Ursprungs- und Milz-Qi, als auch den Uterus zu kräftigen.
- Ren 6 (*Qihai*), um Qi und Blut zu kräftigen.

Der Durchfall verbesserte sich nach tonisierender Nadelung von Mi 6 (*Sanyinjiao*), und nach sedierender Nadelung von Mi 9 (*Yinlingquan*). Diese Punktkombination ist hervorragend, um die Milz zu kräftigen und Feuchtigkeit zu eliminieren.

Fallbeispiel 4 (▸ Abb. 2.26)

Abbildung 2.20 zeigt eine blasse, aber nur leicht geschwollene Zunge. Dagegen ist die Zunge des Patienten in Abbildung 2.26 sehr stark geschwollen. Die erste Zunge zeigt an, dass es sich nicht um eine ausgeprägte Retention von Feuchtigkeit handelt, sodass die Prognose für eine Behandlung günstig ist. Im Gegensatz dazu weist die extreme Schwellung des Zungenkörpers in diesem Fallbeispiel auf eine starke Beeinträchtigung der Funktion von Milz- und Magen-Qi hin. Das führt zu einer ungenügenden Umwandlung der Körperflüssigkeiten. Die extreme Form und Farbe der Zunge weisen sowohl auf die Schwere der Erkrankung als auch auf die Erschöpfung des Yang hin, das zu schwach ist, das Blut zur Zunge zu transportieren. Betont sei hier, dass das Ausmaß der Blässe und der Schwellung des Zungenkörpers das Abnehmen des Nieren-Yang ankündigt.

Zungenbeschreibung	Chinesische Diagnose
Sehr blass, stark geschwollen	Milz-Qi/Yang-Mangel → Retention von Feuchtigkeit
Gelber Belag an der Zungenwurzel	Retention von feuchter Hitze im Dickdarm

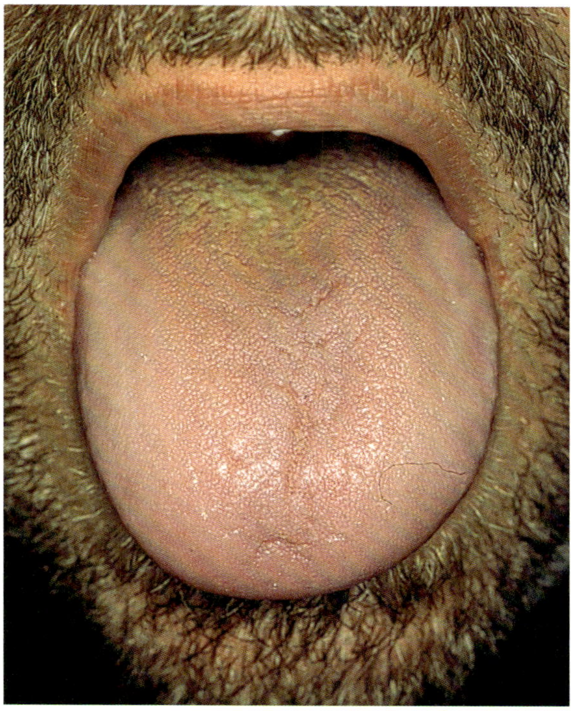

Abb. 2.26 Männlich, 50 Jahre

Symptome

- Körperliche Schwäche
- Muskelschwäche
- Müdigkeit
- Blähungen
- Blähbauch
- Fader Mundgeschmack
- Aufstoßen
- Breiige Stühle
- Gelegentliches Druckgefühl unter den Rippen

- Erkältungsanfälligkeit
- Depressive Verstimmungen

Westliche Diagnose

- Chronisch persistierende Hepatitis B

Krankheitsursache

- Virale Übertragung durch Koitus
- Körperliche Überanstrengung

Falldarstellung

Vor 15 Jahren hatte sich der professionelle Tänzer mit dem Hepatitis-B-Virus infiziert. Seine Leberenzyme waren seit vielen Jahren mäßig erhöht. Die virale Aktivität wies einen stark erhöhten PCR-Wert auf. Eine Leber-Biopsie vor drei Jahren ergab eine beginnende narbig-bindegewebige Umwandlung der Leber.

Der Patient litt seit Jahren unter einem starken Krankheitsgefühl. Seine körperliche Schwäche und die ständige Müdigkeit machten ihn sehr depressiv. Die vielen Tanzvorstellungen laugten ihn aus. Wann immer es ihm möglich war, ruhte er sich aus, um sein Arbeitspensum überhaupt erledigen zu können.

Seine Ernährung war sehr eingeschränkt. Fette Speisen und Milchprodukte verursachten Aufstoßen, Blähungen und ein Völlegefühl im Bauchraum. Auch der Verzehr von Fleisch erhöhte sein Unwohlsein. Im Wesentlichen vertrug er nur Gemüse und Obst. Sein Appetit war gut, Durst war normal. Der Patient war sehr dünn, sein Teint war immer etwas gelblich. Er machte einen sehr erschöpften und niedergeschlagenen Eindruck. Die Pulse waren sehr tief (*chen*), schwach (*ruo*) und dünn (*xi*).

Analyse

Die Infektion mit dem Hepatitis-B-Virus hat den Energiehaushalt des Tänzers auf sehr schwerwiegende Weise geschädigt. Seit Beginn der Erkrankung vor 15 Jahren leidet er unter körperlicher Schwäche und Verdauungsschwierigkeiten. Die persistierende virale Aktivität ist ein Hinweis auf die lange Zeit bestehende Präsenz und Akkumulation von Hitze-Toxinen in der Leber, was zu einer Entwicklung des Leber-Blutstase-Musters beiträgt. Diese hat sich in der Leber in Form zirrhotischen Gewebes materialisiert. Das gelegentliche Druckgefühl unter den Rippen wird hier als Resultat einer blockierten Zirkulation des Leber-Qi mit daraus folgender Blutstase interpretiert. Die Zunge reflektiert jedoch nicht die typischen Anzeichen einer materialisierten Blutstase, bläuliche Verfärbung des Zungenkörpers oder gestaute Unterzungenvenen.

Trotzdem ist der Zungenbefund entscheidend für Verständnis des Krankheitsmechanismus und für Differentialdiagnose. In der klinischen Praxis präsentieren Patienten mit einer Hepatitis-B- oder -C-Infektion feuchte Hitze-Zeichen, die häufig den Fluss des Leber-Qi blockieren. In diesen Fällen ist der Belag dick und gelb und bedeckt den größten Teil des Zungenkörpers (▸ Kap. 9.2). Durch die Chronizität der Erkrankung werden in den meisten Fällen das Yin, das Blut und die Essenz geschädigt, was in der Regel durch einen roten Zungenkörper reflektiert wird. Eine Prognose fällt häufig ungünstig aus, wenn der Zungenkörper rot ist und gleichzeitig Zeichen einer Blutstase sichtbar sind. Diese Zungenzeichen deuten an, dass das Yin und das Gewebe (der Leber) stark angegriffen und geschädigt sind.

Der Zungenkörper des Patienten hingegen ist sehr blass und stark geschwollen und weist nur im hinteren Drittel der Zunge einen Belag auf. Dies ist ein wichtiger Hinweis auf den bestehenden Milz-Qi-/Yang-Mangel, der sehr gravierend und für die Kraftlosigkeit des Patienten verantwortlich ist. Durch die blasse Zungenfarbe wird verdeutlicht, dass die Hitze-Entwicklung nicht sehr stark ist, was sich auch in den Symptomen des Patienten zeigt. Dies impliziert, dass die Zerstörung von Yin und Gewebe – wenn überhaupt – nur langsam voranschreitet. Dies erlaubt eine günstigere Prognose (s.u.).

Aus dem Milz-Qi-Mangel ist eine Fülle (Feuchtigkeit) entstanden, die an der starken Schwellung des Zungenkörpers sichtbar wird. Durch die überwiegend rohe Nahrung, die der Patient zu sich nimmt, wird das Yang der Milz geschwächt. Daraus resultiert eine Akkumulation von Flüssigkeiten im Mittleren Erwärmer, die sich zu Feuchtigkeit umwandeln. Aufgrund ihrer schweren Natur sinkt die Feuchtigkeit nach unten und verursacht die breiigen Stühle.

Die Feuchtigkeit erzeugt eine Fülle im Mittleren Erwärmer, die das korrekte Fließen des Magen-Qi blockiert und so häufiges Aufstoßen auslöst. Auch der

Blähbauch ist ein Anzeichen für diese Blockade. Verzehrt der Patient schwer verdaubare Speisen wie Fette oder Fleisch, dann verursacht dies sofort Aufstoßen, Blähungen usw. Dies unterstreicht einerseits die bestehende Blockade durch Feuchtigkeit im Mittleren Erwärmer und andererseits die schwere Beeinträchtigung des Milz-Qi/Yang und damit die eingeschränkte Umwandlungs- und Transport-Funktion. Müdigkeit und Erschöpfung des Patienten resultieren daher auch aus dem mangelnden Transport des Nahrungs-Qi durch die Milz. Die durch Feuchtigkeit verursachte Blockade des korrekten Flusses des Milz-Qi erzeugt den faden Mundgeschmack und die fahlgelbe Gesichtshaut. Im *Su Wen* wird die gelbe Gesichtsfarbe als Hinweis auf stagniertes Qi im Bauchraum – verursacht durch einen Milz-Qi-Mangel – interpretiert.[10] Die gesamten Verdauungssymptome sind durch diese Blockade ausgelöst worden und schränken die physiologische aufsteigende Bewegung der Milz, die absteigende des Magens und auch den freien Fluss des Leber-Qi ein.

Die breiigen Stühle sind in der Regel geruchlos, nur gelegentlich sind sie riechend, was der Patient mit dem Verzehr reichhaltiger Speisen in Verbindung bringt. Die schwere Verdaubarkeit und die längere Verweilzeit im Darm verursachen die Umwandlung von Feuchtigkeit in feuchte Hitze. Die Retention von feuchter Hitze im Dickdarm nimmt aber nur einen geringen Stellenwert ein. Zum einen wegen des gelben, relativ dünnen Zungenbelags, zum anderen weil der riechende Stuhl das einzige Symptom dafür darstellt.

Chronischer Milz-Qi-Mangel führt häufig zu Leber-Blut-Mangel. Die ausgesprochene Blässe des Zungenkörpers unterstreicht diesen Prozess. Die Leber kontrolliert die Sehnen und Bänder. Durch den Leber-Blut-Mangel wurden diese nicht ausreichend ernährt. Zusammen mit einem zugrunde liegende Milz-Qi-Mangel führt dies zur Muskelschwäche des Patienten. Da die Milz für die Zirkulation des Nähr-Qi zu den vier Extremitäten verantwortlich ist, kommt es bei Milz-Qi-/Yang-Mangel zu einer Atrophie von Muskeln und Sehnen. Im Su Wen wird das folgendermaßen beschrieben: „Die Milz regiert die Muskeln und das Fleisch".[11] Die schwachen, tiefen und dünnen Pulse spiegeln den Qi- und Blut-Mangel wider.

In diesem Fall vereinen sich verschiedene Krankheitsursachen, die eine Leber-Blutstase herbeiführen (► Abb. 2.27):

- schwerer Milz-Qi-Mangel,
- Leber-Blut-Mangel,
- Leber-Qi-Stagnation,
- langjährige Retention von Hitze-Toxinen.

Die Blutstase, die sich in der Leber schon als beginnende Zirrhose manifestiert hat, zeigt eine gefähr-

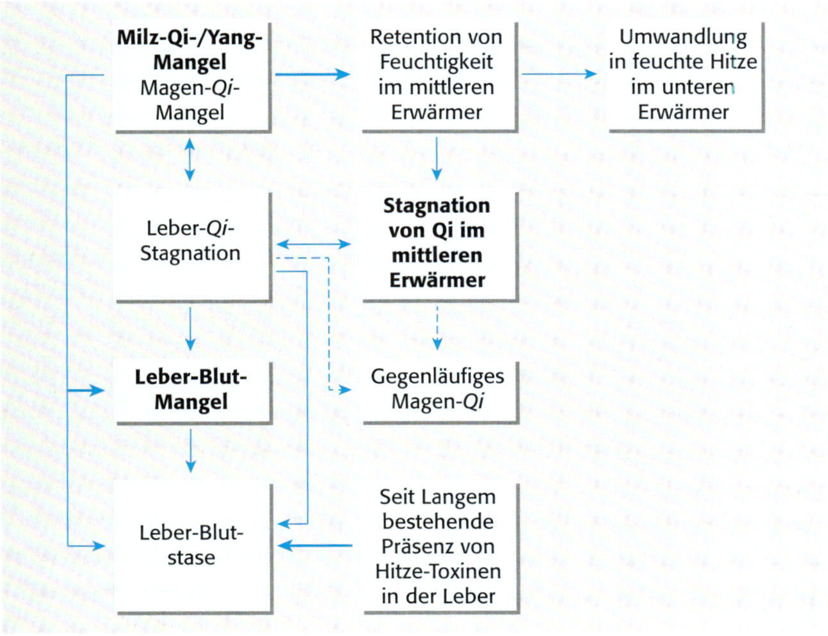

Abb. 2.27 Pathomechanismus Fallbeispiel 4 (Muskelschwäche)

2

liche Krankheitsentwicklung an. Sie hat bei dem Patienten aber noch keine nennenswerten subjektiven Beschwerden verursacht. Die Einschränkung der Lebensqualität tritt im Wesentlichen durch den schweren Milz-Qi/Yang-Mangel auf. Dies wird besonders durch die Zunge reflektiert. Bei den differentialdiagnostischen Erwägungen wird die Blässe und starke Schwellung des Zungenkörpers hoch bewertet.

Toxische Hitze liegt meist bei Hepatitis B vor und löst beim Patienten häufig ein schweres Krankheitsgefühl und Erschöpfung aus. Verbleibt die toxische Hitze über lange Zeit im Körper, konsumiert sie *Qi* und *Yin*. Im Falle dieses Patienten ist besonders das korrekte Qi (*Zheng-Qi*) betroffen. Die Stärke des Abwehr-Qi wird einerseits durch die Chronizität der Erkrankung beeinträchtigt, die die Nieren-Energie geschwächt hat, andererseits auch durch die Unfähigkeit der Milz, die Lunge adäquat zu nähren. Dies verursacht das unstabile Äußere und ist für die bestehende Erkältungsanfälligkeit des Patienten verantwortlich.

Therapiestrategie

Der Patient wird seit zwei Jahren mit chinesischen Kräutern behandelt. Der dominante Aspekt der Erkrankung ist das Mangel-Muster des Patienten. Die Behandlung bestand daher in der Kräftigung des Milz-Qi/Yang, in der Regulierung des Qi im Mittleren Erwärmer bei gleichzeitiger Eliminierung des verbliebenen toxischen Hitze-Faktors und der inneren Feuchtigkeit.

Die Verdauungssymptomatik verbesserte sich entscheidend mit der Rezeptur *Ban Xia Xie Xin Tang* (Rhizoma Pinelliae Ternatae Dekokt, das das Epigastrium abfließen lässt).

Nach zweijähriger Behandlung haben sich die Leberwerte normalisiert. Der Patient ist viel kräftiger und nicht mehr so erschöpft. Die Verdauungssymptome treten gelegentlich in Verbindung mit dem Verzehr fetter Speisen auf. Die virale Aktivität (PCR) hat sich nur leicht verbessert. Der Patient unterzog sich einige Jahre später einer Interferon-Behandlung, die sehr erfolgreich war. Es konnte keine virale Aktivität mehr festgestellt werden. Zehn Jahre später unterzog er sich wieder einer Behandlung mit chinesischen Arzneien wegen multipler Gelenkschmerzen. Verdauungsprobleme hatte er nicht mehr.

Fallbeispiel 5 (► Abb. 2.28)

Zungenbeschreibung	Chinesische Diagnose
Blass	Milz-Qi-Mangel → Blut-Mangel
Leicht geschwollene, ungleiche Zungenseiten	Mangelnde Versorgung der *Jing Luo* durch Qi- und Blut-Mangel
Gelber, dünner Belag an der Zungenwurzel	Kein pathologischer Befund

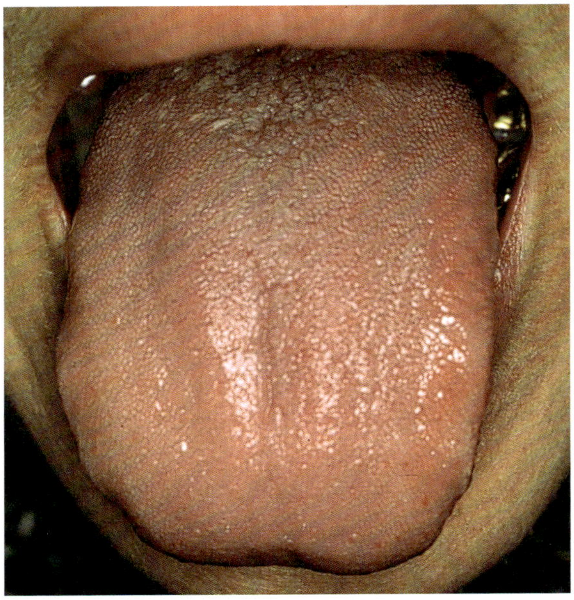

Abb. 2.28 Weiblich, 41 Jahre

Symptome

- Gehbeschwerden
- Gelegentliche Taubheit und Lähmungserscheinungen des linken Beins
- Rückenschmerzen
- Müdigkeit

Westliche Diagnose

- Folgeschäden einer Spina bifida occulta

Krankheitsursache

- Angeborene Erkrankung

Falldarstellung

Die 41-jährige Angestellte litt seit einigen Jahren an linksseitigen Körperschmerzen, die durch Fehlhaltung bedingt waren. Im Alter von sechs Jahren war bei ihr eine Spina bifida diagnostiziert worden. Mit Mitte Dreißig war das linke Bein zunehmend von Sensibilitätsstörungen und gelegentlichen Lähmungserscheinungen betroffen. Die Patientin konnte kein rechtes Muster für das Auftreten dieser Symptome feststellen. Sie hatte aber das Gefühl, dass sich die Taubheit und Lähmungen nach Zeiten großer körperlicher und seelischer Anstrengungen einstellten. Die chronischen und konstanten Schmerzen machten sie sehr müde. Die Rückenschmerzen im Lendenwirbelbereich hatten einen tiefen, dumpfen Charakter. Die Schmerzen und Beschwerden waren unabhängig von klimatischen Einflüssen. Sonst hatte die Patientin keine Beschwerden und war ausgesprochen lebenslustig. Die Pulse waren gespannt (*jin*), dünn (*xi*) und schwach (*ruo*) .

Analyse

Der Zungenkörper der Patientin ist auffällig wegen der ungleichen Zungenseiten. Ein Zeichen, das nach meiner Einschätzung nur dann auftritt, wenn eine chronische Erkrankung besteht, die eine einseitige Schwäche oder Schmerzen der Extremitäten mit sich bringt. Ungleiche Zungenseiten sind häufig ein Indiz für eine Mangelernährung der *Jing Luo*, der Muskeln, Sehnen und Bänder, verursacht durch einen zugrunde liegenden Qi- und Blut-Mangel.[12] Im vorliegenden Fall werden die ungleichen Zungenseiten sogar als konstitutionelles Zeichen betrachtet. Die Prognose für einen Behandlungserfolg ist daher leider nicht sehr positiv.

Die Patientin leidet an Spina bifida, einer angeborenen Erkrankung, die in der Chinesischen Medizin als Atrophie-Syndrom aufgrund einer Nieren-Essenz-Schwäche beschrieben wird. Die Sensibilitätsstörungen und Lähmungserscheinungen haben erst im Alter von Mitte 30 eingesetzt. Zwei Aspekte bestimmen hier den Krankheitsmechanismus:

- die angeborene Erkrankung, die mit einer Schwäche der Nieren-Essenz in Verbindung gebracht werden kann,
- die Abnahme von Qi und Blut in den *Yangming*-Leitbahnen.

Daher sind in diesem Fall auch die außerordentlichen Gefäße bei der Pathologie der Patientin ein wesentlicher Faktor, da sie Nieren-Essenz zu den verschiedenen Regionen und Geweben des Körpers transportieren.

Die angeborene Schwäche der Nieren-Essenz wirkt sich in diesem Fall besonders auf den *Du Mai*, das Lenker-Gefäß aus. Aufgrund dieses Mangels nährt und kräftigt dieses Gefäß die Wirbelsäule nicht angemessen. Schließlich spielt auch der *Dai Mai* in diesem Krankheitsgeschehen eine Rolle. Er umschließt mit seinem horizontalen Fluss sowohl die Magen-, Nieren- und Milz-Leitbahnen als auch den *Chong* und *Ren Mai* durch innere Verbindungen. Wenn die Energie des *Yangming* geschwächt ist, erleiden die Leitbahnen, die die Beine versorgen, über die Verbindung zum *Chong Mai* einen Mangel an Nähr-Qi. Dies führt zu einem zu lockeren oder zu entspannten *Dai Mai*. „Die Gürtelleitbahn (*daimai*) kann [die anderen Leitbahnen] nicht mehr kontrollieren, weil die Magen-Leitbahn deplet ist. Folge ist Atrophie und Kraftlosigkeit der Beinmuskulatur".[13]

Nach dem 35. Lebensjahr nehmen Qi und Blut in den *Yangming*-Leitbahnen einer Frau ab (d.h., sie werden unzureichend ernährt).[14] Die *Yangming*-Leitbahnen und der *Chong Mai* haben gemeinsam die Aufgabe, die Sehnen, Knochen und Muskeln zu ernähren.[15] Lähmungserscheinungen, Gehbeschwerden usw. resultieren aus der energetischen Schwäche und führen zu einer mangelnden Versorgung dieser Gewebe. Der *Chong Mai* ist in diesem Fall von besonderer Bedeutung, da sich in diesem außerordentlichen Gefäß Vor- und Nach-Himmels-Essenz vereinen.

Die Schwellung des Zungenkörpers ist auf eine Zungenseite reduziert. Der blasse Zungenkörper ist in Verbindung mit den ungleichen Zungenzeichen ein Hinweis auf einen bestehenden Milz-Qi-Mangel, der die *Jing Luo* und Muskeln betrifft, aber noch nicht die *Zang/Fu*. Nähr-Qi und Blut sind erschöpft. Sie können daher nicht zur Ernährung der Muskeln und des Fleisches beitragen. Der Mangel kann sich auch in den gelegentlichen Taubheitsgefühlen[16] manifestieren (▸ Abb. 2.29).

Die Muskel-Leitbahn der Milz fließt vom Brustinneren zur Wirbelsäule und trägt zu ihrer Versorgung mit Qi und Blut bei. Ein Milz-Qi-Mangel kann daher zu Schwäche und Steifheit der Wirbelsäule beitragen, die noch durch die Leere des *Du Mai* verstärkt wird. Die Rückenschmerzen sind vom Leere-Typ, denn sie sind dumpf und tief und können durch Erschöpfung ausgelöst werden.

Therapiestrategie

Milz-Qi tonisieren, Blut nähren, *Yangming*-Leitbahnen regulieren, *Du Mai* und *Dai Mai* regulieren. Die Patientin wollte keine chinesische Arzneitherapie beginnen. Daher wurde sie nur mit Akupunktur

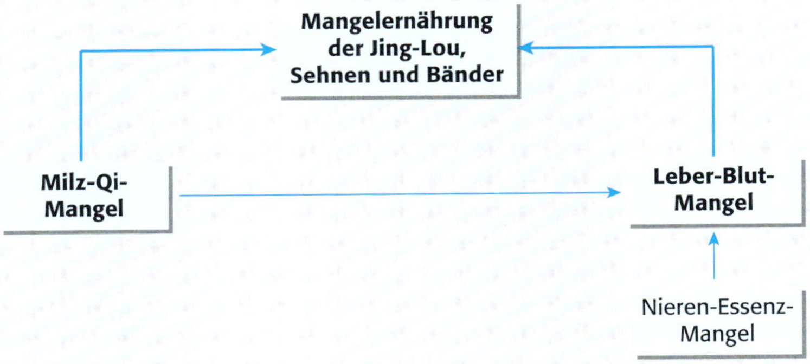

Abb. 2.29 Pathomechanismus Fallbeispiel 5 (einseitige Körperschmerzen)

behandelt. Zehn Akupunktursitzungen brachten keinerlei Verbesserung.

2.5.2 Blasse, geschwollene Zungen mit Vertiefung der Zungenwurzel

Die folgenden Fallstudien zeigen alle blasse, geschwollene Zungenkörper mit einer Vertiefung der Zungenwurzel. Diese Zungenzeichen reflektieren die Beziehung zwischen Niere und Milz und daher zwischen vor- und nachhimmlischer Essenz.

Die Zungenwurzel spiegelt den Zustand der Niere wider. Eine Vertiefung der Zungenwurzel kann eine Schwäche der Essenz anzeigen, es fehlt an Material, um die Zungenwurzel auszufüllen (▶ Fallbeispiel 1 und 2).

Patienten mit diesen Zungenzeichen haben oft eine schwache Konstitution, die zu tiefer Erschöpfung führen kann. Erkältungsanfälligkeit, Vergesslichkeit, Konzentrationsmangel oder Haarausfall (▶ Fallbeispiel 1 und 2) können bei Nieren-Essenz-Mangel auftreten.

Die dynamische und wärmende Kraft des *Mingmen* spielt eine wichtige Rolle bei allen Prozessen, die die Umwandlung von Nahrung und Flüssigkeiten beinhalten. Dies gilt sowohl für die Milz und den Mittleren Erwärmer (Transformation von Nahrung) als auch für die Nieren und den Unteren Erwärmer (Transformation der trüben Flüssigkeiten).

Findet über einen gewissen Zeitraum diese Umwandlung nicht statt, sammeln sich Flüssigkeiten und werden zu Feuchtigkeit. Dieser pathologische Prozess verändert die Zungenform. Es kommt in der Regel zu einer markanten Schwellung des Zungenkörpers und zu einer vermehrten Nässe der Zunge. Die Kraft des Yang kontrolliert die Transformation und den Transport der Flüssigkeiten. Daher kann eine Schwäche des Yang von dem Ausmaß der Schwellung des Zungenkörpers abgeleitet werden (▶ Fallbeispiel 1).

Ein ausgeprägter Qi- und Yang-Mangel manifestiert sich häufig durch einen blassen Zungenkörper, weil ihre Kraft nicht groß genug ist, das Blut zur Zunge zu transportieren. Ein extrem blasser Zungenkörper reflektiert einen Nieren-Yang-Mangel, besonders wenn der Zungenkörper sehr nass ist (nicht der Fall bei den beiden folgenden Fallbeispielen).

Fallbeispiel 1 (▶ Abb. 2.30)

Zungenbeschreibung	Chinesische Diagnose
Sehr blass, stark geschwollen	Milz-/Nieren-Yang-Mangel → Retention von Feuchtigkeit → Umwandlung in Schleim
Dünner, gelber Belag an Zungenwurzel	Kein pathologischer Befund
Delle am Zungengrund	Nieren-Essenz-Mangel

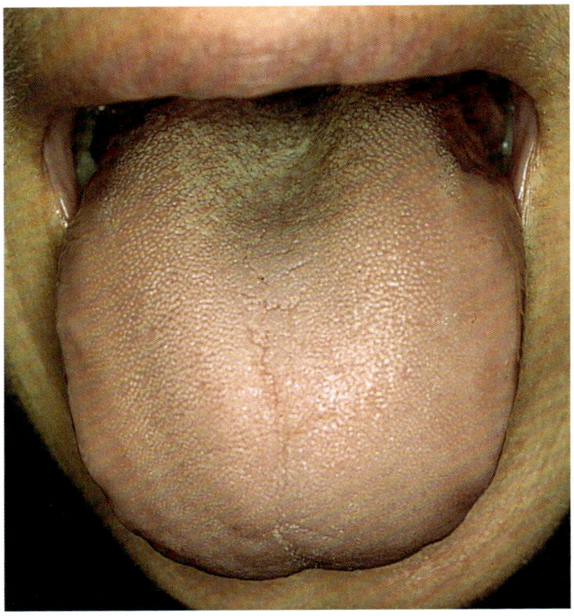

Abb. 2.30 Weiblich, 34 Jahre

Symptome

- Erschöpfung
- Schweregefühl des Körpers
- Tinnitus
- Konzentrationsschwäche
- Breiige, geruchlose Stühle
- Blähbauch
- Mundtrockenheit
- Ohrensausen

Westliche Diagnose

- Chronischer Durchfall unbekannter Genese

Krankheitsursache

- Überarbeitung
- Unregelmäßige Ernährung
- Übermäßiger Verzehr von rohen Speisen

Falldarstellung

Die 34-jährige Lehrerin litt seit vielen Jahren an losen, breiigen Stühlen. Sie hatte ein bis zwei Stuhlentleerungen täglich, meistens morgens nach dem Frühstück. Ihr Abdomen war stark gebläht. Sie hatte ihre Ernährung oft umgestellt und sich zuletzt für eine vegetarische Ernährung entschieden. Obwohl ihr Appetit gut war, versuchte sie wenig zu essen, um so ihren Blähbauch zu kontrollieren. Sie hatte niemals Durst, obwohl sie häufig an Mundtrockenheit litt.

Seit Jahren fühlte sie sich erschöpft und konnte nur mit Mühe ihren Arbeitstag bewältigen. Mit der Erschöpfung ging häufig ein Gefühl von Körperschwere und innerer Kälte einher. In der Vergangenheit hatte sie zwei Hörstürze erlitten, die sie mit beruflicher Überforderung in Zusammenhang brachte. Seitdem litt sie an beidseitigem Ohrensausen. Ihre Pulse waren tief (*chen*) und schwach (*ruo*).

Analyse

Die stark geschwollene, blasse Zunge spiegelt einen schweren Milz-Qi/Yang-Mangel und einen beginnenden Nieren-Yang-Mangel wider. Dieser Mangel-Zustand manifestiert sich in den ungeformten Stühlen, die besonders morgens auftreten. Die unregelmäßige Ernährung als auch der übermäßige Verzehr roher Speisen haben zu einer Beeinträchtigung der Transport- und Transformation-Funktion des Milz-Qi/Yang geführt, was das Yang-Qi des Mittleren Erwärmers verletzt (s.u.). Bleibt dieser Krankheitsmechanismus über längere Zeit bestehen, dann wird auch das Nieren-Yang in Mitleidenschaft gezogen. Die morgendlichen, breiigen Stühle und das Gefühl von Kälte, das besonders mit Erschöpfung eintritt, sind erste Hinweise auf einen beginnenden Nieren-Yang-Mangel.

Der Blähbauch ist ein Zeichen für die Blockade des Qi-Mechanismus des Mittleren Erwärmers. Sie ist durch eine Ansammlung von Feuchtigkeit entstanden, die nun das Qi blockiert. Der Bauch fühlt sich nicht hart an, und der Blähbauch verbessert sich nur durch reduzierte Nahrungsaufnahme.

Der gute Appetit wird als ein positives Zeichen bewertet und zeigt trotz allem noch eine Vitalität des Milz-Qi an. Der gesamte Zungenkörper, insbesondere die starke Schwellung in Verbindung mit der Delle an der Zungenwurzel, gibt einen Hinweis auf die relativ schwache Konstitution der Patientin.

Die Patientin empfindet nie Durst, obwohl sie gelegentlich an Mundtrockenheit leidet. Der Zungenkörper wirkt etwas trocken. Eine blasse und trockene Zunge zeigt in der Regel einen Blut-Mangel an. Dieses Zungenzeichen kann aber auch indikativ für mangelndes Nieren-Yang sein, insbesondere bei starker Schwellung des Zungenkörpers wie in diesem Fall. Durch diesen Mangel-Zustand werden die trüben Flüssigkeiten im unteren Erwärmer nicht ausreichend umgewandelt, sodass die Flüssigkeiten Zunge und Mund nicht erreichen. Die Diagnose eines Nieren-Yang-Mangels wird ebenfalls durch die innere Kälte und die breiigen morgendlichen Stühle bestätigt. Insgesamt zeigt die blasse, geschwollene und leicht trockene Zunge die Entwicklung eines Milz-Yang-Mangels zu einem Nieren-Yang-Mangel an. Da dieses Zungenzeichen sehr ungewöhnlich ist, sollte ihm große Beachtung bei der Formulierung der Behandlungsstrategie geschenkt werden.

Wenn Flüssigkeiten aufgrund eines lang bestehenden Milz-Qi/Yang-Mangels nicht angemessen umgewandelt werden, entwickelt sich Feuchtigkeit im Inneren. Bei der Patientin sammelt sie sich in den Muskeln und erzeugt ein Gefühl der Körperschwere.[17]

Ein Hörsturz oder ein Tinnitus wird erfahrungsgemäß durch aufsteigendes Leber-Yang, Leber-Feuer usw. ausgelöst. Sowohl die Zunge als auch der Puls zeigen aber keinerlei Hitze-Entwicklung an. Die Hörstürze sind bei der Patientin immer in Zeiten

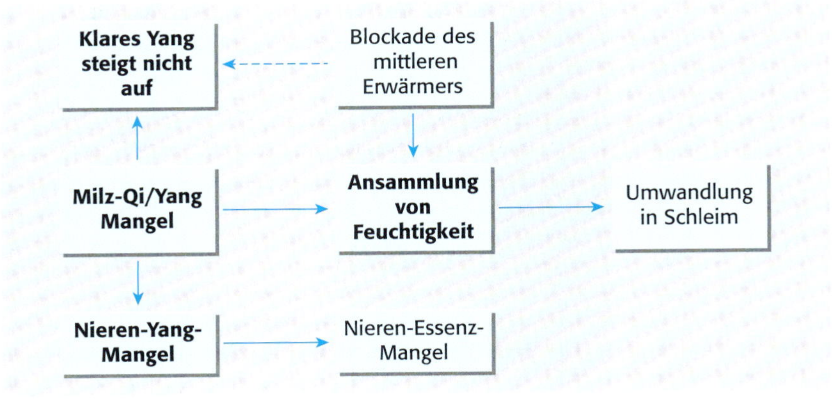

Abb. 2.31 Pathomechanismus Fallbeispiel 1 (Erschöpfung und Verdauungsstörungen)

großer körperlicher und geistiger Überforderung aufgetreten. Durch die Schwäche der Nieren-Essenz und des Ursprungs-Qi, sichtbar an der tiefen Delle an der Zungenwurzel, stand nicht genügend Essenz zur Verfügung, um die Ohren zu ernähren. Dies hat jeweils den kurzzeitigen Hörverlust bewirkt und chronisches Ohrensausen zurückgelassen. In diesem Fall muss die Schwellung des Zungenkörpers beachtet werden. Sie ist nicht nur das Resultat einer Retention von Feuchtigkeit im Mittleren Erwärmer, sondern auch ihrer Umwandlung in Schleim. Dadurch wird das klare Yang am Aufsteigen gehindert, was zu einer mangelnden Versorgung der Sinnesorgane führt. Wenn das klare Yang zu schwach wird, dann überwiegt das trübe Qi. In diesem Fall hat es die Ohren blockiert, was mit zum Entstehen der Ohrgeräusche beigetragen hat (▶ Abb. 2.31).
Zwei Mangel-Zustände verursachen die Konzentrationsschwierigkeiten der Patientin: das mangelnde Aufsteigen des klaren Yang und die geschwächte Nieren-Essenz. Die Nieren-Essenz füllt das Gehirn. Eine unzureichende Versorgung trägt ebenso zu schlechter Konzentration bei.

Therapiestrategie

Milz-Qi/Yang kräftigen und das Nieren-Yang wärmen, den Durchfall stoppen und die Ohren unterstützen.
Der Patientin wurde eine Abwandlung von *Bu Zhong Yi Qi Tang* (Dekokt, das die Mitte tonisiert und das *Qi* vermehrt), verabreicht. *Yi Zhi Ren* (Alpiniae Oxyphyllae Fructus) und *Rou Gui* (Cinnamomi Cortex), um das Milz- und Nieren-Yang zu kräftigen, wurden hinzugefügt, *Shi Chang Pu* (Acori Tatarinowii Rhizoma), um die Ohren zu öffnen.

Nach dreimonatiger Behandlungszeit fühlte sich die Patientin viel kräftiger. Der Durchfall trat nur noch sehr selten auf. Das Ohrensausen verbesserte sich jedoch nicht. Die Zunge zeigte keine Veränderung an. Sechs Monate später wurde die Patientin schwanger. Schwangerschaft und Geburt verliefen ohne Probleme.

Fallbeispiel 2 (▶ Abb. 2.32)

Zungenbeschreibung	Chinesische Diagnose
Sehr blass	Milz-Qi/Yang-Mangel, Blut-Mangel
Geschwollene Ränder im mittleren Teil der Zunge	Milz-Qi-Mangel
Eingezogene Zungenwurzel	Nieren-Essenz-Mangel
Abgepellter, trockener Belag	Magen-Qi- und -Yin-Mangel mit beginnendem Nieren-Yin-Mangel

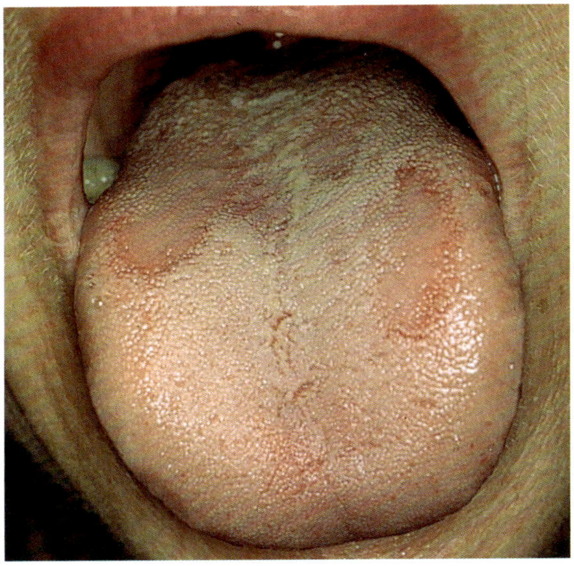

Abb. 2.32 Weiblich, 51 Jahre

Symptome

- Erschöpfung
- Übelkeit
- Sodbrennen
- Magenschmerzen und -druck
- Epigastrisches Völlegefühl
- Hitzewallungen
- Aufstoßen
- Ein-und Durchschlafstörungen
- Traurigkeit

Westliche Diagnose

- Mammakarzinom mit Lymphknotenbefall

Krankheitsursache

- Zustand nach Chemotherapie und Strahlentherapie

Falldarstellung

Vor 15 Monaten waren bei der Patientin drei bösartige Knoten aus der rechten Brust und 21 Lymphknoten entnommen worden. Seit der Behandlung litt sie unter Hitzewallungen und Erschöpfung. Die Hitzewallungen traten immer nachts auf und verursachten Ein- und Durchschlafstörungen. Dies verstärkte ihre Erschöpfung.

Die Patientin hatte sich immer noch nicht von der Chemotherapie erholt, die vor neun Monaten abgeschlossen worden war. Sie war sehr schlapp und müde. Besonders auffällig waren ihr Mangel an Lebensfreude, die Verbitterung und die depressiven Verstimmungen.

Seit der Chemotherapie klagte die Patientin über Magenschmerzen und ein epigastrisches Völlegefühl. Gelegentlich traten auch Magenkrämpfe auf, die bis zur Schulter ausstrahlten. Die Beschwerden setzten fast immer nach Nahrungsaufnahme ein. Sie musste häufig aufstoßen. Nach dem Essen litt sie häufig an Sodbrennen. Ihr war mehrmals täglich übel. Die Übelkeit war unabhängig vom Essen und trat ohne ein erkennbares Muster auf. Der Appetit wechselte ständig, mal überkam sie Heißhunger, mal dominierte die Appetitlosigkeit. Durst und Stuhlgang waren normal. Die Pulse waren tief (*chen*) und schwach (*ruo*).

Analyse

Der Zungenkörper der Patientin spiegelt die energetischen Auswirkungen der Chemotherapie auf ihren Körper wider. Dazu zählt insbesondere die starke Blässe der Zunge, die einen schweren Milz-Qi-Mangel mit daraus resultierendem Blut-Mangel indiziert. Der abgepellte, trockene Belag signalisiert die beginnende Schädigung der Säfte des Magens und des Nieren-Yin. Die Zungenwurzel ist leicht eingezogen, ein Hinweis auf die geschwächte Nieren-Essenz. Insgesamt reflektiert die Zunge die geschwächte Konstitution der Patientin.

Eine Chemotherapie kann je nach Konstitution eines Menschen verschiedene Auswirkungen haben. In der Regel unterdrückt sie die Aktivität des Knochenmarks, was eine reduzierte Produktion von u.a. roten und weißen Blutkörperchen verursacht. Vom Standpunkt der Chinesischen Medizin betrachtet, verursacht die Chemotherapie toxische Hitze, wodurch das Knochenmark verletzt wird. Sie schädigt außerdem das Blut.

Bei der Patientin hatte die Behandlung nachhaltig die Nach-Himmels-Essenz, das Yin und das Knochenmark geschädigt,[18] das durch die Nieren-Essenz gebildet wird. Die Nach-Himmels-Essenz, deren Wurzel das Milz-Qi und Magen-Qi ist, bildet die zentrale Achse für die Bildung von Qi und Blut. Des Weiteren wird die Nieren-Essenz durch die Nach-Himmels-Essenz aufgefüllt.

Der Milz-Qi-Mangel führt bei der Patientin zu einer mangelnden Produktion von Blut. Der Zungenkörper ist etwas trocken. In der Kombination mit einem blassen Zungenkörper kann dies ein Hinweis auf den schweren Blut-Mangel darstellen, denn das Blut befeuchtet die Zunge nicht mehr genügend. Der daraus entstehende Herz-Blut-Mangel kann den Geist (*Shen*) nicht angemessen ernähren. Die depressiven Verstimmungen und die Einschlafstörungen sind ein Ausdruck dafür. Bei gleichzeitigem Qi-Mangel kann sich dies auch in einem Mangel an Lebensfreude und Lebensmüdigkeit manifestieren. Die Traurigkeit und der Milz-Qi-Mangel haben einen Lungen-Qi-Mangel herbeigeführt. Dieser Mangel-Zustand trägt zur Erschöpfung der Patientin bei. Der mittlere Teil der Zungenseiten ist geschwollen. In Verbindung mit dem sehr blassen Zungenkörper sind dies Hinweise auf die große Schwäche des Milz-Qi, besonders in Hinblick auf seine Umwandlungs- und Transportfunktion. Die Retention von Feuchtigkeit, die daher im Mittleren Erwärmer entsteht, blockiert den korrekten Fluss des Magen-Qi. Im 34. Kapitel des *Ling Shu* wird dies diskutiert:

2

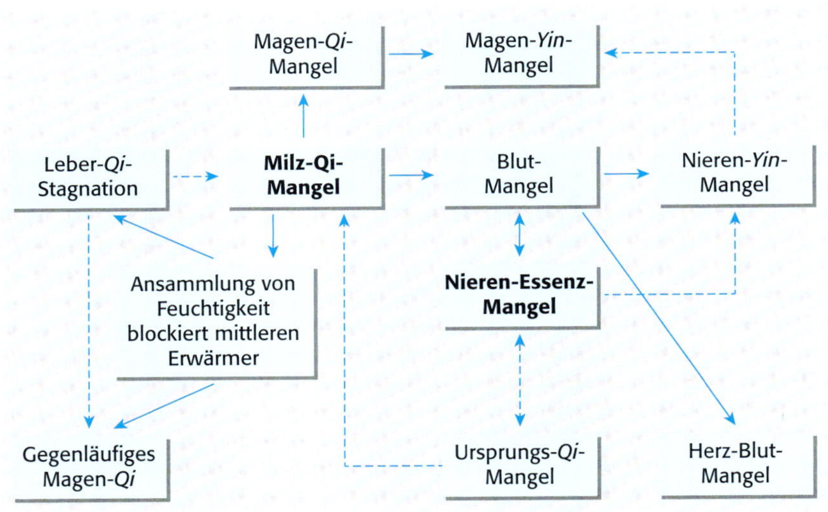

Abb. 2.33 Pathomechanismus Fallbeispiel 2 (Erschöpfung und Übelkeit)

„Wenn klares und trübes [Qi] ineinander verwickelt sind […] und Unruhe im Herzen [hervorrufen], dann ist der Patient bedrückt, verschlossen, apathisch und zieht sich zurück".[19] Das bedeutet, wenn sich trübe und klare Flüssigkeiten bzw. Energien vermischen, können sie zum Herzen aufsteigen. Auch dieser Mechanismus mag zur Antriebslosigkeit der Patientin beigetragen haben.

Die Symptome, die das gegenläufige Qi anzeigen, sind Übelkeit, Sodbrennen und Aufstoßen. Die Blockade des Qi im Mittleren Erwärmer durch innere Feuchtigkeit manifestiert sich durch das epigastrische Völlegefühl. Die Verarbeitung der eingenommenen Speisen durch das Magen-Qi verlangsamt sich und verursacht eine Nahrungsstagnation. Gekennzeichnet ist dies durch Beschwerden, die nach der Nahrungsaufnahme auftreten. Die Magenschmerzen und die gelegentlichen Magenkrämpfe werden durch die bestehende Leber-Qi-Stagnation verschlimmert, die zur Gegenläufigkeit des Qi-Flusses beiträgt. Sie ist bedingt durch den unterdrückten Ärger und besonders durch die Verbitterung der Patientin.

Die Wurzellosigkeit des Belags ist recht großflächig. Daraus lässt sich schließen, dass Blut als ein Teil des Yin, dieses nicht mehr ausreichend ernährt, aber auch, dass die schulmedizinische Behandlung möglicherweise die Säfte und das Yin des Magens geschädigt hat. Die Hitzewallungen und die Durchschlafstörungen werden durch den beginnenden Nieren-Yin-Mangel verursacht, der auf die Chemotherapie und auf die Strahlentherapie zurückzuführen ist, ebenso der Mangel an Nach-Himmels-Essenz und Blut. In der Regel zeigt sich ein manifester Nieren-Yin-Mangel durch eine rote, trockene Zunge oder auch durch einen roten Zungenkörper mit wurzellosem oder abgepelltem Belag. Hier ist der Zungenkörper aber blass. Die eingezogene Zungenwurzel und der wurzellose Belag deuten jedoch einen (beginnenden) Nieren-Yin-Mangel an (▸ Abb. 2.33).

Dass der ursächliche Krankheitsmechanismus seine Wurzel in dem starken Milz-Qi- und Blut-Mangel hat, zeigt sich besonders an der Zungenfarbe. Die Yin-Mangel-Zeichen sind das Ergebnis einer pathologischen Entwicklung, wahrscheinlich induziert durch die Nachwirkungen der Chemotherapie und treten daher in Folge auf.

Der zugrunde liegende Krankheitsmechanismus ist im Wesentlichen auf die große Schwäche der Nach-Himmels- und Nieren-Essenz konzentriert. Ähnlich wie eine Delle an der Zungenwurzel ist auch die eingezogene Zungenwurzel auf eine mangelnde Versorgung durch die Nieren-Essenz zurückzuführen (▸ Abb. 2.33). Die Schwäche dieser beiden Essenzen ist für die Erschöpfung der Patientin verantwortlich. Der allgemeine energetische Zustand der Patientin ist sehr reduziert. Dies bedeutet in Kombination mit den Zungenzeichen, dass eine Erholung nur sehr langsam vonstattengehen wird.

Therapiestrategie

Milz-Qi, Blut und Nieren-Essenz kräftigen, Ernähren der Flüssigkeiten im Magen, das Qi des Mittle-

ren Erwärmers regulieren und Nahrungsmittelstagnation beseitigen.
Der Patientin wurde als Dekokt eine Abwandlung von *Qi Wei Bai Zhu San* (Sieben Bestandteile Pulver mit Atractylodis Macrocephalae Rhizoma) mit dem Zusatz von *Huang Qi* (Astragali Radix), *Ling Zhi* (Ganoderma) verabreicht.

Die Verdauungssymptomatik verbesserte sich innerhalb weniger Wochen. Obwohl die Patientin besser schlafen konnte, blieb die Erschöpfung bestehen. Die Patientin befindet sich weiterhin in Behandlung. Sie unterzieht sich außerdem einer Psychotherapie.

2.6 Zungenzeichen bei Milz-Yin-Mangel

Das Syndrom Milz-Yin-Mangel nimmt in der chinesischen Pathologie eine untergeordnete und wenig beachtete Stellung ein. Das ist erstaunlich, denn die Yin-Organe sind im Wesentlichen verantwortlich für das Speichern und Bewahren von Nahrungsessenz und Flüssigkeiten. Außerdem haben sie normalerweise mit ihnen assoziierte Krankheitsmuster. Vielleicht ist die mangelnde Erwähnung des Milz-Yin-Mangels damit zu erklären, dass ein Milz-Qi-/Yang-Mangel in der klinischen Praxis sehr häufig auftritt.

Geschichtlich hat dies sicherlich mit dem Einfluss von *Li Dong-Yuan*, dem Autor der berühmten Abhandlung *Pi Wei Lun* zu tun. Li und seine Nachfolger betonten immer wieder die Notwendigkeit, einen Milz-Qi-Mangel mit warmen und süßen Arznei- und Nahrungsmitteln zu tonisieren. Doch gab es immer wieder Ärzte, die auf einen Milz-Yin-Mangel hinwiesen. Es ist verwunderlich, dass dem Milz-Yin keine größere Wichtigkeit beigemessen wurde. Denn für alle anderen *Zang*, die ja mit der Speicherung von Essenzen und Flüssigkeiten zu tun haben, gibt es eine entsprechende Pathologie des Mangels.[20]

Das Yin der Milz spielte in der Chinesischen Medizin eine Zeitlang eine wichtige Rolle. So heißt es z.B. in Kapitel 8 des *Ling Shu*:

> *In der Milz wird die Nähr-Energie gespeichert. […] Das Yin der Milz bildet die Grundlage für das Nähr-Qi und Blut. Das Magen-Yin kontrolliert die Körpersäfte, das Fu Magen ist der See der Körperflüssigkeiten. Diese Säfte sind in ständiger Bewegung und kraft des Lungen-Qi zirkulieren sie durch den ganzen Körper. Das Yin der Milz unterstützt die Bildung von Blut und Körpersäften, wirkt befeuchtend und fördert auf diese Weise das Magen-Yin.*

In der Pathologie besteht neben vielen symptomatischen Gemeinsamkeiten ein wichtiger Unterschied zwischen Milz- und Magen-Yin. Eine Erschöpfung des Milz-Yin erfolgt langsam, oft über viele Jahre und/oder im Verlauf von schweren chronischen Erkrankungen. Dagegen entsteht ein Magen-Yin-Mangel sehr viel rascher, z.B. durch fieberhafte Erkrankungen, übermäßigem Verzehr von gewürzten Speisen und unregelmäßiger Ernährung. Er verursacht Beschwerden wie einen trockenen Mund und Rachen, Verstopfung, Durst. Der Patient kann aber nur in kleinen Schlucken trinken und hat Magenschmerzen.

Ein seit langer Zeit bestehender Milz-Qi-Mangel bildet die Grundlage für die Entwicklung eines Milz-Yin-Mangels. Deshalb wird in diesem Fall eine Symptomatik in Bezug auf die Verdauungsvorgänge im Vordergrund stehen. Neben bekannten Symptomen des Milz-Qi-Mangels wie weiche Stühle, Appetitlosigkeit, Müdigkeit und Schwäche der Extremitäten kommen nun Symptome hinzu, die ganz spezifisch einen Milz-Yin-Mangel anzeigen: trockene Lippen, Geschmacksverlust, Völlegefühl nach dem Essen, Schwierigkeiten, an Gewicht zuzunehmen, Auszehrung und Abmagerung.[21]

Mit der Zeit zieht jede Art von Yin-Mangel einen Substanzverlust nach sich, der an der Zunge als Querrisse im Zungenkörper in Erscheinung tritt. Daher ist es sicherlich gerechtfertigt, Querrisse an den Zungenrändern als Zeichen eines Milz-Yin-Mangels zu interpretieren; besonders dann, wenn dieses Zungenzeichen in Verbindung mit einem roten, weichen Zungenkörper auftritt.

Milz- und Magen-Yin-Mangel können auch ursächlich an der Entstehung des schon erwähnten abgepellten Zungenbelags beteiligt sein. Die Zunge ist dann blassrot oder rot und weist einen unregelmäßig verteilten Belag auf. Der abgepellte Belag glänzt wie ein Spiegel, die Zungenpapillen sind nicht mehr sichtbar (▸ Abb. 4.19).

Zungenbeispiel 1 (▸ Abb. 2.34)

Zungenbeschreibung	Chinesische Diagnose
Blassrot, dünn	Milz-Qi-Mangel mit Blut-Mangel
Blasse, leicht aufgerollte Ränder	Leber-Blut-Mangel, Leber-Qi-Stagnation
Tiefe Risse an den Seiten	Lange bestehender schwerer Milz-Qi-Mangel

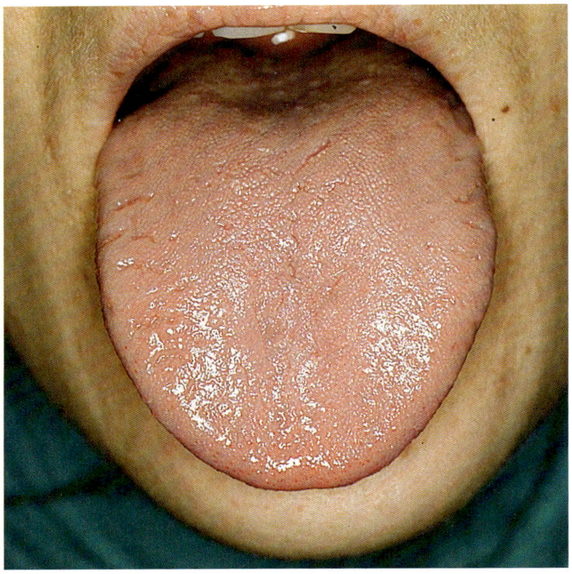

Abb. 2.34 Weiblich, 38 Jahre

Symptome

- Starke Stimmungsschwankungen
- Depression
- Erschöpfung
- Breiiger, geruchloser Stuhl
- Starke menstruelle Schmerzen

Westliche Diagnose

- Magersucht

Krankheitsursachen

- Sexueller Missbrauch
- Unterdrückte Emotionen

Zungenbeispiel 2 (▸ Abb. 2.35)

Zungenbeschreibung	Chinesische Diagnose
Blass, etwas dünn	Milz-Qi-Mangel mit Blut-Mangel
Dünner, vertikaler Riss im Zentrum	Beginnender Mangel der Säfte im Magen
Querrisse an den Seiten	Schwerer Milz-Qi-Mangel
Rote Punkte an der Spitze	Hitze im Herzen

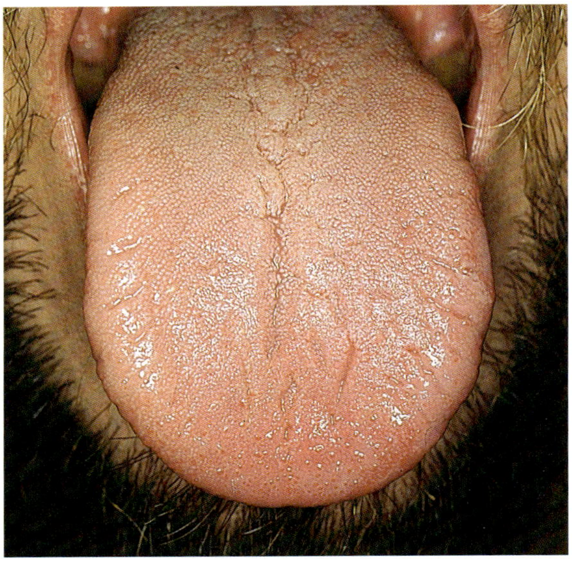

Abb. 2.35 Männlich, 40 Jahre

Symptome

- Druckschmerzen unter den Rippen
- Depressionen
- Verstopfung
- Müdigkeit

Westliche Diagnose

- Vergiftung durch Pestizide

Krankheitsursachen

- Lindanvergiftung

Zungenbeispiel 3 (▸ Abb. 2.36)

Zungenbeschreibung	Chinesische Diagnose
Rötlich, leicht geschwollen	Hitze im Blut
Langer, vertikaler Mittelriss	Hitze im Herzen
Risse an den Zungenseiten	Lange bestehender Milz-Qi- und beginnender Milz-Yin-Mangel

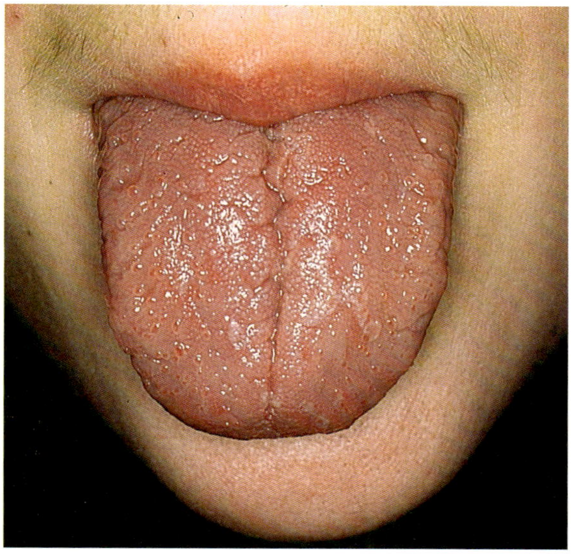

Abb. 2.36 Weiblich, 28 Jahre

Symptome

- Starke Migräne mit Beginn der Menstruation, verkürzter Zyklus mit starker Blutung, starke Unterbauchschmerzen mit der Menstruation
- Starker Durst
- Mundtrockenheit
- Innerliche Unruhe

Westliche Diagnose

- Keine

Krankheitsursachen

- Unregelmäßiger Lebensstil
- Alkohol- und Kaffeeabusus
- Überarbeitung

Zungenbeispiel 4 (▸ Abb. 2.37)

Zungenbeschreibung	Chinesische Diagnose
Rötlich	Ohne pathologischen Befund
Tiefe Querrisse an den Rändern	Lange bestehender Milz-Qi- und Yin-Mangel
Risse im ersten Drittel	Lungen-Yin-Mangel
Wurzelloser, gelber Belag	Retention von feuchter Hitze im Unteren Erwärmer, Magen-Yin-Mangel

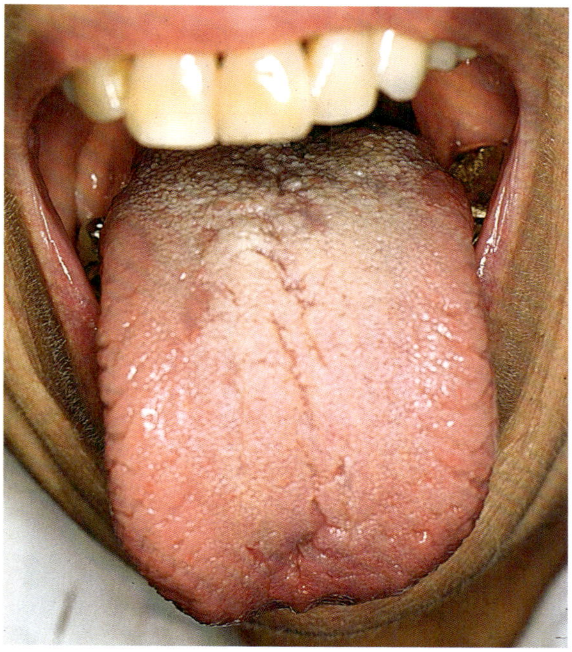

Abb. 2.37 Weiblich, 78 Jahre

Symptome

- Starke Schmerzen und Zuckungen im linken Bein
- Schlaflosigkeit
- Schwindel
- Harndrang nur nachts
- Trockener Mund
- Kalte Hände und Füße

Westliche Diagnose

- Schwerhörigkeit
- Herzrhythmusstörungen

Krankheitsursachen

- Schock im Krieg, wurde verschüttet

2

Anmerkungen

1. Eine Schwäche der Nieren-Essenz kann beim Menschen zu häufigen grippalen Infekten und Erkältungen führen. Es wird oft vergessen, dass das Abwehr-Qi nicht nur vom Lungen-Qi abhängt, sondern auch von der Stärke des Nieren-Yin und -Yang, von der Essenz und dem Ursprungs-Qi. Die Essenz ist verantwortlich für den Körperbau und seine Struktur, während das Ursprungs-Qi den Körper mit warmem und dynamischem Qi versorgt. Das Ursprungs-Qi ist die katalysierende Kraft, die jeglicher energetischer Aktivität zugrunde liegt. Nieren-Yang und Ursprungs-Qi versorgen die Blase mit Qi, um so den reinen Teil der unreinen Flüssigkeiten umzuwandeln. Die umgewandelten Flüssigkeiten fließen zur Haut und zu den Muskeln und verbinden sich auf diese Weise indirekt mit dem Abwehr-Qi. Seine Zirkulation wird beeinflusst von den acht außerordentlichen Gefäßen, besonders dem Lenker-, dem Empfängnis- und dem Durchdringungs-Gefäß. Sie wirken zum Teil als Reservoir für die Essenz. So ist das Abwehr-Qi in den Nieren verwurzelt, genährt durch die Essenz und unterstützt durch die Zirkulation des Ursprungs-Qi.
2. Obwohl dies sicherlich ein wichtiges Thema ist, gibt es hierzu wenig Literatur.
3. Anonymus: *Nan*-Ching, The Classic of Difficult Issues, übers. v. Unschuld P, University of California Press, Berkeley 1986, S. 417.
4. Anonymus: *Su wen [Basic Questions]*, hrsg. v. He W-B et al., China Medicine Science and Technology Press, Beijing 1996. In Kapitel 1 werden die Sieben-Jahres-Zyklen der Frauen genau beschrieben.
5. Anonymus: *Huang di nei jing ling shu yi shi [Der innere Klassiker des gelben Kaisers]*, hrsg. v. Nanjing College of Traditional Chinese Medicine, Traditional Chinese Medicine Department, Shanghai Science and Technology Press, Shanghai 1997, Kap. 8, S. 76: „Wodurch alle Dinge (Lebensaktivitäten) geleitet werden, ist das Herz".
6. *Su wen*, Kap. 22, S. 140.
7. Ebd., Kap. 9, S. 54.
8. Ebd., Kap. 80, S. 513.
9. Maciocia G: *Die Praxis der chinesischen Medizin*, Verlag für Ganzheitliche Medizin 1999, S. 214.
10. *Su wen*, Kap 10, S. 62.
11. Ebd., Kap. 29 , S. 177.
12. Ebd., Kap. 44, S. 249.
13. Siehe *Su wen*, Kap. 44, S. 250 und Kirschbaum B: *Die acht außerordentlichen Gefäße in der traditionellen chinesischen Medizin*.
14. Im 1. Kapitel des *Su wen* werden die Sieben-Jahres-Zyklen bei Frauen beschrieben.
15. *Su wen*, Kap. 44, S. 250.
16. Ebd., Kap. 34, S. 199.
17. Ebd., Kap. 65, S. 343.
18. Nach der Theorie der Chinesischen Medizin ist die Nieren-Essenz die Grundlage u.a. für die Bildung des Knochenmarks.
19. *Ling shu*, Kap. 4, S. 238.
20. Clavey S: *Spleen and stomach yin deficiency*, in: The Journal of Chinese Medicine, Nr. 47, Brighton 1995.
21. Ibd.

3 Zungenzeichen bei Störungen des Funktionskreises Niere

In diesem Kapitel werden hauptsächlich die verschiedenen Zungenzeichen dargestellt, die mit einem Nieren-Yin-Mangel korrespondieren.

Auf Zungenzeichen, die einen Yang-Mangel und in diesem Zusammenhang einen Nieren-Yang-Mangel anzeigen, wurde im Kapitel 2 eingegangen. Man sollte sich einprägen, dass die blasse, geschwollene, nasse Zunge sowohl einen Nieren- als auch Milz-Mangel anzeigen kann. Die entsprechende Differenzierung kann dann nur anhand der auftretenden Symptomatik vorgenommen werden.

3.1 Merkmale von Yin-Mangel-Zungen

Jeder Mensch hat eine Grundkonstitution, die ihn prägt. Rückschlüsse auf diese Konstitution können durch das Studium früherer Krankheitsverläufe, die Betrachtung des Wesens des Patienten sowie seines Lebensrhythmus gezogen werden. Sie spiegelt sich auch im Antlitz, im Puls und in der Zunge wider. So ist die Zunge bei einer Yang-Konstitution eher rötlich, lang oder groß, bei einer Yin-Konstitution eher blass mit geschwollenem Zungenkörper. Aus diesem Grund sollte besonders bei der Beurteilung konstitutioneller Faktoren stets ein Augenmerk auf die Zungenform gerichtet werden.

Yin und Yang haben ihren Sitz in den Nieren. Yin manifestiert sich im Körper durch Flüssiges, Fluidisches, Strukturelles und Substantielles. So gehören die Qualität und Quantität der reinen Körpersäfte und des Blutes zur Domäne des Yin. Es ernährt und befeuchtet alle Gewebe des Körpers. Die verschiedenen *Zang* bewahren und kontrollieren spezifische Anteile des Yin. Das Nähr-Qi, welches die fünf Speicher-Organe ernährt und die sechs Hohlorgane (*Fu*) befeuchtet, hat seine Wurzel im *Zang* Milz. Das Blut wird in der Leber gespeichert und im Herzen produziert. Die Lunge verteilt die Flüssigkeiten, die sie von der Milz erhalten hat, und befeuchtet Haut und Haare. Im *Zang* Niere ist das gesamte Yin des Körpers verwurzelt.

Das Qi, das für die Bewegung des Blutes und der Säfte verantwortlich ist, transportiert diese zur Zunge. Daher sind die Form, Farbe und Feuchtigkeit der Zunge immer ein Hinweis auf den Zustand des Qi und des Yin der einzelnen *Zang*. Ein Yin-Mangel produziert viele charakteristische Zungenzeichen Dazu gehören beispielsweise eine rote Zungenspitze, Risse im Zungenkörper, einen trockenen, festen, roten oder im schwersten Fall einen geschrumpften Zungenkörper (► Abb. 6.18).

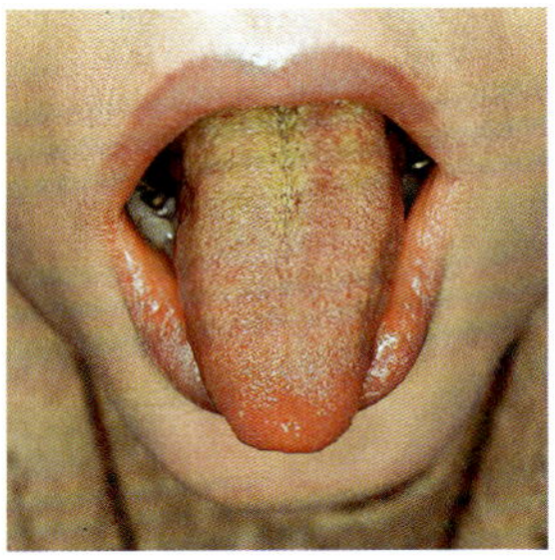

Abb. 6.18

Nieren-Yin und Nieren-Essenz ernähren sich gegenseitig und sind aufeinander angewiesen, wenn es um den Erhalt von Körperstrukturen sowie um die Qualität der Körpersäfte geht. Das Yin ist die Basis für die Körpersäfte. Es beliefert die Zunge mit genügend Substanz – nämlich Blut und Flüssigkeiten –, sodass der Zungenkörper ein normales Volumen annehmen kann. Durch das Blut und die Flüssigkeiten erhält die Zunge ihre Elastizität, ihre rötliche Farbe und ihre Feuchtigkeit. Ein Übermaß an Yin (Feuchtigkeit) ruft indessen eine Schwellung des Zungenkörpers hervor.

3.2 Rote Zungen bei Nieren-Yin-Mangel

Ein manifester Nieren-Yin-Mangel zieht immer die Entwicklung von leerer Hitze nach sich. Dies führt langfristig zu einer Austrocknung der Säfte und einer Schädigung des Blutes. Das bedeutet, dass das Blut weder ernährt noch genügend durch die Flüssigkeiten (*jinye*) befeuchtet wird. Das Resultat dieses Prozess kann sich durch einen roten und trockenen Zungenkörper zeigen, der keinen oder nur einen spärlichen Belag aufweist. Dieser Zungentyp ist charakteristisch für einen Zustand von leerer Hitze, die aufgrund eines Nieren-Yin-Mangels entsteht. Je stärker die Hitze, desto intensiver rot und trockener ist die Zunge[1], weil Blut und Körpersäfte durch die Präsenz der inneren Hitze verletzt werden. Dieser Zustand wird durch folgende Symptome charakterisiert: Tinnitus, Nachtschweiße, heiße Handflächen und Fußsohlen, trockener Mund und ein gerötetes Gesicht.

Wenn es zu eingeschlossener Hitze, vor sich hin köchelndem Feuer oder toxischer Hitze kommt, zeigt sich diese Entwicklung durch einen sehr roten Zungenkörper, der mit einem gelben Belag bedeckt ist. Und genau dieser Belag macht einen wichtigen Unterschied zu einer Zunge aus, die einen Nieren-Yin-Mangel charakterisiert. Fülle-Hitze-Symptome sind z.B. hohes Fieber, Reizbarkeit, Mundtrockenheit, trockner Rachen, Mundgeschwüre und Durst. Eine tiefrote Verfärbung des Zungenkörpers kann auch entstehen, wenn Hitze in die Nähr- und Blut-Schicht eingedrungen ist (▸ Kap. 9). Um den Ursprung, das Ausmaß und die Intensität der Hitze oder des Feuers herauszufinden, sollte der Behandler nicht nur die Intensität der Rotfärbung des Zungenkörpers beobachten, sondern auch seine Form sowie Beschaffenheit und Farbe des Belags.

Wenn das geschwächte Yin die im Inneren vor sich hin köchelnde Hitze nicht mehr halten, kontrollieren oder kühlen kann, dann wird die Nieren-Essenz, die versucht, das Nieren-Yin zu stützen, ebenfalls in Mitleidenschaft gezogen. Diese energetische Schwäche, die sich über Jahre entwickelt oder auch durch eine schwere Erkrankung beschleunigt werden kann, vermag einen plötzlichen Zusammenbruch des Yin herbeizuführen. Die mildeste Form dieses energetischen Ungleichgewichts ist ein Hörsturz, die schlimmste ein Schlaganfall. In diese Gruppe gehört auch der Nervenzusammenbruch als Folge eines „Burnout-Syndroms". Um sich ein Bild davon zu machen, was bei einem solchen Zusammenbruch passiert, stelle man sich eine Kerze vor, die an beiden Enden brennt. Das Wachs als Substanz entspricht dabei der Nieren-Essenz und dem Yin, die Flamme dem Yang. Wenn das Wachs zur Neige geht, gibt es für einen kurzen Moment nur noch die Flamme: das Yang in Fülle. Ein starkes Flackern, ein Emporlodern des Yang entlädt sich durch einen Herzinfarkt, einen Schlaganfall, eine Hochdruckkrise oder auch in Form von unstillbaren Blutungen. Der Zungenkörper ist in diesem Zustand häufig rot, trocken, eingezogen oder steif (▸ Abb. 3.21). Die Hitze hat die Körpersäfte so stark geschädigt, dass Muskeln und Sehnen – auch die der Zunge – nicht mehr ernährt werden. Dieser Zustand produziert inneren Wind (▸ Kap. 7.1.3).

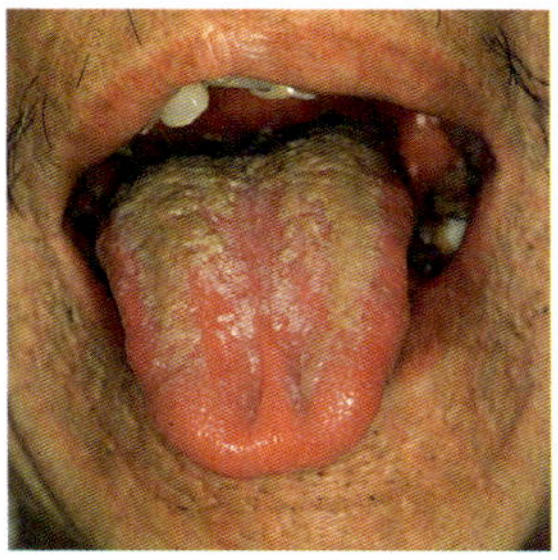

Abb. 3.21

Erstaunlicherweise gilt ähnliches für die rote, weiche Zunge. Auch diese kann eine Mangelernährung der Sehnen und Bänder durch die extreme innere Hitze anzeigen. Patienten mit diesem Zungentyp leiden häufig an halbseitigen Lähmungen nach einem Apoplex oder an Muskelatrophien. Die weiche, rote Zunge ist ein ungünstiges prognostisches Zeichen.

Es gibt viele Stadien des Nieren-Yin-Mangels. Diese auf der Zunge zu erkennen, ist sowohl für eine korrekte Behandlung als auch in Bezug auf die Prognose der Krankheitsentwicklung von großer Wichtigkeit. Generell sollten Zungenzeichen nur im Zusammenhang mit anderen diagnostischen Verfahren interpretiert und im Kontext der Beschwerden des Patienten bewertet werden.

Tabelle 3.1 zeigt Zungenzeichen, die auf einen Nieren-Yin-Mangel hinweisen und in Verbindung mit anderen Krankheitsmustern auftreten.

Aus klinischer Sicht kann es mehrere Jahre dauern, bis sich ein Nieren-Yin-Mangel entwickelt. Dieser Prozess kann jedoch anhand der graduellen Veränderung der Zungenfarbe beobachtet werden. Verschiedene

Tab. 3.1 Zungenzeichen, die einen Nieren-Yin-Mangel anzeigen

Zungenzeichen	Andere Muster
Roter Zungenkörper, trocken und rissig	Nieren-Yin-Mangel und Trockenheit (▸ Abb. 3.14)
Ausgedehntes Areal mit abgepelltem Belag	Nieren-Yin- und Magen-Yin-Mangel, Erschöpfung der Körperflüssigkeiten (▸ Abb. 3.24, ▸ Abb. 3.26)
Roter, glänzender Zungenkörper	Schwere Erschöpfung des Nieren-Yin (▸ Abb. 3.10)
Rötlicher Zungenkörper, tiefe Risse und ein abgepellter Belag	Erschöpfung des Magen- und Nieren-Yin (▸ Abb. 3.3)
Rötlicher Zungenkörper und eine rote Zungenspitze	Nieren-Yin-Mangel mit Herz-Yin-Mangel und leerer Hitze im Herzen (▸ Abb. 3.2)
Rötlicher, geschwollener Zungenkörper	Nieren-Yin- und Leber-Yin-Mangel mit aufsteigendem Leber-Yang (▸ Abb. 3.18)
Rötlicher Zungenkörper mit vertikalen Rissen im vorderen Teil der Zunge	Nieren-Yin- und Lungen-Yin-Mangel (▸ Abb. 5.2.3)
Rötlicher, trockener Zungenkörper mit rotem, abgepelltem Zungenzentrum	Nieren-Yin-Mangel mit Magen-Yin-Mangel

Farbnuancen von Blassrot zu Rot können sowohl auf eine beginnende Pathologie als auch auf eine Verschlechterung des Zustands des Patienten hinweisen.

Die Zungenbeispiele in diesem Abschnitt illustrieren die unterschiedlichen Zungenfarben und -formen in Relation zu lang bestehenden Mangel-Zuständen des Nieren-Yin und der Essenz. Die Reihenfolge der Bilder entspricht der Intensität des zugrunde liegenden Mangel-Zustands. Das erste Zungenbeispiel (▸ Abb. 3.1) stellt also nur eine leichte Schwäche dar, während das letzte Zungenbeispiel (▸ Abb. 3.4) ein Beispiel für eine schwere Erschöpfung des Nieren-Yin ist. Außerdem wird in den Fotografien die gegenseitige Beziehung von Nieren-, Herz-, Lungen- und Magen-Yin-Mangel abgebildet. Zungenzeichen, die spezifisch für ein individuelles Yin-Organ sind, werden in den nachfolgenden Kapiteln diskutiert.

Zungenbeispiel 1 (▸ Abb. 3.1)

Zungenbeschreibung	Chinesische Diagnose
Rot, dünn, zerklüftet, rissig	Blut- und Nieren-Yin-Mangel
Wurzelloser Belag	Magen-Yin- und Nieren-Yin-Mangel

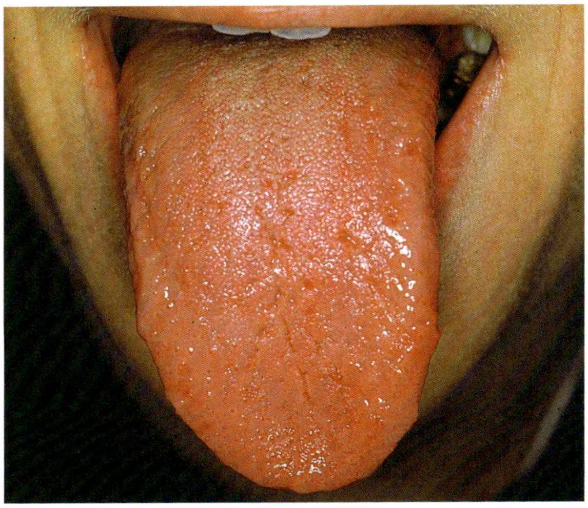

Abb. 3.1 Weiblich, 34 Jahre

Symptome

- Starke Erschöpfung
- Innere Unruhe
- Halsschmerzen
- Taubheitsgefühl des linken Oberschenkels
- Schwindelanfälle
- Gelegentliche Nachtschweiße

Westliche Diagnose

- Multiple Sklerose
- Chronische Mandelentzündung
- Erblindung des linken Auges durch Sehnervatrophie

Krankheitsursachen

- Unregelmäßige Ernährung
- Emotionale Probleme
- Häufige grippale Infekte

Zungenbeispiel 2 (▸ Abb. 3.2)

Zungenbeschreibung	Chinesische Diagnose
Rötlich ohne Belag	Nieren-Yin-Mangel
Geschwollen	Milz-Qi-Mangel mit Retention von Feuchtigkeit
Viele, kleine Risse	Nieren-Yin-Mangel
Leicht gerötete Zungenspitze	Leere Hitze im Herzen
Delle an der Zungenwurzel	Nieren-Essenz-Mangel

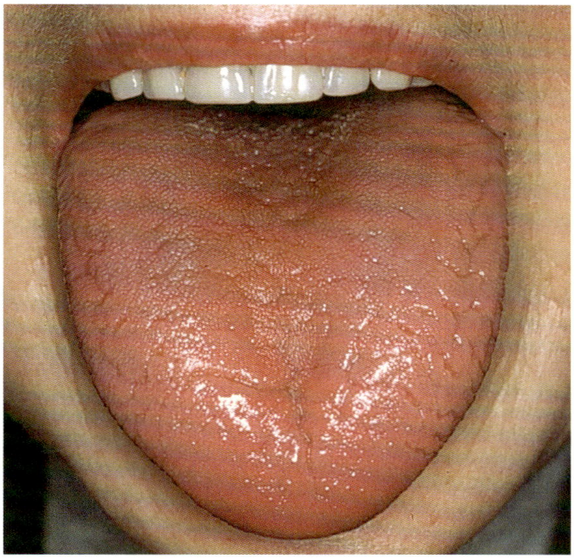

Abb.3.2 Weiblich, 67 Jahre

Symptome

- Starke Mundtrockenheit
- Durstig ohne Verlangen zu trinken
- Ein- und Durchschlafstörungen
- Verstopfung
- Nachtschweiße
- Ständige Gewichtszunahme
- Gelegentliche Mundaphthen

Westliche Diagnose

- Keine

Krankheitsursache

- Schlafmangel über viele Jahre

Zungenbeispiel 3 (▸ Abb. 3.3)

Zungenbeschreibung	Chinesische Diagnose
Rötlich, dünn	Nieren-Yin-Mangel
Querrisse an den Zungenseiten	Schwerer Milz-Qi-Mangel
Vertikale Risse	Verletzung der Körpersäfte
Wurzelloser Belag	Magen-Yin- und Nieren-Yin-Mangel

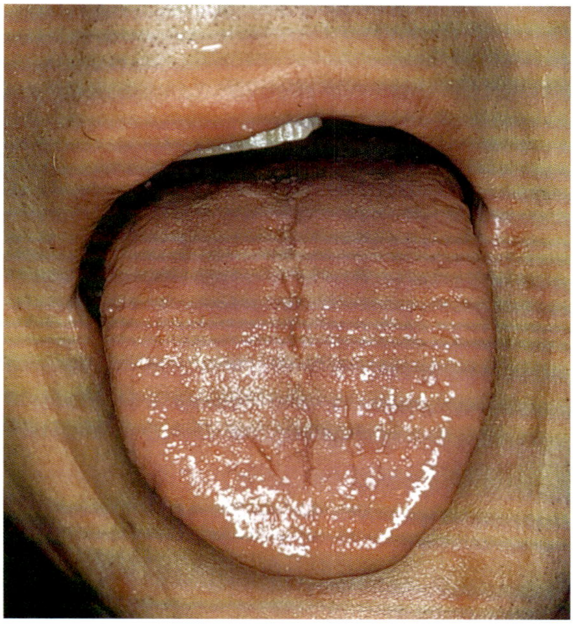

Abb. 3.3 Männlich, 43 Jahre

Symptome

- Tinnitus
- Kopfschmerzen mit Taubheit um den Mund
- Antriebsarmut
- Erschöpfung
- Introvertiertheit
- Impotenz
- Keine Libido

Westliche Diagnose

- Prolaktinom[2]
- Impotenz

Krankheitsursache

- Berufliche Überforderung
- Lange Zeit bestehende emotionale Probleme

Zungenbeispiel 4 (▸ Abb. 3.4)

Zungenbeschreibung	Chinesische Diagnose
Tiefrot, besonders im Zentrum	Nieren-Yin-Mangel mit Magen-Feuer
Breite Form	Innere Hitze und Gift durch Alkohol
Tiefrote Spitze	Herz-Feuer
Weißlicher, klebriger Belag an den Zungenseiten und trockener, schmutzig-gelber Belag im Zentrum	Langbestehende Retention von Schleim mit Umwandlung in Schleim-Feuer

Symptome

- Starkes Sodbrennen
- Magenschmerzen
- Schlaflosigkeit
- Extrem starker Geschlechtstrieb
- Innere Unruhe
- Starke Angstzustände
- Sehr lebhafte Albträume

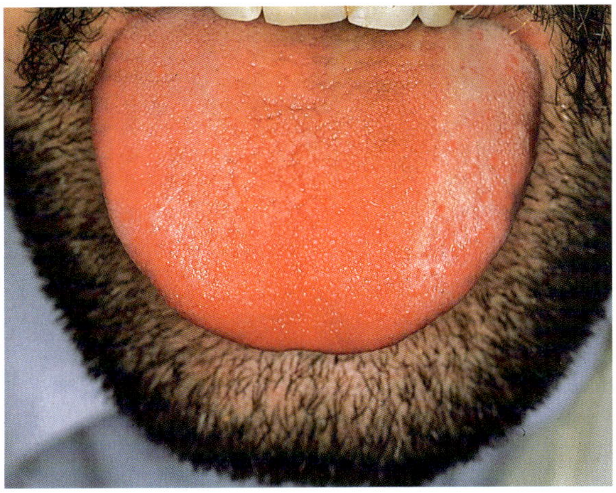

Abb. 3.4 Männlich, 33 Jahre

Krankheitsursache

- Kaffee-, Alkohol- und Nikotinabusus
- Exzessive Masturbation

3.3 Scharlachrote Zungen

Diese Zunge ist hochrot und hat einen rosafarbenen Stich. Ist sie belaglos oder trocken, dann zeigt sie einen Nieren-Yin-Mangel mit Entwicklung von innerer Hitze an.

Dieser Farbton kann aber auch nur stellenweise auftreten, besonders im ersten Drittel der Zunge. Bei entsprechender Symptomatik deutet diese Verfärbung auf eine ernste Schwäche des Lungen- oder Magen-Yin hin. Scharlachrote Zungen mit Belag sind typisch für fiebrige Wärme-Erkrankungen (▸ Kap. 9).

Zungenbeispiel 1 (▸ Abb. 3.5)

Zungenbeschreibung	Chinesische Diagnose
Hellscharlachrot	Hitze im Blut, leichter Yin-Mangel
Trockener, rauer Belag	Mangel an Körpersäften
Einkerbung der Zungenspitze	Herz-Blut-Mangel

Symptome

- Hauttrockenheit, -rötung und -jucken
- Wutausbrüche
- Depressive Verstimmungen

Westliche Diagnose

- Atopisches Ekzem

Krankheitsursache

- Schlafmangel
- Unregelmäßiger Lebensstil
- Alkoholabusus

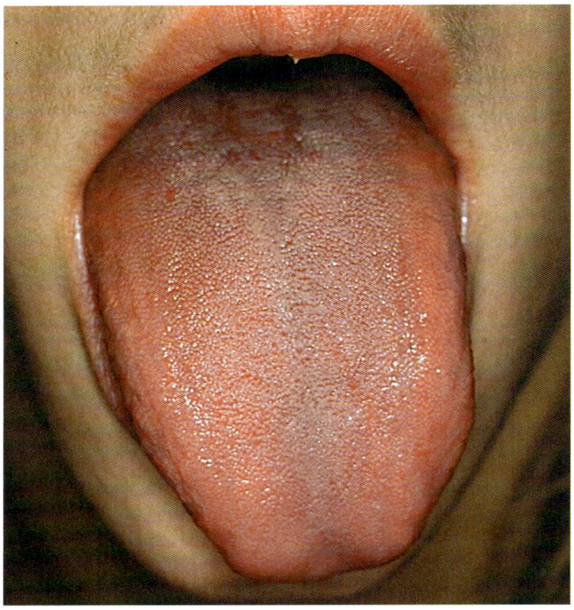

Abb. 3.5 Weiblich, 22 Jahre

Zungenbeispiel 2 (▸ Abb. 3.6)

Zungenbeschreibung	Chinesische Diagnose
Scharlachrot, etwas glänzend	Nieren-Yin-Mangel mit leerer Hitze
Roher, roter Fleck im Zungenzentrum	Magen-Yin-Mangel
Besonders im Mittelteil der Zunge geschwollene Ränder	Unterliegender Milz-Qi- und Yin-Mangel

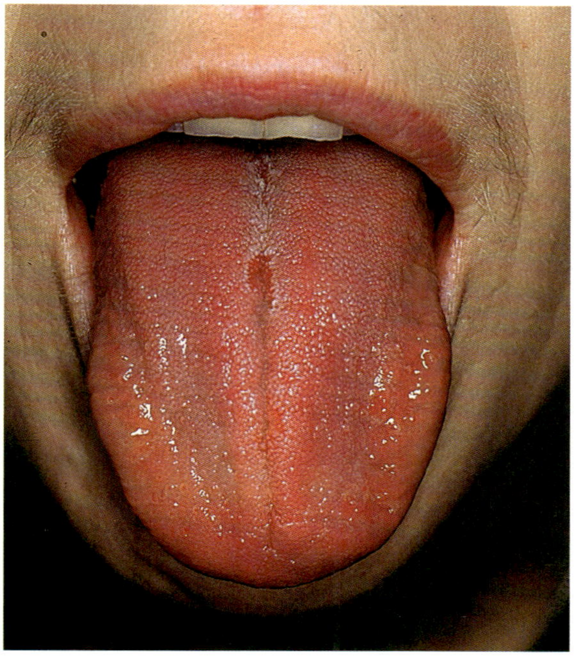

Abb. 3.6 Weiblich, 41 Jahre

Symptome

- Erschöpfung
- Durchschlafstörungen oder unruhiger Schlaf
- Hitzewallungen
- Durst
- Depressive Verstimmungen
- Sodbrennen

Westliche Diagnose

- Atopisches Ekzem

Krankheitsursache

- Spätes Gebären
- Erschöpfung durch Stillen

Zungenbeispiel 3 (▸ Abb. 3.7)

Zungenbeschreibung	Chinesische Diagnose
Scharlachrot	Nieren-Yin-Mangel
Rote erhabene Punkte über die gesamte Zunge verteilt	Hitze im Blut
Durchgehender Mittelriss	Konstitutionelle Schwäche des Funktionkreises Herz, Hitze im Herzen

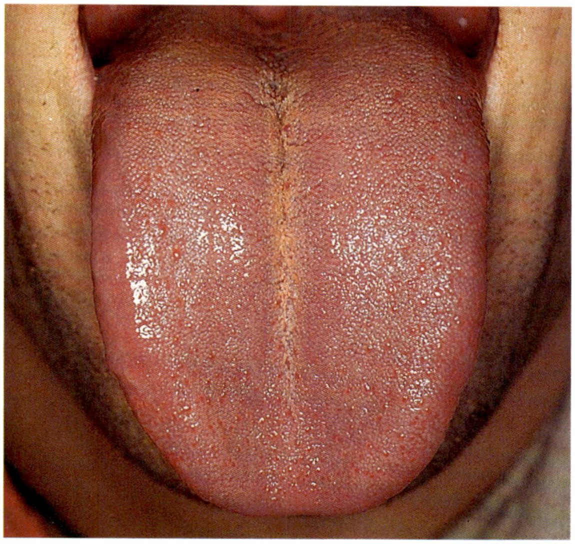

Abb. 3.7 Männlich, 33 Jahre

Symptome

- Innere Unruhe
- Zittern der Hände
- Schlechtes Kurzzeitgedächtnis

Krankheitsursache

- Drogenmissbrauch (Crack, Ecstasy), Alkoholabusus
- Schlafmangel
- Überarbeitung
- Erwerbstätigkeit, die die Berührung mit toxischen Chemikalien bedingt

3.4 Rote, kurze Zungen

Dieser Zungentyp zeigt eine so ernste Erschöpfung des Nieren-Yin und Leber-Yin an, dass von einer ungeheuren Hitze-Entwicklung ausgegangen werden muss. Dies ist ein gefährlicher Zustand, da solch extreme Hitze die Säfte verbraucht und Muskeln und Sehnen nicht mehr ernährt. Die gefährlichste Folgeerscheinung ist die Bildung von innerem Wind.

Die Zunge ist kurz, weil ihr Muskelkörper durch Blut und Säfte nicht mehr ausreichend ernährt wird. Dadurch verliert sie ihre Elastizität und kann nicht frei bewegt werden. Weicht die Zunge ab, so muss mit einer Symptomatik des inneren Windes gerechnet werden.

Obwohl dieser Zungentyp das Resultat eines schweren Yin-Mangels ist, darf die Behandlung auf keinen Fall in einer reinen Tonisierung bestehen. Der Entwicklung des inneren Windes muss Einhalt geboten und das Yang muss sediert werden.

Zungenbeispiel 1 (▸ Abb. 3.8)

Zungenbeschreibung	Chinesische Diagnose
Rot, klein, kurz	Nieren-Yin-Mangel, beginnender Mangel der Essenz
Zugespitzt, Dornen an der Spitze	Herz-Feuer
Stark gerötete Ränder	Hitze in der Leber

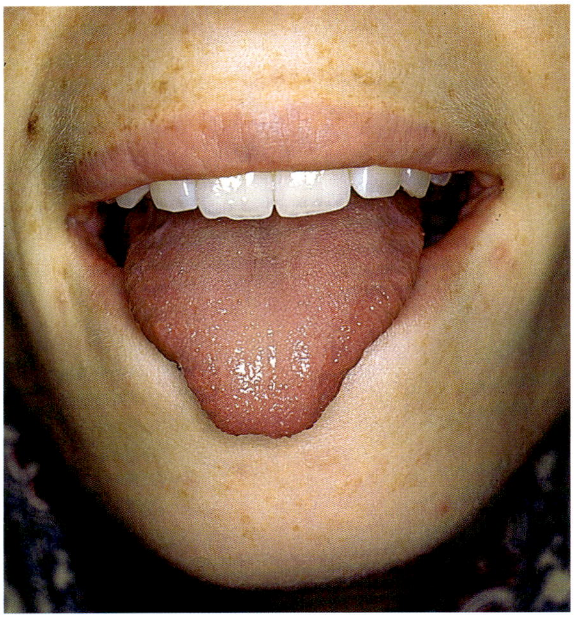

Abb. 3.8 Weiblich, 19 Jahre

Symptome

- Appetitlosigkeit
- Verstopfung
- Amenorrhö
- Starke innere Unruhe
- Schlaflosigkeit
- Suizidphantasien

Westliche Diagnose

- Anorexia nervosa

Krankheitsursache

- Scheidung der Eltern
- Unterernährung

Zungenbeispiel 2 (▸ Abb. 3.9)

Zungenbeschreibung	Chinesische Diagnose
Tiefrot, dünn, klein, kurz	Nieren-Yin-Mangel
Delle im ersten Drittel	Lungen-Qi- und Yin-Mangel
Rötung des ersten Drittels	Hitze in den Lungen

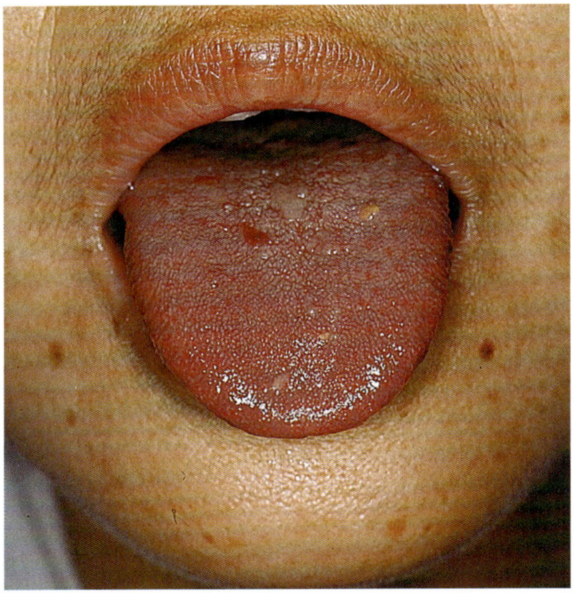

Abb. 3.9 Weiblich, 59 Jahre

Symptome

- Trockener Husten
- Brustschmerzen
- Trockener Mund und Rachen
- Haarausfall
- Appetitlosigkeit

Westliche Diagnose

- Metastasierendes Bronchialkarzinom

Krankheitsursache

- Umweltfaktoren
- Chemotherapie

Zungenbeispiel 3 (▸ Abb. 3.10)

Zungenbeschreibung	Chinesische Diagnose
Tiefrot, kurz, glänzend	Magen-Yin-Mangel, Lungen-Yin-Mangel, Nieren-Yin-Mangel
Trocken, ohne Belag	Austrocknung der Körpersäfte

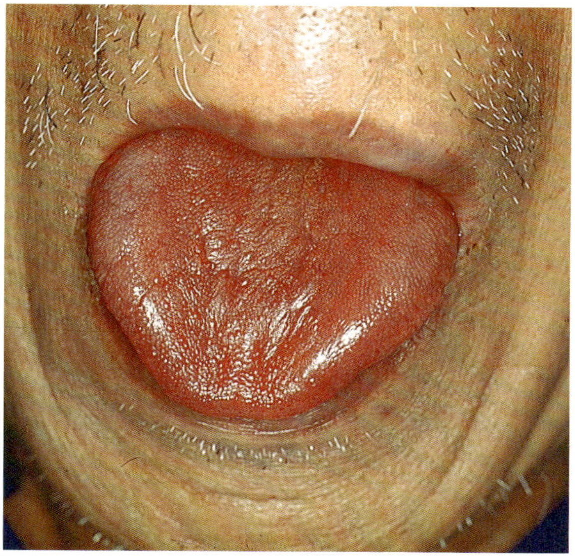

Abb. 3.10 Männlich, 83 Jahre

Symptome

- Husten mit wenig Schleim
- Nachtschweiße
- Subfebrile Temperaturen
- Starkes Hitzegefühl im Körper
- Atemnot und Kurzatmigkeit
- Erschöpfung

Westliche Diagnose

- Chronische Bronchitis
- Emphysem

Krankheitsursache

- Starkes Rauchen seit 60 Jahren

Zungenbeispiel 4 (▸ Abb. 3.11)

Zungenbeschreibung	Chinesische Diagnose
Tiefrot, kurz, breit	Extremer Nieren-Yin-Mangel mit Schädigung der Körpersäfte durch große Hitze
Alter, trockener, gelber Belag	Akkumulation von Feuer im *Yangming*

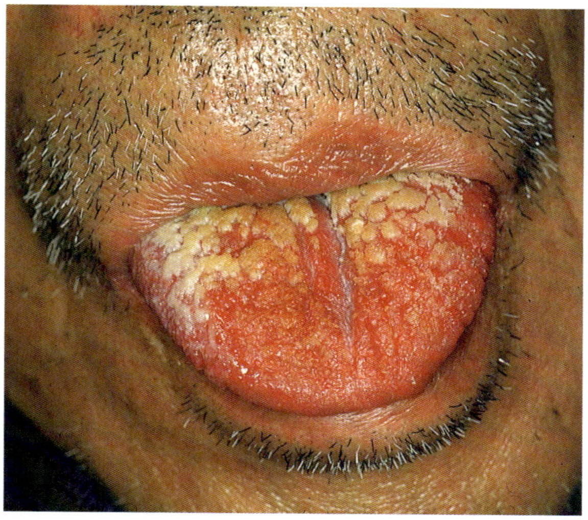

Abb. 3.11 Männlich, 74 Jahre

Symptome

- Subfebrile Temperaturen
- Verstopfung
- Gedächtnisverlust
- Gewichtsverlust
- Schwache Sehkraft

Westliche Diagnose

- Schlaganfall mit halbseitiger Lähmung

Krankheitsursache

- Starkes Rauchen seit 50 Jahren
- Alkoholabusus

3.5 Rissige Zungen

Eine normale Zunge weist üblicherweise keine Risse auf. Weichheit, Geschmeidigkeit und Elastizität des Zungenkörpers sind Hinweise darauf, dass der Zungenkörper durch Körperflüssigkeiten befeuchtet und durch Blut und Yin ernährt wird. Hitze und Trockenheit im Körper führen dazu, dass Risse im Zungenkörper auftreten. Daher sind kleine, horizontale Risse ein Zeichen für einen Yin-Mangel, besonders dann, wenn sie von einem roten oder rötlichen Zungenkörper begleitet werden.

Da es sich in der Regel um einen relativ langen Prozess handelt, bis sich eine solche Schädigung der Substanz auf der Zunge zeigt, sind Risse auf den Zungen von Kindern selten zu sehen. Bei Erwachsenen treten sie eher plötzlich auf, z.B. nach schweren Erkrankungen oder nach einer Chemotherapie, oder als Resultat jahrelanger Yin-schädigender Gewohnheiten (z.B. Rauchen oder häufiger Verzehr stark gewürzter Speisen).

Risse auf einer blassen Zunge können aufgrund von Blut-Mangel entstehen. Sind sie nur oberflächlich, deutet dies auf einen Magen-Qi- und Milz-Qi-Mangel bei gleichzeitigem Blut-Mangel hin. Bei tiefen Rissen kann man auch von einem Blut-Mangel und Schädigung der Körpersäfte ausgehen.[3]

Bei einer roten Zunge sind diese Risse jedoch ein eindeutiges Merkmal für die Erschöpfung der Körpersäfte und für einen beginnenden Mangel des Magen- und Nieren-Yin, welcher durch extreme Hitze in der Nähr- und Blut-Schicht verursacht wurde. Eine rote, glänzende Zunge (► Kap. 4) ist ein Hinweis auf einen schweren Yin- und Körpersäfte-Mangel.

Ein einzelner kleiner Riss ist dabei nicht von so großer Bedeutung, wie dies über die ganze Zunge verteilte Risse sind. Im heutigen China werden die Risse nach Tiefe und Häufigkeit ihres Auftretens unterschieden und gewichtet. Dafür werden drei Schweregrade angegeben:

- Grad 1: flach und kurz, nicht länger als 0,55 mm, nicht mehr als drei Risse.
- Grad 2: wie Grad 1, aber vier oder mehr Risse.
- Grad 3: Die Risse haben eine Tiefe von mindestens 1 mm und sind nicht länger als 1,5 cm.[4]

Die nachfolgenden Zungenbeispiele illustrieren diese Entwicklung. Das erste Zungenbeispiel (► Abb. 3.12) stellt nur einen leichten Mangel des Yin dar, während das letzte Zungenbeispiel (► Abb. 3.15) eine schwere Erschöpfung des Yin und der Körpersäfte anzeigt. Auch hier werden die Bilder wieder nach dem Schweregrad der Erschöpfung des Yin angeordnet.

Zungenbeispiel 1 (► Abb. 3.12)

Zungenbeschreibung	Chinesische Diagnose
Blassrot	Leichter Milz-Qi-Mangel
Blasse Ränder	Leber-Blut-Mangel
Aufgerollte Ränder	Leber-Qi-Stagnation
Horizontale Risse im Zentrum	Mangel an Körpersäften, Magen-Yin-Mangel, beginnender Nieren-Yin-Mangel
Delle an der Zungenwurzel	Beginnender Nieren-Essenz-Mangel

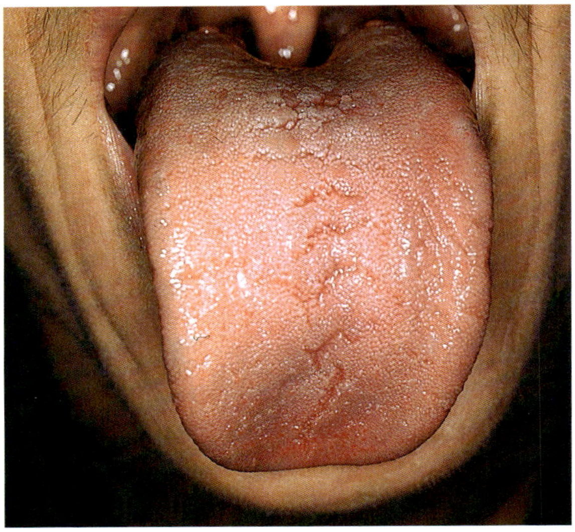

Abb. 3.12 Weiblich, 41 Jahre

Symptome

- Kopfschmerzen
- Nackenverspannung
- Innere Anspannung
- Erschöpfung
- Schlechtes Gedächtnis
- Depressionen
- Zahnschmerzen

Westliche Diagnose

- Beginnende Parodontitis

Krankheitsursache

- Spätes Gebären
- Lange Stillzeit
- Schlafmangel

Zungenbeispiel 2 (▸ Abb. 3.13)

Zungenbeschreibung	Chinesische Diagnose
Blass	Blut-Mangel
Rote Spitze	Hitze im Herzen
Vertikaler Riss, horizontale Risse abgehend	Beginnender Magen-Yin- und Nieren-Yin-Mangel
Trockenes Zentrum	Mangel an Säften im Magen
Dornen über den ganzen Zungenkörper verteilt, besonders im unteren Drittel	Innere Hitze

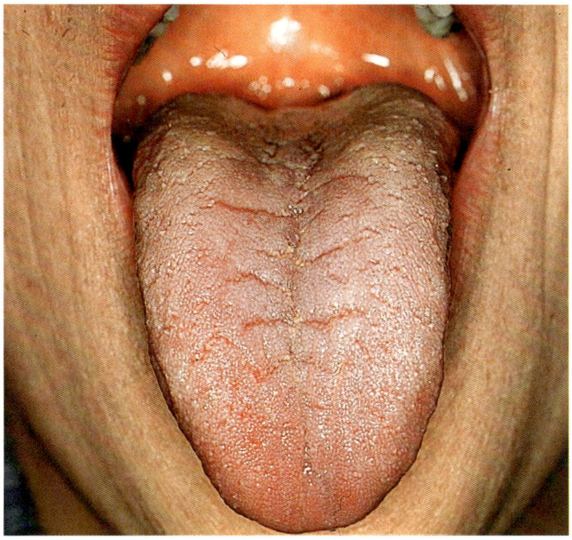

Abb. 3.13 Weiblich, 49 Jahre

Symptome

- Erschöpfung
- Durst
- Starkes Herzklopfen
- Scheitelkopfschmerz
- Nachtschweiße

Westliche Diagnose

- Eisenmangelanämie

Krankheitsursache

- Kaffee- und Nikotinabusus

Zungenbeispiel 3 (▸ Abb. 3.14)

Zungenbeschreibung	Chinesische Diagnose
Rötlich	Leichter Nieren-Yin-Mangel
Risse über den ganzen Zungenkörper verteilt	Magen- und Nieren-Yin-Mangel
Gerötetes Zentrum, ohne Belag	Magen-Yin-Mangel
Gelber, dünner, einseitiger Belag	Leichte Retention von feuchter Hitze in Leber/Gallenblase

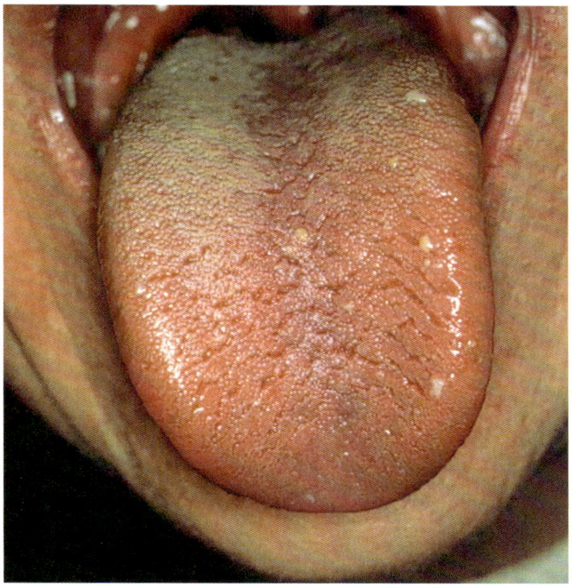

Abb. 3.14 Weiblich, 42 Jahre

Symptome

- Zungenbrennen
- Nachtschweiße
- Herzklopfen
- Schlaflosigkeit
- Riechende, breiige Stühle
- Schmerzen unter dem rechten Rippenbogen
- Innere Unruhe

Westliche Diagnose

- Keine

Krankheitsursache

- Überarbeitung
- Kaffeeabusus
- Späte Schwangerschaft

Zungenbeispiel 4 (▸ Abb. 3.15)

Zungenbeschreibung	Chinesische Diagnose
Rötlich, fester Zungenkörper	Nieren-Yin-Mangel
Leicht blassbläulich	Leichte Blut-Stagnation
Horizontale Risse über dem gesamten Zungenkörper	Nieren-Yin-Mangel
Trockener, gelber Belag	Akkumulation von feuchter Hitze in der Leber/Gallenblase

Symptome

- Jucken der Kopfhaut
- Chronische Sinusitis
- Schmerzen bei Belastung des rechten Knöchels
- Riechender Durchfall

Westliche Diagnose

- Sudeck-Syndrom

Krankheitsursache

- Alkohol- und Salzabusus
- Trauma (Fraktur des Knöchels)

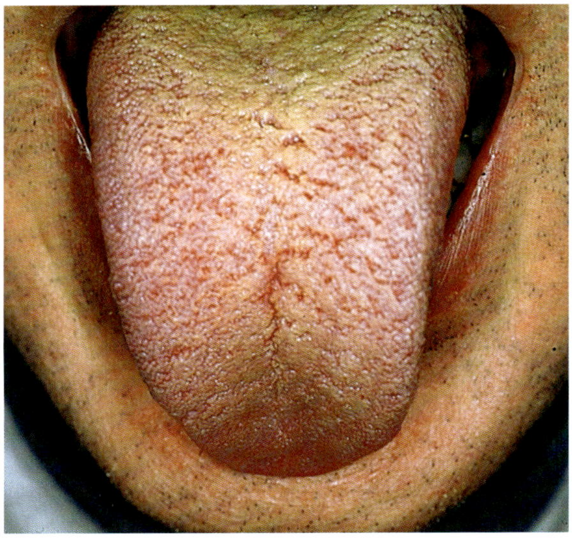

Abb. 3.15 Männlich, 48 Jahre

3.6 Zungenbeläge bei Nieren-Yin-Mangel[5]

Eine rote Zunge mit abgepelltem oder sich schälendem Belag ist ein sicheres Indiz für einen Magen-Yin- und einen Nieren-Yin-Mangel. Der Belag hat seine Wurzel verloren, weil durch den Mangel an Flüssigkeiten nicht genügend „Material" zur Verfügung steht, das verdampft und zur Bildung des Zungenbelags beitragen kann. Durch den Mangel an Flüssigkeiten ist auch die Funktion des Magen-Qi eingeschränkt, Nahrung adäquat zu fermentieren. Da normalerweise bei diesem Prozess ein wenig Dampf nach oben zur Zunge steigt und den Belag formt, entsteht nun zu wenig Belag. Dieser bedeckt die Zungenoberfläche nur unregelmäßig und sieht wie abgepellt aus.

Die gleiche energetische Störung kann darüber hinaus zu der Erscheinung des „alten" Belags führen. Er sieht trocken aus und es hat den Anschein, als ob er sich leicht abkratzen ließe (▸ Abb. 3.21). An den Stellen, an denen sich ein frischer, neuer Belag (▸ Abb. 4.12) hätte bilden müssen, verbleibt der alte Belag neben rohen und/oder trockenen Stellen. Auch hier wird kein neuer Belag gebildet, weil die Substanz erschöpft ist und die Körpersäfte stark geschädigt sind. Resultat ist der wurzellose Belag oder im schlimmsten Fall die trockene, belaglose Zunge.

Auf eine extreme Erschöpfung des Nieren-Yin, die zu leerem Nieren-Feuer führt, verweist die rote Zunge mit belaglosem, rotem Zungengrund. Die gleiche, allerdings weniger schwer ausgeprägte Pathologie ist vorhanden, wenn die Zunge eine blassrote Farbe aufweist.

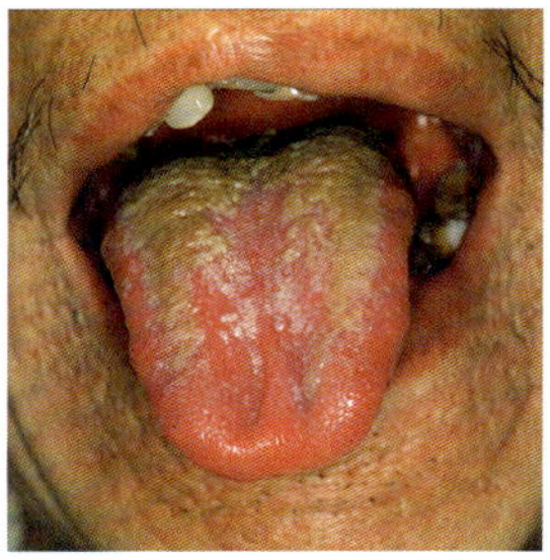

Abb. 3.21

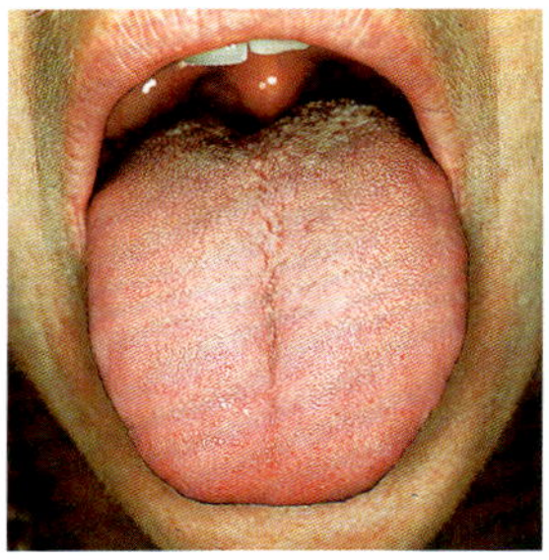

Abb. 4.12

Zungenbeispiel 1 (▶ Abb. 3.16)

Zungenbeschreibung	Chinesische Diagnose
Rötlich, geschwollen	Retention von feuchter Hitze
Abgeschälter Belag besonders im oberen und unteren Drittel	Magen-Yin-Mangel, mangelnde Kommunikation zwischen Herz und Nieren
Klebriger, dünner, weißlicher Belag im Zentrum	Blockade des Magen-Qi durch trübe Feuchtigkeit

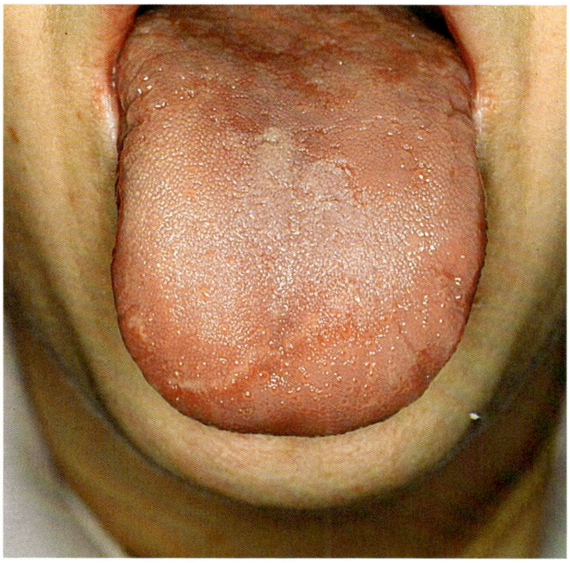

Abb. 3.16 Weiblich, 28 Jahre

Symptome

- Panikanfälle mit Herzrasen und Brustschmerzen
- Einschlafstörungen
- Wutanfälle

Westliche Diagnose

- Herzneurose

Krankheitsursache

- Zu viel Wut und Ärger
- Unzufriedenheit
- Unbefriedigende persönliche Beziehungen
- Müdigkeit
- Übermäßiger Verzehr von Süßspeisen

Zungenbeispiel 2 (▶ Abb. 3.17)

Zungenbeschreibung	Chinesische Diagnose
Rot, geschwollen	Nieren-Yin-Mangel mit Akkumulation von feuchter Hitze in der Leber/Gallenblase
Abgeschälter Belag besonders im unteren Drittel	Nieren-Yin-Mangel
Dornen im unteren Drittel	Nieren-Feuer
Tiefer, vertikaler Mittelriss mit gelbem Belag	Schleim-Feuer im Magen

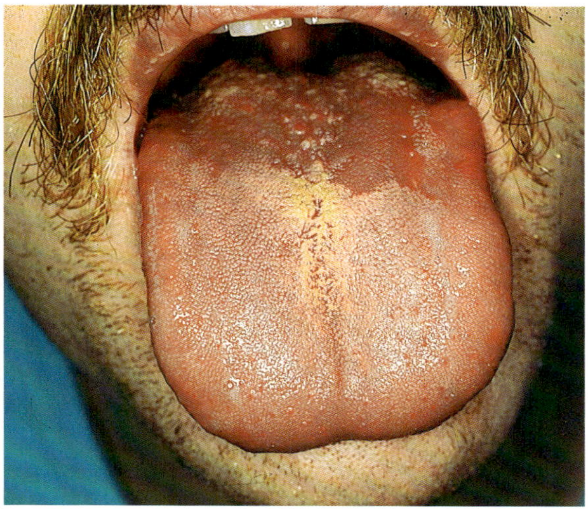

Abb. 3.17 Männlich, 25 Jahre

Symptome

- Innere Unruhe
- Hitzegefühl
- Schwindel
- Breiige Stühle
- Konzentrationsmangel
- Gelegentlich Nachtschweiße

Krankheitsursache

- Zustand nach Behandlung durch zu warme chinesische Arzneien (*Fu Zi* [Aconiti Radix Lateralis Praeparata])

Zungenbeispiel 3 (▸ Abb. 3.18)

Zungenbeschreibung	Chinesische Diagnose
Rot	Nieren-Yin-Mangel
Rote geschwollene Ränder	Aufsteigendes Leber-Yang
Leicht abweichend	Innerer Wind
Geschwollene, rote Zungenspitze	Herz-Feuer
Geschälter Belag im unteren Drittel	Nieren-Yin-Mangel

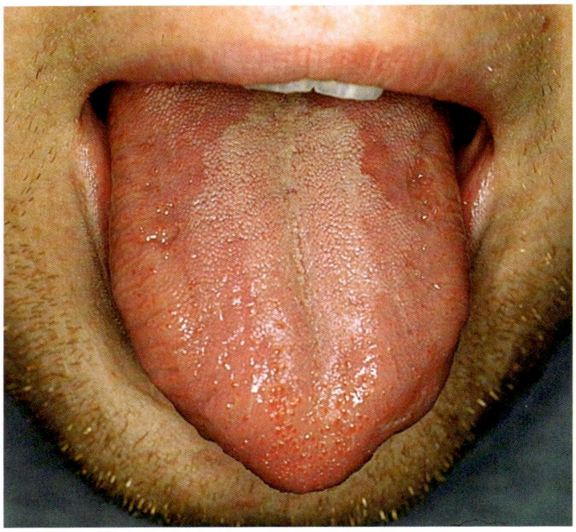

Abb. 3.18 Männlich, 23 Jahre

Symptome

- Starker Drehschwindel
- Hitzegefühl im Kopf
- Schlechte Stimmungslage
- Breiiger, riechender Stuhl

Westliche Diagnose

- Vertigo

Krankheitsursache

- Überarbeitung
- Kaffeeabusus
- Emotionale Probleme

Zungenbeispiel 4 (▸ Abb. 3.19)

Zungenbeschreibung	Chinesische Diagnose
Blassrot, geschwollen	Milz-Qi-Mangel → Retention von Feuchtigkeit
Rotes Zentrum mit altem, gelbem Belag	Hitze im Magen mit Schleim-Feuer
Wurzelloser Belag und roter Zungengrund	Nieren-Yin-Mangel mit Nieren-Feuer

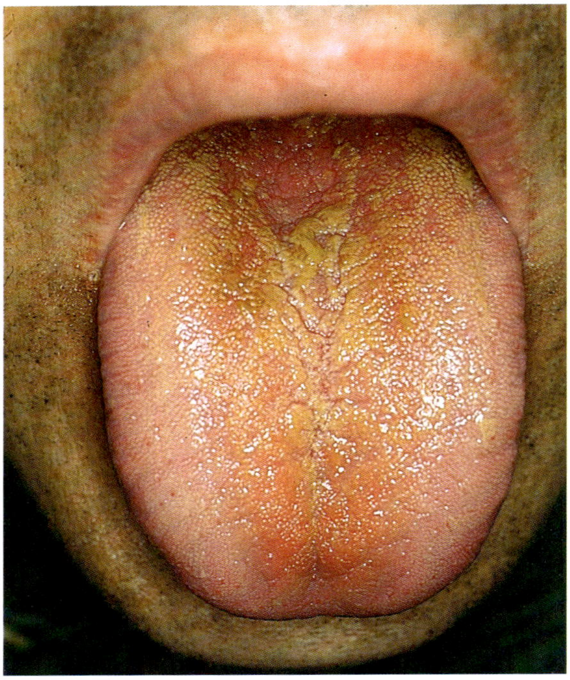

Abb. 3.19 Männlich, 53 Jahre

Symptome

- Paranoide Angstzustände
- Innere Unruhe, Nervosität
- Antriebslosigkeit
- Nachtschweiße

Westliche Diagnose

- Bipolare Störung

Krankheitsursache

- Unverarbeiteter emotionaler Konflikt mit dem Vater
- Kaffee- und Nikotinabusus
- Unregelmäßige Ernährung
- Übermäßiger Verzehr von Schokolade und Süßspeisen

Zungenbeispiel 5 (▸ Abb. 3.20)

Zungenbeschreibung	Chinesische Diagnose
Rot, zusammengezogen	Schwere Erschöpfung von Nieren-Yin und Jing, Hitze in der Blut-Schicht
Trocken	Mangel an Körpersäften
Alter, gelber, einseitiger Belag	Magen-Yin- und Nieren-Yin-Mangel mit Verklumpung von feuchter Hitze in der Gallenblase
Einkerbung und abgeflachte Spitze	Herz-Yin-Mangel

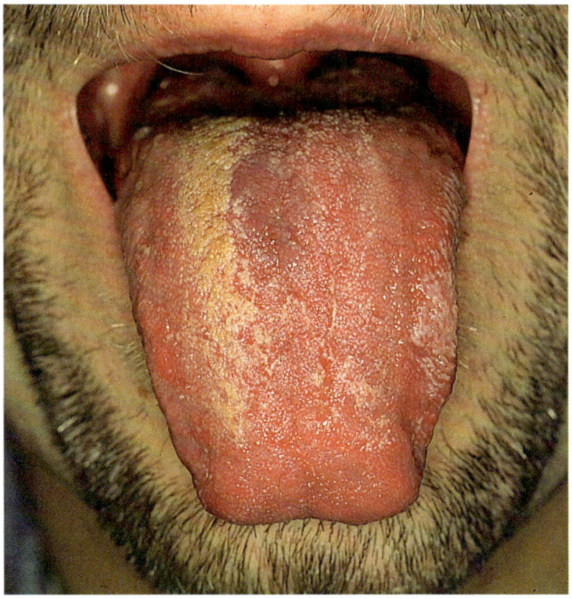

Abb. 3.20 Männlich, 44 Jahre

Symptome

- Starke körperliche Schwäche
- Nachtschweiße
- Subfebrile Temperaturen über lange Zeit
- Trockener Husten
- Mundaphthen
- Magenschmerzen

Westliche Diagnose

- AIDS-Erkrankung
- Anämie
- Kaposi-Sarkom

Krankheitsursache

- Toxische Hitze
- Virale Aktivität

Zungenbeispiel 6 (▸ Abb. 3.21)

Zungenbeschreibung	Chinesische Diagnose
Rot, hart, steif	Nieren-Yin-Mangel mit innerer Hitze
Trocken	Mangel an Körpersäften
Alter gelber, Tofu-ähnlicher Belag	Nieren-Yin- und Magen-Yin-Mangel mit voller innerer Hitze im *Yangming*

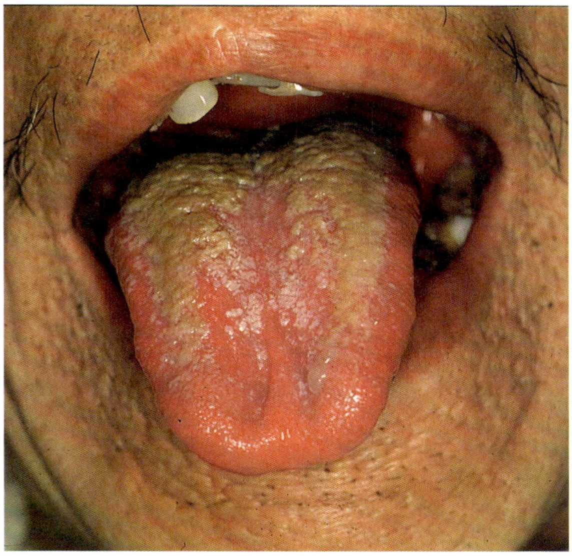

Abb. 3.21 Männlich, 65 Jahre

Symptome

- Gedächtnisverlust
- Starke Kopfschmerzen
- Erhöhte Temperatur
- Verstopfung

Westliche Diagnose

- Schlaganfall drei Tage zuvor

Krankheitsursache

- Starkes Rauchen (seit 30 Jahren ca. 40 Zigaretten täglich)
- Alkoholabusus

3

3

3.7 Besondere Zungenformen bei Nieren-Yin-Mangel

Stellt die blasse, hammerförmige Zunge eine schwere Erschöpfung der Energien der Mitte dar, so wird die rote als schwerster Yin-Mangel interpretiert. Starke langfristige emotionale Probleme, unregelmäßige Ernährung und bei Männern ein Übermaß an sexueller Betätigung können zu so einer Erschöpfung des Qi und Yin führen.

Wie in Kapitel 2 diskutiert, wird bei blassen Zungen die Yin/Jing-Schwäche sichtbar an einer Delle am Zungengrund. Bei roten Zungen kann sich der Substanzverlust gelegentlich durch einen eingezogenen Zungengrund manifestieren. Dies ist ein Zeichen für die beginnende Abnahme des Yin. Denn der Zungengrund reflektiert die Kraft der Nieren-Energie.

Zungenbeispiel 1 (▸ Abb. 3.22)

Zungenbeschreibung	Chinesische Diagnose
Blassrot	Starker Milz/Magen-Qi-Mangel
Hammerförmig	Nieren-Essenz- und Nieren-Yin-Mangel
Gerötetes erstes Drittel mit roten Punkten	Herz-Feuer

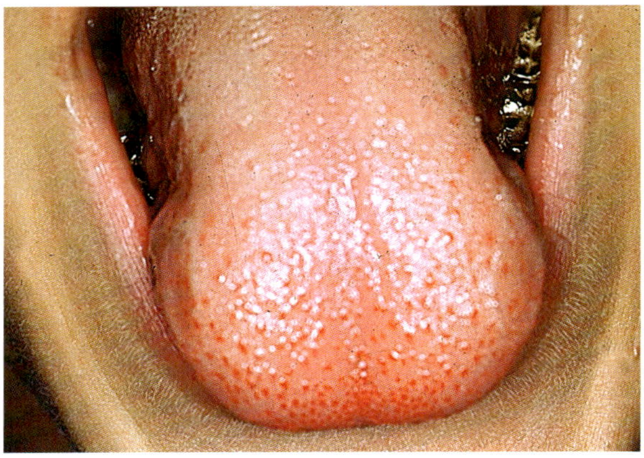

Abb. 3.22 Weiblich, 29 Jahre

Symptome

- Rastloser Fetus, leichte uterine Blutungen
- Subfebrile Temperaturen
- Extreme Schlaflosigkeit
- Nervosität, innere Unruhe, Angstzustände
- Nierenschmerzen
- Appetitlosigkeit

Westliche Diagnose

- Habituelle Fehlgeburten, drohende Fehlgeburt
- Untergewicht

Krankheitsursache

- Emotionale Probleme durch den Selbstmord der Mutter
- Zu geringe Nahrungsaufnahme
- Zweimalige Saugkürettage

Zungenbeispiel 2 (▸ Abb. 3.23)

Zungenbeschreibung	Chinesische Diagnose
Blassrot, geschwollene Ränder	Milz-Qi-Mangel
Stark eingezogener Zungengrund mit dünnem gelbem Belag und roten Punkten	Nieren-Yin-Mangel mit Retention von feuchter Hitze in der Blase

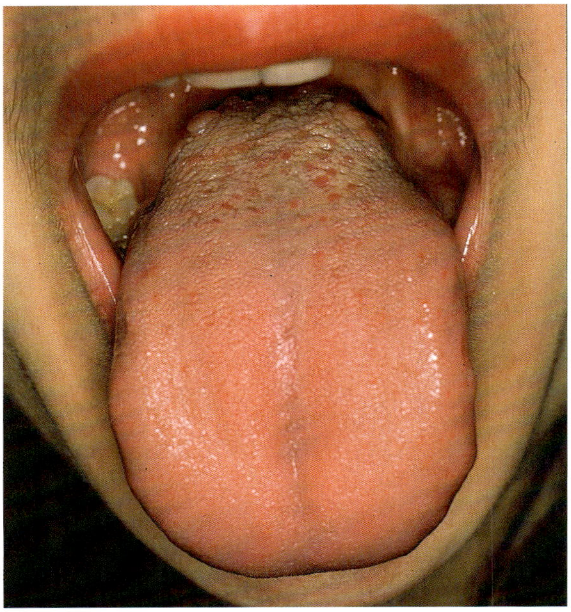

Abb. 3.23 Weiblich, 33 Jahre

Symptome

- Durchschlafstörungen
- Nachtschweiße
- Depressive Verstimmungen
- Magendruck, Völlegefühl im Epigastrium
- Häufiger Harndrang

Westliche Diagnose

- Rezidivierende Blasenentzündung

Krankheitsursache

- Unregelmäßige Ernährung
- Schlafmangel
- Überarbeitung
- Starke, ungelöste emotionale Probleme

3.8 Falldarstellungen und Zungenzeichen bei Störungen des Funktionskreises Niere

Die Falldarstellungen in diesem Kapitel beschreiben ausschließlich Fälle von Nieren-Yin-Mangel und/oder Schwäche der Nieren-Essenz, die entweder allein oder in Kombination auftreten. Falldarstellungen, in denen ein Nieren-Yang-Mangel entscheidend an der Pathologie beteiligt ist, werden in anderen Kapiteln dargestellt.[6]

In der Regel zeichnet sich ein Nieren-Yin-Mangel durch die Entwicklung von leerer Hitze und die Abnahme der Körperflüssigkeiten aus.

Ein Nieren-Yin-Mangel wird durch folgende Ereignisse und Störungen ausgelöst:

- Chronische oder schwere Erkrankungen (► Kap. 3.4, Zungenbeispiel 1 und 2; ► Kap. 3.8, Fallbeispiel 2).
- Schwerer Blutverlust (► Kap. 2.5.1, Fallbeispiel 2; ► Fallbeispiel in Kap. 7.2).
- Geistige Überarbeitung, hektischer Lebensstil und Stress (► Kap. 3.8, Fallbeispiel 2 und 3).
- Lang anhaltende emotionale Probleme, insbesondere Angstgefühle (► Kap. 3.6, Zungenbeispiel 1; ► Kap. 6.1.4, Fallbeispiel 3; ► Kap. 6.2, Zungenbeispiel 4).
- Schlafmangel (► Kap. 3.2, Zungenbeispiel 2; ► Kap. 3.5, Zungenbeispiel 3).
- Verletzung der Körpersäfte, verursacht durch Hitze-Erkrankungen (► Kap. 3.3, Zungenbeispiel 1; ► Kap. 9.2, Fallbeispiel 2).
- Physiologisches Altern (► Kap. 3.2, Zungenbeispiel 2).

„Das Nieren-Yin repräsentiert Essenz und Flüssigkeiten innerhalb der Niere“.[7] Daher kann ein Nieren-Yin-Mangel zu einer Schwäche der Nieren-Essenz führen. Diese Typen von Mangel manifestieren sich jedoch auf unterschiedliche Weise. Nieren-Yin-Mangel zeichnet sich durch leere Hitze aus und die sich daraus entwickelnden Symptome. Eine Schwäche der Nieren-Essenz führt zu einer ungenügenden Ernährung der unterschiedlichen Körpergewebe wie z.B. des Gehirns oder der Knochen, Zähne und Haare. Geringe sexuelle Aktivität, frühzeitiger Samenerguss, schlechtes Gedächtnis und Konzentrationsschwäche sind Beschwerden, die ebenfalls einen Essenz-Mangel kennzeichnen.

In einigen Fällen tritt ein Nieren-Yin-Mangel zusammen mit einem Nieren-Essenz-Mangel oder Blut-Mangel auf. Der Nieren-Yin-Mangel zeigt sich beispielsweise durch Nachtschweiße, der Essenz- und Blut-Mangel äußert sich in Haarausfall (► Kap. 3.8, Fallbeispiel 1 und 2).

Wenn ein Nieren-Yang-Mangel und ein Nieren-Essenz-Mangel gemeinsam für ein Krankheitsgeschehen verantwortlich sind, treten z.B. neben kalten Extremitäten, Ödemen, Impotenz und Unfruchtbarkeit eine Schwäche der Knochen, insbesondere der Knie und der Lendenwirbelregion auf. „Denn die Niere regiert die Knochen und das Mark des Körpers“.[8] Durch eine energetische Erschöpfung der Niere werden die Knochen schwach, was sich in einer Schwäche des unteren Rückens und der Knie zeigt (► Kap. 8.1, Zungenbeispiel 1).

Die Niere spielt eine wichtige Rolle bei der Umwandlung und dem Transport der Körperflüssigkeiten. Das Nieren-Yang liefert der Blase Qi, um unreine Flüssigkeiten in Urin umzuwandeln und auszuscheiden. Die Niere kontrolliert auch den Fluss des Urins, d.h. durch die Balance von Nieren-Yin und Nieren-Yang wird das Öffnen und Schließen der Harnröhre reguliert. So kann es bei einer Schwäche des Yin oder Yang zu unkontrolliertem Wasserlassen oder Harnverhalt kommen (► Kap. 3.8, Fallbeispiel 2).

Ein Nieren-Yin-Mangel tritt selten isoliert auf, und verursacht die Entwicklung von zusätzlichen Krankheitsmustern. Dies sieht man häufig bei chronischen Erkrankungen. Die folgenden Fallbeispiele gehen auf dieses Phänomen ein. Dieser Mangel-Zustand kann folgende Auswirkungen haben:

1. Nieren-Yin und Nieren-Yang hängen voneinander ab und balancieren sich gegenseitig aus. Ein Nieren-Yin-Mangel kann daher auch einen Nieren-Yang-Mangel nach sich ziehen (und umgekehrt). In diesem Fall können Symptome auftreten, die sowohl auf einen Nieren-Yin- als auch auf einen Nieren-Yang-Mangel hinweisen. Wenn dies bei jüngeren Menschen oder Menschen mittleren Alters auftritt, ist es als ernst zu nehmende Schwäche der Nieren-Energie zu bewerten. In Fallbeispiel 2 zeigt die Inkontinenz einen Nieren-Qi- und Yang-Man-

gel an, in Kapitel 3.2 (Zungenbeispiel 2) reflektieren die Nachtschweiße einen Nieren-Yin-Mangel. In Kapitel 3.2. (► Fallbeispiel 3) reflektiert die Impotenz einen Nieren-Yang-Mangel, das chronische Ohrensausen weist auf einen Nieren-Yin-Mangel hin. Im Alter ist ein Abnehmen der Essenz und des Ursprungs-Qi, des Nieren-Yin und des Nieren-Yang normal. Die Art des Mangels hängt von der Konstitution, dem Gesundheitszustand und den Lebensumständen ab. Oft zeigen sich daher in hohem Lebensalter Symptome, die sowohl einen Nieren-Yin-Mangel als auch einen Nieren-Yang-Mangel signalisieren. Es gilt zu beachten, dass sich diese Muster nicht unbedingt an der Zunge zeigen müssen, dass durch die Zungendiagnose allein nicht festgestellt werden kann, ob ein Nieren-Yin-Mangel einen Nieren-Yang-Mangel nach sich gezogen hat oder umgekehrt. Die Zungendiagnostik ist für diese Fälle dennoch von besonderer Bedeutung, weil aus der Farbe des Zungenkörpers ersichtlich wird, welcher der beiden Mangel-Zustände das Krankheitsgeschehen dominiert bzw. initiiert hat.

2. Nieren-Yin nährt alle Yin-Organe und versorgt und unterstützt das Magen-Yin. Daher kann ein Nieren-Yin-Mangel zu einem Yin-Mangel von Leber, Herz, Lunge, Milz oder Magen führen.[9] Die Beziehung zwischen Nieren-Yin und den Yin-Organen wird an dieser Stelle kurz beschrieben:
   a) Die enge Beziehung zwischen Niere und Herz ist schnell gestört, wenn das Nieren-Yin das Herz-Yin nicht ernähren kann. Als Folge entsteht leere Hitze im Herzen. Dieser Prozess ist beispielsweise verantwortlich für innere Unruhe, Herzklopfen und Durchschlafstörungen (► Kap. 3.8, Fallbeispiel 3).
   b) Ebenfalls eine besondere Beziehung zueinander haben Niere und Leber. Es heißt, dass Leber und Niere einen gemeinsamen Ursprung haben. Die Leber speichert das Blut, die Niere die Essenz. Das Leber-Blut nährt und versorgt die Essenz, die Essenz trägt zur Blutbildung bei. Durch diesen Mechanismus wird das Nieren-Yin wiederum genährt. Gemäß der Mutter-Sohn-Regel ernährt und erzeugt das Nieren-Yin das Leber-Yin. Daher versorgen Nieren-Yin und Leber-Yin gemeinsam die Sehnen und Bänder sowie die Knochen (► Kap. 3.8, Fallbeispiel 3). Sind Nieren-Yin und Leber-Yin schwach, kann dies z.B. zu einer mangelnden Ernährung der Augen führen, was trockene Augen und schlechte Sehkraft hervorrufen kann. Aufsteigendes Leber-Yang kann sich zu einem kombinierten Muster von Nieren- und Leber-Yin-Mangel entwickeln mit Symptomen wie Schwindel, Tinnitus und/oder Kopfschmerzen (► Kap. 7.1.2, Fallbeispiel 2).
   c) Wenn die Lunge durch den Nieren-Yin-Mangel betroffen ist, manifestiert sich dies durch einen trockenen Husten, einen trockenen Rachen- und Mundbereich, subfebrile Temperaturen oder auch durch Nachtschweiße (► Kap. 5.2, Zungenbeispiel 3).
   d) Magen und Nieren stehen ebenfalls in einer engen Verbindung. Der Magen ist der Ursprung der Flüssigkeiten. Werden die Flüssigkeiten geschädigt, kann ein Magen-Yin-Mangel langfristig auch einen Nieren-Yin-Mangel erzeugen. Neben Durst, ohne Verlangen zu trinken, Appetitlosigkeit und Verstopfung kann es zu Nachtschweißen und Schlafproblemen kommen (► Kap. 4.2, Fallbeispiel 2).

Fallbeispiel 1 (► Abb. 3.24)

Zungenbeschreibung	Chinesische Diagnose
Blass	Milz-Qi/Yang-Mangel → Blut-Mangel
Lang	Kein pathologischer Befund
Abgepellter, trockener Belag	Magen-Qi- und -Yin-Mangel mit beginnendem Nieren-Yin-Mangel

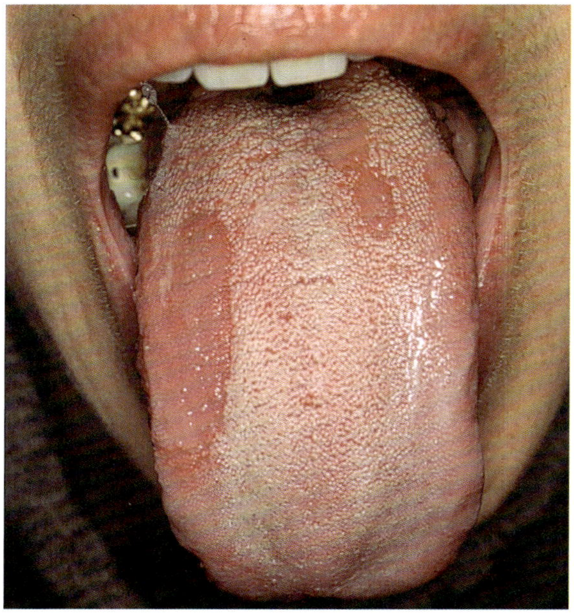

Abb. 3.24 Weiblich, 34 Jahre

Symptome

- Starke Erschöpfung
- Gewichtsabnahme
- Übelkeit
- Appetitlosigkeit
- Durst
- Gelegentliche Nachtschweiße
- Breiige Stühle
- Haarausfall
- Trockene Haut
- Erkältungsanfälligkeit

Westliche Diagnose

- Keine

Krankheitsursache

- Zustand nach der Geburt ihres ersten Kindes vor sechs Monaten

Falldarstellung

Die Patientin war sehr erschöpft, weil sie ständig durch ihr Baby wachgehalten wurde. Sie hatte kaum noch Kraft, sich um ihr Baby zu kümmern. Das Stillen empfand sie als angenehm, hatte aber das Gefühl, dass es sie sehr müde machte. Obwohl sie noch stillte, war zweimal seit der Geburt eine Menstruation eingetreten. Sie hatte stark geblutet, sonst aber keine Beschwerden gehabt.

Die Patientin hatte eine Körpergröße von 182 cm, wog aber nur 55 kg. Sie nahm stetig ab, weil sie nicht mehr essen mochte. Sie hatte überhaupt keinen Appetit mehr. Gelegentlich verspürte sie Übelkeit. Die Patienten war sehr durstig, konnte aber nur kleine Mengen trinken.

Seit drei Wochen hatte sie starken Haarausfall. Zur gleichen Zeit war ihre Haut sehr trocken geworden. Während und nach der Schwangerschaft hatte sie häufig Erkältungen. Ihr Schlaf war unzureichend, weil das Baby oft aufwachte. Gelegentlich hatte sie Nachtschweiße. Ihre Pulse waren oberflächlich (*fu*), dünn (*xi*) und gespannt (*jin*).

Analyse

Schwangerschaft, Geburt und Stillzeit haben Qi, Blut, Yin und Essenz in Mitleidenschaft gezogen. Die Beschwerden der Patientin sind insbesondere auf einen Mangel-Zustand von Milz/Magen-Qi sowie auf eine Nieren-Yin- und Nieren-Essenz-Schwäche zurückzuführen.

Die verschiedenen Zungenzeichen unterstreichen die Entwicklung verschiedener Krankheitsmuster, die für die akuten Beschwerden der Patientin verantwortlich sind. Im Vordergrund steht der Milz- und Magen-Qi-Mangel, was zu einer Schwäche der Nieren-Essenz und des Nieren-Yin beiträgt. So spiegelt der blasse Zungenkörper den Milz-Qi-Mangel und Blut-Mangel wider. Die rohen, roten, abgepellten Areale dagegen reflektieren einen beginnenden Nieren-Yin-Mangel.

Die Länge des Zungenkörpers entspricht häufig der Körpergröße des Patienten. Da die Patientin sehr groß ist, wird die Zungenlänge auf die Größe der Patientin zurückgeführt und nicht auf eine Störung des Funktionskreises Herz (▸ Kap. 6).

Wenn das Magen-Qi eingenommene Nahrung verarbeitet, entsteht ein trüber Dampf, der zur Zunge aufsteigt und den Belag bildet. Sowohl bei einer Schwäche des Magen-Qi als auch bei einem Mangel an Flüssigkeiten durch einen Magen-Yin- oder Nieren-Yin-Mangel wird kein neuer Belag gebildet. Es kommt zu abgepellten Arealen, der Belag verliert seine Wurzel. In der Regel verschwindet der Belag zuerst im Zungenzentrum (▸ Abb. 4.2), ein Areal, das dem Magen zugeordnet wird. Die Farbe des Zungenkörpers zeigt an, ob es sich um einen Magen-Qi- oder einen Magen-Yin-Mangel handelt.

Bei der Patientin ist der Belag am Zungenrand und im unteren Drittel der Zunge deutlich abgepellt. Diese Regionen korrespondieren im Körper mit Leber und Niere. Die abgepellten Bereiche sind roh, rot und großflächig, sie werden als beginnender Nieren-Yin-Mangel interpretiert.[10] Die Wurzellosigkeit des Belags betont die Verschlechterung des Mangel-Zustandes der Patientin. Er lässt die Vermutung zu, dass diese Entwicklung noch nicht von langer Dauer ist, da der verbliebene Belag relativ dünn ist und noch nicht alt aussieht.

Die Nachtschweiße sind indikativ für eine Entwicklung von einem Qi- zu einem Yin-Mangel. Der beginnende Nieren-Yin-Mangel führt zur Entstehung von leerer Hitze, die sich nachts durch das Schwitzen manifestiert. Die Tatsache, dass das Yin in Mitleidenschaft gezogen ist, äußert sich auch im Durst, den die Patientin aber nur durch kleine Flüssigkeitsmengen befriedigen mag.

Viele Faktoren tragen zu der energetischen Schwäche der Patientin bei. Die Nieren-Essenz einer schwangeren Frau versorgt den Fetus über die

Schwangerschaftsmonate. Bei einer entsprechenden Disposition oder Konstitution kann eine Schwangerschaft die Nieren-Essenz schwächen. Außerdem ist das Gebären durch starke Schmerzen und körperliche Anstrengung gekennzeichnet, was zu einer Erschöpfung von Lungen- und Milz-Qi führen kann.
Auch die Stillzeit kann Blut und Essenz der Mutter weiterhin schmälern. Maciocia[11] zitiert aus *Feng Tao Zhang*: „Das menstruelle Blut und die Brustmilch werden von Milz und Magen produziert. Der reine Teil aus der Nahrung geht zur Herz-Leitbahn, wo er seine Farbe verändert, rot wird und Blut bildet. Kurz nach der Entbindung geht der reine Anteil aus der Nahrung zu den Lungen und fließt von dort in die Brüste, um dort zu Milch zu werden. Diese ist weiß, und weiß ist die Farbe der Lungen". Zusammenfassend kann daher festgestellt werden, dass Mangel-Zustände von Milz und Magen im Zentrum von körperlicher Schwäche, Müdigkeit und Appetitlosigkeit stehen, wenn sie nach der Geburt auftreten.
Der Blut-Mangel, reflektiert durch den blassen Zungenkörper, ist aus dem Milz-Qi-Mangel und der Schwäche der Nieren-Essenz entstanden. Er ist verstärkt worden durch die beiden Monatsblutungen, die bei der Patientin während der Stillzeit aufgetreten waren. Die Brustmilch entsteht durch eine Umwandlung des Blutes im Chong Mai. Bei gesunden bzw. kräftigen Frauen besteht in gewisser Weise ein Überschuss an Blut, da während der Schwangerschaft und in der Stillzeit in der Regel keine Blutungen auftreten, d.h., es geht kein Blut verloren. Treten aber menstruelle Blutungen während der Stillzeit auf, kommt es zu einem Blut-Mangel, der auch die Funktionen des Chong Mai beeinträchtigt. Blut ist ein Teil von Yin, und ein Blut-Mangel kann daher auch einen Yin- und Essenz-Mangel verursachen (▶ Abb. 3.25). Der Blut- und Yin-Mangel wird hier durch den oberflächlichen und dünnen Puls angezeigt.
Der Haarausfall der Patientin ist daher auf einen Blut- und Nieren-Essenz-Mangel zurückzuführen. „Denn die Blüte der Niere zeigt sich im Kopfhaar".[12]
Die trockene Haut ist das Resultat einer mangelnden Befeuchtung durch das Blut.
Milz- und Magen-Qi sind die Wurzel des Nach-Himmels-Qi. Beide Organe spielen die entscheidende Rolle bei der Blutproduktion. Durch Schwangerschaft, Geburt und Stillzeit ist die Energieproduktion eingeschränkt. Dies äußert sich unter anderem in einer Schwäche des Abwehr-Qi und manifestiert sich bei der Patientin in der Erkältungsanfälligkeit.
Die Patientin ist unterernährt und nimmt ständig ab. Bedingt durch die Appetitlosigkeit nimmt sie zu wenig Nahrung zu sich in Relation zu ihrem täglichen Bedarf. Durch die geringe Nahrungszufuhr stellen Magen und Milz nicht genügend „Material" zur Verfügung, um die feinen Nahrungsessenzen umzuwandeln und zu transportieren. Dies verstärkt ihren Qi-Mangel. Durch den Milz- und Magen-Qi-Mangel wird nun auch die Nieren-Essenz und Nieren-Yin nicht mehr genügend ernährt. Die Kombination aus mangelnder Nahrungszufuhr und Schwangerschaft haben diese Schwäche noch verstärkt und sind für die schwere Erschöpfung verantwortlich.
Der Milz-Qi-Mangel zeigt sich auch in den breiigen Stühlen. Anstatt das klare Yang zu heben, sinkt das Milz-Qi ab und führt zu ungeformten Stühlen. Der verbliebene Belag ist hellgelb und trocken. Dies deutet auf eine Nahrungsstagnation hin, die durch die Schwäche des Milz-Qi zustande kommt. Die wenige Nahrung kann daher von der Patientin nicht

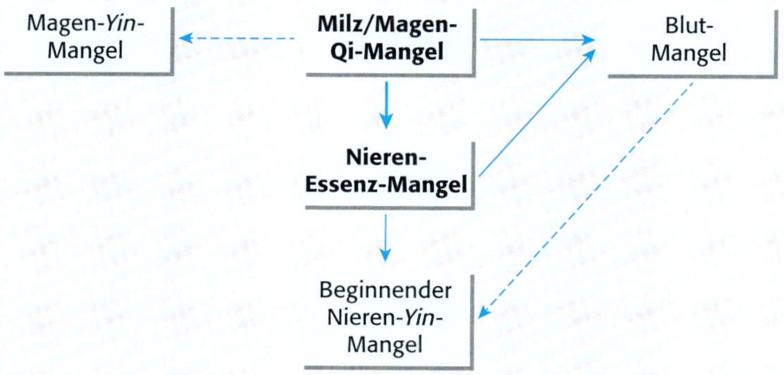

Abb. 3.25 Pathomechanismus Fallbeispiel 1 (Erschöpfung)

adäquat verdaut werden. Dies und der Magen-Qi-Mangel verursachen die Gegenläufigkeit des Qi. Es steigt nach oben und verursacht die Übelkeit.

Therapiestrategie

Milz-Qi und Magen-Qi kräftigen, Magen-Yin, Nieren-Yin und Nieren-Essenz nähren.

Der Patientin nahm in Form eines Dekoktes *Liu Wei Di Huang Wan* (Sechs Bestandteile Pille mit Rehmannia Radix Praeparata) mit den folgenden Zusätzen ein: *Huang Jing* (Polygonati Rhizoma), *Yu Zhu* (Polygonati Odorati Rhizoma), *He Shou Wu* (Polygoni Multiflori Radix) und *Dang Shen* (Codonopsis Radix).

Nach zweiwöchiger Einnahme hatte sie deutlich mehr Appetit und kein Gewicht mehr verloren. Die Übelkeit war nicht mehr aufgetreten. Sie spürte etwas mehr Kraft. Nach vierwöchiger Einnahme fühlte sie sich viel besser. Der Appetit war wieder hergestellt, und sie hatte an Gewicht zugenommen. Der Haarausfall kam nach sechswöchiger Einnahme des Dekoktes zum Stillstand.

Fallbeispiel 2 (▸ Abb. 3.26)

Zungenbeschreibung	Chinesische Diagnose
Leicht blasser, rissiger Zungenkörper	Blut- und Nieren-Yin-Mangel
Wurzelloser Belag im Zentrum und im hinteren Drittel der Zunge	Magen-Yin- und Nieren-Yin-Mangel
Rote Punkte im ersten und mittleren Teil der Zunge	Verbliebener Hitze-Faktor

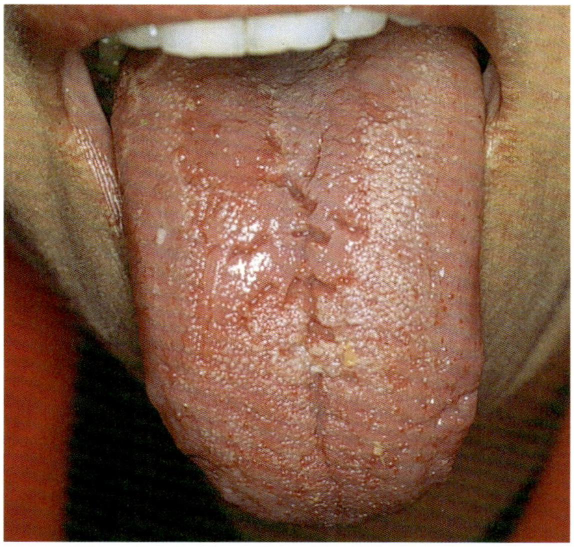

Abb. 3.26 Weiblich, 46 Jahre

Symptome

- Harninkontinenz
- Nachträufeln nach dem Wasserlassen
- Hitzewallungen
- Zahnfleischbluten
- Rückgang des Zahnfleisches

Westliche Diagnose

- Schwache Beckenbodenmuskulatur
- Morbus Hodgkin
- Parodontose

Krankheitsursache

- Geburt ihres ersten Kindes vor drei Jahren
- Chemotherapie und Strahlentherapie vor einem Jahr

Falldarstellung

Nach der Geburt ihres ersten Kindes im Alter von 43 Jahren setzte die Blasenschwäche ein. Zu Beginn bemerkte die Patientin nur ein Nachträufeln nach dem Wasserlassen. Obwohl sie täglich Übungen zur Stärkung der Beckenbodenmuskulatur machte, verbesserten sich die Beschwerden überhaupt nicht. Gelegentlich – ohne einen besonderen Auslöser – verlor sie Urin. Sie hatte ihr Kind für zwölf Monate gestillt, was sie als angenehm, aber sehr schwächend empfunden hatte.

Vor 18 Monaten war die Hodgkin-Krankheit diagnostiziert worden. Die Chemotherapie und die Strahlentherapie hatten gut angeschlagen. Die Patientin befand sich in einer Remission. Seither litt sie an schweren Hitzewallungen, die nur nachts auftraten und ihren Schlaf erheblich störten. Die Patientin war immer müde, was sie auf den mangelnden Schlaf zurückführte.

Seit der Chemotherapie war ihr Zahnfleisch zurückgegangen und blutete leicht. Sorgfältige Zahnhygiene und zahnärztliche Behandlung hatten die Entzündung des Zahnfleisches nicht reduzieren können. Ihre Pulse waren oberflächlich (*fu*) und leer (*xu*).

Analyse

Die späte Geburt im Alter von 43 Jahren und die einjährige Stillzeit haben die Nieren-Essenz, das Nieren-Yin und das Blut geschwächt. Der Blut-Mangel wird durch den blassen Zungenkörper reflektiert, der Nieren-Yin-Mangel durch den rissigen

3

Zungenkörper und den abgepellten Belag. Die tiefen Risse im Zentrum und hinteren Drittel der Zunge unterstreichen den Befund. Da die Risse sehr ausgeprägt und tief sind, sollte ihnen besondere Beachtung geschenkt werden. Die Risse sind besonders im Zentrum des Zungenkörpers tief. Von diesem Areal geht auch die Wurzellosigkeit des Belags aus, die sich bis zur Zungenwurzel erstreckt. Durch den Yin-Mangel sind nicht genügend Flüssigkeiten vorhanden, die nötig sind, um einen normalen Zungenbelag zu bilden. Wurzellosigkeit und die Risse signalisieren sowohl einen Magen-Yin- als auch einen Nieren-Yin-Mangel. Die Zungenfarbe ist in diesem Fall von großer Bedeutung und betont die Notwendigkeit, in der Behandlung nicht nur das Yin, sondern auch das Blut zu ernähren.

Schwangerschaft, Stillzeit und Chemotherapie haben den Blut- und den Yin-Mangel ausgelöst. Die Nieren sind die Wurzel des gesamten Yin und Yang des Körpers. Sie kontrollieren die beiden unteren Öffnungen, die Urethra und Anus. Nur wenn Yin und Yang sich in Harmonie befinden, öffnen und schließen sich diese beiden Öffnungen zur rechten Zeit. Daher können sowohl ein Nieren-Yin- als auch ein Nieren-Yang-Mangel für Störungen in diesem Bereich verantwortlich sein. Der Nieren-Yin-Mangel, der wahrscheinlich durch die späte Schwangerschaft und durch die Chemotherapie ausgelöst wurde, hat eine Schwäche des Nieren-Yang nach sich gezogen. Dadurch hat das Nieren-Qi die Kraft verloren, den Urin zu halten, was zur Harninkontinenz der Patientin führt (► Abb. 3.27).

Die Nachtschweiße signalisieren, dass das Nieren-Yin seine Funktion, das Yang zu kontrollieren, verloren hat. Dadurch verbleibt das Yang nachts an der Oberfläche und verursacht das Schwitzen. Die Beschwerden waren während und nach der Chemotherapie aufgetreten. Wahrscheinlich hat die Verabreichung zytotoxischer Substanzen zu einer Schmälerung des Yin beigetragen.

Die tiefen Risse im Zentrum der Zunge reflektieren die Schädigung des Magen-Yin und der Flüssigkeiten. Dadurch hat sich Hitze im Magen und *Yangming*-Leitbahnen gebildet, sodass es zu akutem Zahnfleischbluten kommt. Die Festigkeit der Zähne wird von den Nieren kontrolliert. Man sagt, die Zähne sind ein Überschuss der Knochen, und die Knochen werden von den Nieren dominiert. Daher wird der Rückgang des Zahnfleisches, was langfristig ein Lockern der Zähne zur Folge hat, in diesem Fall auf den Nieren-Yin-Mangel zurückgeführt. Die oberflächlichen leeren Pulse bestätigen die Diagnose ebenfalls.

Der Zungenkörper der Patientin weist rote Punkte auf, die einen äußeren pathogenen Faktor oder auch toxische Hitze-Ansammlung aufgrund der Chemotherapie reflektieren können. Die Patientin konnte sich aber an keinen akuten Infekt in den zurückliegenden Monaten erinnern, sodass die erste Möglichkeit ausgeschlossen werden kann. Es mag sein, dass sich die pathogene Hitze, die durch die Anwendung der Strahlentherapie im Hals- und Brustbereich eingedrungen war, durch dieses Zungenzeichen manifestiert.

Therapiestrategie

Blut kräftigen, Nieren-Qi tonisieren, Nieren-Yin und Magen-Yin ernähren, Hitze aus dem Magen beseitigen.

Die Patientin wurde einmal wöchentlich über einen Zeitraum von fünf Wochen mit Akupunktur behandelt. Auf folgende Punktkombination reagierte die Patientin sehr gut, danach verlor sie über zwei Wochen keinen Urin:

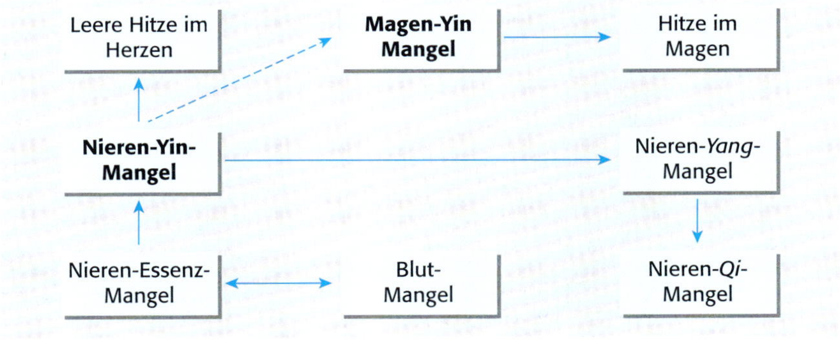

Abb. 3.27 Pathomechanismus Fallbeispiel 2 (Harninkontinenz)

- He 6 (*Yinxi*), Ni 5 (*Shuiquan*) und Ren 4 (*Guanyuan*).
- Andere angewandte Punkte : Ni 6 (*Zhaohai*), Ni 7 (*Fuliu*), Ma 36 (*Zusanli*) und Bl 23 (*Shenqu*).

Außerdem wurde der Patientin eine Abwandlung der Rezeptur *Sang Piao Xiao San* (Mantidis Ootheca Pulver) über den gleichen Zeitraum verabreicht. Urininkontinenz und Hitzewallungen traten nur noch sehr selten auf. Allgemein fühlte sich die Patientin kräftiger. Die Patientin befindet sich weiterhin in Behandlung.

Fallbeispiel 3 (▸ Abb. 3.28)

Zungenbeschreibung	Chinesische Diagnose
Rötlich mit wurzellosem Belag	Nieren-Yin-Mangel
Zwei parallele Risse im ersten Drittel	Konstitutionelle Schwäche des Funktionskreises Lunge
Tiefer vertikaler Riss im ersten Drittel	Lungen-Yin-Mangel

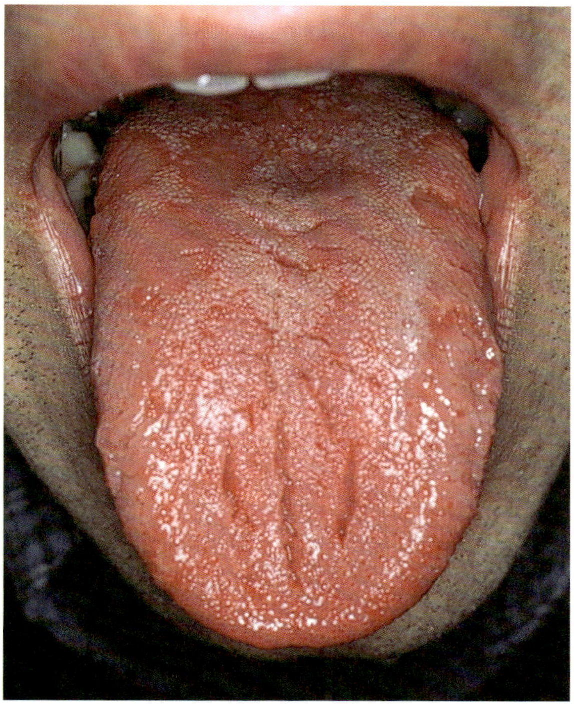

Abb. 3.28 Männlich, 40 Jahre

Symptome

- Schwäche der Beine
- Kribbeln und Taubheitsgefühl des linken Arms
- Undeutliche Sprache
- Sehstörungen
- Nachtschweiße
- Innere Unruhe
- Konzentrationsschwäche

Westliche Diagnose

- Multiple Sklerose

Krankheitsursache

- Körperliche und geistige Überanstrengung

Falldarstellung

Der erste Schub der Multiplen Sklerose trat vor einem Jahr mit plötzlichen Lähmungserscheinungen des rechten Arms und Sprachschwierigkeiten auf. Die schulmedizinische Behandlung mit Kortison schlug sofort an. Danach ging es dem Patienten körperlich gut, verursachte aber eine tiefe Depression.

Vor einer Woche spürte der Patient ein Schwächegefühl der Beine, das mit Kribbeln und einem Taubheitsgefühl des linken Armes einherging. Innerhalb von wenigen Tagen verschlechterte sich sein Zustand zusehends. Seine Sprache wurde undeutlich. Er konnte sich nicht mehr konzentrieren. Seine Sehkraft war eingeschränkt, besonders was das Farbsehen anging.

Er schlief sehr schlecht, was er auf seinen Gemütszustand zurückführte. Er war sehr unruhig, besorgt und hatte große Angst. Er schwitzte jede Nacht sehr heftig. Er lehnte eine erneute Behandlung mit Kortison ab, weil er Angst vor einer möglichen depressiven Reaktion hatte.

Er war noch nie krank gewesen und hatte sich bis zum Auftreten des ersten Schubes immer sehr wohl geführt. In den vergangenen fünf Jahren hatte er aber über lange Zeiträume an starken Nachtschweißen gelitten.

Er hatte eine verantwortungsvolle berufliche Position, was neben erheblichen familiären Belastungen zu einer körperlichen und geistigen Überforderung geführt hatte. Aus Zeitgründen aß er sehr unregelmäßig und ließ oft Mahlzeiten ausfallen.

Seine Pulse waren beschleunigt (*shu*), oberflächlich (*fu*) und leer (*xu*).

Analyse

Multiple Sklerose gehört aus Sicht der Chinesischen Medizin in die Kategorie der Wei-Syndrome. Ihr Entstehen wird begünstigt durch folgende Krankheitsursachen:

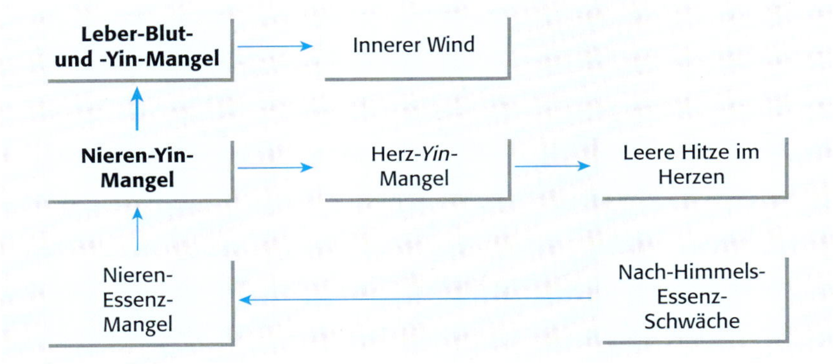

Abb. 3.29 Pathomechanismus Fallbeispiel 3 (Schwäche der Extremitäten)

- das Eindringen von äußerer Feuchtigkeit,
- übermäßiger Verzehr von Milchprodukten und kalten, rohen Speisen,
- übermäßige sexuelle Aktivität,
- seelischer Schock.

Eine genaue Befragung des Patienten ergab keine Anhaltspunkte für die oben erwähnten Krankheitsursachen. Der Patient betonte nur immer wieder, dass er sich über viele Jahre körperlichen und seelischen Anstrengungen ausgesetzt hatte und diese nur aufgrund seiner Willensstärke bewältigt habe. Geldsorgen, die Erziehung seiner vier Kinder, ein langwieriger Hausbau und die anstrengende Arbeitssituation hatten ihn zermürbt. Dies und die Schädigung der Körpersäfte durch das gelegentliche Auftreten der Nachtschweiße sind ein Hinweis für eine Abnahme des Nieren-Yin, die sich in dem rötlichen, rissigen Zungenkörper und dem wurzellosen Belag zeigt. Dieser Mangel-Zustand wird durch die beschleunigten, oberflächlichen und leeren Pulse bestätigt.
Nicht nur die körperliche und geistige Überanstrengung, sondern auch der extreme Einsatz seines Willens verursachte eine Schwächung der Nieren-Energie. Denn „die Niere beherbergt den Willen (*Zhi*)“.[13] Der Wille (*Zhi*) verleiht einem Menschen Beharrlichkeit, Durchhaltevermögen und Entschlossenheit. Wenn diese Kraft unermüdlich eingesetzt wird, weil es die äußeren Lebensverhältnisse anscheinend diktieren und keine Zeit lassen für die Reflektion des eigenen Weges, kann dies zu einer Verausgabung von Qi und Essenz (*Jing*) führen. Dies und die emotionale Überbelastung des Patienten verursachen einen Nieren-Yin- und -Essenz-Mangel, der zu der schweren Erkrankung des Patienten beiträgt.

Die Nieren-Essenz wird außerdem nicht genügend durch die Nach-Himmels-Essenz aufgefüllt, da der Patient zu wenig Zeit hat, sich angemessen zu ernähren.
Der Nieren-Yin- und Leber-Yin-Mangel verursacht sowohl eine mangelnde Versorgung der Sehnen und Bänder als auch der Knochen, spürbar für den Patienten in der mangelnden Kraft seiner Beine. Der Leber-Yin-Mangel schließt auch den Mangel-Zustand des Leber-Blutes ein, was eine Verschlechterung der Sehkraft hervorruft. Zum Zeitpunkt des akuten Schubs ist der Leber-Blut- und -Yin-Mangel so ausgeprägt, dass sich innerer Wind bildet. Sowohl das plötzliche Kribbeln des Armes als auch das Taubheitsgefühl sind Ausdruck dieses Krankheitsmechanismus (▶ Abb. 3.29).
Der Nieren-Yin-Mangel hatte sich schon viele Jahre vorher durch die Nachtschweiße angekündigt, die das Resultat eines Nieren-Yin- und Herz-Yin-Mangels sind und gemeinsam zur Entstehung von leerer Hitze geführt haben. Die Sprechschwierigkeiten werden einerseits durch die mangelnde Ernährung der Zungenwurzel durch die Niere verursacht. Da die Zunge ein Ausläufer des Herzens ist, kann die Hitze-Entwicklung andererseits das Herz-Qi schädigen, was ein stockendes Sprechen zur Folge hat.
Die Schwäche der Nieren-Energie zieht also eine gestörte Kommunikation zum Herzen nach sich. Angst, innere Unruhe, Konzentrationsstörungen sowie die Unfähigkeit, Änderungen an der Lebensführung – trotz besseren Wissens – vorzunehmen, sind ein Hinweis dafür. Diese zugrunde liegende Disharmonie mag auch für die starke Depression als Resultat der Kortison-Einnahme verantwortlich gewesen sein, da dieses Medikament das Gleichgewicht von Yin und Yang in den Nieren erheblich stören kann.

Therapiestrategie

Inneren Wind beseitigen, Nieren-Yin und Leber-Blut/-Yin ernähren, Geist besänftigen

Dem Patienten wurde in hoher Dosierung in Form eines Dekoktes *Zhi Bai Di Huang Wan* (Anemarrhenae Radix, Phellodendri Cortex und Rehmanniae Radix Pille) plus *Di Gu Pi* (Lycii Cortex), *Bie Jia* (Trionycis Carapax) und *Sang Ji Sheng* (Taxilli Herba) verabreicht. Nach viertägiger Einnahme waren das Taubheitsgefühl und das Kribbeln sehr viel schwächer geworden. Der Patient fühlte sich ruhiger.

Sehstörungen, Sprachschwierigkeiten und Nachtschweiße hatten sich nicht gebessert. Der Arzneiverschreibung wurden *Gou Qi Zi* (Lycii Fructus), *Shi Chang Pu* (Acori Tatarinowii Rhizoma) und *Yuan Zhi* (Polygalae Rhizoma) hinzugefügt. Nach zwei Wochen war der Patient bis auf die Nachtschweiße symptomfrei. Er fühlte sich aber außerordentlich müde und schlapp und psychisch sehr labil. Der Patient befindet sich weiterhin in Behandlung. Leider brachte die über neun Monate dauernde Behandlung mit chinesischen Arzneien keine Besserung. Er hatte noch einen schweren Schub, der zu einer Lähmung der Beine führte.

Anmerkungen

1. In seltenen Fällen ist eine rote, nasse Zunge nicht indikativ für einen Nieren-Yin-Mangel, sondern für einen Yang-Mangel. Siehe dazu Maciocia G: *Zungendiagnose in der chinesischen Medizin*, ML Verlag, Uelzen 1996, S. 74.
2. Ein Tumor der Hypophyse mit autonomer Sekretion von Prolaktin.
3. In den vergangenen Jahren habe ich bemerkt, dass Risse im Zungenkörper nicht sehr aussagekräftig sind, wenn sie in der Kombination mit einem blassen Zungenkörper auftreten. Ich denke, dass Risse für eine Beurteilung des Zustandes des Patienten wichtig sind, wenn sie mit einem gelben Belag bedeckt sind oder wenn das Areal um den Riss gerötet ist. Beides indiziert die Anwesenheit von Hitze, was entweder zu einer Vertiefung des Risses führt oder einen Riss neu entstehen lässt.
4. Vgl. Li N-M:. *Zhong guo she zhen da quan,* Xueyuan Publishing Company, Beijing 1994, S. 1196.
5. Spezifische Zungenbeläge, die einen Magen-Yin-Mangel darstellen, werden in Kapitel 4 beschrieben.
6. F Kapitel 2.5.2 (Zungenbeispiel 1), Kapitel 8.1 (Zungenbeispiel 1) und 8.3 (Zungenbeispiel 3).
7. Maciocia G: *Die Grundlagen der chinesischen Medizin*, Verlag für Ganzheitliche Medizin, Kötzting 1994, S. 261.
8. Anonymus: *Su wen [Basic Questions]*, hrsg. v. He W-B et al., China Medicine Science and Technology Press, Beijing 1996, Kap. 44, S. 249.
9. Diese Disharmonien werden in den dazugehörigen Kapiteln besprochen.
10. Hier sollte beachtet werden, dass abgepellte Areale nicht immer eine Pathologie des korrespondierenden *Zang* anzeigen.
11. Maciocia G: *Obstetrics and Gynecology in chinese Medicine*, Churchill Livingstone, London 1998, S. 14.
12. *Su Wen,* Kap. 9, S. 54.
13. Ebd., Kap. 3, S. 147.

3

4 Zungenzeichen bei Störungen des Funktionskreises Magen

Das Hohlorgan Magen spielt eine wichtige Rolle bei der Produktion von Energie und Körpersäften. In der Zungendiagnose stellt es das einzige Hohlorgan dar, das sich durch regelrechte Yin-Mangel-Zeichen darstellt. Es hat eine enge Beziehung zu den *fünf Zang*.[1]

In den Klassikern der Chinesischen Medizin wird der Magen als „See der Flüssigkeiten und der Getreide" bezeichnet[2]. Feste und flüssige Nahrung werden vom Magen aufgenommen und umgewandelt. Für diesen Prozess benötigt er ein feucht-nasses Milieu. Daher der chinesische Spruch: „Der Magen liebt die Feuchtigkeit und verabscheut die Trockenheit".[3] Der unreine Teil der Nahrungs-Essenzen wird durch das Magen-Qi kondensiert und formt einen Teil der Körpersäfte. Durch diesen Prozess der Nahrungsumwandlung steigt ein Teil davon kraft des Magen-Qi zur Zunge auf und bildet einen dünnen, weißen, feuchten Belag. Diese Beschaffenheit des Zungenbelags reflektiert die Qualität des Magen-Qi. Er zeigt auch an, dass das feuchte Milieu des Magens intakt ist. Durch die Kraft des Magen-Qi und sein feuchtes Milieu sind die Bedingungen für die Aufnahme und Umwandlung von Nahrung und Getränken gegeben. Als gesundes Nebenprodukt entsteht der weißliche, dünne und feuchte Zungenbelag.

4.1 Magen-Qi

Das Magen-Qi ist eng mit dem Milz-Qi verbunden. Ein Magen-Qi- und/oder Milz-Qi-Mangel führt daher auch zu gemeinsamen Symptomen: Müdigkeit, Appetitlosigkeit, Schwäche der Extremitäten sowie ein blasser Zungenkörper. Eine unangemessene Ernährung ist oft ursächlich an diesem Mangel-Zustand beteiligt. Übermäßiger Verzehr von Rohkost schwächt das Milz-Qi, während eine zu geringe Nahrungszufuhr oder auch unregelmäßige Nahrungsaufnahme das Magen-Qi schädigt (► Abb. 2.3). Chronische Erkrankungen können das Milz- und das Magen-Qi ebenfalls schwächen (► Abb. 2.6).

Zungenzeichen

Blass mit:

- einem dünnen Belag im Zungenzentrum,
- einem abgepelltem Belag im Zungenzentrum,
- oberflächlichen Rissen im Zungenzentrum (► Abb. 2.24). Gelegentlich treten diese Risse während oder nach einer akuten (in der Regel fiebrigen) Erkrankung auf und verschwinden nach einiger Zeit. Dies trifft jedoch nur für dünne, oberflächliche Risse zu. Man sollte beachten, dass dünne Risse in diesem Areal keine große Bedeutung haben, wenn sie in Verbindung mit einem blassen und blassroten Zungenkörper auftreten.

Ein chronischer Magen-Qi-Mangel kann langfristig zu einem Magen-Yin-Mangel führen. Hektisches und unregelmäßiger Essverhalten, die Einnahme von späten Abendmahlzeiten sowie ein stressiger Lebensstil begünstigen diese Entwicklung (► Abb. 4.20). Wenn ein Magen-Qi-Mangel und ein Magen-Yin-Mangel gleichzeitig auftreten, kann es zu folgenden Beschwerden kommen: Müdigkeit, weiche Stühle, Magenschmerzen, Mundtrockenheit und/oder ein geblähtes Abdomen nach dem Essen (► Abb. 4.5). In diesem Fall wird das Zungenzentrum gerötet sein und wenig Belag aufweisen, dabei bleibt der Zungenkörper häufig blass oder blassrot. Die Entwicklung von einem Magen-Qi- zu einem Magen-Yin-Mangel wird häufig durch eine unangemessene Ernährung oder durch Unterernährung verursacht. Dann wird die Schädigung des Magen-Yin durch Risse im Zungenzentrum reflektiert, die Schädigung des Milz- und Magen-Qi durch einen blassen Zungenkörper.

4.2 Magen-Yin

Die Wurzel des Yin hat ihren Sitz in den Nieren. Alle *Zang* (Yin-Organe) und Gewebe des Körpers werden von dieser strukturellen Energie ernährt. Ein genereller Yin-Mangel wird daher langfristig zu einer Unterversorgung der *Zang* Herz, Lunge, Leber und in geringerem Maße der Milz und des Magens führen. So kann ein Nieren-Yin-Mangel bei entsprechender Disposition z.B. einen Lungen-Yin- oder Herz-Yin-Mangel verursachen. Aber auch der umgekehrte Weg ist möglich. Ein einzelnes Yin-Organ kann an einem Yin-Mangel leiden, ohne dass ein schwaches Nieren-Yin dafür verantwortlich ist. „Isolierte" Schwächen des Yin der einzelnen Yin-Organe und des Magens bedeuten nicht, dass das Nieren-Yin automatisch in Mitleidenschaft gezogen wird. Langfristig wird allerdings z.B. ein Magen-Yin-Mangel das Nieren-Yin schädigen.

Scharfe Gewürze wie Curry, Chili, Knoblauch, Senf oder schwarzer Tee, Kaffee sowie gebratene und geröstete Nahrung im Übermaß haben eine trocknende Wirkung auf die Säfte des Magens. Der häufige Genuss solcher Nahrungsmittel und Getränke verletzt das Magen-Yin. Diese Entwicklung zeigt sich in verschiedenen Zungenzeichen: Zuerst wird das Zungenzentrum trocken als Zeichen eines leichten Mangels der Säfte. Färbt sich dieses Areal dann rot, ist Magen-Hitze entstanden. Das typische Hungergefühl, das mit dieser energetischen Entwicklung einhergeht, wird auch im *Ling Shu* (Kapitel 20) beschrieben: „Wenn die Störung im Speicherorgan Milz und in dem Hohlorgan Magen sitzt, hat der Mensch Schmerzen in der Muskulatur und im Fleisch. Wenn das Yang-Qi (Magen) dabei zu stark ist und das Yin-Qi (Milz) zu schwach ist, kommt es zu (einem) Hitze(-Gefühl) im Zentrum, und der Mensch hat ein konstantes Hungergefühl.[4]

Klagt ein Patient über Verstopfung, trockenen Mund und Rachen sowie über Durst ohne das Bedürfnis zu trinken, dann sind das eindeutige Symptome, die auf einen Magen-Yin-Mangel hinweisen. Ein Magen-Yin-Mangel tritt häufig in Verbindung mit anderen Krankheitsmustern auf. In der Praxis sind das häufig Hitze im Magen, Leber-Qi-Stagnation und Nieren-Yin-Mangel. Diese Krankheitsmuster werden in den folgenden Falldarstellungen illustriert. Ein Magen-Yin-Mangel zieht zunächst das Nieren-Yin nicht in Mitleidenschaft, es kommt nur zu Symptomen, die mit einer Disharmonie des Funktionskreises Magen assoziiert werden. In diesem Fall ist der Zungenkörper nicht automatisch rötlich oder rot. Bei einem Magen-Yin-Mangel werden sich die Veränderungen der Zungenfarbe und die veränderte Beschaffenheit des Zungenkörpers im Zungenzentrum zeigen. In der Regel kommt es in diesem Areal zu einer Rötung.

Zungenzeichen

- Wurzelloses oder belagloses Zentrum (► Abb. 4.2).
- Kurze, kleine, unregelmäßige Risse im Zungenzentrum (► Abb. 4.3).
- Tiefer, vertikaler Riss im Zungenzentrum (► Abb. 4.10). In diesem Fall zeigt sich der Riss nur im Zungenzentrum. Es kommt nicht notwendigerweise zu einer roten Verfärbung des Zungenkörpers. Wenn dem so wäre, würde das auf einen akuten und ernsten Zustand schließen lassen.
- Ein trockener, rissiger Zungenkörper (► Abb. 4.8). Kommt es zu einer ungenügenden Bildung von trübem Qi (aufgrund eines Mangels an Säften), wird der Zungenkörper trocken als Zeichen für Trockenheit im Magen.

Bei einem schweren Magen-Yin-Mangel nimmt der Zungenkörper eine rote Farbe an und weist viele Risse im Zungenzentrum auf (► Abb. 4.8). Wie bereits erwähnt, sind diese Risse häufig ein Zeichen für ein unangemessenes Essverhalten. Gewürzte Speisen, Alkohol, Drogen und bestimmte Medikamente verletzen das Yin. Reflektiert wird das durch kleine Risse, weil der Zungenkörper nicht ausreichend durch die Säfte befeuchtet wird. Erworbene Risse sind in der Regel unregelmäßig und weisen eine ungleiche Tiefe auf. Möglicherweise sind sie ein Hinweis darauf, dass das Yin zu unterschiedlichen Zeiten verletzt wurde. Ein einzelner, tiefer, oft breiter Riss im Zungenzentrum weist dagegen auf eine konstitutionelle Schwäche des Funktionskreises Magen hin.

Treten jedoch Magen-Yin- und Nieren-Yin-Mangel gleichzeitig auf, entstehen Zeichen und Symptome beider Organe: Nachtschweiß, Hitzegefühle im Körper, heiße Handflächen und Fußsohlen, wenig, dunkler Urin und

- ein roter, trockener Zungenkörper (► Abb. 3.21),
- ein roter, trockener Zungenkörper mit tiefen Rissen im Zungenzentrum (► Abb. 4.8),
- eine roter Zungenkörper ohne Belag (► Abb. 4.8),

4

- ein roter oder rötlicher Zungenkörper mit einem wurzellosen, unregelmäßig aussehenden Belag (▸ Abb. 3.18).

Zungenbeispiel 1 (▸ Abb. 4.1)

Zungenbeschreibung	Chinesische Diagnose
Blassrot, leicht geschwollen	Leichter Milz-Qi-Mangel
Rohes, rotes Zentrum	Beginnende Hitze im Magen
Gelber Belag mit roten Punkten an der Zungenwurzel	Feuchte Hitze im Dickdarm

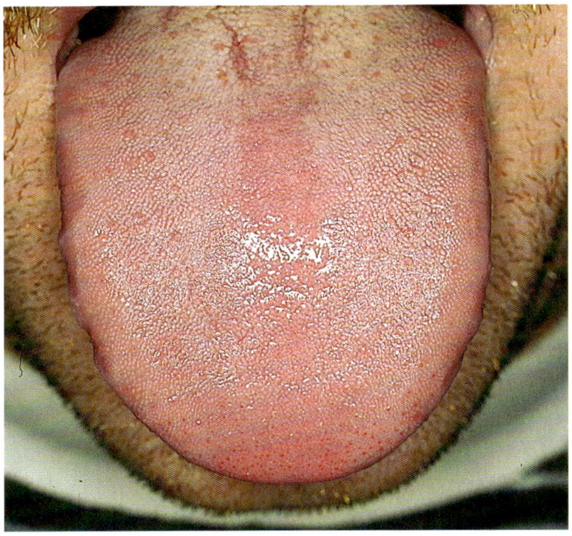

Abb. 4.1 Männlich, 26 Jahre

Symptome

- Sodbrennen und saures Aufstoßen
- Magenschmerzen mit Stress
- Durchfall nach dem Verzehr von Milchprodukten

Westliche Diagnose

- Keine

Krankheitsursachen

- Examensstress
- Übermäßiger Verzehr von Milchprodukten

Zungenbeispiel 2 (▸ Abb. 4.2)

Zungenbeschreibung	Chinesische Diagnose
Blassrot	Ohne pathologischen Befund
Rohes, rotes, rissiges Zentrum	Magen-Yin-Mangel mit Magen-Hitze
Öliger, gelber Belag an den Seiten	Retention von feuchter Hitze im Magen und Dickdarm
Gerötetes, erstes Drittel	Hitze im Oberen Erwärmer, besonders im Herzen

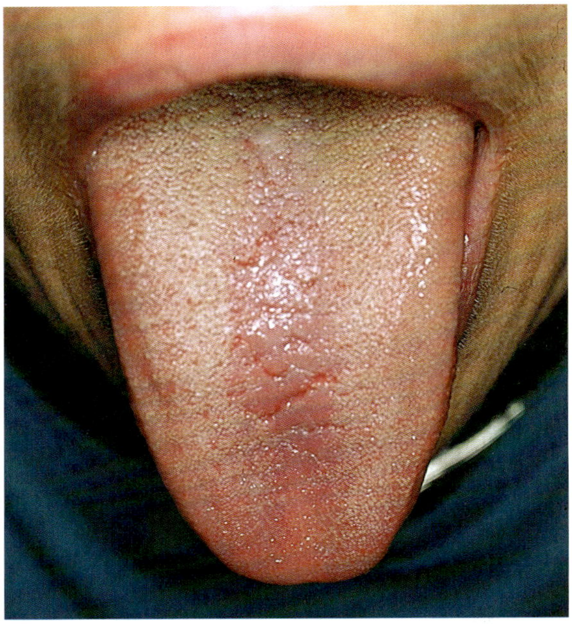

Abb. 4.2 Weiblich, 51 Jahre

Symptome

- Zahnfleischbluten
- Aphthe
- Trockener Stuhl
- Vaginaler Ausfluss
- Rotes Gesicht

Westliche Diagnose

- Keine

Krankheitsursachen

- Körperliche Überarbeitung
- Spätes Abendessen
- Kaffeeabusus

Zungenbeispiel 3 (▸ Abb. 4.3)

Zungenbeschreibung	Chinesische Diagnose
Blassrot, etwas dünn	Leichter Milz-Qi-Mangel
Leicht blasse Ränder	Leichter Leber-Blut-Mangel
Vertikaler Riss mit kleinen horizontalen Rissen abgehend, ohne Belag	Magen-Yin-Mangel
Leicht gerötetes Zungenzentrum	Magen-Hitze

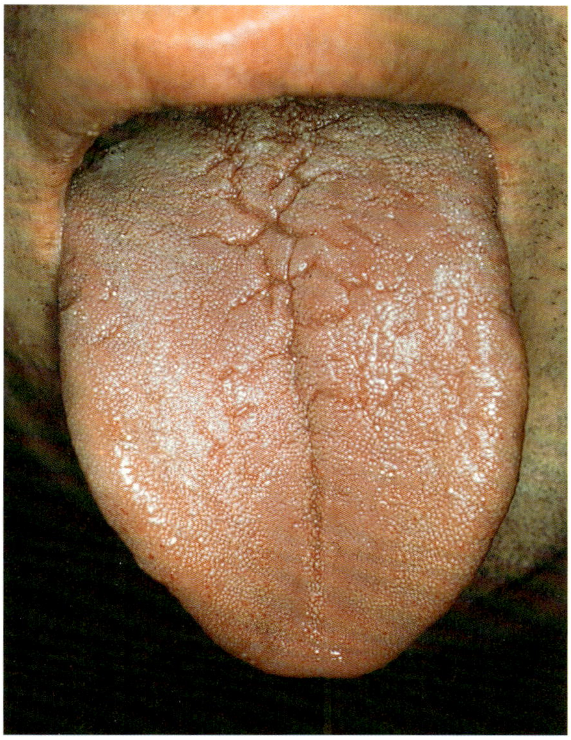

Abb. 4.3 Männlich, 44 Jahre

Symptome

- Sodbrennen
- Magenschmerzen
- Heiße Sensation im Magen
- Erschöpfung
- Einschlafstörungen

Westliche Diagnose

- Refluxösophagitis

Krankheitsursachen

- Unregelmäßige Ernährung
- Psychische Überforderung

Zungenbeispiel 4 (▸ Abb. 4.4)

Zungenbeschreibung	Chinesische Diagnose
Blassrot	Kein pathologischer Befund
Leicht blasse Ränder	Leber-Blut-Mangel
Geschwollen	Milz-Qi-Mangel mit Retention von Feuchtigkeit
Gerötetes, belagloses Zentrum	Magen-Yin-Mangel
Risse im Zentrum der Zunge	Magen-Yin-Mangel
Tiefe Kerben an den Zungenseiten	Schwerer Milz-Qi-Mangel
Gerötete Zungenspitze	Hitze im Herzen

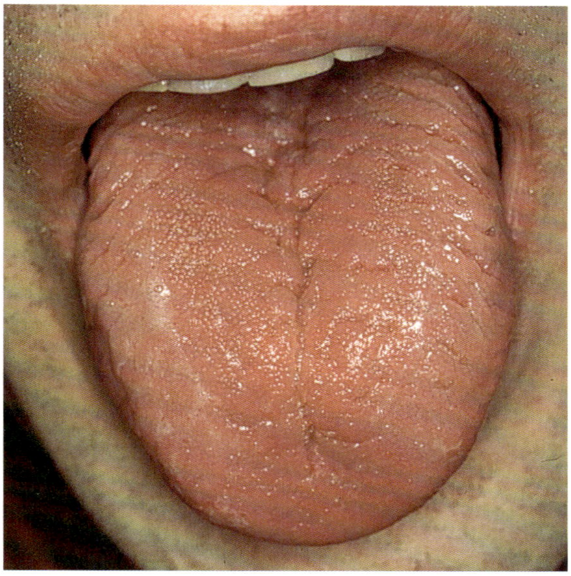

Abb. 4.4 Männlich, 35 Jahre

Symptome

- Magenschmerzen
- Nüchternschmerz
- Taubheitsgefühle und Sensibilitätsstörungen des Oberschenkels und der Füße
- Spastik und Schwäche der Oberschenkelmuskulatur
- Appetitlosigkeit
- Innere Unruhe

Westliche Diagnose

- Multiple Sklerose
- Ulcus duodeni

Krankheitsursachen

- Kalte Arbeitsbedingungen
- Übermäßiger Verzehr von Milchprodukten
- Nebenwirkungen von Glukokortikoiden

Zungenbeispiel 5 (▸ Abb. 4.5)

Zungenbeschreibung	Chinesische Diagnose
Rötlich, breit, dünn	Schädigung der Körpersäfte und des Qi durch Hitze
Rohes, rotes, rissiges Zentrum	Magen-Yin-Mangel mit Magen-Hitze
Aufgerollte, leicht geschwollene Ränder	Leber-Qi-Stagnation mit Hitze in der Leber
Herabgerollte, gerötete Spitze	Leere Hitze im Herzen
Dicker, gelber Belag mit roten Punkten am Zungengrund	Retention von feuchter Hitze im Dickdarm

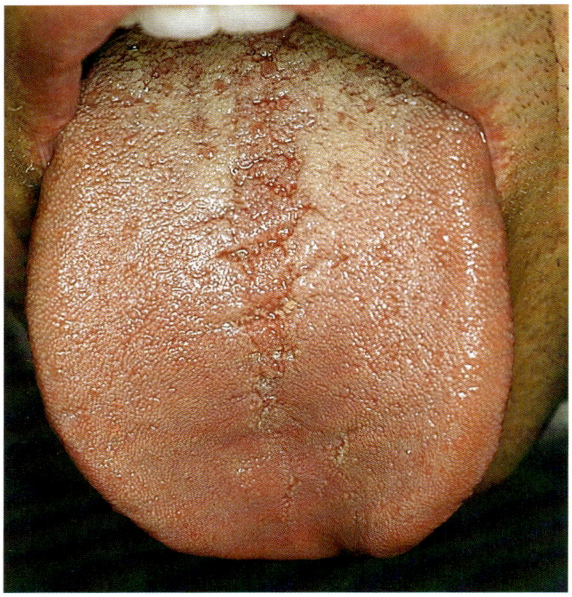

Abb. 4.5 Männlich, 37 Jahre

Symptome

- Dauerkopfschmerzen, Migräne
- Innere Unruhe
- Gelegentlich Magenschmerzen
- Riechender breiiger Stuhl

Westliche Diagnose

- Keine

Krankheitsursachen

- Trauma (Schädelfraktur)
- Alkoholabusus in der Vergangenheit
- Genuss scharfer Speisen
- Emotionale Probleme

Zungenbeispiel 6 (▸ Abb. 4.6)

Zungenbeschreibung	Chinesische Diagnose
Blassrot, geschwollen	Milz-Qi-Mangel mit Retention von Feuchtigkeit
Dicker, öliger Belag auf der linken Seite der Zunge	Umwandlung in feuchte Hitze in Leber und Gallenblase
Wurzelloser Belag	Magen-Yin-Mangel
Tiefer Mittelriss mit gelbem, öligem Belag	Magen-Yin-Mangel mit Retention von Schleim-Feuer im Magen

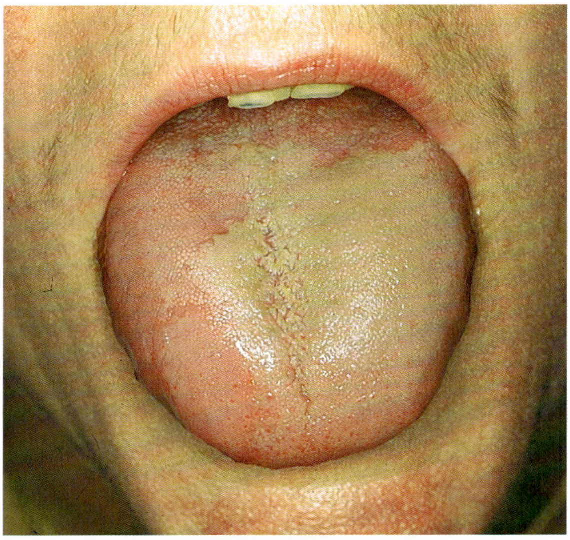

Abb. 4.6 Weiblich, 54 Jahre

Symptome

- Hörverlust auf dem linken Ohr, Ohrensausen und Ohrenschmerzen
- Panikattacken, innere Unruhe, Nervosität
- Morgendlicher Schwindel
- Kopfschmerzen
- Schlaflosigkeit
- Gelegentliche Nachtschweiße

Westliche Diagnose

- Akuter Hörsturz

Krankheitsursachen

- Berufliche Überlastung
- Emotionale Probleme

Zungenbeispiel 7 (▸ Abb. 4.7)

Zungenbeschreibung	Chinesische Diagnose
Rötlich	Hitze-Entwicklung
Aufgerollte, leicht eingekerbte Ränder	Leber-Qi-Stagnation
Rissiges Zungenzentrum	Magen-Yin-Mangel
Gelber, öliger Belag mit roten Punkten im unteren Drittel	Feuchtigkeit und Hitze im Unteren Erwärmer

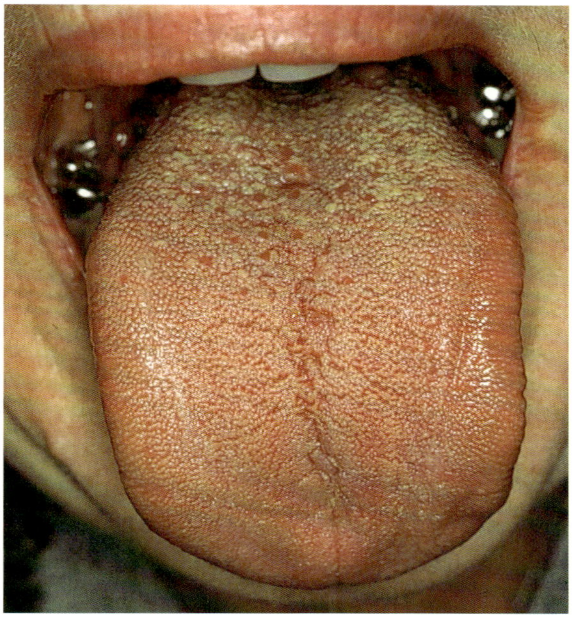

Abb. 4.7 Weiblich, 66 Jahre

Symptome

- Schluckbeschwerden
- Verstopfung
- Harter, kieselsteinähnlicher Stuhl
- Blähbauch
- Epigastrisches Völlegefühl
- Aufstoßen
- Nächtliche Mundtrockenheit
- Kopfschmerzen mit gelegentlichem Erbrechen von Gallensaft

Westliche Diagnose

- Refluxösophagitis
- Hiatushernie

Krankheitsursachen

- Unregelmäßige Ernährung
- Häufiges Essen spät am Abend
- Familiäre Sorgen

Fallbeispiele

Die folgenden beiden Fallstudien gehen auf einen Magen-Yin-Mangel ein, der für das Krankheitsgeschehen verantwortlich ist. Es werden aber auch begleitende Krankheitsmuster wie z.B. Nieren-Yin-Mangel und Herz-Blut-Mangel diskutiert.

Fallbeispiel 1 (▸ Abb. 4.8)

Zungenbeschreibung	Chinesische Diagnose
Rötlich	Nieren-Yin-Mangel
Breit	Eventuell Milz-Qi-Mangel
Blasse Ränder	Leber-Blut-Mangel
Rotes, trockenes Zentrum mit tiefen Rissen und gelbem, altem, spärlichem Belag	Magen-Yin-Mangel mit Magen-Hitze
Delle und eingezogene Zungenwurzel	Nieren-Yin- und -Essenz-Mangel
Wurzelloser Belag bei rauer Zungenoberfläche	Nieren-Yin-Mangel

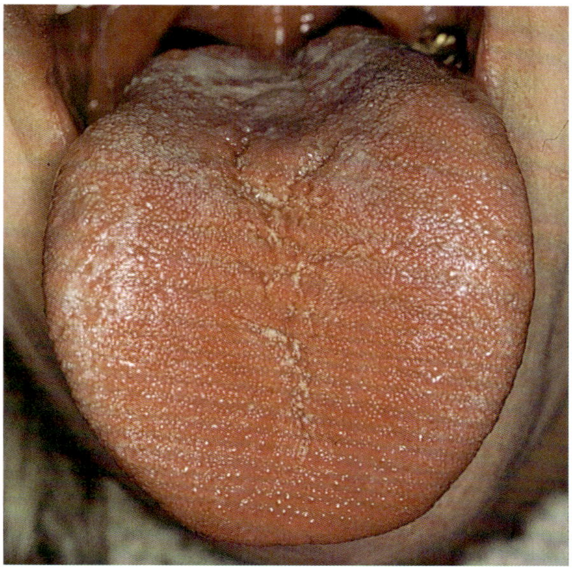

Abb. 4.8 Weiblich, 62 Jahre

Symptome

- Zahnschmerzen
- Zahnfleischbluten
- Lockere Zähne
- Appetitlosigkeit
- Durst
- Insomnia
- Depressive Verstimmungen
- Haarausfall
- Starke Erschöpfung

Westliche Diagnose

- Parodontitis

Krankheitsursache

- Zustand nach Entnahme der rechten Niere vor zwei Jahren wegen eines Tumors
- 30 Jahre unglücklich verheiratet

Falldarstellung

Die Patientin hatte im vergangenen Jahr drei Zähne wegen einer Parodontitis verloren. Die zahnärztliche Behandlung, die auch eine Langzeitbehandlung mit Antibiotika einschloss, hatte die Erkrankung nicht zum Stillstand bringen können. Vier Zähne sind immer noch sehr lose. Die Patientin hatte große Schmerzen, die sie mit starken Schmerzmitteln zu lindern suchte.

Die Patientin litt seit 30 Jahren an Schlaflosigkeit und nahm seit dieser Zeit Schlafmittel ein. Sie wachte dennoch mehrere Male pro Nacht auf. Die Entstehung ihres Schlafproblems führte sie auf ihre unglückliche Ehe zurück. Sie hatte nachts starken Durst und klagte über Mundtrockenheit.

Der Appetit der Patientin hatte seit der Entfernung ihrer rechten Niere vor zwei Jahren sehr abgenommen. Sie hatte seitdem 10 kg an Gewicht verloren und wog nur 52 kg bei einer Körpergröße von 175 cm. Sie machte einen sehr schwachen und ausgezehrten Eindruck. Sie war sehr erschöpft und nicht fähig, irgendwelche Aktivitäten außer Haus wahrzunehmen. Sie lebte sehr isoliert, was durch ihre depressiven Verstimmungen bedingt war. Ihr Kopfhaar war sehr schütter geworden, denn der Haarausfall hatte nun schon sechs Monate angehalten. Ihre Pulse waren oberflächlich (*fu*), schnell (*shu*) und gespannt (*jin*).

Analyse

Die raue Oberflächenstruktur des Zungenkörpers in Verbindung mit der Wurzellosigkeit des Belags ist besonders auffällig. Diese Zungenzeichen weisen auf eine Schädigung der Säfte, des Magen-Yin und Nieren-Yin hin. Die Risse im Zungenkörper sind besonders im unteren Drittel des Zungenkörpers ausgeprägt und signalisieren eine Schädigung des Nieren-Yin. In ihrer Gesamtheit spiegeln die Zungenzeichen eine Erschöpfung des Yin wider und reflektieren u.a. die geschwächte Konstitution der Patientin (▸ Abb. 4.9).

Das rissige, trockene Zungenzentrum signalisiert den zugrunde liegenden Magen-Yin-Mangel. Neben der Rötung des Zungenzentrums ist der verbliebene gelbe, alte Belag ein Indiz für die starke Hitze-Entwicklung im Magen und die begonnene Umwandlung in Feuer, das die Säfte und insbesondere das Magen-Yin verletzt. Dadurch wird die Neubildung des Belags verhindert.

Die akuten, starken Zahnschmerzen, das Zahnfleischbluten und die lockeren Zähnen korrespondieren mit Magen-Hitze bei zugrunde liegendem Magen-Yin-Mangel. Die Hitze blockiert den Qi-Fluss in den Dickdarm- und Magen-Leitbahnen, was sich in Zahnschmerzen äußert. Die Hitze entwickelt sich zu Feuer und verursacht stark entzündetes Zahnfleisch und Zahnfleischblutungen.

Die Zähne werden von den Nieren ernährt. Daher führt der Nieren-Yin-Mangel zu einer mangelnden Versorgung der Zähne, die dadurch locker werden.

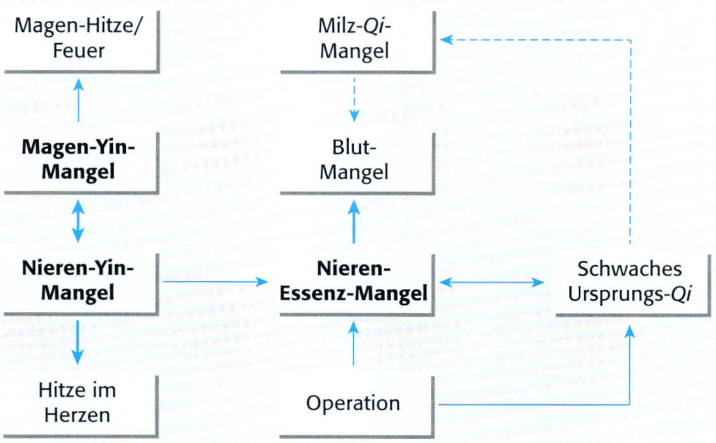

Abb. 4.9 Pathomechanismus Fallbeispiel 1 (lockere Zähne, Zahnschmerzen)

Die Mundtrockenheit und der starke Durst sind Ausdruck des Mangels an Körperflüssigkeiten und Yin. Diese Symptome sind ein weiterer Ausdruck des Nieren-Yin-Mangels, während der Appetitmangel ein Zeichen für den Magen-Yin-Mangel ist. Yin-Mangel und Hitze-Entwicklung zeigen sich auch in den oberflächlichen, schnellen Pulsen. Der gespannte Puls reflektiert die akuten Schmerzen. Die leicht blassen Rändern weisen noch auf einen weiteren Mangel-Zustand hin: einen Leber-Blut-Mangel.

Der Allgemeinzustand der Patientin ist sehr schlecht. Körper und Geist sind sehr erschöpft. Die seit vielen Jahren bestehende Disharmonie zwischen Feuer und Wasser ist für die Depressionen und Schlafstörungen verantwortlich. Jahre des Unglücklichseins und die Angst vor den cholerischen Anfällen ihres Mannes haben das Yin der Patientin erschöpft. Die Zungenareale, die den energetischen Zustand von Herz und Niere anzeigen, sind pathologisch verändert. Die Zungenwurzel ist nicht nur eingezogen und eingedellt, sondern auch belaglos, indikativ für einen Nieren-Yin- und Nieren-Essenz-Mangel. Die Zungenspitze ist gerötet, was Hitze im Herzen indiziert. Das geschwächte Nieren-Yin erlaubt das Entstehen von Hitze im Herzen, die den Geist (*Shen*) agitiert und Schlaflosigkeit auslöst.

Die mangelnde Ausstrahlung der Patientin und die resignierte Müdigkeit, die sie umgibt, sind Zeichen für die geschwächte Vitalität von Geist und Körper (*Jingshen*). Ihr Allgemeinzustand hat sich durch die Operation vor zwei Jahren verschlechtert. Der gutartige Nierentumor war ein Zufallsbefund gewesen und hatte keinerlei Beschwerden bereitet. Die Operation hatte die Patientin stark geschwächt. Sie hatte danach ihren Appetit verloren. Die darauf folgende Auszehrung ist auf eine Schädigung sowohl des Urspungs-Qi als auch der Nieren-Essenz zurückzuführen. Das Ursprungs-Qi (*Yuan-Qi*) unterstützt die Umwandlungs- und Transportfunktion des Milz-Qi nicht angemessen, was zur Appetitlosigkeit beiträgt. Die ungenügende Nahrungszufuhr und der Milz-Qi-Mangel haben eine Schwächung des Nach-Himmels-Qi zur Folge, das wiederum die Nieren-Essenz nicht angemessen versorgt. Dies trägt zu der ausgeprägten Müdigkeit der Patientin bei. Die Zunge zeigt allerdings kaum Zeichen eines Milz-Qi-Mangels. Der breite Zungenkörper mag ein Hinweis dafür sein. Dieses Zungenzeichen ist aber nicht eindeutig. In der Regel zeigen breite, geschwollene Zungenkörper die Akkumulation von Feuchtigkeit an. In diesem Fall ist der Zungenkörper eher dünn. Da dieses Zungenzeichen in seiner Bedeutung nicht klar ist, wurde es in der Diagnose nicht hoch bewertet.

In der Regel zeigen breite, geschwollene Zungenkörper die Akkumulation von Feuchtigkeit an. Im vorliegenden Fall ist die Zunge aber etwas dünn und breit. Diese Zungenform in Verbindung mit einem roten Zungenkörper deutet auf einen Blut- und Yin-Mangel hin.

Therapiestrategie

Hitze aus dem Magen abfließen lassen, Magen-Yin, Nieren-Yin und Nieren-Essenz kräftigen, Blut nähren.

Die Patientin nahm über viele Wochen in Form eines Granulats die Rezeptur *Qing Wei San* (Pulver, das den Magen klärt) ein. Daraufhin verschwanden Zahnfleischbluten und Zahnschmerzen. Ihr wurden die lockeren Zähne gezogen. Sie entschied sich dann für Zahnimplantate. Während der zahnärztlichen Behandlung, die ohne Komplikationen verlief, nahm die Patientin weiterhin chinesische Arzneien zu sich, die Magen-Yin und Nieren-Yin kräftigen sollten.

Fallbeispiel 2 (▸ Abb. 4.10)

Zungenbeschreibung	Chinesische Diagnose
Rötlich, etwas trüb	Milz-Yin-Mangel mit Hitze-Entwicklung
Geschwollen	Retention von Schleim
Tiefer Mittelriss	Magen-Yin-Mangel
Belagloses Zentrum der Zunge	Magen-Yin-Mangel
Tiefe Risse an den Rändern	Milz-Yin-Mangel
Rötung des ersten Drittels	Hitze im Oberen Erwärmer
Leichte Einkerbung der Zungenspitze	Herz-Blut/-Yin-Mangel

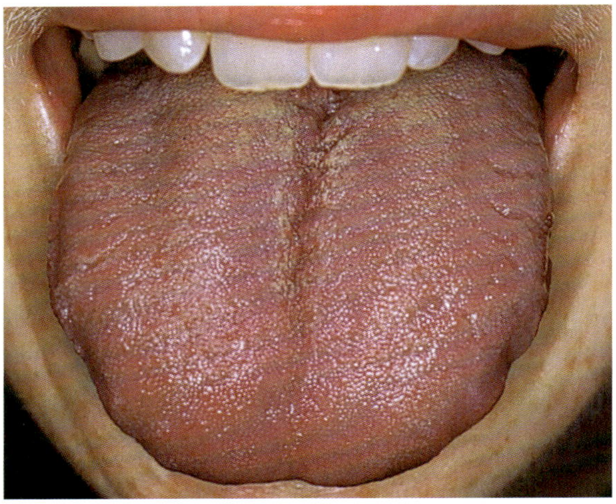

Abb. 4.10 Weiblich, 25 Jahre

Symptome

- Appetitlosigkeit
- Gewichtsabnahme
- Durst
- Verstopfung
- Durchschlafstörungen
- Zervikale Lymphknotenschwellungen

Westliche Diagnose

- Morbus Hodgkin
- Splenomegalie

Krankheitsursache

- Magersucht vom 11. bis zum 14. Lebensjahr
- Rezidivierende Mandelentzündungen

Falldarstellung

Morbus Hodgkin wurde vor drei Jahren bei der Patientin diagnostiziert. Sie unterzog sich einer Strahlen- und einer Chemotherapie, die sich über neun Monate hinzogen. Seitdem befand sie sich in einer Remission. Die zervikalen Lymphknoten waren hart, immobil und verbacken mit dem Gewebe. Die Milz war immer noch vergrößert. Die Schwellung der Lymphknoten bereitete der Patientin aber keine Beschwerden.

Sie gab an, sich im Allgemeinen recht gut zu fühlen. Sie machte sich aber wegen ihrer konstanten Gewichtsabnahme Sorgen. Sie war 165 cm groß und wog nur 42 kg. Sie empfand sich deswegen als sehr unattraktiv. Ihr Bindegewebe war sehr weich. Dabei wirkte ihr Gesicht sehr aufgedunsen.

Sie hatte nie Appetit. Sie trank viel Wasser. Nur alle zwei bis drei Tage hatte sie Stuhlgang. Der Stuhl war hart und geformt.

Sie war nicht müde, obwohl sie schlecht schlief. Sie wachte gelegentlich ein- bis zweimal pro Nacht auf. Seit der Chemotherapie vor drei Jahren waren ihre monatlichen Blutungen ausgeblieben. Bis zu Beginn ihrer Erkrankung litt sie häufig an eitrigen Mandelentzündungen. Ihre Pulse waren beschleunigt (*shu*), dünn (*xi*) und kurz (*duan*).

Analyse

Hier handelt es sich um Auszehrung *(Xing ti xiao shou)* verursacht durch einen Milz-Yin- und Magen-Yin-Mangel, der eine Hitze-Entwicklung zur Folge hat. Der Zungenkörper verdeutlicht diesen Krankheitsmechanismus: Der gerötete Zungenkörper mit Rissen an den Zungenrändern reflektiert den Milz-Yin-Mangel und die Hitze im Körperinneren, der tiefe vertikale Mittelriss den Magen-Yin-Mangel.

Der geschwollene Zungenkörper ist ein Hinweis auf eine Retention von Feuchtigkeit. Die Form des Zungenkörpers ist charakteristisch für einen Milz-Qi-Mangel, der zu einer Retention von Feuchtigkeit geführt hat. Diese Feuchtigkeit stellt einen Exzess an Yin dar und zeigt sich durch die Schwellung des Zungenkörpers und durch das aufgedunsene Gesicht. Das schwache Bindegewebe der Patientin, das anlagebedingt auftritt, deutet auf eine konstitutionelle Schwäche des Milz-Qi hin, denn die Milz kontrolliert das Fleisch und die Muskeln des Körpers.[5] Zudem ist durch die Magersucht in der Pubertät das Nach-Himmels-Qi stark geschädigt und geschwächt worden.

Ein blasser und geschwollener Zungenkörper geht in der Regel mit einem Milz-Qi-Mangel und Retention von Feuchtigkeit einher. Der Zungenkörper der Patientin ist aber rot. Deshalb wird die rote Farbe des Zungenkörpers als Zeichen einer fortschreitenden Hitze-Entwicklung gewertet, die eine Schädigung des Yin herbeigeführt hat. Die rötliche Farbe wurde bei der Diagnosestellung und bei der Behandlungsstrategie hoch bewertet.

Wenn durch die mangelnde Umwandlungs- und Transport-Funktion der Milz eine Ansammlung von Feuchtigkeit entsteht, kann sich die Feuchtigkeit in Schleim umwandeln. Die Verdichtung von Schleim wird beschleunigt und intensiviert, wenn Hitze oder Feuer die physiologischen Flüssigkeiten schädigt. Auf lange Sicht führt dies dazu, dass die Schleimklumpen erstarren und dann Knoten bilden (s.u.).

Das Milz/Magen-Qi/Yin der Patientin ist durch die lange Krankheit und die schulmedizinische Behandlung geschädigt worden. Dies zeigt sich auch durch die bleibende Appetitlosigkeit, das Durstgefühl und die Gewichtsabnahme. Diese Symptome weisen insbesondere auf einen Milz-Yin-Mangel hin, der durch die Risse an den Zungenseiten bestätigt wird. „Ist das Qi der Milz heiß, dann ist der Magen trocken [die Flüssigkeiten des Magens sind ausgetrocknet]. Der Patient hat Durst, Muskeln und Fleisch sind gefühllos und das Fleisch verliert seine Funktionsfähigkeit“.[6]

Der tiefe, vertikale Mittelriss reflektiert den Magen-Yin-Mangel. Der Belag fehlt im Zentrum der Zunge und ist ein weiteres Indiz für den Mangel an Körpersäften und Magen-Yin. Beides erzeugt Trockenheit und bewirkt eine mangelnde Befeuchtung des Dickdarms, der mit dem Magen über die *Yangming*-Leitbahnen eng verbunden ist. Die Trockenheit und die Magen-Hitze blockieren das Absinken des Magen-Qi, was für die Verstopfung verantwortlich ist.

Vor dem Auftreten des Hodgkin-Lymphoms litt die Patientin häufig an eitrigen Mandelentzündungen. Das wiederholte Eindringen von äußerer Wind-Hitze führte zur Bildung von toxischer Hitze. Da die Mandelentzündungen häufig wiederkehrten, kann von einem eingeschlossenen, pathogenen Hitze-Faktor ausgegangen werden, der seinen Sitz im Rachen hat. Die eingeschlossene Hitze köchelt vor sich hin, schädigt Säfte und Blut, was zu ihrer Verklumpung beiträgt. Wenn sich so verklumptes Blut mit Schleim vereint, dann sammelt es sich und bildet Knoten.[7] Dieser Krankheitsmechanismus ist für die Lymphknotenschwellungen sowie für die Schwellung der Milz verantwortlich. Die Erkrankung war dann mit Bestrahlung und Chemotherapie zum vorläufigen Stillstand gebracht worden.

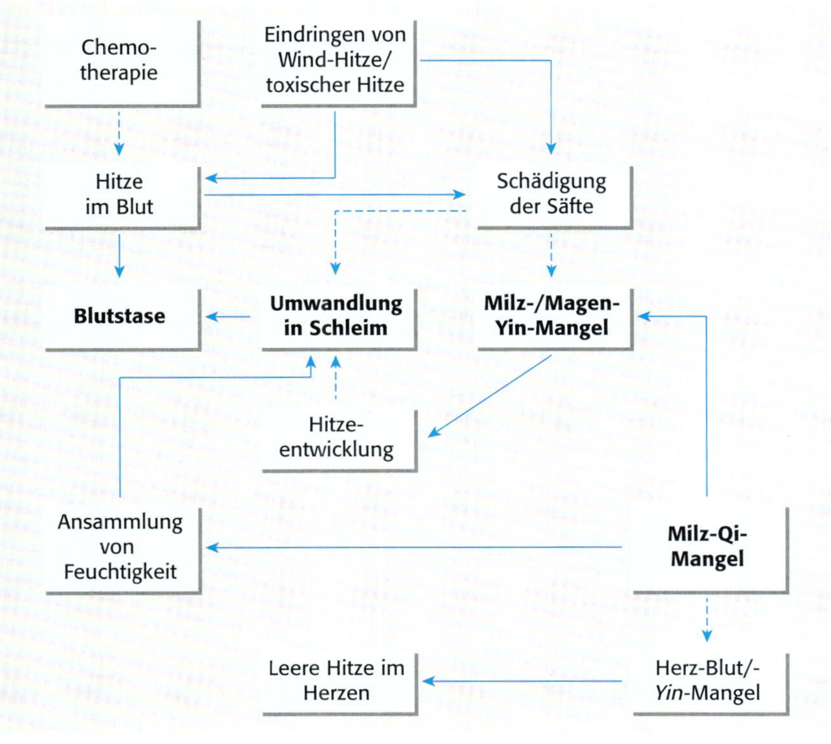

Abb. 4.11 Pathomechanismus Fallbeispiel 2 (Appetitlosigkeit)

Nach der Behandlung des Hodgkin-Lymphoms mit Chemo- und Strahlentherapie trat eine Remission ein, die Nebenwirkungen der Behandlung waren jedoch Gewichtsverlust, vollständiger Appetitlosigkeit und das Ausbleiben der Menstruation. Radioaktive Bestrahlung stellt eine Quelle für pathogene(s) Hitze/Feuer dar, die die Säfte und das Yin verletzt.[8] Eine Chemotherapie führt häufig zu einer Schädigung des Qi, der Flüssigkeiten und des Yin, besonders wenn sie heftiges Erbrechen auslösen. Beide Behandlungen führen langfristig zu einer Schädigung des Yin und zur Entwicklung von Hitze, was durch die Rotfärbung des fast belaglosen Zungenkörpers reflektiert wird. Hitze schädigt die Körperflüssigkeiten und das Blut. Das Blut wird dick und verklumpt. Die daraus resultierende Blutstase ist möglicherweise an der Amenorrhö beteiligt (▸ Abb. 4.11). Die Blutstase zeigt sich in der trüben Farbe der Zunge.

Die Zungenspitze der Patientin weist eine kleine Einkerbung auf. Dieses Zungenzeichen reflektiert einen leichten Herz-Blut/-Yin-Mangel. Leere Hitze im Herzen entsteht in der Folge, die den Geist (*Shen*) beunruhigt, nicht angemessen verankert und den Schlaf stört. Dies ist die Ursache für die gelegentlichen Durchschlafstörungen der Patientin. Der beschleunigte, dünne, kurze Puls zeigt die Hitze-Entwicklung bei zugrunde liegendem Yin- und Qi-Mangel an.

Therapiestrategie

Zähen Schleim umwandeln, Knoten erweichen, Hitze kühlen, verbleibende Hitze eliminieren, Milz-Qi kräftigen, Milz-Yin und Magen-Yin ernähren, Appetit fördern.

Als Grundrezeptur wurde *Xiao Luo Wan* (Pille die Skrofulose vermindert) gewählt.

Die Patientin erhielt eine Modifikation der Rezeptur *Xiao Luo Wan* (Pille, die Skrofulose vermindert). Unter anderem wurden folgende Arzneien zur Rezeptur hinzugefügt: *Xia Ku Cao* (Prunellae Spica), *Bai Hua She She Cao* (Hedyotidis Diffusae Herba), *Lian Qiao* (Forsythiae Fructus), *Sheng Di Huang* (Rehmanniae Radix Glutinosae), *Mu Dan Pi* (Moutan Cortex), *Tai Zi Shen* (Pseudostellariae Radix), *Gu Ya* (Setariae Fructus Germinatus) und *Ji Nei Jin* (Gigeriae Galli Endothelium Corneum).

Nach vierwöchiger Einnahme war die Gewichtsabnahme gestoppt. Die Patientin verspürte wieder etwas Appetit und sie hatte täglich Stuhlgang. Der Stuhl war aber immer noch hart. Nach einer weiteren sechsmonatigen Behandlung mit unterschiedlichen Dekokten nahm der Appetit der Patientin weiter zu, und sie fühlte sich gut. Die zervikalen Lymphknoten haben sich verkleinert und sind wesentlich weicher. Seit der Behandlung hat die Patientin keine Mandelentzündung mehr gehabt. Die Patientin befindet sich weiterhin in Behandlung mit chinesischen Dekokten.

4.3 Der vertikale Mittelriss

Ein vertikaler Riss im Zungenzentrum bei gerötetem Zungenkörper ist ein typisches Merkmal für eine Magen-Yin-Leere, besonders wenn dieser Bereich auch noch trocken ist. Erst wenn die Zunge stark gerötet ist und neben diesem Riss keinen oder einen abgepellten Belag aufweist, ist auch das Nieren-Yin mit betroffen.

In der Praxis sieht man diesen Riss auch in Verbindung mit einer blassen oder blassroten, geschwollenen Zunge. In diesen Fällen besteht eine komplizierte Pathologie. Die geschwollene Zunge zeigt eine Retention von Feuchtigkeit, die auf ein schwaches Milz-Qi/Yang zurückzuführen ist. Milz-Qi-Mangel und Magen-Qi-Mangel treten häufig gemeinsam auf. Dadurch ist der Qi-Mechanismus des Mittleren Erwärmers in seinen Funktionen geschwächt. In der Folge kommt es zu verringertem Appetit, weichen Stühlen oder Schwäche der Extremitäten.

Langfristig wird aber ein Magen-Qi-Mangel zu einem Magen-Yin-Mangel führen. Zusätzlich zu den Qi-Mangel-Symptomen treten nun Yin-Mangel-Symptome auf wie z.B. Magenschmerzen, trockener Mund bzw. Rachen vor allem nachmittags sowie starker Durst ohne das Verlangen zu trinken. Dieser Yin-Mangel äußert sich in dem vertikalen Mittelriss der Zunge.

Tritt ein vertikaler Mittelriss bei einem Zungenkörper mit normaler Farbe, Form und normalem Belag auf, kann er vernachlässigt werden. Dies gilt besonders, wenn der Patient keine Symptome aufweist, die den Funktionskreisen Milz und Magen zuzuordnen sind. Oftmals sieht man diese Zungen bei Patienten, die in der Pubertät oder im jungen Erwachsenenalter „Magenprobleme“ hatten, aber mittlerweile keine solchen Symptome mehr aufweisen. Dieses Zungenzeichen kann auch ein Hinweis auf eine konstitutionelle Magen-Schwäche sein, vorausgesetzt es tritt ausschließlich in der Zungenmitte auf (▸ Abb. 4.10). In der Literatur gibt es eine weitere Interpretation dieser Zunge: Eine blasse oder blassrote Zunge mit vertikalem Mittelriss wird hier als ein Magen-Qi-Mangel interpretiert.[9]

Zungenbeispiel 1 (▸ Abb. 4.12)

Zungenbeschreibung	Chinesische Diagnose
Rötlich, geschwollen	Leichter Nieren-Yin-Mangel mit Retention von Feuchtigkeit
Dünner, vertikaler Riss	Beginnender Magen-Yin-Mangel
Neuer, dünner, weißer Belag im Zentrum	Erholung des Magen-Yin und Milz/Magen-Qi

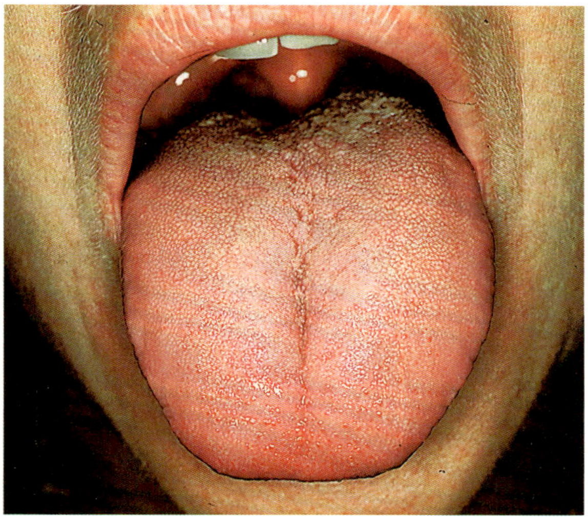

Abb. 4.12 Weiblich, 37 Jahre

Symptome

- Nachtschweiße
- Starke Erschöpfung
- Angstzustände
- Dumpfe Schmerzen im LWS-Bereich

Westliche Diagnose

- Keine

Krankheitsursachen

- Starker Blutverlust durch Beinverletzung mit Amputation des Unterschenkels

Zungenbeispiel 2 (▸ Abb. 4.13)

Zungenbeschreibung	Chinesische Diagnose
Etwas blass, leichte Zahneindrücke	Milz-Qi-Mangel mit Retention von Feuchtigkeit
Tiefer, vertikaler Mittelriss mit wenig trockenem, öligem, gelbem Belag	Magen-Yin-Mangel mit Retention von Schleim-Feuer im Magen

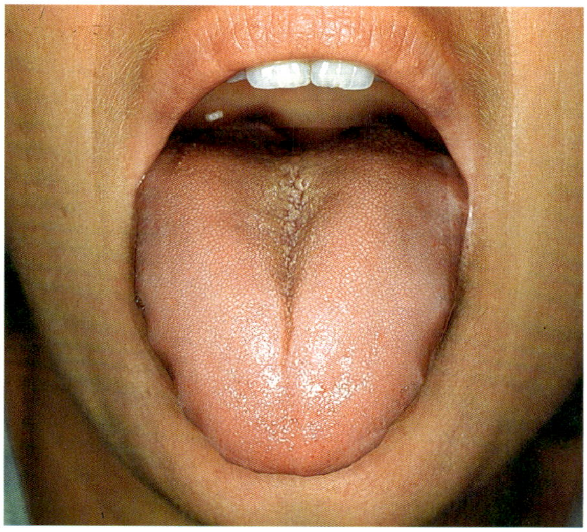

Abb. 4.13 Weiblich, 43 Jahre

Symptome

- Vier- bis fünfmal täglich schleimiger Stuhl mit unverdauter Nahrung
- Tenesmen und Blähungen
- Gewichtsverlust
- Appetitlosigkeit
- Gelegentliche Müdigkeit

Westliche Diagnose

- Ulzerative Kolitis seit zehn Jahren
- Allergische Rhinitis

Krankheitsursachen

- Lange bestehende emotionale Probleme

4

Zungenbeispiel 3 (▸ Abb. 4.14)

Zungenbeschreibung	Chinesische Diagnose
Rötlich, leicht geschwollen	Hitze mit Retention von feuchter Hitze
Rote Ränder	Leber-Hitze
Vertikaler Mittelriss mit öligem, gelbem Belag	Magen-Yin-Mangel mit Retention von Schleim-Feuer
Dicker, gelber, öliger Belag an der Zungenwurzel	Feuchte Hitze im Unteren Erwärmer

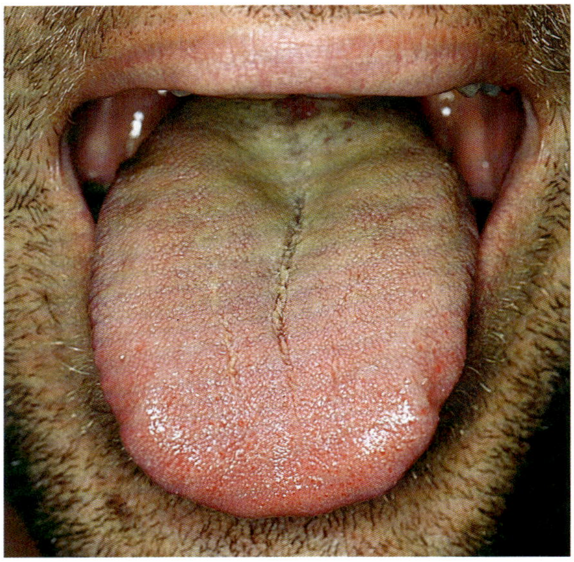

Abb. 4.14 Männlich, 32 Jahre

Symptome
- Rückenschmerzen mit leichtem Taubheitsgefühl des linken Beines
- Innere Unruhe
- Schlaflosigkeit
- Angstzustände, Nervosität
- Riechende breiige Stühle
- Völlegefühl nach dem Essen

Westliche Diagnose
- Bandscheibenprolaps

Krankheitsursachen
- Alkoholabusus
- Unregelmäßige Ernährung
- Unterdrückte Emotionen

Zungenbeispiel 4 (▸ Abb. 4.15)

Zungenbeschreibung	Chinesische Diagnose
Blass, geschwollen	Milz-Qi-Mangel mit Retention von Feuchtigkeit und Blut-Mangel
Tiefer, vertikaler Riss und abgepellter, wurzelloser Belag	Magen-Yin-Mangel und Nieren-Yin-Mangel
Leicht gerötete Spitze und abgepellter Belag an der Spitze	Herz-Yin-Mangel

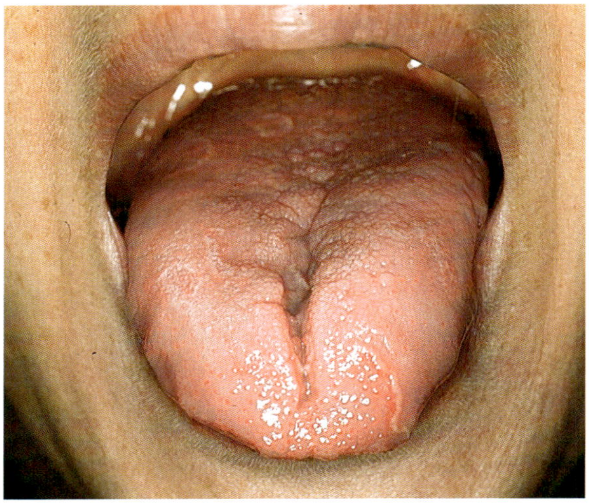

Abb. 4.15 Weiblich, 52 Jahre

Symptome
- Starke Angstzustände mit Panikanfällen
- Kopfdruck
- Innere Unruhe
- Kalte Hände und Füße

Krankheitsursachen
- Psychische Überarbeitung
- Veränderung der Lebenssituation
- Klimakterium

4.4 Glänzende Zungen und Spiegelzungen

Diese Zungen haben keinen Belag. Der gesamte Zungenkörper wirkt sehr glatt, als ob die Haut abgezogen sei. Dies ergibt den Anschein eines Glanzes, die Zunge ist aber trocken. Die Spiegelzunge ist gekennzeichnet durch ein Verschwinden der Zungenpapillen, was dem Zungenkörper eine spiegelähnliche Erscheinung gibt. Die Ernährung der Zungenpapillen hängt von dem Wahren-Qi (*Zhen-Qi*), den Körperflüssigkeiten und Yin ab. Trocknen Flüssigkeiten und Yin aus, dann nimmt auch das Qi ab und die Zunge – insbesondere die Papillen – wird nicht mehr genügend ernährt. Die Papillen werden kleiner und kleiner und verschwinden gänzlich, sodass die Zungenoberfläche einem Spiegel gleicht.[10]

Daraus ergibt sich, dass die Ursache für die Entstehung dieses Zungentyps nicht nur in einem Mangel von Flüssigkeiten und Yin, sondern auch in einem Qi-Mangel begründet ist. Daher repräsentiert die Spiegelzunge ein kombiniertes Muster eines Qi- und eines Yin-Mangels. Die Farbe des Zungenkörpers und sein Belag (falls vorhanden) werden dann anzeigen, welche der beiden Mangel-Zustände der dominantere ist.

Zungenzeichen

- Blasse Spiegelzunge: schwerer Blut-Mangel, verursacht durch einen chronischen Mangel des Milz- und Magen-Qi.[11] In diesem Fall ist das Magen-Qi zu schwach, einen neuen Belag zu bilden, und der Blut-Mangel ist so schwer, dass die Zunge nicht mehr ausreichend befeuchtet werden kann.
- Blassroter und trockener Zungenkörper: Qi- und Yin-Mangel bei gleichzeitiger Präsenz von Hitze.
- Deutlich glänzendes Zungenzentrum: Magen-Yin-Mangel.
- Rote oder dunkelrote, glänzende Zunge: Magen- und Nieren-Yin-Mangel sowie schwerer Mangel an Körperflüssigkeiten. Dieser Zungentyp tritt häufig bei schwerkranken Menschen auf, beispielsweise bei Patienten im Endstadium von Krebs, Leberzirrhose oder auch Tuberkulose. Im fortgeschrittenen Stadium sind diese Erkrankungen durch einen Mangel an Flüssigkeiten und Yin charakterisiert, was durch die glänzende Zunge reflektiert wird. Entwickelt sich dieser Zungentyp während einer Erkrankung, ist zu erwarten, dass sich die Krankheit des Patienten verschlimmern wird.
- Rote und schmerzhafte Spiegelzunge: Yin-Mangel und emporloderndes Feuer.
- Dunkle und bläuliche Spiegelzunge: Stagnation und Blockade von Qi und Blut.

Zungenbeispiel 1 (▸ Abb. 4.16)

Zungenbeschreibung	Chinesische Diagnose
Blassrot, glänzend, Spiegelzunge	Schwerer Milz- und Magen-Qi-Mangel mit Erschöpfung der Körpersäfte
Leicht gerötete, geschwollene Ränder	Hitze in der Leber
Dünner, Tofu-ähnlicher Belag auf der linken Seite der Zunge	Gefährliche Erschöpfung des Yin

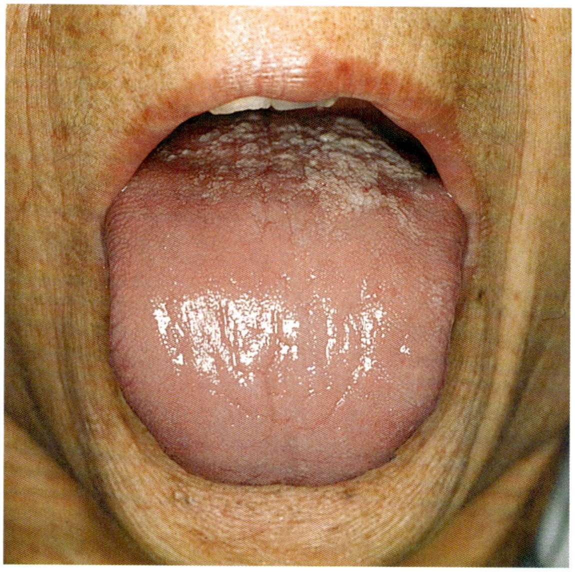

Abb. 4.16 Weiblich, 72 Jahre

Symptome

- Kurzatmigkeit
- Starke Erschöpfung
- Gewichtsabnahme
- Appetitlosigkeit

Westliche Diagnose

- Mammakarzinom

Krankheitsursachen

- Nicht bekannt

Zungenbeispiel 2 (▸ Abb. 4.17)

Zungenbeschreibung	Chinesische Diagnose
Blassrot, Spiegelzunge	Nieren-Yin- und Lungen-Yin-Mangel, Lungen-Qi-Mangel
Risse im ersten Drittel	Lungen-Yin-Leere
Dünner, Tofu-ähnlicher Belag auf der linken Seite des Zungengrundes	Erschöpfung der Körpersäfte, gefährliche Erschöpfung des Yin

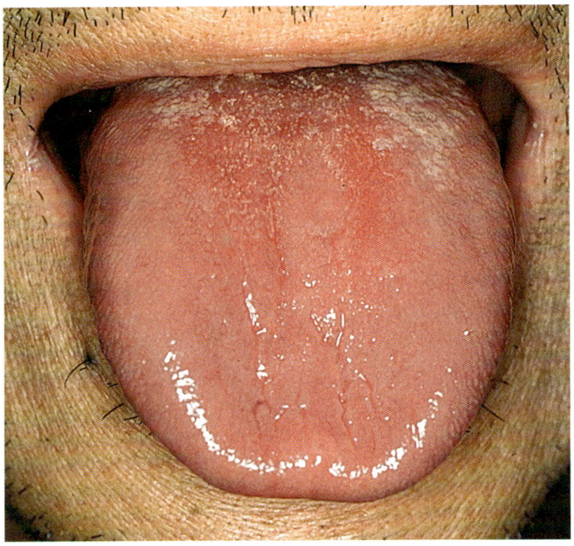

Abb. 4.17 Männlich, 73 Jahre

Symptome

- Kopfschmerzen
- Nachtschweiß
- Starker Durst
- Trockener Husten
- Brustschmerzen

Westliche Diagnose

- Bronchialkarzinom

Krankheitsursachen

- Starkes Rauchen seit 40 Jahren

Zungenbeispiel 3 (▸ Abb. 4.18)

Zungenbeschreibung	Chinesische Diagnose
Rötlich glänzend, ohne Belag	Erschöpftes Magen-Yin und Nieren-Yin
Geschwollenes erstes Drittel	Schleim-Hitze in den Lungen

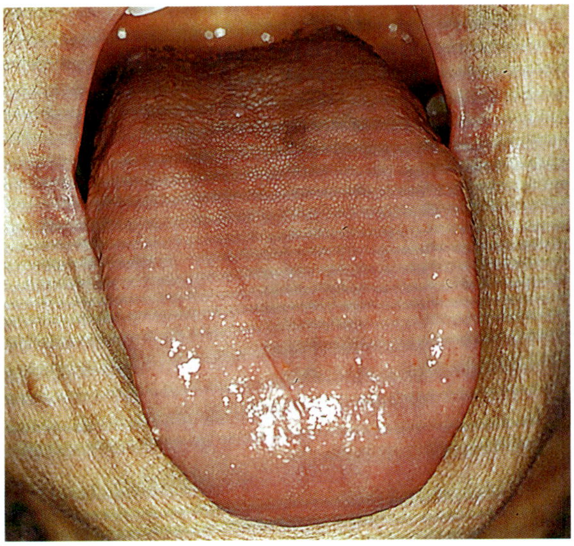

Abb. 4.18 Weiblich, 75 Jahre

Symptome

- Appetitlosigkeit
- Trockener Stuhl
- Aufstoßen
- Kurzatmigkeit
- Chronischer Husten mit spärlichem, dickem, gelbem Auswurf

Westliche Diagnose

- Chronische Bronchitis
- Emphysem

Krankheitsursachen

- Starkes Rauchen seit über 40 Jahren

Zungenbeispiel 4 (▸ Abb. 4.19)

Zungenbeschreibung	Chinesische Diagnose
Tiefrot, glänzend, dünn, ohne Belag	Erschöpfung von Magen-Yin und Nieren-Yin
„Todeszunge"	

Symptome

- Akute Rückenschmerzen
- Häufiges nächtliches Wasserlassen
- Schlaflosigkeit

Westliche Diagnose

- Chronische Bronchitis

Krankheitsursachen

- Nicht bekannt

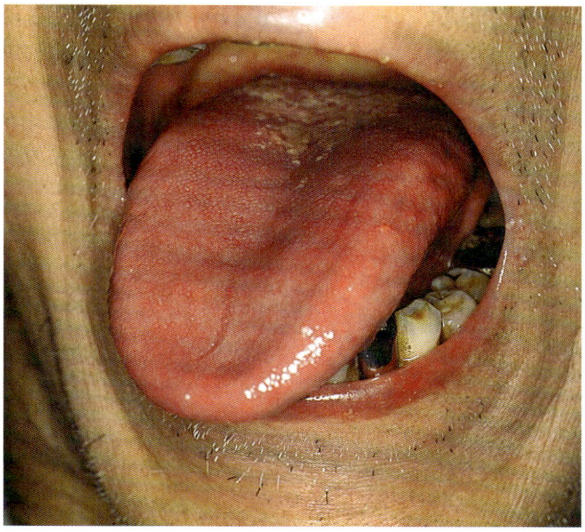

Abb. 4.19 Männlich, 83 Jahre

4.5 Zungenzeichen bei Fülle-Mustern des Magens

Hitze im Magen wird oft verursacht durch den übermäßigen Konsum von gewürzten und fetten Speisen, durch Alkohol-, Koffein- und Nikotinabusus sowie durch die Einnahme von Medikamenten wie Kortison und nicht-steroidale Schmerzmittel. Hitze im Magen verletzt die Flüssigkeiten im Magen. Sie kann sich zu Magen-Feuer entwickeln, das die Flüssigkeiten ebenso stark schädigt. Intensive Hitze verköchelt die Säfte im Magen, wodurch es zu Schleim-Hitze/Feuer im Magen kommen kann. Die Entwicklung dieses Krankheitsmusters wird verstärkt, wenn der Patient raucht und häufig heiße und scharfe Speisen zu sich nimmt

Zungenzeichen

- Dicker, öliger, gelber Belag.
- Sehr dicker, öliger, gelber Belag (▸ Abb. 4.20): Stellt Feuer den dominanten Teil bei der Entwicklung von Schleim-Feuer dar, handelt es sich um Fülle-Hitze, die die Flüssigkeiten verletzt. Diese Hitze wird aufgrund der engen Verbindung zwischen Magen und Dickdarm den Stuhlgang beeinflussen. Es kommt zu Verstopfung, der Stuhl ist hart und kötelig. Fülle-Hitze in den *Yangming*-Leitbahnen ist verantwortlich für Zahnfleischbluten, Zahnschmerzen sowie Gesichtsneuralgien.
- Sehr dicker, öliger, gelber Belag (▸ Abb. 4.21): Stellt Schleim den dominanten Teil bei der Entwicklung von Schleim-Feuer dar, kann das ein Völle- oder Spannungsgefühl im Magen hervorrufen. Das Durstgefühl ist hier weniger ausgeprägt. Schleim-Feuer im Magen kann das Herz agitieren. In milden Fällen führt das zu Schlaflosigkeit, in schweren Fällen zu psychischen Erkrankungen.
- Der vertikale Riss im Zungenzentrum ist bedeckt mit einem gelben öligen, trockenen Belag (▸ Abb. 4.22).
- Pelziger Belag, der entweder körnig oder dick ist: Dieser Belag tritt auf, wenn sich Schleim und Feuer im Magen miteinander verbinden. Die Intensität des Schleim-Feuers im Magen und die daraus resultierende Schädigung der Flüssigkeiten manifestieren sich in der Beschaffenheit des Belags.
- Öliger, weißer, gräulicher oder gelber Belag, in der Regel im Zungenzentrum: Dieser Belag deutet auf Nahrungsstagnation hin.
- Ein weißer, dicker und in schweren Fällen ein schwarzer und nasser Belag (▸ Abb. 4.24) reflektieren das Eindringen von äußerer Kälte in den Magen. Wird dieses Zungenzeichen sichtbar, kommt es oft zu akuten Verdauungsbeschwerden wie Erbrechen, Durchfall und Magenkrämpfe. Äußere Kälte blockiert das normale Absteigen des Magen-Qi, was zu Übelkeit und Erbrechen führt. Die sich daraus entwickelnde Stagnation von Qi im Mittleren Erwärmer, besonders im Magen, ist für die starken Magenkrämpfe verantwortlich.
- Eine bläuliche Verfärbung des Zungenzentrums spiegelt eine eingeschränkte Zirkulation von Qi und

Blut im Magen wider (▸ Abb. 8.8). Sie zeichnet sich durch durchdringende, scharfe Schmerzen im Epigastrium aus.

Zungenbeispiel 1 (▸ Abb. 4.20)

Zungenbeschreibung	Chinesische Diagnose
Gerötet	Hitze im Inneren
Aufgerollte, leicht gerötete Ränder	Leber-Qi-Stagnation mit Hitze-Entwicklung
Rissiges Zungenzentrum	Trockenheit im Magen, Magen-Yin-Mangel
Gerötete Zungenspitze	Hitze im Herzen
Gelber, öliger, dicker Belag an der Zungenwurzel	Retention von feuchter Hitze im Dickdarm

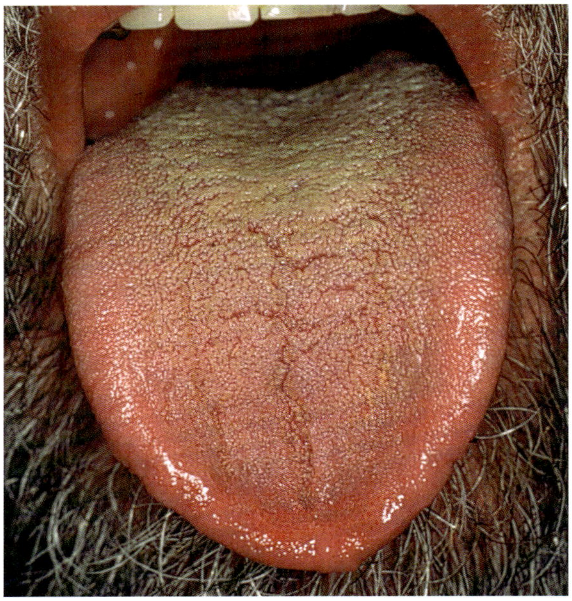

Abb. 4.20 Männlich, 62 Jahre

Symptome

- Gesichtsschmerzen
- Verstopfung
- Mundtrockenheit
- Appetitlosigkeit
- Harter, trockener Stuhl
- Angespanntheit
- Wutausbrüche
- Traurigkeit

Westliche Diagnose

- Trigeminusneuralgie

Krankheitsursachen

- Unregelmäßige Ernährung
- Spätabendliches Essen
- Tod des Sohnes vor sieben Jahren

Zungenbeispiel 2 (▸ Abb. 4.21)

Zungenbeschreibung	Chinesische Diagnose
Blass	Milz-Qi-Mangel
Vertikaler Mittelriss, bedeckt von gelbem, trockenen Belag	Schleim-Hitze im Magen
Gerötete Zungenspitze	Hitze im Herzen
Weißlicher, schlüpfriger Belag	Retention von Feuchtigkeit
Gelber Belag mit roten Punkten an der Zungenwurzel	Feuchte Hitze im Unteren Erwärmer

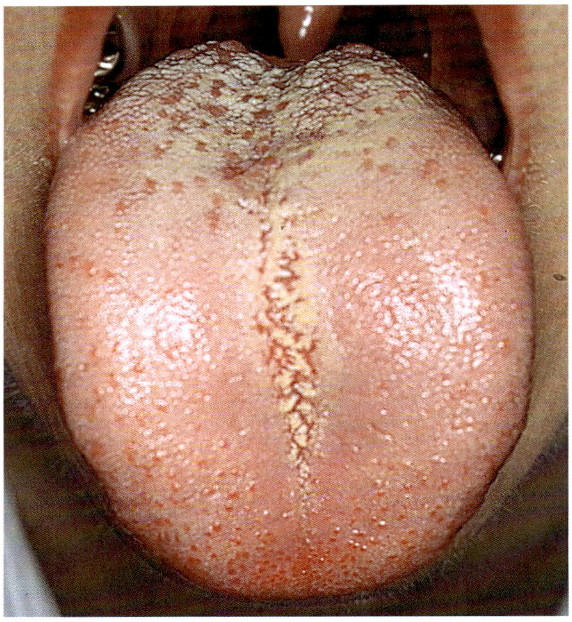

Abb. 4.21 Weiblich, 35 Jahre

Symptome

- Mundgeruch
- Sodbrennen
- Schmerz und Völlegefühl im Epigastrium
- Hungergefühle
- Vaginaler, juckender Ausfluss
- Schlaflosigkeit
- Müdigkeit
- Stimmungsschwankungen

Westliche Diagnose

- Keine

Krankheitsursachen
- Berufliche Überforderung
- Häufiges Reisen
- Unregelmäßige Ernährung

Fallbeispiel 1 (▸ Abb. 4.22)

Zungenbeschreibung	Chinesische Diagnose
Blassrot	Kein pathologischer Befund
Fester, schmaler Zungenkörper	Schädigung der Körpersäfte
Tiefer Mittelriss mit gelbem, öligem Belag	Magen-Yin-Mangel mit Akkumulation von Schleim-Hitze
Gerötete Zungenspitze	Hitze im Herzen
Leichte Einkerbung der Zungenspitze	Herz-Blut-/Yin-Mangel
Gelber, öliger Belag an der Zungenwurzel	Retention von feuchter Hitze im Unteren Erwärmer

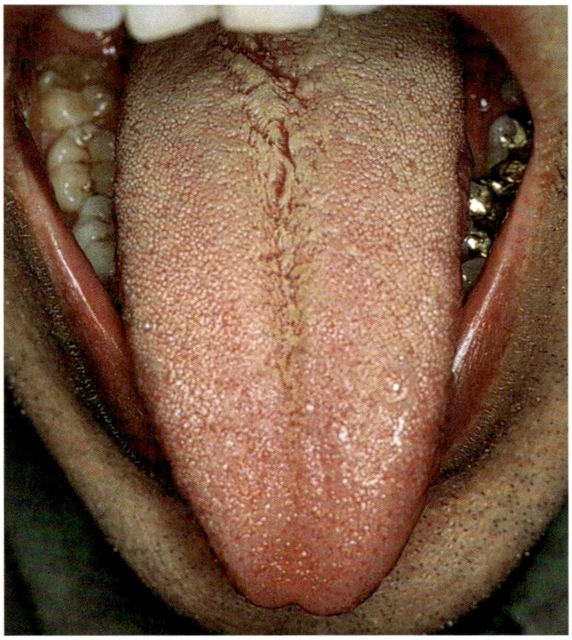

Abb. 4.22 Männlich, 46 Jahre

Symptome
- Starker Mundgeruch
- Sodbrennen
- Epigastrisches Völlegefühl
- Aufstoßen
- Durchschlafstörungen mit gelegentlichen Nachtschweißen
- Lumbago
- Erschöpfung

Westliche Diagnose
- Refluxösophagitis
- Primäre Sterilität

Krankheitsursache
- Emotionale Probleme
- Überarbeitung
- Koffeinabusus

Falldarstellung

Seinen Mundgeruch empfand der Patient als besonders unangenehm. Obwohl er Veränderungen in seiner Ernährung vorgenommen hatte, nämlich auf gebratene und gewürzte Speisen, Käse und Fleisch verzichtete, verbesserten sich weder der Mundgeruch noch seine Magenbeschwerden. Er litt täglich unter Sodbrennen und Aufstoßen. Er verspürte häufig ein Völle- oder Druckgefühl im Magen.
Er gab an, dass er sich ständig unter innerem Druck fühle. Seine Arbeit war sehr anstrengend. Aufgrund seiner Auftragslage litt er unter Existenzängsten. Seine Ehe war durch die bei ihm festgestellte Sterilität sehr strapaziert, weil seine Frau sich sehnlichst ein Kind wünschte. Die Diagnose hatte zur Beendigung sexueller Kontakte zwischen ihnen geführt. Der Patient fühlte sich sehr schuldig und nahm die Vorwürfe seiner Frau widerspruchslos hin. In Phasen starker Auseinandersetzungen litt er an Durchschlafstörungen. Er träumte oft sehr wirr.
Er fühlte sich sehr erschöpft und kraftlos. Seine Müdigkeit ging oft mit dumpfen Schmerzen und einem Schwächegefühl in der Lendenwirbelregion einher. Der untere Teil des Rückens fühlte sich oft kalt an.
Insgesamt machte der Patient einen sehr unglücklichen und fragilen Eindruck. Sein dünner Körperbau verstärkte diesen Eindruck, er war ca. 190 cm groß, aber nur 78 kg schwer. Appetit, Durst und Stuhlgang waren normal. Seine Pulse waren dünn (*xi*) und sehr gespannt (*jin*).

Analyse

Während ein Mittelriss im Zungenzentrum ohne Belag nicht immer mit Beschwerden des Magens einhergeht, weist ein Mittelriss mit Belag auf einen Fülle-Zustand hin. Die Tiefe des Mittelrisses deutet auf eine seit langem bestehende Verletzung bzw. Schwäche des Magen-Yin hin. Diese kann durch spätabendliches Essen, scharf gewürzte Speisen

4

oder unregelmäßige Ernährung ausgelöst werden. Dieser Riss kann auch eine konstitutionelle Schwäche des Magen-Yin indizieren. Dass dies bei dem Patienten der Fall ist, zeigt seine Unfähigkeit von jeher an Gewicht zuzunehmen. Sein großer, dünner Körper weist von der Konstitution her auf ein Übermaß an Yang und einen Mangel an Yin hin.

Auf der Ebene des Mittleren Erwärmers ist eine Hitze-Entwicklung eingetreten, die langsam eine Verköchelung und eine Verklumpung der physiologischen Magensäfte herbeigeführt hat. Das Resultat dieser Verköchelung ist Schleim-Hitze im Magen und wird durch den trockenen, gelben Belag, der den Mittelriss bedeckt, reflektiert. Dieses Krankheitsmuster verursacht eine Blockade des normalen Qi-Flusses im Magen. Einerseits stagniert das Qi und erzeugt das epigastrische Völle- und Druckgefühl, andererseits wird das Absinken des Magen-Qi beeinträchtigt. Ist das Magen-Qi gegenläufig, kann trübes Qi aufsteigen und Aufstoßen sowie Mundgeruch verursachen. Die Hitze-Entwicklung im Magen hat sich aber nicht auf den Appetit oder Durst des Patienten ausgewirkt.

Neben der Magen-Pathologie hat sich auch eine Disharmonie zwischen Herz und Nieren entwickelt. Die Sterilität, die Schlafstörungen und Nachtschweiße sind Indizien für eine Schwäche der Nieren-Essenz und eines Nieren-Yin-Mangels. Dieser Mangel-Zustand drückt sich in dem schmalen Zungenkörper aus. Da die Farbe des Zungenkörpers normal ist, steht für sein mangelndes Volumen ursächlich nicht Hitze im Vordergrund, die Yin und Blut verletzt. Auch die Beeinträchtigung von Yin und Blut ist nicht die Ursache des mangelnden Volumens. Dieses Zeichen ist vielmehr Ausdruck eines konstitutionellen Mangels an Körpersäften und Yin. Der schmale Zungenkörper in Verbindung mit dem Mittelriss lässt den Schluss zu, dass seit vielen Jahren ein Mangel an Körpersäften und Yin vorherrscht.

Die Sterilität des Patienten zeigt den Mangel an Yin, Yang und Essenz. Diese Energien bilden die Grundlage für die Produktion von Sperma. Neben einer zu geringen Menge von gesunden Spermien, sind die Spermaköpfe deformiert und weisen außerdem eine eingeschränkte Beweglichkeit auf. Der Untersuchungsbericht beschreibt das in der Menge verringerte Sperma als zu zähflüssig. Die quantitativ zu geringe Menge des Ejakulats und möglicherweise die Spermienform werden als Essenz-Mangel gewertet, die reduzierte Mobilität der Spermien kann als ein Nieren-Yang-Mangel interpretiert werden. Die klebrige Konsistenz weist jedoch auf feuchte Hitze im Unteren Erwärmer hin, die sich an dem dicken, gelben Zungenbelag an der Zungenwurzel widerspiegelt und die auch eine verringerte Bewegung der Spermien bewirken kann.

Der untere Rückenbereich steht unter dem Einfluss der Niere. Die Essenz-Schwäche und der Nieren-Yin-Mangel haben auch einen Nieren-Yang-Mangel nach sich gezogen. Wird ein Nieren-Yang-Mangel durch das Abnehmen des Nieren-Yin verursacht, erscheinen häufig keine Zungenzeichen, die spezifisch für einen Nieren-Yang-Mangel sind. (Ist ein Nieren-Yang-Mangel die primäre Krankheitsursache, wird er durch einen blassen, geschwollenen Zungenkörper [▸ Kap. 2.2, Zungenbeispiel 3] reflektiert.) Der Nieren-Yang-Mangel beeinträchtigt die

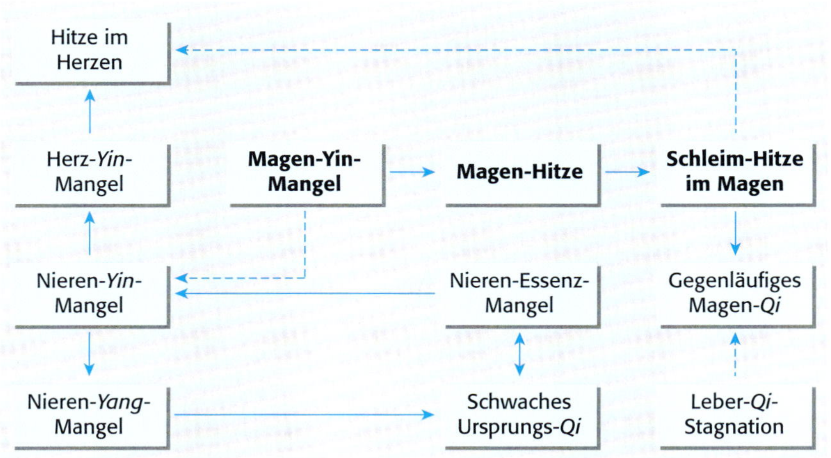

Abb. 4.23 Pathomechanismus Fallbeispiel 1 (Mundgeruch)

Zirkulation des Yang im Lenker-Gefäß (*Du Mai*). Es kontrolliert die Wirbelsäule und den Rücken, kräftigt und wärmt ihn durch die Zirkulation von Yang und Abwehr-Qi. Die Kälte und die Schwäche der Lendenwirbelregion ist ein Zeichen für das mangelnde Feuer des Tores der Vitalität und für eine Abnahme des Nieren-Yang und der Kraft des Lenker-Gefäßes (► Abb. 4.23).

Trotz einer psychotherapeutischen Behandlung konnte der Patient die Schuldgefühle seiner Frau gegenüber nicht abbauen. Schuldgefühle haben die Tendenz, Qi zu blockieren, was sich körperlich als Schmerz oder Spannungs- und Druckgefühle im Körper manifestieren kann. Schuldgefühle machen den Menschen unfrei und binden nicht nur das Leber-Qi, sondern auch das Herz-Qi. Trotz der emotionalen Geschichte des Patienten und des drahtigen Pulses wird die Leber-Qi-Stagnation nicht als ursächlicher Krankheitsmechanismus beurteilt. Sie ist insofern sekundär, als dass der Ärger, die Gereiztheit oder auch die nervöse Anspannung, die eine Leber-Qi-Stagnation kennzeichnen, bei dem Patienten fehlen. Deshalb ist sie bei der Diagnose und Behandlung nicht als primäre Ursache zu bewerten. Die Zunge weist keinerlei Zeichen auf, die eine Leber-Disharmonie andeuten.

Der Patient leidet unter Durchschlafstörungen, unruhigen Träumen und gelegentlichen Nachtschweißen. Das Nieren-Yin, das auch durch die ständigen Existenzängste geschmälert wird, ist zu schwach, um das Herz angemessen zu ernähren. Der so entstandene Herz-Yin-Mangel, der durch die lang anhaltenden emotionalen Probleme verschlimmert wird, erzeugt leere Hitze, die den Geist (*Shen*) beunruhigt. Die Hitze-Entwicklung im Herzen zeigt sich an der geröteten Zungenspitze, der Yin-Mangel an der Einkerbung der Zungenspitze. Da Schleim-Hitze im Magen den Zustand des Geistes (*Shen*) ebenfalls beeinflusst, wird der oben beschriebene Krankheitsprozess geschürt.

Therapiestrategie

Hitze im Magen eliminieren, Schleim umwandeln, den Magen harmonisieren, Qi regulieren. Herz-Yin und Nieren-Yin harmonisieren und kräftigen, den Geist (*Shen*) besänftigen.

Dem Patienten wurde eine Abwandlung von *Ju Pi Zhu Ru Tang* (Neu rezeptiertes Citri Reticulatae Pericarpium und Bambusae Caulis in Taeniam Dekokt) verschrieben. Schon nach zweiwöchiger Einnahme war der Mundgeruch verschwunden. Bei einem gelegentlichen Aufflackern der Beschwerden nahm der Patient dieses Dekokt für wenige Tage ein, was immer sehr schnelle Erleichterung brachte. Seine Schlafstörungen verbesserten sich ebenfalls. Regelmäßige Behandlungen mit Akupunktur haben seine psychische Befindlichkeit und seine Rückenschmerzen deutlich gelindert. Häufig angewandte Punkte: He 5 (*Tongli*), Ni 3 (*Taixi*), Ni 7 (*Fulu*), Bl 60 (*Kunlun*).

Fallbeispiel 2 (► Abb. 4.24)

Zungenbeschreibung	Chinesische Diagnose
Blass, geschwollen, Zahneindrücke	Milz-Qi/Yang-Mangel mit Retention von Feuchtigkeit
Schwarze, bilaterale Streifen mit feuchtem Belag	Eindringen von äußerer Kälte in den Magen

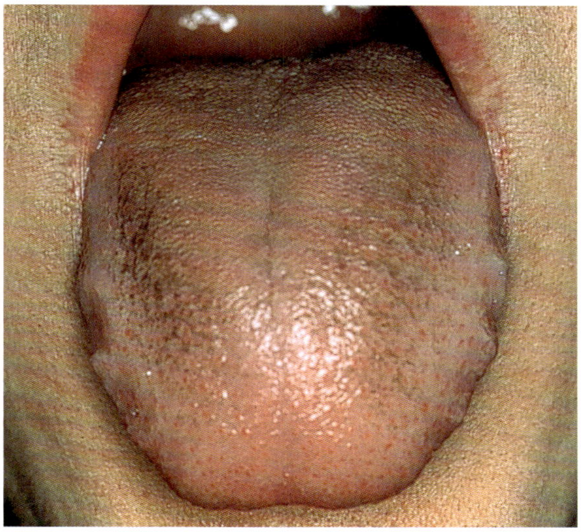

Abb. 4.24 Weiblich, 27 Jahre

Symptome

- Wässrige Durchfälle
- Bauchkrämpfe
- Übelkeit
- Erbrechen
- Frösteln
- Erschöpfung

Westliche Diagnose

- Enteritis

Krankheitsursache

- Übermäßiger Verzehr von mayonnaisehaltigen Salaten

Falldarstellung

Die Patientin bat um einen Hausbesuch wegen der der akuten Symptome. Sie litt an wässrigen Durchfällen, die von starken Bauchkrämpfen begleitet waren. Ihr war sehr übel. Sie hatte sich schon zweimal erbrochen. Sie fröstelte und fühlte sich sehr schwach. Die Patientin hatte keine erhöhte Temperatur. Am Abend zuvor hatte sie an einer Gartenparty teilgenommen. Dort hatte sie gegrilltes Fleisch und mayonnaisehaltige Salate verzehrt. Wenige Stunden später setzten die Durchfälle ein. Ihre Pulse waren oberflächlich (*fu*) und dünn (*xi*).

Die Patientin war vor diesen akuten Beschwerden auch schon wegen Durchfalls in Behandlung (Akupunktur und Arzneitherapie) gewesen. Seit einer Infektion mit dem Hepatitis-A-Virus vor drei Jahren litt sie an Verdauungsbeschwerden. Ihr Stuhl war normallerweise immer weich, und sie hatte mehrere Stuhlentleerungen täglich. Der Durchfall machte sie sehr müde. Sie fühlte sich körperlich wenig belastbar und brauchte immer lange Ausruhphasen.

Analyse

In diesem Fall handelt es sich um akut im Sommer eingedrungene äußere Kälte und Feuchtigkeit. Die schwarzen, bilateralen Streifen auf dem feuchten Zungenkörper zeigen das Eindringen von pathogener Kälte und ihr Zusammentreffen mit innerer Feuchtigkeit an. Der pathogene Faktor ist so kräftig, dass er das Qi des Mittleren Erwärmers blockiert mit der Folge, dass das Milz- und das Magen-Qi in ihren auf- und absteigenden Funktionen stark beeinträchtigt sind. Das Milz-Qi sinkt nun nach unten ab, was die wässrigen Durchfälle verursacht (▶ Abb. 4.25). Der geschwollene Zungenkörper weist auf die zugrunde liegende innere Feuchtigkeit hin. Der schwarze, feuchte Belag ist ein eindeutiges Zeichen für die eingedrungene äußere Kälte, die im Abdomen lokalisiert ist und für die starken Bauchkrämpfe, das Frösteln und die Abneigung gegen Kälte verantwortlich ist.

Frösteln entsteht hier aufgrund des durch die Kälte blockierten Yang, was durch die schon bestehende innere Ansammlung von Feuchtigkeit noch verstärkt wurde. Die Müdigkeit der Patientin ist das Resultat des Verlustes von Qi und Körpersäften durch den starken Durchfall sowie dem geschwächtem Milz-Qi.

Der Zungenkörper der Patientin ist blass, geschwollen und weist Zahneindrücke auf. Dies ist ein Hinweis auf eine Kombination aus Milz-Qi/Yang-Mangel und leerer Kälte des Mittleren Erwärmers. Der Mangel-Zustand ist auch durch die Müdigkeit gekennzeichnet, die nach den Durchfällen auftritt.

Therapiestrategie

Das Äußere entlasten, Feuchtigkeit ausleiten und das Milz-Qi kräftigen.

Der Patientin wurden für zwei Tage eine Abwandlung der Rezeptur *Shi Wei Xiang Ru Yin* (Zehn Bestandteile Dekokt mit Moslae Herba) verschrieben, um das Äußere zu entlasten, Feuchtigkeit auszuleiten und das Milz-Qi zu kräftigen. Außerdem wurde Ren 8 (*Shenque*) mit Moxa-Kegeln auf Ingwer mit Ma 25 (*Tianshu*) angewendet, um den Durchfall zu stoppen und das Yang zu erwärmen. Das Frösteln und die Übelkeit waren am nächsten Tag verschwunden. Nach zwei Tagen war der Stuhl breiig, aber nicht wässrig und weniger häufig. Die Patientin befindet sich weiterhin in Behandlung, um Milz-Qi/Yang zu kräftigen, den Mittleren Erwärmer zu erwärmen und den chronischen Durchfall zu lindern.

Anmerkungen

1. Larre C, Rochat de la Vallée E: *Spleen and Stomach*, Monkey Press, Cambridge 1990, S. 135.

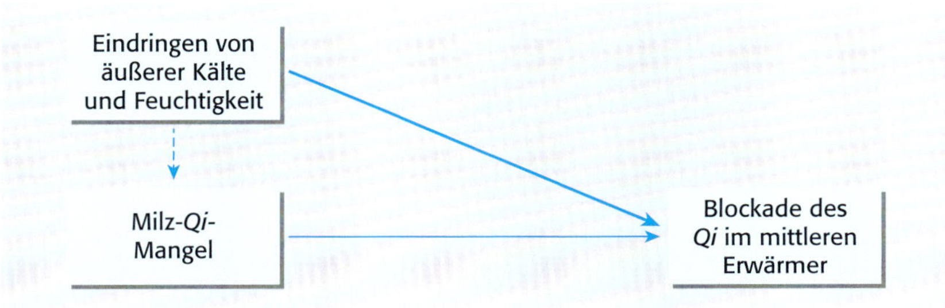

Abb. 4.25 Pathomechanismus Fallbeispiel 2 (akuter Durchfall)

2. *Su Wen*, Kap. 11, in: Larre C, Rochat de la Vallée E: *Spleen and Stomach,* S. 134.
3. Maciocia G: *Foundations of Chinese Medicine*, Churchill Livingston, Edinburgh 1989, S.113.
4. Ren Y-Q: *Huang di nei jing zhang ju suo yin*, Peoples Medical Publishing House, Beijing 1986, S. 332
5. Anonymus: *Su Wen [Basic Questions]*, hrsg. v. He W-B et al., China Medicine Science and Technology Press, Beijing 1996, Kap. 44, S. 249.
6. Ibd.
7. Zhu D-X: *The Heart and Essence of Dan Xi's Methods of Treatment,* übers. v. Yang S-Z, Blue Poppy Press, Boulder 1993, Kap. 19, S. 77.
8. Liu L, Wang J-H: *Überblick über Chinesische Arzneimittel, die Tumorzellen gegen über Radioaktiver Bestrahlung Sensibilisieren.* ZTCM, 2000;1:47–50.
9. Maciocia G: *Zungendiagnose in der chinesischen Medizin*, ML Verlag, Uelzen 1996, S. 111.
10. Li N-M: *Zhong guo she zhen da quan*, Xueyuan Publishing Company, Beijing 1994, S. 1190.
11. Ibd. Dieser Text zitiert eine Untersuchung die in der Mongolei durchgeführt wurde; Ren Y-Q: *Huang di nei jing zhang ju suo yin*, Peoples Medical Publishing House, Beijing 1986, S. 332.

5 Zungenzeichen bei Störungen des Funktionskreises Lunge

5.1 Zungenzeichen bei Lungen-Qi-Mangel

Die Lungen bilden das Fundament für das Qi.[1] Sie kontrollieren die Atmung. Eine Störung oder Schwäche des Lungen-Qi ruft daher Atemwegserkrankungen hervor. Wenn das Lungen-Qi zu schwach ist, kann es nicht absteigen, was z.B. zu Husten, Atemnot und Kurzatmigkeit bei körperlicher Betätigung führt. Das Lungen-Qi unterstützt das Herz bei der Blutzirkulation. Ein Lungen-Qi-Mangel kann daher zu einer Beeinträchtigung der Blutzirkulation führen, was sich in leichten Fällen durch kalte Extremitäten und in schweren Fällen durch Herzschmerzen bemerkbar machen kann (▸ Kap. 5.4, Fallbeispiel). Die Schwäche zeigt sich durch einen blassen Zungenkörper, die der Blässe des Zungenkörpers bei einem Milz-Qi-Mangel gleicht. Deshalb kann ein Lungen-Qi-Mangel nur im Zusammenhang mit den Symptomen und klinischen Zeichen des Patienten diagnostiziert werden.

Trotzdem gibt es einige Zungenzeichen, die auf eine Disharmonie des Funktionskreises Lunge hinweisen. Sie sind alle im ersten Drittel der Zunge lokalisiert (▸ Abb. 5.1). Treten hier Zungenzeichen auf, reflektieren sie eine Schwäche des Sammel-Qi (*Zong-Qi*). Diese Energie verleiht der Stimme ihre Kraft und erlaubt die flüssige Rede, denn sie unterstützt das Lungen- und das Herz-Qi. Bei Menschen, die ihre Stimme sehr stark beanspruchen, kann zu einer Schwäche dieser Energie führen. Dies ist häufig bei Lehrern oder Sängern der Fall. Menschen aus diesen Berufsgruppen haben häufig eine starke Erkältungsanfälligkeit oder Probleme mit der Stimme. Oft gehen Symptome eines Lungen- oder Herz-Qi-Mangels mit einem Mangel des Sammel-Qi einher. Gelegentlich treten im ersten Drittel der Zunge Zeichen im Zusammenhang mit tiefer und lange bestehender Trauer auf. Trauer und Trauern leeren das Lungen-Qi. Bleibt dieses Gefühl über Jahre in der Person lebendig, ohne aufgearbeitet zu werden, kann sich aus dem Lungen-Qi-Mangel ein Lungen-Yin-Mangel entwickeln.

Ein Lungen-Qi-Mangel kann andere Pathologien herbeiführen. Wenn das Lungen-Qi z.B. zu schwach ist um abzusinken, sammelt es sich in der Brust. Das Resultat ist eine Ansammlung und Retention von Flüssigkeiten. Besonders wenn gleichzeitig ein Milz-Qi-Mangel vorhanden ist, kann eine Schleim-Ansammlung in den Lungen ihre absteigenden Funktionen noch weiter behindern. Denn die Milz ist der Ursprung von Schleim, die Lunge ist ein Behältnis für Schleim. Daher kann diese Entwicklung, die sowohl die Milz als auch die Lunge betrifft, zu einem chronischen Husten mit weißem Schleim und einem Engegefühl der Brust führen.

Eine Schwellung des ersten Drittels der Zunge bedeutet eine Schleim-Ansammlung in der Lunge (▸ Abb. 5.15). Dieses Zungenzeichen ist aber nur aussagekräftig in Kombination mit anderen Zeichen und Symptomen wie beispielsweise Kurzatmigkeit oder Husten. Sind keinerlei weitere Symptome vorhanden, die auf eine Störung des Funktionskreises Lunge hinweisen, sollten diese Zungenzeichen nicht hoch bewertet werden.

Ein außergewöhnliches und seltenes Zungenzeichen, das einen Lungen-Qi-Mangel reflektiert, stellt die Schwellung einer Hälfte der Zungenoberfläche dar[2] (▸ Kap. 5.1, Fallbeispiel 1). Der Lungen-Qi-Mangel war hier verantwortlich für Kurzatmigkeit, die durch körperliche Belastung ausgelöst wurde.

Zungenbeispiel 1 (▸ Abb. 5.1)

Zungenbeschreibung	Chinesische Diagnose
Blassrot, geschwollen mit Zahneindrücken	Milz-Qi-Mangel mit Retention von Feuchtigkeit
Delle im ersten Drittel	Sammel-Qi- und Lungen-Qi-Mangel
Rote Punkte im ersten Drittel	Angriff von akuter Wind-Hitze

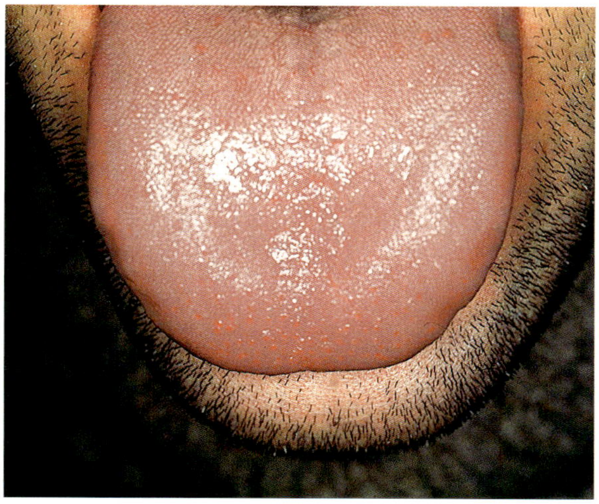

Abb. 5.1 Männlich, 32 Jahre

Symptome

- Fließschnupfen, Niesanfälle
- Augenjucken
- Brustenge
- Husten
- Gelegentliche Atemnot
- Erkältungsanfälligkeit

Westliche Diagnose

- Allergisches Asthma
- Rhinitis

Krankheitsursachen

- Familiäre Disposition
- Beruf als Opernsänger
- Überarbeitung
- Unregelmäßige Ernährung

Zungenbeispiel 2 (▸ Abb. 5.2)

Zungenbeschreibung	Chinesische Diagnose
Sehr blass mit leichten Zahneindrücken	Milz-Qi-Mangel mit Blut-Mangel
Delle im ersten Drittel	Sammel-Qi- und Lungen-Qi-Mangel
Leichte Rötung der Spitze	Leichte Hitze im Herzen
Dünner, öliger, gelber Belag im unteren Drittel	Leichte feuchte Hitze im Unteren Erwärmer

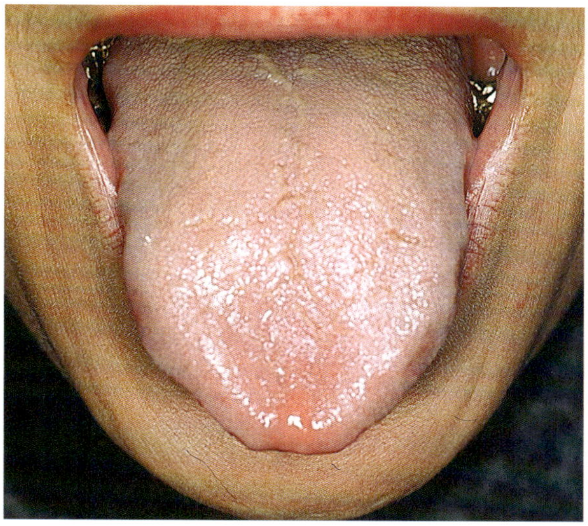

Abb. 5.2 Weiblich, 56 Jahre

Symptome

- Trockene Kehle und Rachen
- Hustenreiz, trockener Husten
- Starke Erschöpfung
- Erkältungsanfälligkeit
- Verstopfung
- Schlaflosigkeit

Westliche Diagnose

- Uteriner Prolaps

Krankheitsursachen

- Überarbeitung
- Schlafmangel

5

Zungenbeispiel 3 (▸ Abb. 5.3)

Zungenbeschreibung	Chinesische Diagnose
Blassrot, stark geschwollen	Retention von Feuchtigkeit im Mittleren und Oberen Erwärmer durch Nieren-Yang-Mangel
Geschwollen, trocken und rissig im ersten Drittel	Blockade des Lungen-Qi durch Retention von Feuchtigkeit, Blockade der Wasserwege mit beginnendem Lungen-Yin-Mangel

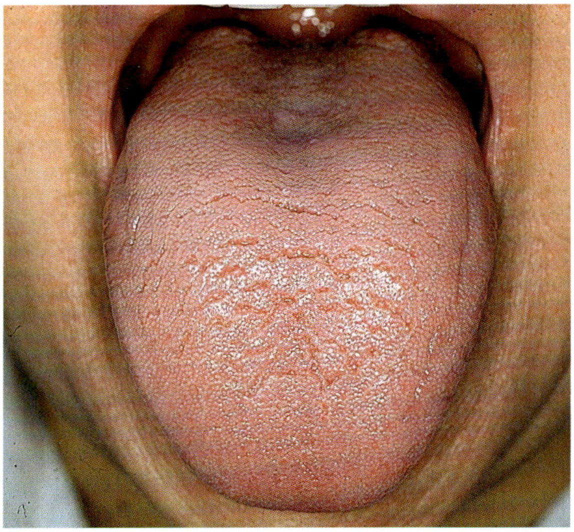

Abb. 5.3 Weiblich, 58 Jahre

Symptome

- Starkes innerliches Frieren
- Seit zwölf Jahren starke Beinödeme
- Häufige Erkältungen mit Bronchitis
- Kurzatmigkeit
- Schwindel

Westliche Diagnose

- Beinödeme
- Chronische Bronchitis

Krankheitsursachen

- Überarbeitung
- Berufsbedingtes jahrelanges Stehen

Zungenbeispiel 4 (▸ Abb. 5.4)

Zungenbeschreibung	Chinesische Diagnose
Blass	Milz-Qi-Mangel → Blut-Mangel
Geschwollen	Retention von Feuchtigkeit
Blasse Zungenränder	Leber-Blut-Mangel
Schwellung einer Längshälfte[3]	Lungen-Qi-Mangel
Dünner, vertikaler Mittelriss	Magen-Qi-Mangel

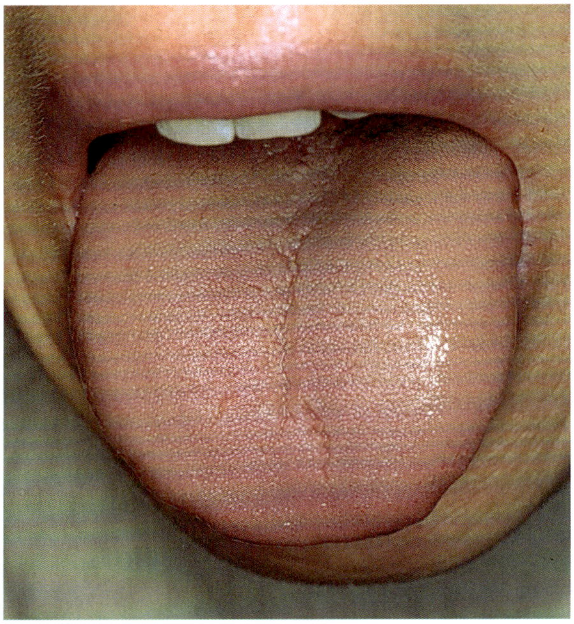

Abb. 5.4 Weiblich, 45 Jahre

Symptome

- Kurzatmigkeit bei Belastung
- Einschlafstörungen
- Trockene Augen
- Wenig Appetit

Westliche Diagnose

- Chronische Bronchitis

Krankheitsursache

- Vegetarische Ernährung
- Überarbeitung

Falldarstellungen

Die folgenden Fallstudien in diesem Kapitel befassen sich ausschließlich mit chronischen Erkrankungen und Beschwerden des Funktionskreises der Lunge. Die Reihenfolge der Fallbeispiele zeigt die Entwicklung von einem Lungen-Qi-Mangel zu einem Lungen-Yin-Mangel, sie entspricht nicht der

Schwere der schulmedizinisch diagnostizierten Erkrankungen.

Fallbeispiel 1 (▸ Abb. 5.5)

Zungenbeschreibung	Chinesische Diagnose
Blass	Milz-Qi-Mangel
Geschwollen	Retention von Feuchtigkeit
Erstes Drittel geschwollen	Retention von feuchtem Schleim in der Lunge
Rote, helle Punkte im ersten Drittel	Angriff eines pathogenen Faktors in der Vergangenheit
Vertikaler, dünner Riss zwischen erstem Drittel und Zentrum	Magen-/Lungen-Qi-Mangel
Weißlicher, dünner, schlüpfriger Belag	Retention von Feuchtigkeit

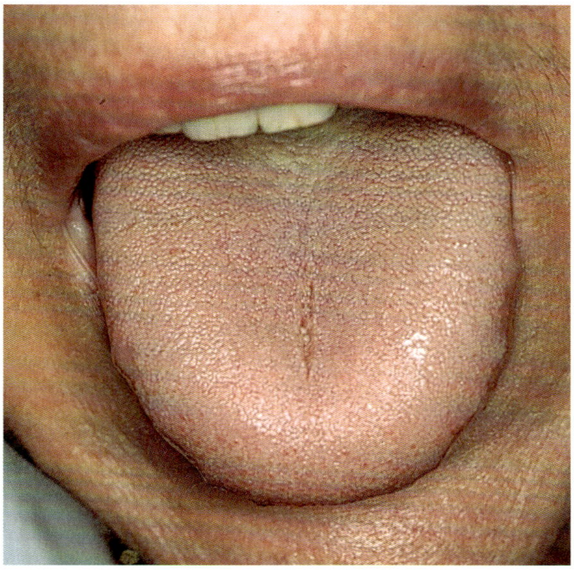

Abb. 5.5 Weiblich, 63 Jahre

Symptome

- Husten mit dickem, weißen Schleim
- Kurzatmigkeit bei Belastung
- Epigastrisches Völlegefühl
- Daumensattelgelenkschmerzen
- Gewichtszunahme

Westliche Diagnose

- Chronische Bronchitis

Krankheitsursache

- Übermäßiger Verzehr von Milchprodukten
- Lebt in kalter, regenreicher Region

Falldarstellung

Seit einer Erkältung vor zwei Jahren litt die Patientin an chronischer Bronchitis. Der Husten war produktiv, der Schleim dick und weiß. Sie wurde zusehends kurzatmiger bei körperlicher Belastung. Ihr Befinden verschlimmerte sich jeden Herbst und Winter. Der Husten wurde immer stärker bei kühler, regnerischer Witterung. Beide Daumensattelgelenke schmerzten bei kaltem, feuchten Wetter.

Die Patientin war etwa zehn Kilo übergewichtig. Sie aß gerne, besonders deftige Speisen, nach deren Verzehr sie häufig ein Völlegefühl im Magen verspürte. Sie hatte sich einem Diätprogramm unterworfen, um Gewicht zu verlieren. Seitdem aß sie sehr viel Joghurt und Quark. Im Allgemeinen fühlte sich die Patientin aber vital und hatte sonst keine Beschwerden. Ihre Pulse waren etwas schwach (*ruo*) und schlüpfrig (*hua*).

Analyse

Der Zungenkörper ist geschwollen und blass, insbesondere aber das erste Drittel der Zunge – ein wichtiges Zeichen für Retention von Schleim in den Lungen. Dieses Zungenzeichen ist signifikant für diesen Fall und deutet auf einen chronischen Krankheitsprozess hin. Der Husten begann nach einer Erkältung. Der Angriff von äußeren, pathogenen Faktoren hat zu gegenläufigem Qi in der Lunge geführt. Sind das Lungen-Qi und insbesondere das Abwehr-Qi im Körper kräftig, dann wird der eingedrungene pathogene Faktor eliminiert. Ist der pathogene Faktor aber extrem stark oder das Abwehr-Qi sehr schwach, dann kann der pathogene Faktor verbleiben und wie in diesem Fall zu dem chronisch gegenläufigen Qi beitragen.

Der zugrunde liegende Milz-Qi-Mangel der Patientin zeigt sich an dem geschwollenen, blassen Zungenkörper. Dieser Mangel-Zustand führt zu einer Retention von Feuchtigkeit, deren Entstehung durch den übermäßigen Verzehr von Milchprodukten noch gefördert wird. Ein berühmter Satz in der Chinesischen Medizin gilt hier: „Die Milz produziert Schleim, die Lunge speichert ihn".

Die auf diese Weise entstandene Feuchtigkeit belastet die Milz wiederum, denn „die Milz verabscheut Feuchtigkeit". Sie beeinträchtigt die Transformation und den Transport von Körpersäften. Die angehäufte Feuchtigkeit wandelt sich in feuchten Schleim um

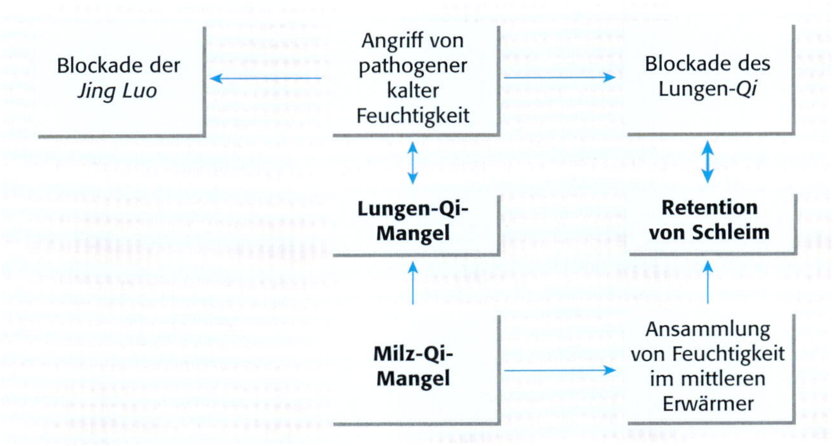

Abb. 5.6 Pathomechanismus Fallbeispiel 1 (chronischer Husten)

und sammelt sich in der Lunge an. Die Wurzel (*ben*) der Erkrankung liegt in dem Milz-Qi-Mangel, der zu einem Lungen-Qi-Mangel geführt hat. Der Lungen-Qi-Mangel äußert sich spezifisch in der Kurzatmigkeit, die vermehrt bei körperlicher Belastung auftritt. Der rechte, distale (*Cun*) Puls ist tief und schwach und reflektiert den Qi-Mangel.

Die Erkrankung manifestiert sich durch den Fülle-Zustand, der durch die Ansammlung von Schleim in den Lungen entstanden ist, was auch durch den schlüpfrigen Puls angezeigt wird. Dieser Zustand wird sehr genau durch das geschwollene erste Drittel der Zunge reflektiert. Der schlüpfrige Zungenbelag ist ein weiteres Indiz für eine Retention von Feuchtigkeit. Der feuchte Schleim blockiert das Lungen-Qi und verhindert ein Absinken des Qi, was den produktiven Husten verursacht. Der ausgeworfene Schleim ist weiß und dick. Die Konsistenz reflektiert die Fülle. Seine Farbe weist auf die Präsenz von Kälte hin (▸ Abb. 5.6). Äußere Kälte und Feuchtigkeit verstärken die Beeinträchtigung der absenkenden Funktion des Lungen-Qi, was immer wieder starke Hustenanfälle auslöst.

Im ersten Drittel der Zunge sind rote Punkte sichtbar. Rote Punkte im ersten Drittel sind ein Hinweis auf von außen eingedrungene Wind-Hitze, Hitze in den Lungen oder im Oberen Erwärmer. Hier sind sie jedoch sehr hell und zeigen somit kein akutes Eindringen eines pathogenen Faktors an. Da sie weder tiefrot noch erhaben sind, werden sie in diesem Fall nicht als wichtiges diagnostisches Zeichen gewertet, sondern nur als Hinweis auf eine in der Vergangenheit durchgemachte Infektion.

Der vertikale Riss, der sich am Ende des ersten Drittels und im Zentrum der Zunge befindet, deutet auf eine Verletzung des Lungen-Qi oder des Magen-Qi hin. Das Magen-Qi wird durch die Retention von Feuchtigkeit im Mittleren Erwärmer ebenso in Mitleidenschaft gezogen. Dadurch wird es am Absteigen gehindert. Dies manifestiert sich in dem Völlegefühl im Oberbauch.

Die Lokalisation der Schmerzen der beiden Daumensattelgelenke, die durch feuchtes, kaltes Wetter ausgelöst werden, indiziert eine Blockade der Lungen- und Dickdarm-Leitbahnen durch Feuchtigkeit und Kälte. Möglicherweise wird die Blockade durch die Retention von Feuchtigkeit im Inneren noch verstärkt.

Therapiestrategie

Feuchtigkeit ausleiten, Schleim umwandeln, Lungen-Qi absenken und die Milz stärken.

Als Grundverschreibung wurden der Patientin *Er Chen Tang* (Zweifach behandeltes Dekokt) und *San Zi Yang Qin Tang* (Drei Samen Dekokt, das die Eltern ernährt) verschrieben.[4] Schon nach zweiwöchiger Einnahme des Dekokts fühlte sich die Patientin besser. Der Husten hatte nachgelassen. Sie produzierte weniger Schleim. Sie verzichtete auf den Verzehr von Milchprodukten. Nach dreimonatiger Behandlungszeit war sie beschwerdefrei. Die Zunge hatte sich aber nicht verändert, was bedeutet, dass die Patientin aufgrund ihrer Konstitution immer noch eine Anfälligkeit gegen Kälte und Feuchtigkeit aufweist.

Fallbeispiel 2 (▸ Abb. 5.7)

Zungenbeschreibung	Chinesische Diagnose
Blass	Milz-Qi-Mangel → Blut-Mangel
Geschwollen	Retention von Feuchtigkeit
Erstes Drittel geschwollen	Retention von feuchtem Schleim in der Lunge
Horizontale Risse im ersten Drittel	Lungen-Yin-Mangel
Wurzelloser, weißer zur Zungenwurzel hin gelber Belag	Magen-Qi-Mangel und beginnender Magen-Yin-Mangel

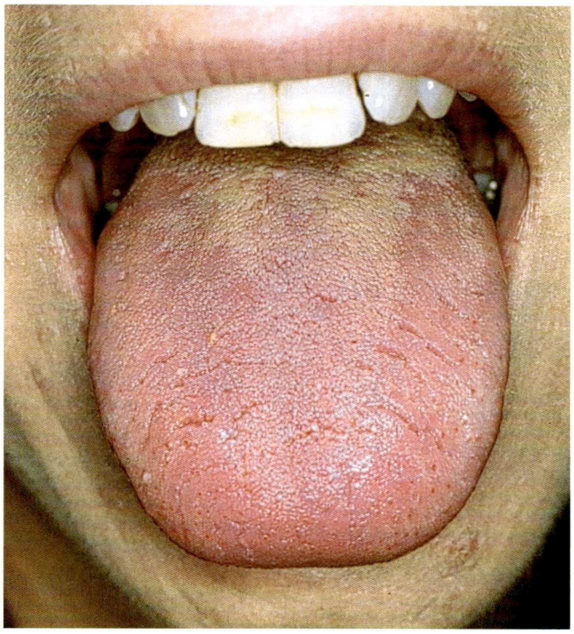

Abb. 5.7 Weiblich, 32 Jahre

Symptome

- Husten mit wenig weißem Schleim
- Kurzatmigkeit bei Belastung
- Müdigkeit
- Appetitlosigkeit
- Hitzegefühle am Nachmittag und Abend
- Gelegentliche Nachtschweiße

Westliche Diagnose

- Sarkoidose
- Eisenmangelanämie

Krankheitsursache

- Überarbeitung

Falldarstellung

Die Patientin war seit vielen Jahren sehr schwach und erschöpft. Durch einen Bluttest wurde ein Eisenmangel festgestellt. Durch die Einnahme von Eisenpräparaten fühlte sie sich etwas besser. Ohne diese Präparate kehrte die Müdigkeit aber sehr schnell zurück. Die Patientin war sehr kurzatmig, besonders bei körperlicher Bewegung. Gleichzeitig hatte sich ein konstanter Husten eingestellt. Im Wesentlichen war dieser Husten unproduktiv, nur morgens warf sie wenig weißen, dicken Schleim aus. Sie führte ihre Beschwerden auf die langen Arbeitszeiten zurück, die ihre Tätigkeit als Rechtsanwältin mit sich brachte. Als nach sechs Monaten die Beschwerden nicht besser wurden, unterzog sie sich einer sorgfältigen medizinischen Untersuchung. Diese erbrachte folgenden Befund: Sarkoidose mit doppelseitiger Hilusvergrößerung. Der Patientin wurde eine Steroidbehandlung vorgeschlagen, die sie ablehnte.

Die Patientin schlief gut, litt aber an gelegentlichen Nachtschweißen. Eigentlich war ihr immer kalt, aber in letzter Zeit hatte sie bemerkt, dass sie am späten Nachmittag und Abend ein Hitzegefühl entwickelte. Sie fühlte sich dann, als würde sie „schweben". Die schwache Stimme der Patientin war sehr auffällig. Die Patientin hatte nur wenig Appetit. Sie hatte keine Verdauungsbeschwerden. Die Menstruation war regelmäßig und normal. Die Pulse waren etwas oberflächlich (*fu*), schwach (ruo) und weich (*ru*).

Analyse

Hier handelt es sich um einen Lungen-Qi-Mangel und Lungen-Yin-Mangel mit einer Retention von zähem Schleim in der Lunge. Der blasse, geschwollene Zungenkörper reflektiert einen Milz-Qi-Mangel, der das Entstehen von Feuchtigkeit verursacht hat. Das erste Drittel der Zunge ist leicht geschwollen. Dieses Zungenzeichen ist ein Indiz für eine Ansammlung von Schleim in den Lungen.

Die berufliche Überbelastung der Patientin hat zu einem Milz-Qi Mangel geführt. Dies hat weit reichende Konsequenzen. Die Milz wandelt die eingenommene Nahrung in Nahrungs-Qi um. Dieses Qi steigt zum Brustkorb, um sich dort mit der Atemluft zu verbinden. Aus Atemluft und Nahrungs-Qi bil-

det sich das Sammel-Qi, das u.a. die Funktion der Lunge, die Atmung zu kontrollieren, unterstützt.
Die Schwäche des Sammel-Qi zeigt sich bei der Patientin in der schwachen, leisen Stimme. Die fehlende Kraft des Sammel-Qi beeinträchtigt auch das Wahre-Qi, das seinen Ursprung in der Lunge hat: Dies trägt zur Müdigkeit der Patientin bei.
Da die Milz zu schwach ist, die Lunge zu stützen („Mutter-Kind-Beziehung") nimmt ihre Erschöpfung noch weiter zu. Diese Verbindung wird durch den blassen, geschwollen Zungenkörper in Verbindung mit dem geschwollenen ersten Drittel reflektiert. Der feine, schwache und weiche Puls bestätigt den Mangel-Zustand. Der Milz-Qi-Mangel ist verantwortlich für die Bildung von Schleim. Schleim wird in der Lunge gespeichert, was zu einer Blockade des Lungen-Qi führt. Das Lungen-Qi kann nicht absinken und verursacht dadurch Husten. In der Regel hustet der Patient so lange bis der Schleim ausgeworfen werden kann, sodass das Lungen-Qi wieder ungehindert absinken kann. Da durch das Auswerfen von Schleim nur eine momentane Eliminierung und keine wirkliche Transformation stattfindet, beginnt der Husten schon nach kurzer Zeit wieder und wird chronisch.
Herz-Qi und Lungen-Qi zirkulieren vermehrt bei körperlicher Bewegung. Ist eines dieser *Zang* geschwächt, wird die Zirkulation von Qi und Blut besonders im Brustraum bei körperlicher Bewegung nicht angemessen aufrechterhalten. Der zugrunde liegende Lungen-Qi-Mangel und der Schleim in den Lungen verursachen eine Blockade des Lungen-Qi, die die starke Kurzatmigkeit bei körperlicher Anstrengung auslöst.
Die Retention von Schleim in den Lungen, die durch das geschwollene erste Drittel der Zunge angezeigt wird, ist für die gutartige Granulomatose in den Lungen verantwortlich. Denn wenn sich Schleim verdichtet, kann er sich in Knötchen umwandeln, besonders dann, wenn Hitze oder Blutstase eine Rolle bei dem Krankheitsgeschehen spielen.
Der Zungenkörper weist horizontale, relativ tiefe Risse im ersten Drittel der Zunge auf. Sie sind ein Hinweis auf einen Lungen-Yin-Mangel, der durch den chronischen Lungen-Qi-Mangel entstanden ist. Risse im Zungenkörper entstehen meist, wenn übermäßige Hitze das Yin verletzt. In der Regel ist der Zungenkörper dann rot und trocken. Dagegen ist ein blasser Zungenkörper ein Hinweis auf einen zugrunde liegenden Qi- und Blut-Mangel. Die Zunge wird aufgrund des Blut-Mangels nicht mehr angemessen befeuchtet, sodass der Zungenkörper „einreißt".
Der chronische Qi- und Blut-Mangel der Patientin beginnt nun auch, das Lungen-Yin zu verletzen. Der blasse Zungenkörper mit den Rissen kann als eine Indikation für einen schweren Lungen-Qi-Mangel mit einem gleichzeitigen Lungen-Yin-Mangel angesehen werden. Er manifestiert sich auch in dem relativ trockenen Dauerhusten. Die Hitzegefühle am Nachmittag, die bei der Patientin ein Gefühl „des nach oben Schwebens auslösen", sind ein deutliches Zeichen für einen beginnenden Yin-Mangel. Der späte Nachmittag ist die Zeit, in der das Yin sich sammelt und zu wachsen beginnt. In dieser Zeit sollte sich das Yang zurückziehen und nicht wie in diesem Fall durch die mangelnde Kontrolle des Yin nach oben schweben. Um Mitternacht erreicht das Yin sein Maximum. Die durch die Leere des Yin verursachte Hitze treibt die Körpersäfte in Form von Schweiß aus dem Körper und ist verantwortlich für das nächtliche Schwitzen. Die vorliegende Hitze wird auch durch den oberflächlichen Puls reflektiert (► Abb. 5.8).

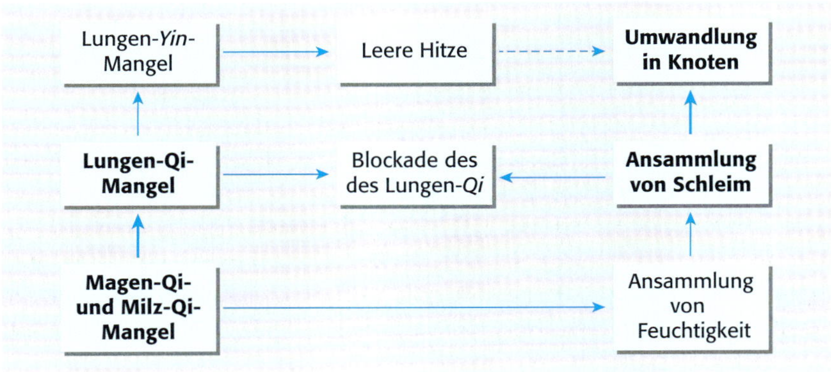

Abb. 5.8 Pathomechanismus Fallbeispiel 2 (Husten)

Gegen die oben ausgeführte Diagnose eines Yin-Mangels spricht in Bezug auf die Zungendiagnose der geschwollene und blasse Zungenkörper. Die Thesen von Li Dong-Yuan[5] sind hier bei einer Erklärung hilfreich. Die Hitze im Oberen Erwärmer entsteht aufgrund des pathologischen Absinkens des klaren Yang, das blockiert und gebunden ist und sich in Hitze umwandelt. Das bedeutet, dass sich die Hitze nicht aus einem Yin-Mangel heraus entwickelt, sondern das Ergebnis eines Milz-Qi-Mangels ist, der das klare Yang nicht aufsteigen lässt. Es ist das Aufsteigen des „Yin-Feuers" zum Oberen Erwärmer, das für die Hitze im Oberen Erwärmer verantwortlich ist. Dies und die ausgesprochene Müdigkeit und Schlappheit der Patientin finden ihren Ausdruck in den folgenden Rezepturen, da die mangelnde Vitalität der Patientin höher bewertet wird als die Nachtschweiße usw.

Die Zunge weist kaum Hitze-Zeichen auf. Nur am linken Zungenrand sind rote Punkte sichtbar. Ihre Bedeutung konnte nicht eindeutig geklärt werden, es sind jedoch folgende Interpretationen möglich:

- Ein eingedrungener pathogener Faktor. Die Patientin konnte sich aber an keine Erkältung oder akute Entzündung in den letzten Monaten erinnern.
- Rote Punkte an den Rändern können auf aufsteigendes Leber-Yang oder Leber-Feuer hindeuten. Die Patientin hat aber keine Symptome, die diese Pathologien bestätigen.
- Hinweis auf Hitze in Magen und/oder Milz.[6] Rote Punkte im mittleren Bereich der Zunge könnten diese Diagnose unterstützen. Sie treten hier aber nur am linken Zungenrand auf, und es gibt keine korrespondierenden Symptome.

Die roten Punkte am linken Zungenrand sind das einzige Zeichen, das die Hitze-Entwicklung reflektiert. Sie werden hier als Ausdruck für eine mögliche Ansammlung von Hitze im Oberen Erwärmer interpretiert.

Der Zungenbelag ist wurzellos. Ist der Zungenkörper blass und der Belag wurzellos, dann deutet dies eher auf eine Schwäche des Magen-Qi hin. Die Appetitlosigkeit der Patientin sowie der wurzellose Belag sind ein Indiz für den Magen- und Milz-Qi-Mangel und für den beginnenden Magen-Yin-Mangel. Der Milz-Qi-Mangel verursacht bei der Patientin auch einen Blut-Mangel, der für die diagnostizierte Eisenmangelanämie mitverantwortlich ist.

Therapiestrategie

Lungen-Qi und Milz-Qi kräftigen, Schleim transformieren, Lungen-Yin und Magen-Yin nähren.

Der Patientin wurde *Jin Shui Liu Jun Jian* (Metall- und Wasser-Dekokt der Sechs Gentlemen) mit *Jie Geng* (Platycodi Radix), *Dong Gua Ren* (Benincasae Hispidae Semen) und *Zhe Bei Mu* (Fritillariae Thunbergii Bulbus) verabreicht. Dies linderte den Husten, und die Patientin begann, viel weißen Schleim abzuhusten. Sie fühlte sich aber immer noch sehr schlapp und müde.

Der Rezeptur wurden deshalb *Bai Zhu* (Atractylodis Macrcephalae Rhizoma), *Dang Shen* (Codonopsis Radix), *Di Gu Pi* (Lycii Cortex) und *Sang Bai Pi* (Mori Cortex) hinzugefügt. Nach dreimonatiger Einnahme dieses Dekoktes, das regelmäßig variiert wurde, war sie beschwerdefrei. Sechs Monate später wurde erneut eine Röntgenaufnahme der Lungen erstellt. Die Sarkoidose war verschwunden. Die Zunge hatte sich jedoch kaum verändert.

5.2 Zungenzeichen bei Lungen-Yin-Mangel

Ein chronischer und schwerer Lungen-Qi-Mangel kann zu einem Lungen-Yin-Mangel führen. Ein Lungen-Yin-Mangel kann sich im Lauf einer Erkrankung entwickeln oder bei entsprechender Disposition aus einem Nieren-Yin-Mangel. Ein Lungen-Yin-Mangel kann sich aber unabhängig von einem Nieren-Yin-Mangel entwickeln. Ein wichtiger ursächlicher Faktor für einen „isolierten" Lungen-Yin-Mangel ist das Rauchen. Langfristig erzeugt das Rauchen Hitze in den Lungen, was allmählich zu einer Eindickung der Flüssigkeiten in der Lunge führt. Am Anfang dieser Pathologie steht der Raucherhusten, der sich morgens mit dem Auswurf von dickem Schleim bemerkbar macht. Nach Jahren des Rauchens versiegt dieser Schleim, und es kommt zu trockenem Husten oder Hüsteln. Die entstandene Hitze zeigt sich an der Zunge in einem stark geröteten, vorderen Drittel. Bei einer fortgeschrittenen Schädigung des Lungen-Yin werden kleine, dünne Risse in diesem Bereich sichtbar (Abb. 5.9).

Bestimmte Berufsgruppen wie z.B. Bergarbeiter oder Bäcker, die in einer trockenen, staubigen Umgebung arbeiten, können an einem Lungen-Yin-Mangel erkranken. Das Lungen-Yin kann auch durch äußere Trockenheit – entweder durch extrem trockenes Klima, durch Zentralheizung oder Klimaanlagen – geschädigt werden. Trockenheit der Lungen manifestiert sich in einem trockenen Husten und Trockenheit des Mundes und Rachenraums. Symptome eines Lungen-Yin-Mangels sind Heiserkeit, Kitzeln in der Kehle, bluttingiertes Sputum sowie Hitzegefühl oder subfebrile Temperaturen am Nachmittag.

Zungenzeichen

- Rotes, vorderes Drittel: Hitze in den Lungen.
- Rotes, vorderes Drittel mit kleinen, dünnen Rissen: Hitze in den Lungen und Lungen-Yin-Mangel.
- Roter, trockener Zungenkörper mit kleinen, dünnen Rissen im vorderen Drittel: Lungen- und Nieren-Yin-Mangel.

Risse und eine Schwellung des vorderen Drittels sind nur aussagekräftig in Kombination mit anderen Symptomen und klinischen Zeichen wie Kurzatmigkeit oder Husten. Liegen keine weiteren Symptome vor, die auf eine Störung des Funktionskreises Lunge hinweisen, sollten diese Zungenzeichen nicht hoch bewertet werden. Risse im vorderen Drittel bei einer blassen oder blassroten Zunge können das Resultat vergangener Erkrankungen sein (▸ Abb. 5.13), einschließlich einer schweren Bronchitis. Diese Risse sind häufig auf den Zungen von Rauchern sichtbar. Diese Risse weisen also nicht immer auf einen akuten oder aktiven Krankheitsprozess hin. Ist aber ein Krankheitsprozess aktiv, der z.B. mit Symptomen der Atemwege einhergeht, und ist die Zunge blass und weist Risse im vorderen Drittel auf, kann das die Entwicklung von einem Lungen-Qi- zu einem Lungen-Yin-Mangel anzeigen.

Schwere Infektionen wie eine Lungenentzündung oder Tuberkulose sind gekennzeichnet durch starke Hitze in den Lungen. Sie schädigt immer die Flüssigkeiten in der Lunge, was in kürzester Zeit zu der Entstehung von Rissen im vorderen Drittel der Zunge führt. Zu Beginn einer Erkrankung sind die Risse nur dünn und oberflächlich. Ist die Hitze intensiv und greift protrahiert die Lunge an, können diese Risse eine große Tiefe und Breite entwickeln.

Eine Rötung des vorderen Zungendrittels reflektiert Hitze im Oberen Erwärmer bzw. in den Lungen (▸ Abb. 5.11) oder eine akute Erkrankung, die durch das Eindringen äußerer pathogener Faktoren verursacht wurde (▸ Kap. 9). Die Rötung der Zungenspitze dagegen signalisiert Störungen des Funktionskreises Herz (▸ Kap. 6).

Zungenbeispiel 1 (▸ Abb. 5.9)

Zungenbeschreibung	Chinesische Diagnose
Rötlich, etwas dünn	Leichter Blut- und Yin-Mangel
Aufgerollte, leicht gerötete Ränder	Leber-Qi-Stagnation mit Hitze in der Leber
Risse im ersten Drittel der Zunge	Lungen-Yin-Mangel mit Hitze in der Lunge
Einkerbung der Zungenspitze	Beginnender Herz-Blut-Mangel

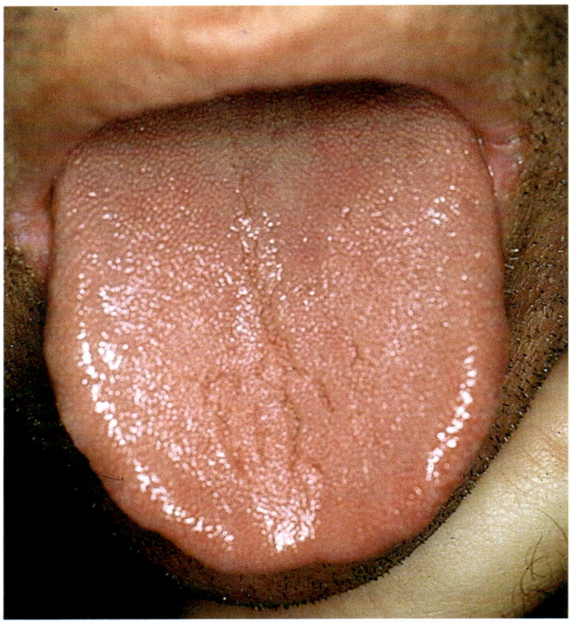

Abb. 5.9 Männlich, 41 Jahre

Symptome

- Trockener Reizhusten
- Schmerzen in der Brust
- Erkältungsanfälligkeit
- Durchschlafstörungen

Westliche Diagnose

- Akne

Krankheitsursachen

- Nikotin-, Cannabis- und Schwarzteeabusus
- Unregelmäßiger Lebensstil

Zungenbeispiel 2 (▸ Abb. 5.10)

Zungenbeschreibung	Chinesische Diagnose
Blassrot, blasse Ränder	Milz-Qi-Mangel mit Blut-Mangel
Tiefe, horizontale Risse im Zentrum und im ersten Drittel	Magen-Yin- und Lungen-Yin-Mangel
Leichte Schwellung im ersten Drittel	Retention von Schleim in der Lunge

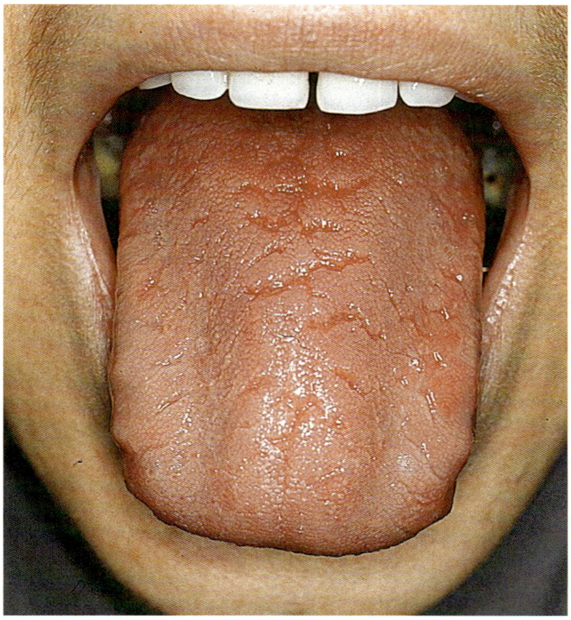

Abb. 5.10 Weiblich, 28 Jahre

Symptome

- Konstanter Husten mit viel weißem und blassgelbem Schleim
- Blockierte Nasenatmung
- Trockener Rachen
- Erschöpfung
- Stimmungsschwankungen

Westliche Diagnose

- Chronische Nebenhöhlenentzündung
- Chronische Bronchitis

Krankheitsursachen

- Übermäßiger Verzehr von gewürzten Speisen
- Unterdrückte Emotionen

Zungenbeispiel 3 (▸ Abb. 5.11)

Zungenbeschreibung	Chinesische Diagnose
Rot	Nieren-Yin-Mangel
Vertikale Risse im ersten Drittel der Zunge	Lungen-Yin-Mangel
Aufgerollte, rötliche Ränder	Leber-Qi-Stagnation mit Hitze-Entwicklung
Gelber, dünner Belag an der Zungenwurzel	Kein pathologischer Befund

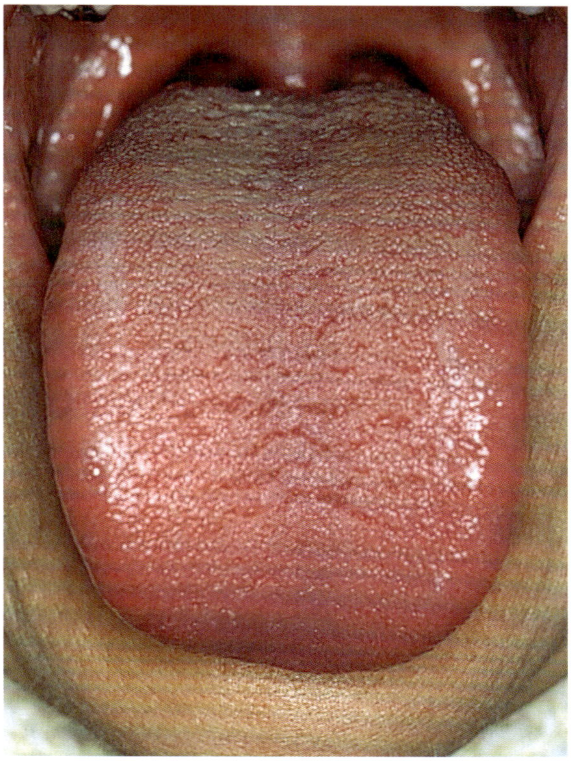

Abb. 5.11 Weiblich, 43 Jahre

Symptome

- Trockener Reizhusten
- Kurzatmigkeit
- Heiserkeit
- Zungenbrennen
- Durchschlafstörungen
- Druck unter dem Rippenbogen

Westliche Diagnose

- Chronische Bronchitis

Krankheitsursachen

- Mentale Überarbeitung
- Schlafmangel
- Raucherin seit 25 Jahren

5

Zungenbeispiel 4 (▸ Abb. 5.12)

Zungenbeschreibung	Chinesische Diagnose
Rot	Nieren-Yin-Mangel mit Mangel an Körpersäften
Zusammengezogenes, rotes, trockenes, abgepelltes erstes Drittel	Lungen-Yin-Mangel

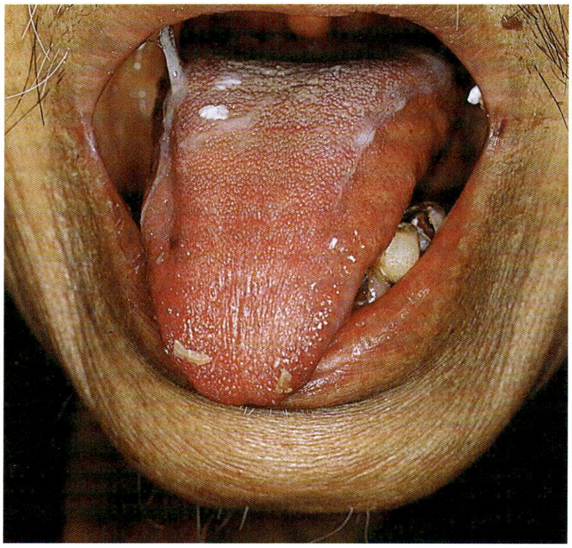

Abb. 5.12 Männlich, 71 Jahre

Symptome

- Husten mit blutigem Sputum
- Schmerzen in der Brust
- Trockener Mund
- Nachtschweiße
- Schwäche

Westliche Diagnose

- Bronchialkarzinom

Krankheitsursache

- Starkes Rauchen seit 50 Jahren

Fallbeispiel (▸ Abb. 5.13)

Der folgende Fall ist ein gutes Beispiel für einen Menschen, der seit seiner Kindheit an unterschiedlichen Krankheiten der Atemwege leidet. Im Folgenden werden die daraus entstehenden Pathomechanismen von Lunge, Milz und Herz beschrieben.

Zungenbeschreibung	Chinesische Diagnose
Blassrot mit tiefen Rissen an den Zungenseiten	Milz-Qi-Mangel
Breit	Retention von Feuchtigkeit
Tiefe, breite Risse im ersten Drittel	Lungen-Yin-Mangel
Aufgerollte Ränder	Leber-Qi-Stagnation
Gerötete, nach unten gerollte Spitze	Hitze im Herzen
Leicht eingezogene Zungenwurzel	Beginnender Nieren-Essenz-Mangel
Weißer, schlüpfriger Belag	Eingedrungene äußere Wind-Kälte
Wurzelloser Belag an der Zungenwurzel	Keine diagnostische Bedeutung, wahrscheinlich aufgrund der Verwendung von Bronchodilatoren

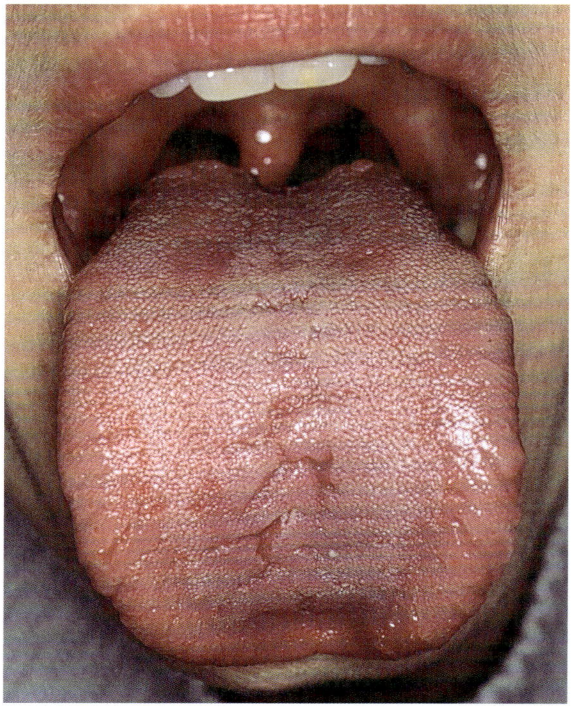

Abb. 5.13 Weiblich, 36 Jahre

Symptome

- Brustenge
- Atemnot
- Giemen
- Pfeifen

- Niesanfälle
- Fließschnupfen
- Durst
- Nachtschweiße
- Mundtrockenheit
- Geschwollene Brüste und Gereiztheit vor der Menstruation

Westliche Diagnose

- Allergische Rhinitis
- Bronchialasthma
- Prämenstruelles Syndrom

Krankheitsursache

- Lungenentzündung in der Kindheit
- Überarbeitung
- Emotionale Probleme

Falldarstellung

Nach einer Lungenentzündung im Alter von vier Jahren begannen Atemnot und Asthmaanfälle. Erst mit dem Beginn der Pubertät nahmen die Beschwerden ab, und es folgten zehn beschwerdefreie Jahre. Eine schwere Erkältung verursachte dann wieder starke Asthma-Anfälle, die einen Krankenhausaufenthalt nötig machten. Seitdem wurde die Patientin medikamentös behandelt.[7] Körperliche Anstrengung, emotionaler Stress und kalter Wind lösten Atemnot, Brustenge und Schwierigkeiten beim Einatmen aus. In den letzten sechs Monaten hatte die Patientin eine allergische Rhinitis entwickelt, die zu einer Verschlechterung der Atembeschwerden geführt hatte. Sie litt an Fließschnupfen und gelegentlichen Niesanfällen sowie an Infektanfälligkeit.

Die Patientin klagte auch über unangenehme prämenstruelle Beschwerden. Etwa zehn Tage vor Beginn der Monatsblutung schwollen ihre Brüste an. Die Menstruation war regelmäßig und verlief ohne Probleme. Die Patientin machte einen sehr angespannten Eindruck. Sie beschrieb sich selbst als Perfektionistin, was zu einem starken inneren Druck führte. Appetit und Verdauung waren normal. Obwohl sie über Mundtrockenheit und Durst klagte, nahm sie nur wenig Flüssigkeit zu sich. Sie schlief gut, hatte aber jede Nacht starke Schweiße. Ihre Pulse waren oberflächlich (*fu*) und schlüpfrig (*hua*). Der rechte, distale (*Cun*) Puls war auffällig tief und schwach.

Analyse

Die Patientin hatte Asthma. Ihre akuten Beschwerden können nur im Zusammenhang mit den Erkrankungen in der Kindheit verstanden werden. Sie legten den Grundstein für eine Konstitution, die auf geschwächtem Lungen-Qi und Milz-Qi beruht. Durch die Lungenentzündung im frühesten Kindesalter und das sich anschließende Asthma war das Äußere instabil geworden, was zu häufigen Erkältungen geführt hatte, durch die das Lungen-Qi immer weiter geschwächt und behindert wurde. Der rechte distale Puls ist tief und schwach und unterstreicht den zugrunde liegenden Lungen-Qi-Mangel.

Der Zungenkörper reflektiert die geschwächte Konstitution. Die Zungenbeschaffenheit ist gekennzeichnet durch viele Risse, die besonders im ersten Drittel der Zunge auftreten. Die Risse sind breit und tief und signalisieren eine Verletzung der Struktur, des Lungen-Yin. Sie verdeutlichen Krankheitsprozesse, die in der Vergangenheit das Lungen-Yin geschädigt haben. Risse an den Zungenseiten deuten in der Regel auf einen schweren Milz-Qi-Mangel hin. Es ist jedoch bemerkenswert, dass diese Risse verstärkt im ersten Drittel der Zunge sichtbar sind und möglicherweise in diesem Fall eine Indikation für eine Schädigung des Lungen-Yin darstellen.

Nach Jahren ohne Atembeschwerden hatte eine erneute Erkältung heftige Atemnot und Asthmaanfälle verursacht. Die eingedrungenen pathogenen Faktoren behinderten das konstitutionell schwache Lungen-Qi. Die medikamentöse Behandlung im Krankenhaus hatte zwar die akuten Beschwerden gelindert, aber die pathogenen Faktoren nicht komplett eliminiert.

Die durch Asthma erschwerte Atmung, die Schwierigkeiten beim Einatmen und das Engegefühl der Brust wurden durch die folgenden Faktoren ausgelöst:

- Körperliche Anstrengung:
  - Dies kann ein Hinweis auf eine Lungen-Nieren-Disharmonie und/oder auf ein geschwächtes Lungen-Qi sein. Die Lunge sendet Qi nach unten und kontrolliert die Ausatmung, die Nieren nehmen das Qi auf. Sind diese Funktionen normal, ist die Atmung geregelt und harmonisch. Die Patientin gibt an, dass sie Schwierigkeiten bei der Einatmung hat. Chro-

nische Atemnot, die durch körperliche Anstrengung ausgelöst wird in Verbindung mit Schwierigkeiten beim Einatmen signalisiert eine energetische Störung zwischen den Lungen und den Nieren. Das Nieren-Qi ist zu schwach, das Qi von der Lunge zu empfangen, sodass das Qi wieder zum Brustkorb zurückkehrt. Die Unfähigkeit des Nieren-Qi, das Qi zu empfangen, wird in der Theorie auf eine Schwäche des Nieren-Yang/-Qi zurückgeführt, besonders wenn die Atemnot durch Anstrengung ausgelöst wird. Es gibt jedoch keine Anzeichen für einen Nieren-Yang-Mangel: Die Zunge ist weder stark geschwollen noch zu feucht, die Pulse sind weder tief noch schwach, und die Patientin ist weder müde und antriebslos, noch fühlt sie sich kalt. Nur die leicht eingezogene Zungenwurzel ist ein Hinweis auf eine beginnende Schwäche der Nieren-Essenz. Sie ist geschwächt durch die lange Krankheit der Patientin, die ihren Ausgang in der Kindheit nimmt, und auch durch die häufigen Erkältungen.
  - Dies legt den Schluss nahe, dass die Kurzatmigkeit, die durch körperliche Anstrengung getriggert wird, durch ein schwaches und blockiertes Lungen-Qi verursacht wird. Die Lunge sendet Qi und Flüssigkeiten nach „unten" zur Blase.[8] Wenn Qi und Körperflüssigkeiten durch die eingeschränkte Funktion des Lungen-Qi nicht zu den Nieren gelangen, kommt es zu einer Ansammlung von Körperflüssigkeiten in den Lungen, die sich in Schleim umwandeln. Es entsteht eine Fülle in den Lungen, die sich durch Husten, Atemnot und Brustenge bemerkbar macht.
- Kalter Wind:
  - Die Abneigung der Patientin gegen kalten Wind und gegen Kälte betont die Tatsache, dass ihr Abwehr-Qi durch den zugrunde liegenden Lungen-Qi-Mangel in Mitleidenschaft gezogen wurde. Bei einem gesunden Menschen stabilisiert und wärmt das Abwehr-Qi das Äußere und schützt den Körper vor dem Eindringen von äußeren pathogenen Faktoren. In diesem Fall ist das Äußere aufgrund der Schwäche des Abwehr-Qi instabil und macht das wiederholte Eindringen von pathogenen Faktoren möglich. Insgesamt wird da durch die Blockade und Schwäche des Lungen-Qi verstärkt.
  - Seit einigen Monaten reagiert die Patientin zum ersten Mal in ihrem Leben auf Frühblüher mit Niesanfällen und Fließschnupfen. Kurz vor dem Auftreten der Symptomatik hatte sie sehr hart gearbeitet und war dadurch sehr erschöpft. Die akuten Beschwerden wurden durch einen Angriff von Wind-Kälte ausgelöst, der das Lungen-Qi in seiner absinkenden und verteilenden Funktion behindert. Dadurch sammelt sich Schleim in der Lunge, was die Atemnot verursacht.
  - Wind greift die Nase an und löst die Niesanfälle aus. Durch die eingedrungene äußere Wind-Kälte verliert das Lungen-Qi seine Kontrolle über die Nase. Es kommt zu ständigem Nasenlaufen. Das Nasensekret ist bezeichnenderweise klar und wässrig. Der weiße und schlüpfrige Zungenbelag reflektiert die eingedrungene Wind-Kälte. Der oberflächliche Puls ist ebenfalls ein Hinweis auf äußere pathogene Faktoren. Das Auftreten der allergischen Rhinitis unterstreicht die Schwäche des Abwehr-Qi, dessen Kraft von Lunge und Nieren abhängt. Denn die Abwehr-Energie entspringt dem unteren der Drei Erwärmer.[9]
- Emotionaler Stress:
  - Stress hat eine Stagnation des Leber-Qi verursacht. Die Patientin steht oft unter innerem Druck: Sie will in allen Angelegenheiten einen perfekten Zustand erreichen. Wenn sie ihr Pensum nicht erfüllen kann, ist sie sehr frustriert und angespannt. Diese innere Haltung hat zu einer Stagnation im Fluss des Leber-Qi beigetragen. Die aufgerollten Zungenränder bestätigen die Entwicklung dieser Pathologie. Stress kann Atemnot und Keuchatmung auslösen, weil stagnierendes Leber-Qi zum Brustkorb aufsteigt und das Lungen-Qi am Absteigen hindert. Dieser Mechanismus wird auch über den Leitbahnverlauf der Leber deutlich: Ein Zweig der Leber-Leitbahn zieht zum Zwerchfell und verteilt sich in der Lunge. Das Aufsteigen des Leber-Qi ist auch die Ursache für die prämenstruelle Symptomatik.
  - Obwohl die Patientin angibt, selten Schleim auszuwerfen, ist dies doch ein Faktor, der bei asthmatischen Erkrankungen nicht übersehen

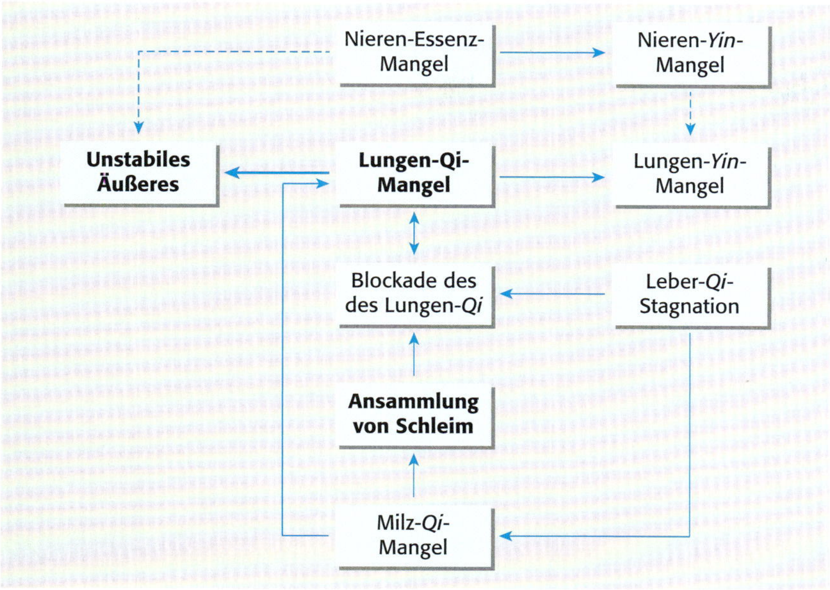

Abb. 5.14 Pathomechanismus Fallbeispiel (Brustenge, Fließschnupfen)

werden darf. Das Fehlen von Schleim ist nicht ungewöhnlich bei Patienten, die unter schulmedizinischer Behandlung stehen. Schleim ist dennoch vorhanden, aber er sitzt tief (*su tan*) und bewegt sich nicht, solange er nicht durch krankheitsverursachende Faktoren aktiviert wird. Die Zunge reflektiert die Präsenz von Schleim nicht, der schlüpfrige Puls ist jedoch ein Hinweis darauf.

- Die Nachtschweiße sind oft ein erster Hinweis auf einen beginnenden Nieren-Yin-Mangel, der die Entwicklung von leerer Hitze begünstigt. Dieser Mangel ist verantwortlich für den Durst ohne Verlangen zu trinken und für die Mundtrockenheit. Die Zungenspitze ist stark gerötet, was als Hitze-Entwicklung im Herzen gedeutet wird, wahrscheinlich verursacht durch die Bronchodilatoren.[10]

Therapiestrategie

Wind-Kälte ausleiten, Lungen-Qi absenken, Lunge und Nieren kräftigen, Schleim transformieren, das Äußere stabilisieren.

Die Patientin wollte ausschließlich mit Akupunktur behandelt werden. In der ersten Behandlung ging es darum, die akuten Beschwerden der Patientin zu lindern.

- Sedierend wurden Bl 12 (*Fengmen*) und Bl 13 (*Feishu*) gestochen, um äußeren Wind zu vertreiben und das Verteilen und Absinken des Lungen-Qi wiederherzustellen.
- Lu 7 (*Lieque*) wurde ebenfalls sedierend genadelt, um das Lungen-Qi abzusenken, das Äußere zu befreien.
- 3E 5 (*Waiguan*) wurde angewandt, um das Äußere zu befreien und Wind zu vertreiben.
- Ni 3, *Taixi* und Ni 7, *Fuliu* wurden genadelt, um die Nieren zu kräftigen.

Nach zehn Akupunktursitzungen sind Niesanfälle und Fließschnupfen nicht mehr aufgetreten. Atemnot und Brustenge hatten sich aber nicht wesentlich verbessert. Die Patientin befindet sich weiterhin in Behandlung.

5.3 Besondere Zungenzeichen

Ein geschwollenes vorderes Drittel der Zunge zeigt eine Retention von Schleim in den Lungen an. Meist ist dieses Zungenzeichen in Verbindung mit einem blassen Zungenkörper zu sehen. Dieser feuchte Schleim entsteht aus einem zugrunde liegenden Milz-Qi-Mangel. Flüssigkeiten sammeln sich an, weil die Milz die eingenommenen Speisen nicht mehr angemessen transportiert und transformiert und nach einiger Zeit in Schleim umwandelt. Dieser wird von der Lunge gespeichert und verlegt sie. Das Lungen-Qi kann nun nicht mehr ungehindert zirkulieren und es kommt zu Husten mit viel weißem Sputum. Der Zungenbelag kann in diesem Fall weiß und schlüpfrig sein. Die Schwellung des vorderen Drittels der Zunge zeigt die Chronizität der Störung oder Erkrankung an.

Zungenbeispiel 1 (▸ Abb. 5.15)

Zungenbeschreibung	Chinesische Diagnose
Blass	Milz-Qi-Mangel
Erstes Drittel geschwollen	Retention von Schleim in den Lungen
Rote Punkte im ersten Drittel	Angriff von akuter Wind-Hitze
Schlüpfriger, nasser, gelber Belag im unteren Drittel	Retention von feuchter Hitze im Unteren Erwärmer

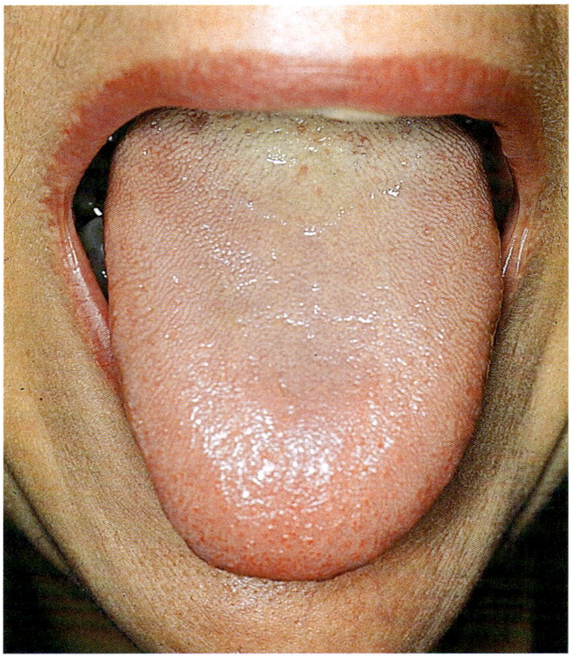

Abb. 5.15 Weiblich, 48 Jahre

Symptome

- Starke Gewichtszunahme
- Kratzen im Hals, trockener Husten
- Gelenkschmerzen
- Durchschlafstörungen

Westliche Diagnose

- Akute Erkältung
- Beidseitiges Ovarialkarzinom
- Schilddrüsenunterfunktion

Krankheitsursachen

- Zustand nach Chemotherapie

Zungenbeispiel 2 (▸ Abb. 5.16)

Zungenbeschreibung	Chinesische Diagnose
Blass	Milz- und Lungen-Qi-Mangel
Erstes Drittel geschwollen	Retention von Schleim in den Lungen
Weißer, nasser Belag	Akuter Angriff von Wind-Kälte

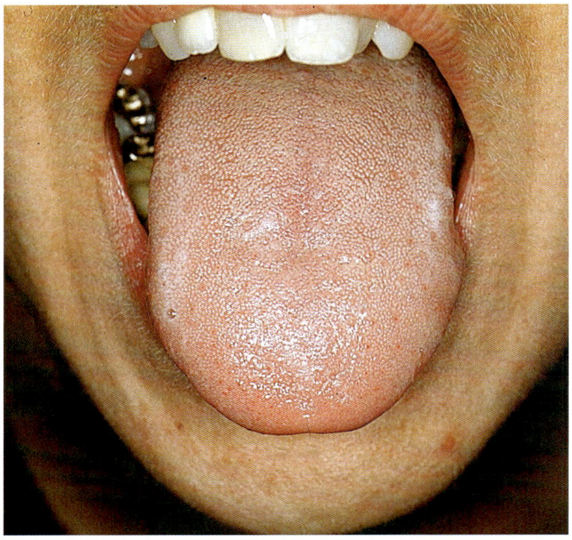

Abb. 5.16 Weiblich, 36 Jahre

Symptome

- Husten mit viel weißem Schleim
- Müdigkeit, starke menstruelle Blutungen
- Erkältungsanfälligkeit

Westliche Diagnose

- Eisenmangelanämie
- Chronische Bronchitis
- Akute Erkältung

Krankheitsursachen

- Tod der Mutter
- Häufige Einnahme von Antibiotika wegen der Bronchitis
- Überarbeitung

5.4 Zungenzeichen bei konstitutioneller Schwäche des Funktionskreises Lunge

Ein besonderes Zungenzeichen stellen zwei vertikale, parallele Risse im vorderen Drittel der Zunge dar. Sie sind ein Hinweis auf eine familiäre Schwäche des Funktionskreises Lunge. Wenn ein Eltern- oder Großelternteil in der Vergangenheit an Tuberkulose erkrankt oder verstorben war, kann dieses Zungenzeichen eine oder zwei Generationen später auftreten. Aller Erfahrung nach sind diese Risse auch ein Indiz für ein häufiges Vorkommen von chronischen Erkrankungen der Atemwege wie z.B. Asthma. Diese Risse kündigen eine Tendenz zum Lungen-Qi- wie auch zum Lungen-Yin-Mangel an. Die Zungendiagnostik gibt hier wichtige Information zur Konstitution eines Patienten. Sieht man solche Risse, sollte in der Anamnese erfragt werden, ob derartige familiäre Belastungen vorliegen. Ist die Antwort darauf positiv, sollte die Schwäche des Funktionskreises Lunge bei einer konstitutionellen Behandlung des Patienten nicht übersehen werden (▸ Fallbeispiel).

Zungenbeispiel (▸ Abb. 5.17)

Zungenbeschreibung	Chinesische Diagnose
Blass, feucht	Milz-Qi-Mangel
Zwei schräge Risse im ersten Drittel	Konstitutioneller Lungen-Yin- und Lungen-Qi-Mangel
Leichte Einkerbung der Spitze	Herz-Blut-Mangel

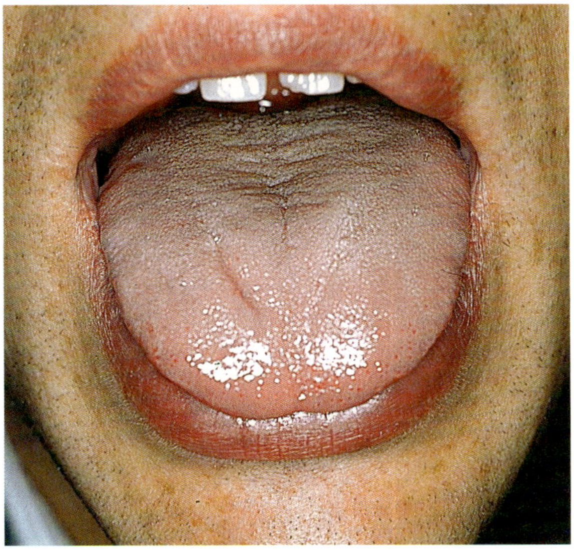

Abb. 5.17 Männlich, 37 Jahre

Symptome

- Herzklopfen mit und ohne Belastung
- Erhöhte Erkältungsanfälligkeit
- Müdigkeit

Westliche Diagnose

- Herzrhythmusstörungen

Krankheitsursachen

- Überarbeitung
- Emotionale Probleme (Großmutter starb an Tbc)

Fallbeispiel (▸ Abb. 5.18)

Zungenbeschreibung	Chinesische Diagnose
Blassrot	Milz-Qi-Mangel
Leicht bläulich	Blutstase
Etwas geschwollen	Retention von Feuchtigkeit
Erstes Drittel leicht gerötetet	Hitze-Entwicklung im Oberen Erwärmer
Risse an den Seiten	Milz-Qi-Mangel
Zwei parallele Risse im ersten Drittel	Konstitutionelle Schwäche des Funktionskreises Lunge
Einkerbung an der Zungenwurzel	Beginnende Nieren-Essenz-Schwäche

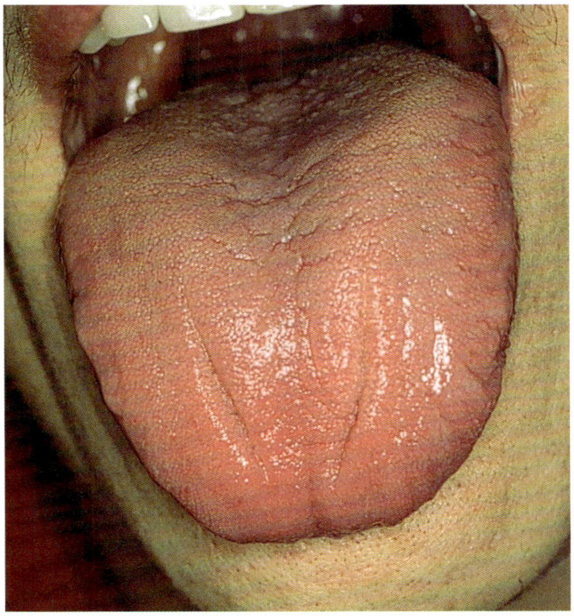

Abb. 5.18 Weiblich, 36 Jahre

5

Symptome

- Retrosternaler Schmerz
- Atemnot bei Bewegung
- Kurzatmigkeit
- Starkes Schwitzen bei Bewegung
- Erschöpfung
- Prämenstruelle Gereiztheit
- Starke menstruelle Schmerzen

Westliche Diagnose

- Extrasystolen

Krankheitsursache

- Gehäuftes Auftreten chronischer Atemwegserkrankungen in der Familie

Falldarstellung

Die 36-jährige Taxifahrerin war sehr verzweifelt wegen ihres Gesundheitszustandes. Aufgrund ihrer eingeschränkten Leistungskraft konnte sie keine Vollzeitbeschäftigung aufrechterhalten und fuhr daher drei Nächte pro Woche Taxi. Schulmedizinische Untersuchungen ergaben keinen anderen Befund als die Existenz von Extrasystolen. Die Beschwerden der Patientin ließen sich aber dadurch nicht erklären. Bei Bewegung setzte heftige Atemnot verbunden mit einem retrosternalen Schmerz und Druckgefühl ein. Sie schwitzte sehr stark, wenn sie nur wenige Stufen stieg. Ein nitroglycerinhaltiges Spray brachte schnelle Erleichterung. Diese Anfälle schwächten sie sehr. Sie war ständig erschöpft, weinte leicht und fühlte sich psychisch sehr instabil. Die Patientin konnte sich nicht an den konkreten Zeitpunkt erinnern, an dem die Symptome aufgetreten waren (vor etwa 20 Jahren). Sie konnte auch keine Ursache für ihr Auftreten nennen.

Ihre Menstruation war in den ersten 48 Stunden sehr schmerzhaft. Die Blutung war normal. Die Patientin litt an einem starken Bartwuchs. Appetit, Durst, Verdauung waren normal. Die Pulse waren tief (*chen*) und schwach (*ruo*).

Analyse

Zwei vertikale, parallele Risse im vorderen Drittel der Zunge weisen auf für eine konstitutionelle bzw. vererbte Schwäche des Funktionskreises Lunge hin. Diese Risse zeigen je nach Zungenfarbe eine Konstitution an, die auf einen zugrunde liegenden Lungen-Qi- bzw. Lungen-Yin-Mangel schließen lassen kann. Die Mutter der Patientin und deren Schwester litten an bronchialem Asthma. Der Vater war an den Folgen einer koronaren Herzerkrankung verstorben.

Seit etwa 20 Jahren leidet die Patientin an retrosternalen Schmerzen und Druckgefühl, Kurzatmigkeit und Extrasystolen. Alle Symptome verschlimmern sich bei körperlicher Belastung. Der konstitutionell bedingte Lungen-Qi-Mangel führt zu Kurzatmigkeit und Atemnot, die besonders bei körperlicher Belastung auftritt und bei Ruhe sofort verschwindet.

Die Schweißausbrüche bei der geringsten Belastung werden verursacht durch eine Schwäche des Lungen- und Herz-Qi. Die Lunge kontrolliert die Haut[11] und Poren und regiert das Qi des gesamten Körpers. Schweiß ist die Flüssigkeit des Herzens.[12] Durch die Schwäche der beiden *Zang* ist das Äußere nicht stabil und die *Jin* können dadurch in Form von Schweiß austreten. Dass auch dieses Symptom durch körperliche Anstrengung ausgelöst und verschlimmert wird, ist differentialdiagnostisch wichtig, um die Diagnose eines chronischen Herz-Qi- und Lungen-Qi-Mangels stellen zu können.

Durch den Qi-Mangel im Oberen Erwärmer wird auch das Herz-Blut nicht angemessen bewegt und verursacht eine Herz-Blutstase. Ausgelöst durch körperliche Bewegung, die das Lungen-Qi und Herz-Qi vermehrt in Anspruch nimmt, verlangsamt sich der Fluss von Herz-Blut, die daraus resultierende Stase löst die retrosternalen Schmerzen aus. Die Schmerzen verschwinden sofort, wenn die Patientin Nitroglycerinspray verwendet. Nitroglyzerin wirkt gefäßerweiternd und fördert im Sinne der Chinesischen Medizin die Bewegung von Herz-Blut.

Die Verzweiflung, Traurigkeit und die obsessiven Gedanken über ihren Gesundheitszustand strapazieren den Geist der Patientin und tragen zur Stagnation von Qi im Oberen Erwärmer bei.[13] Das leicht gerötete erste Drittel der Zunge signalisiert eine Entwicklung von Hitze im Oberen Erwärmer, die leicht durch eine Stagnation von Qi und Blut entstehen kann.

Der lang anhaltende Qi-Mangel, in den auch das Milz-Qi involviert ist, hat zu einem Herz-Blut-Mangel geführt. Die Zungenspitze ist leicht eingezogen. Dies ist ein Hinweis auf diesen Mangel-Zustand. Sowohl die Emotionen als auch der beschriebene Krankheitsmechanismus sind verantwortlich für die

Entwicklung eines Herz-Blut-Mangels, der zu der jahrelangen psychischen Instabilität beigetragen hat (► Abb. 5.19).

Das Herz hat eine enge Beziehung über den *Bao Mai* zum Uterus. Wenn das Herz-Blut schwach ist, kann das Herz-Qi nicht zum Uterus absteigen.[14] Sowohl der Herz-Blut-Mangel als auch die Herz-Blutstase verursachen in diesem Fall eine Stagnation im *Chong Mai*. Die starken menstruellen Schmerzen sind die Folge der Blockade dieses außerordentlichen Gefäßes.

Der retrosternale Druck ist ein weiteres Zeichen einer Störung des *Chong Mai*. Eine Stagnation in diesem Gefäß kann gegenläufiges Qi verursachen, da seine Leitbahn zur Brust und zum Herzen fließt. Der starke Bartwuchs der Patientin kann ein Zeichen für eine Fülle aufgrund von Blutstase sein und zeigt eine Unausgewogenheit in diesem Gefäß an. Da Frauen durch die Menstruation regelmäßig Blut verlieren, versorgt der *Chong Mai* die Partien um den Mund und an den Wangen nicht ausreichend mit Blut. Aus diesem Grund haben Frauen kaum Haare im Gesicht.

Die ständige Müdigkeit, zu der der Lungen-Qi-Mangel beiträgt, wird verstärkt durch den Milz-Qi-Mangel. Die Risse an den Zungenseiten, die leichten Zahneindrücke und der tiefe, schwache Puls weisen darauf hin. Das Nach-Himmels-Qi ist bei dieser Patientin nicht kräftig und ernährt die Nieren-Essenz nicht ausreichend. Die leichte Delle an der Zungenwurzel reflektiert den beginnenden Mangel-Zustand.

Therapiestrategie

Herz-Qi und Lungen-Qi kräftigen, Herz-Blut ernähren und bewegen, den Herzschlag regulieren, Nieren-Essenz kräftigen.

Die Patientin erhielt als erstes Rezept eine Abwandlung von *Sheng Mai San* (Pulver, das den Puls erzeugt) mit folgenden Zusätzen: *Dan Shen* (Salviae Miltiorrhizae Radix et Rhizoma) und *Gua Lou* (Trichosanthis Fructus). Nach 14-tägiger Einnahme des Dekoktes fühlte sie sich sehr kraftvoll, aber die Extrasystolen traten nun stärker auf als je zuvor. Diese Reaktion erschien unverständlich, und ich führte sie auf eine mangelnde Kräftigung des Blutes zurück. Eine Abwandlung von *Zhi Gan Cao Tang (*In Honig gebratene Glycyrrhizae Radix Dekokt) reduzierte nicht nur die Extrasystolen auf die anfängliche Frequenz, sondern senkte auch das Energieniveau wieder. Die Patientin war außer sich vor Wut, dass auch diese Rezeptur nicht gewirkt hatte. Als die Wut sich gelöst hatte, folgte ein Tränenausbruch.

Obwohl die Zunge keinerlei Anzeichen eines Leber-Blut-Mangels aufwies, zeigte diese Reaktion auch eine Disharmonie der Leber, die ich bei meiner Diagnose außer Acht gelassen hatte. Der allgemeine Qi- und Blut-Mangel hatte ebenso wie der emotionale Zustand der Patientin die Zirkulation des Leber-Qi beeinträchtigt und auch zu einer mangelnden Versorgung des Leber-Blutes geführt, was zu einer mangelnden Verankerung der Wanderseele (*hun*) beitrug.

Die nähere Befragung ergab dann auch, dass die Patientin keinen Plan für ihr Leben hatte und alles als sinnlos empfand. Sie begründete dies mit ihrem chronischen Leiden.

Daraufhin entschloss ich mich, die Leber zu erweichen, die episodisch auftretenden Schmerzen stärker zu behandeln und den Geist zu besänftigen. Obwohl das Dekokt aus Paeoniae Radix und Glycyrrhizea Radix et Rhizoma (*Shao Yao Gan Cao Tang*) für episodisch auftretende Bauchschmerzen und Wadenkrämpfe angewandt wird, verwandte ich

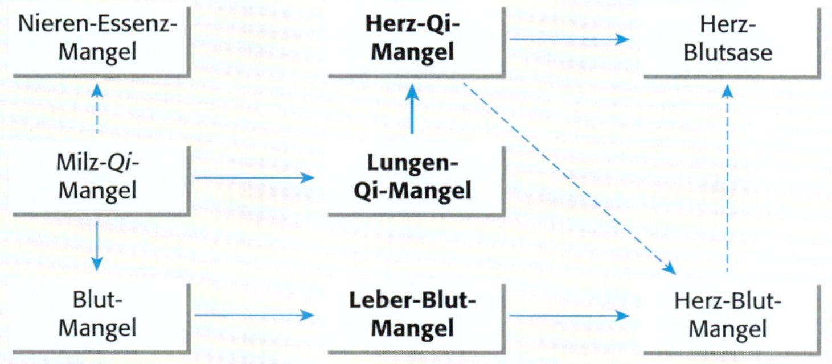

Abb. 5.19 Pathomechanismus Fallbeispiel (retrosternaler Schmerz)

diese Rezeptur wegen seiner Fähigkeit, episodisch auftretende Schmerzen aufgrund von Leber-Blut/Yin-Mangel zu lindern.

Nachdem die Patientin 14 Tage das Dekokt mit dem Zusatz von *Yuan Zhi* (Polygalae Radix) zu sich genommen hatte, war sie beschwerdefrei. Auch nach weiterer vierwöchiger Einnahme traten die Extrasystolen nicht mehr auf. Die Patientin fühlte sich zufriedener und setzte das Nitroglycerinspray ab. Auch sechs Monate später geht es der Patientin immer noch gut. Sie beginnt jetzt eine Umschulung.

Anmerkungen

1. Anonymus: *Su wen [Basic Questions]*, hrsg. v. He W-B et al., China Medicine Science and Technology Press, Beijing 1996, Kap. 9, S. 54.
2. Maciocia G: *Zungendiagnose in der chinesischen Medizin*, ML Verlag, Uelzen, 1996, S. 103.
3. Ibd.
4. Zhu D-X: *The Heart and Essence of Dan-Xi's Methods of Treatment*, übers. v. Yang S-Z, Blue Poppy Press, Boulder 1993, Kap. 18, S. 75.
5. Li D-Y: *Treatise on Spleen and Stomach: A Translation of the Pi Wei Lun*, übers. v. Yang S-Z, Blue Poppy Press, Boulder 1993.
6. Maciocia G: *Zungendiagnose in der chinesischen Medizin*, MLVerlag, Uelzen 1996, S 78.
7. Zu Behandlungsbeginn wurde die Patientin mit Theophyllin, Kortikosteroiden und Beta-2-Sympathomimetika behandelt.
8. Anonymus: *Su wen [Basic Questions]*, hrsg. v. He W-B et al., China Medicine Science and Technology Press, Beijing 1996, Kap. 21, S. 133.
9. Anonymus: *Huang di nei jing ling shu yi shi [Der innere Klassiker des gelben Kaisers]*, hrsg. v. Nanjing College of Traditional Chinese Medicine, Traditional Chinese Medicine Department, Shanghai Science and Technology Press, Shanghai 1997, Kap. 18, S. 263.
10. Maciocia G: *Die Praxis der chinesischen Medizin*, Verlag für Ganzheitliche Medizin, Kötzting 1997, S. 137.
11. Anonymus: *Su Wen [Basic Questions]*, hrsg. v. He W-B et al., China Medicine Science and Technology Press, Beijing 1996, Kap. 23, S. 147.
12. Ibd.
13. Ebd., Kap. 39, S. 233. Hier wird beschrieben, wie Traurigkeit und Trauer die Lungen ausdehnen und nach oben drücken kann, was zu einer Stagnation im oberen Erwärmer führt. Weiter heißt es in diesem Kapitel, dass Gedanken über eine Sache ebenfalls zur Stagnation von Qi beitragen.
14. Maciocia G: *Obstetrics and Gynecology in Chinese Medicine*, Churchill Livingstone, London 1998, S. 40.

5

6 Zungenzeichen bei Störungen des Funktionskreises Herz

Das Herz hat unter allen Organen eine besondere Stellung, „denn das Herz hat das Amt des Herrschers inne, von ihm gehen Geist und Verstand aus“.[1] Das Herz ermöglicht es dem Menschen, Erlebtes wahrzunehmen und zu verarbeiten, und auch den Sinn des Lebens zu finden.

Das Herz beherbergt den Geist.[2] Von der ersten bis zur letzten Stunde im Leben eines Menschen prägt der Geist die Qualität der Wahrnehmung vom eigenen Leben und seine körperlich-seelische Gesundheit. Bei einem gesunden Menschen residiert der Geist friedlich im Herzen. Nach außen hin erkennbar ist dies am Glanz in den Augen. Auf der nicht-körperlichen Ebene manifestiert sich die Einheit von Herz und Geist u.a. in der Fähigkeit, mit neuen Situationen frei und angemessen umzugehen, das Gedächtnis und das klare Denken einzusetzen und Kontrolle über seine Emotionen auszuüben. Um seine Funktionen erfüllen zu können, braucht der Geist eine Residenz, die ihm das Herz gibt. Wenn der Geist in einer „unruhigen, nicht instand gehaltenen Herberge wohnt“, kommt es zu einer gestörten Beziehung zwischen Geist und Herz. Dies kann sowohl körperliche als auch seelische Beschwerden hervorrufen.

Der Geist liegt jenseits von Yin und Yang bzw. kann nicht durch Yin und Yang gemessen werden. Daher kann sein Zustand nicht direkt von der Zunge abgelesen werden. Die energetischen Bedingungen jedoch, die verantwortlich für eine angemessene Verankerung des Geistes sind, werden durch die Zungenfarbe und -form reflektiert. Wenn über den „Geist der Zunge“ gesprochen wird, dann ist damit die Erscheinung der Zunge gemeint. Hat sie „Geist“, dann ist sie frisch, hat eine hellrote Farbe und ist feucht. Eine Zunge ohne Geist sieht dagegen trocken und verdorrt aus, sie ist von einer trüben Farbe.

6.1 Zungenzeichen und Mangel-Zustände

6.1.1 Zungenzeichen bei einem Herz-Qi/ Yang-Mangel

Alle Krankheitsmuster, die aufgrund einer Störung des Herzens zustande kommen, können sich sowohl auf der emotionalen und seelischen als auch auf der körperlichen Ebene abspielen. Sowohl bei einem Herz-Qi/ Yang-Mangel als auch bei Herz-Blutstase dominieren jedoch die körperlichen Beschwerden. Diese Krankheitsmuster sind häufig für Herzerkrankungen verantwortlich und gekennzeichnet durch Herzklopfen und Kurzatmigkeit bei körperlicher Belastung oder durch retrosternale Schmerzen. Ein Herz-Qi-Mangel kann durch einen schweren emotionalen Schock oder durch tiefe Traurigkeit ausgelöst werden. Menschen, die eine konstitutionelle Schwäche des Herz-Qi aufweisen, tendieren dazu, sich leicht zu erschrecken oder sehr ängstlich zu sein. Oft haben sie wenig Energie und wenig körperliche Ausdauer.

- Zungenzeichen bei einem Herz-Qi-Mangel: blasser oder blassroter Zungenkörper. Wie schon erwähnt, ist die Blässe des Zungenkörpers nicht notwendigerweise indikativ für dieses Krankheitsmuster. Das Ausmaß der Blässe in Verbindung mit anderen klinischen Zeichen und Symptomen kann helfen, den Mangel-Zustand zu bewerten (▸ Kap. 2).
- Zungenzeichen bei einem Herz-Yang-Mangel: ein sehr blasser, geschwollener, nasser Zungenkörper. Bei einem Herz-Yang-Mangel treten im Vergleich zu einem Herz-Qi-Mangel eiskalte Extremitäten, ausgeprägte Kurzatmigkeit bei körperlicher Belastung und eine recht stark ausgeprägte Lust- und Antriebslosigkeit auf.

6.1.2 Zungenzeichen bei Herz-Blut-Mangel

Ein Blut-Mangel im Körper wird immer dazu führen, dass die Zunge nicht angemessen mit Blut versorgt wird. Dadurch kann eine trockene, blasse Zunge entstehen. Auf das Herz bezogen kommt es häufig zu drei Manifestationen:

1. Die Zungenspitze ist häufig gerötet und zeigt mehr oder minder rote, feinkörnige Pünktchen, während der Zungenkörper blass oder blassrot ist. Eine leichte Rötung der Zungenspitze ist normal und wichtig, denn dies zeigt die funktionierende Kommunikation des *Mingmen* mit dem Herzen an. Das physiologische Feuer des *Mingmen* führt zu einer leichten Rötung der Spitze.
2. Leere Hitze im Herzen (▸ Abb. 6.3) kann sich bei blassen oder blassroten Zungen durch eine leicht nach unten gerollte Zungenspitze zeigen. Tritt dieses Zungenzeichen in Verbindung mit einem blassen Zungenkörper auf, besteht die Tendenz, unter depressiven Verstimmungen zu leiden.
3. Meiner Meinung nach stellen eingekerbte bzw. eingezogene Zungenspitzen, die meist bei blassen Zungen zu finden sind, ebenfalls einen Herz-Blut-Mangel dar. In der Literatur konnte ich keinen Hinweis auf diese Zungenform finden. Dieses Zeichen kann dafür stehen, dass es an Substrat fehlt, um die Zungenspitze auszufüllen und ihr die normale Form zu geben. Man denke an den gegenteiligen Fall einer langen und sehr spitzen Zunge. Hier wurden Blut, Yin und Säfte durch die bestehende Hitze so stark geschädigt, dass nicht genug Substrat vorhanden ist, um die Spitze auszufüllen. In diesem Fall jedoch ist wesentlich mehr Hitze (oder Herz-Feuer) vorhanden, die die Zunge nach außen treibt und sich in der übermäßigen Länge des Zungenkörpers manifestiert.

In der klinischen Praxis trifft man häufig auf einen Herz-Blut-Mangel. Er kann sowohl durch einen Milz-Qi-Mangel und durch lang anhaltende Angst und Sorgen als auch durch einen schweren Blutverlust verursacht werden. Sind Milz-Qi und Herz-Blut geschwächt, kann es zu schlechtem Gedächtnis, Konzentrationsschwierigkeiten und unklarem Denken kommen. Das Herz-Blut hat die wichtige Aufgabe, den Geist zu verankern und zu ernähren. Einschlafstörungen und/oder ein traumgestörter Schlaf signalisieren die mangelnde Verankerung des Geistes. Wie bei Menschen, die eine konstitutionelle Schwäche des Herz-Qi aufweisen (▸ Kap. 6.1.1), kann die mangelnde Verankerung des Geistes zu Ängstlichkeit und Schreckhaftigkeit führen (▸ Abb. 6.5).

Leere Hitze im Herzen kann das Resultat eines lang bestehenden Herz-Blut-Mangels sein. Blut ist ein Teil des Yin, daher kann sich aus einem Herz-Blut-Mangel ein regelrechter Herz-Yin-Mangel entwickeln. Beide Prozesse können an der Zungenspitze abgelesen werden. In solchen Fällen ist die Zungenspitze gerötet und der Zungenkörper weist eine blasse Farbe auf (Herz-Blut-Mangel mit Hitze) oder die Form der Zungenspitze verändert sich (▸ Abb. 6.8).

Zungenzeichen bei Herz-Blut-Mangel

- Blasser oder blassroter Zungenkörper mit einer Einkerbung an der Spitze (▸ Abb. 6.1).
- Blasser oder blassroter Zungenkörper mit einer Einkerbung an der Spitze, die gerötet ist: Herz-Blut-Mangel mit leerer Hitze.
- Blasser oder blassroter Zungenkörper mit einer roten Zungenspitze: Herz-Blut-Mangel mit leerer Hitze.
- Blasser oder blassroter Zungenkörper mit einer roten Zungenspitze und einem Riss, der sich nur an der Spitze befindet: Herz-Blut- und Herz-Yin-Mangel mit leerer Hitze (▸ Abb. 6.4).

Zungenbeispiel 1 (▸ Abb. 6.1)

Zungenbeschreibung	Chinesische Diagnose
Blass, geschwollen, leichte Zahneindrücke	Milz-Qi-Mangel mit Retention von Feuchtigkeit und Blut-Mangel
Einkerbung der Spitze	Herz-Blut-Mangel
Dünner, weißer Belag	Ohne pathologischen Befund

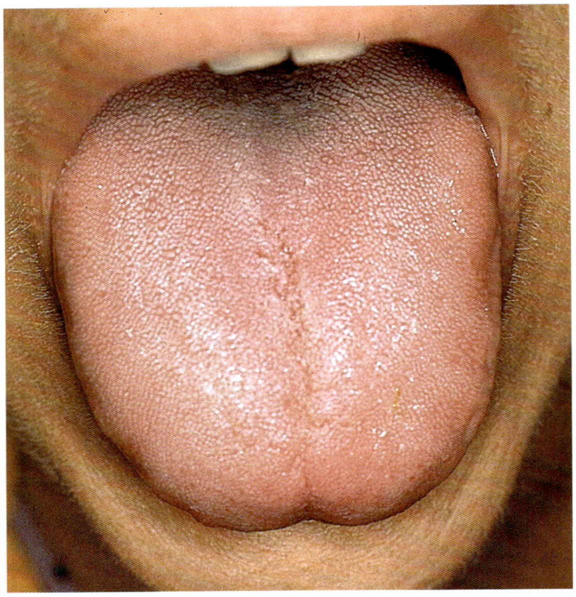

Abb. 6.1. Weiblich, 38 Jahre

Symptome

- Kopfschmerzen seit 20 Jahren, besonders während der Menstruation
- Morgendliche Übelkeit
- Starke Müdigkeit
- Konzentrationsmangel

Westliche Diagnose

- Unterfunktion der Schilddrüse

Krankheitsursachen

- Familiäre Disposition
- Lang anhaltende emotionale Probleme
- Viel Grübeln

Zungenbeispiel 2 (▸ Abb. 6.2)

Zungenbeschreibung	Chinesische Diagnose
Blassrot, weich	Milz-Qi-Mangel
Einkerbung der Spitze	Herz-Blut-Mangel
Geschwollenes erstes Drittel	Herz-Qi-Mangel
Tiefe Delle an der Zungenwurzel	Nieren-Essenz-Mangel
Dünner, gelber Belag mit roten Punkten an der Zungenwurzel	Hitze im Unteren Erwärmer

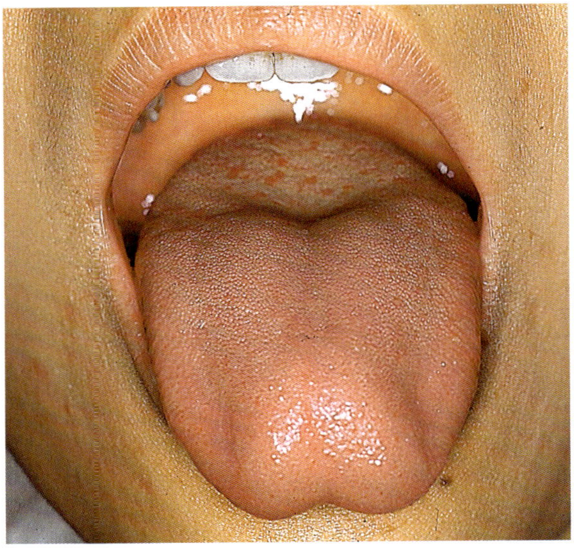

Abb. 6.2 Weiblich, 28 Jahre

Symptome

- Lang anhaltende starke menstruelle Blutungen
- Unterbauchschmerzen mit der Regel

Westliche Diagnose

- Menorrhagie
- Funktionelle Unfruchtbarkeit

Krankheitsursachen

- Lange bestehende emotionale Probleme

Zungenbeispiel 3 (▸ Abb. 6.3)

Zungenbeschreibung	Chinesische Diagnose
Blass, etwas geschwollen, weißer, schlüpfriger Belag	Milz-Qi-Mangel mit Retention von Feuchtigkeit
Nach unten gerollte Spitze, rote Punkte an der Spitze	Leere Hitze im Herzen
Leichte Einkerbung der Spitze	Herz-Blut Mangel

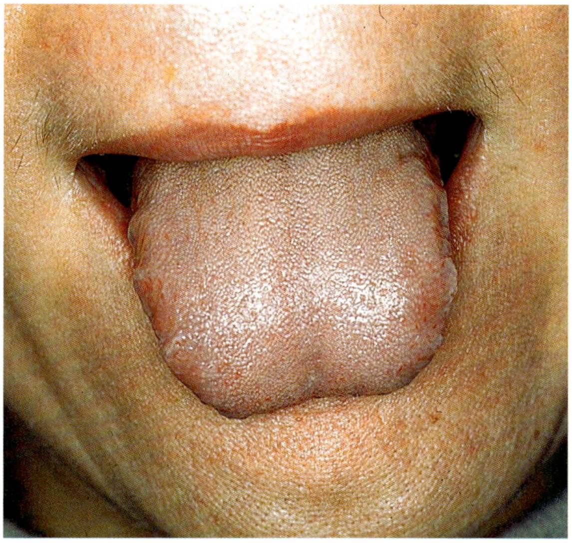

Abb. 6.3 Weiblich, 40 Jahre

Symptome

- Schlafstörungen
- Nächtliches Hitzegefühl
- Ärger, Wut und depressive Verstimmungen
- Husten
- Kurzatmigkeit
- Erschöpfung

Krankheitsursachen

- Ungewollte Ehescheidung
- Überarbeitung
- Mangelnde Erholung nach der Geburt des ersten Kindes

Zungenbeispiel 4 (▸ Abb. 6.4)

Zungenbeschreibung	Chinesische Diagnose
Blass, geschwollen	Milz-Qi-Mangel mit Retention von Feuchtigkeit
Trocken	Säfte-Mangel im Magen
Kleine, tiefe Risse im Zentrum und im ersten Drittel	Beginnender Magen-Yin- und Lungen-Yin-Mangel
Tiefer Riss in der Spitze	Herz-Qi- und Herz-Yin-Mangel

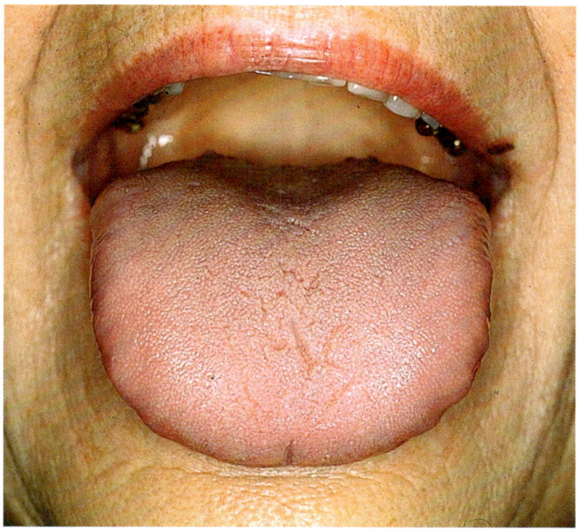

Abb. 6.4 Weiblich, 63 Jahre

Symptome

- Starke Erschöpfung
- Kurzatmigkeit
- Innere Anspannung

Westliche Diagnose

- Non-Hodgkin-Lymphom
- Rechtsherzinsuffizienz

Krankheitsursachen

- Zustand nach Chemotherapie, Bestrahlung und Milzexstirpation

6

Fallbeispiel (▸ Abb. 6.5)

Thema dieses Fallbeispiels ist die Beziehung zwischen Milz und Leber.

Zungenbeschreibung	Chinesische Diagnose
Sehr blass	Milz-Qi/Yang-Mangel → Blut-Mangel
Leicht geschwollen	Retention von Feuchtigkeit
Einkerbung der Zungenspitze	Herz-Blut-Mangel
Weißer, dünner Belag	Retention von Feuchtigkeit
Hellgelber, schmieriger Belag an der Zungenwurzel	Retention von feuchter Hitze im Unteren Erwärmer

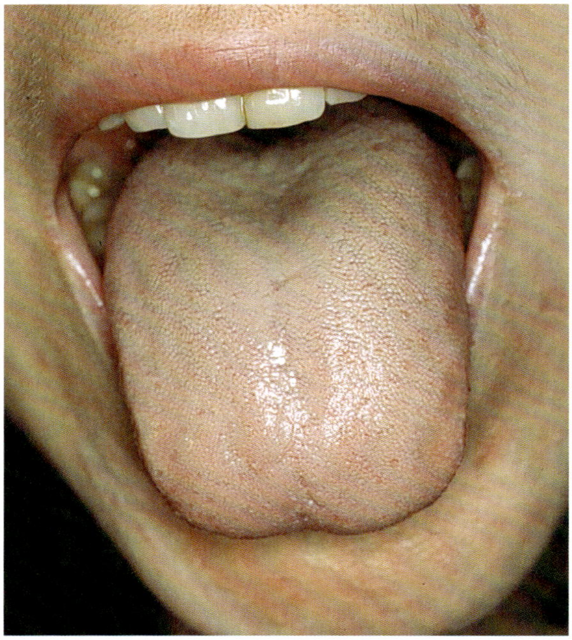

Abb. 6.5 Weiblich, 25 Jahre

Symptome

- Esssucht
- Brechsucht
- Verstopfung
- Ängstlichkeit
- Schlechtes Gedächtnis
- Mentale und körperliche Erschöpfung

Westliche Diagnose

- Bulimia nervosa

Krankheitsursache

- Unglückliche Kindheit
- Unregelmäßige Ernährung

Falldarstellung

Die 25-jährige Angestellte litt seit acht Jahren an wiederkehrenden Heißhungerattacken und Esssucht. In diesen Phasen aß sie im Wesentlichen nur Schokolade. Sie brachte sich oft zum Erbrechen. Gelegentlich nahm sie Abführmittel. Die Attacken traten wöchentlich auf und wurden ausgelöst durch Kritik an ihrer Person, Streit mit ihrem Freund oder Gewichtszunahme. Sie war sehr unpünktlich, führte ihre Arbeit nur schlampig aus und verzeichnete lange Fehlzeiten auf ihrer Arbeitsstelle. Sie wirkte dumpf, abgestumpft, grübelte viel. Ihr ungepflegtes Äußeres und ihre gesamte Ausstrahlung machten auf eine gravierende, psychische Störung aufmerksam.

Sie war antriebslos und immer müde. Ihr Stuhl war hart und geformt. Ohne Abführmittel hatte sie nur

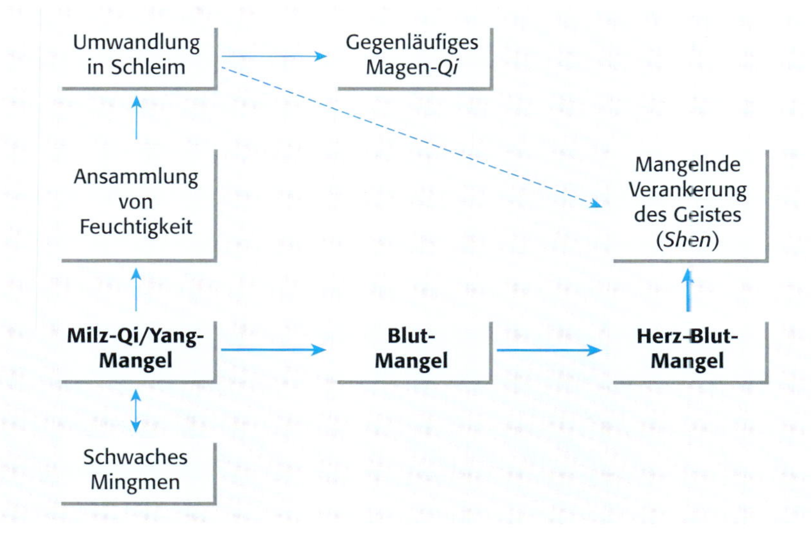

Abb. 6.6 Pathomechanismus Fallbeispiel (Esssucht)

zwei- bis dreimal in der Woche Stuhlgang. Schlaf und Menstruation waren normal. Ihre Pulse waren tief *(chen)* und rau *(se)*.

Analyse

Der Krankheitsmechanismus ist in einer Disharmonie zwischen Herz und Milz begründet. Der blasse, geschwollene Zungenkörper reflektiert den Milz-Qi/Yang-Mangel, der zu einer Retention von Feuchtigkeit geführt hat. Die Blässe des Zungenkörpers gilt es besonders zu beachten, weil sie eine vitale Rotfärbung gänzlich vermissen lässt. Dies spiegelt nicht nur einen Blut-Mangel wider, sondern auch einen Mangel an Yang und physiologischem Feuer (*Mingmen*), insbesondere da die Zungenspitze eine leichte Rötung vermissen lässt. Die Einkerbung der Zungenspitze signalisiert einen Herz-Blut-Mangel, der durch den Milz-Qi-Mangel bedingt ist. Durch den Blut-Mangel wird die Zungenspitze nicht mit genügend Blut versorgt und kann daher nicht ihre normale Form annehmen (▶ Abb. 6.6).

Welches von den beiden *Zang* die Wurzel der Erkrankung bildet, lässt sich nicht genau feststellen. Die Erkrankung hat sich allmählich entwickelt und ist gekennzeichnet durch Esssucht, insbesondere den übermäßigen Verzehr von Schokolade, mit nachfolgendem Erbrechen. Immer wenn die Patientin sich nicht wohl fühlt oder viel grübelt, hat sie das Gefühl, dass Schokolade sie beruhigt. Im *Ling Shu* (Kap. 63) wird die energetische Wirkung von süßen Speisen beschrieben. Hier heißt es: „Kommt Süßes in den Magen, so ist das Qi [des Süßen] schwach und kann nicht zum Oberen Erwärmer aufsteigen. Zusammen mit der Nahrung verbleibt es im Magen. Dadurch wird [das Qi des Magens] weich und feucht und verlangsamt seine [Funktion]".[3] Die Patientin nimmt stetig an Gewicht zu und bringt sich deshalb zum Erbrechen. Dieses Verhalten verselbstständigt sich und entzieht sich der Kontrolle der Patientin. Ihre Essgewohnheiten und das häufige Erbrechen haben Milz- und Magen-Qi geschädigt.

Folgende Ursachen haben zusätzlich eine Schwäche des Milz-Qi ausgelöst:

- Übermäßiges Grübeln schädigt die Milz.[4]
- Der häufige und exzessive Verzehr von Süßem schädigt Milz- und Magen-Qi. Süße Speisen, in kleinen Mengen eingenommen, sind physiologisch sehr wichtig wegen ihrer befeuchtenden Wirkung. In großen Mengen dagegen führt ihr übermäßiger Verzehr zur Entstehung von Schleim. Dies verstärkt oder verursacht eine Schwäche des Milz-Qi.

Dieser Prozess ist ein Teufelskreis: Der Milz-Qi-Mangel zieht eine Retention von Flüssigkeiten nach sich, was durch den weißen, dünnen und feuchten Belag reflektiert wird. Das Eindicken der angesammelten Flüssigkeiten führt zur Bildung von Schleim, der wiederum den Milz-Qi-Mangel verstärkt. Der Zungenkörper ist geschwollen und fest, aber nicht weich. Die Festigkeit des Zungenkörpers ist ein Hinweis auf die Präsenz von Schleim. Im Gegensatz dazu weist eine geschwollene, weiche Zunge auf eine Retention von Feuchtigkeit hin.

Schleim und Feuchtigkeit verhindern das Aufsteigen des klaren Yang. Dieser gestörte Mechanismus ist beteiligt an der mentalen Erschöpfung der Patientin und schränkt ihre Konzentrationsfähigkeit ein. Das Denken (*Yi*), das unter der Kontrolle der Milz steht[5], ist nicht mehr klar. Verstärkt durch den Herz-Blut-Mangel kommt es daher zu Vergesslichkeit und Unkonzentriertheit. Die rauen Pulse unterstreichen den Blut-Mangel der Patientin. Der Blut-Mangel verhindert eine Verankerung des Geistes (*Shen*). Die Folge sind Ängstlichkeit, Vergesslichkeit und Phobien der Patientin. Die Beunruhigung des Geistes verursacht hier eine mangelnde emotionale Kontrolle, die sich nach außen durch das pathologische Essverhalten zeigt.

Die Milz braucht Wärme, um ihre Umwandlungs- und Transportfunktion erfüllen zu können. Durch die unzureichende Nahrung hat die Patientin die Yang-Energien des Mittleren Erwärmers geschädigt, was durch das häufige Erbrechen noch verstärkt wird. Die Kraft und Wärme des *Mingmen* wird dadurch ebenfalls reduziert. Es versorgt normalerweise alle Organe mit Wärme und ist für die Vitalität eines Menschen verantwortlich. Eine seiner Funktionen besteht darin, mit dem Herzen zu kommunizieren. Es steigt zum Herzen auf und unterstützt es darin, den Geist (*Shen*) zu verankern. Bei einer Schwäche von *Mingmen* wird der Mensch antriebslos und depressiv. Ist *Mingmen* kräftig und kommuniziert mit dem Herzen, zeigt sich dies an einer leichten Rötung der Zungenspitze. Dieses Zungenzeichen fehlt bei der Patientin und signalisiert, dass das Herz-Yang nicht genügend erwärmt und ernährt wird. So befindet sich das Herz in einem Mangel-Zustand, sich manifestierend als Herz-Yang- und Herz-Blut-Mangel. Steven Clavey beschreibt folgenden Mechanismus: „Wenn die Herz-Yang-(*Shen*-)Aktivität nicht durch das Herz-Yin (Blut) unterstützt wird, wird es nichts bewegen und Flüssigkeiten werden sich als Schleim sammeln. Dies impliziert, da dieser Schleim das Resultat eines Mangel-Zustandes ist, dass sowohl tonisierende als auch ausleitende Behandlungsstrategien angewendet werden müssen".[6] Die Unpünktlichkeit, das ungepflegte Äußere und das abgestumpfte Verhalten werden als eine „äußere" Manifestation einer Schleim-Pathologie interpretiert.

Das Magen-Qi wird durch häufiges Erbrechen geschädigt. Die Patientin erzeugt durch selbst herbeigeführtes Erbrechen gewissermaßen die „Gegenläufigkeit des Magen-Qi" mit der Folge, dass das Magen-Qi nicht mehr nach unten absinkt, was sich durch den trägen Stuhlgang bemerkbar macht. Die verlängerte Verweilzeit erzeugt möglicherweise eine leichte feuchte Hitze im Dickdarm, die durch den hellgelben, schlüpfrigen Belag an der Zungenwurzel angezeigt wird.

Therapiestrategie

Den Geist verankern, Herz-Blut kräftigen, Milz-Qi/Yang kräftigen, Schleim umwandeln.

Die Patientin wurde mit Akupunktur behandelt. Die Behandlungsintervalle waren oft sehr lang, weil die Patientin regelmäßig die Termine vergaß. Sie reagierte aber sehr gut auf die Behandlungen, die die Esssucht und die Brechattacken auf einmal monatlich reduzierten. Außerdem hat die Patientin eine psychotherapeutische Behandlung begonnen.

Die Patientin reagierte sehr gut auf die Nadelung von: Ma 36 (*Zusanli*) tonisierend, Mi 6 (*Sanyinjiao*) mit Feuernadel, sedierende Technik von Mi 9 (*Yinlingquan*) und Pe 5 (*Jianshi*).

6.1.3 Zungenzeichen bei Herz-Yin-Mangel

Herz-Yin-Mangel tritt häufig im Alter auf. Symptome eines Herz-Yin-Mangels sind Schlafstörungen, Nachtschweiße, innere Unruhe, Herzklopfen und Mundtrockenheit, besonders nachts. Schwächer werdendes Nieren-Yin, das nun das Herz-Yin nicht mehr ausreichend nährt, stellt eine physiologische Normalität bei alten Menschen dar. Das Herz hat eine enge Verbindung zum Feuer und eine besondere Affinität zu Hitze. Im Alter entwickelt sich schneller Hitze, weil die kühlenden und beruhigenden Eigenschaften des Yin abnehmen.

Ein Herz-Yin-Mangel kann sich aber auch bei jungen Menschen entwickeln. Er kann durch lang anhaltende emotionale Probleme, intensives Studieren mit Prüfungen, innere Aufregung, hektischen Lebensstil, Drogenmissbrauch oder durch eine konstitutionelle Schwäche des Herzens entstehen.

Es gilt zu beachten, dass ein Herz-Blut- und ein Herz-Yin-Mangel gleiche Symptome verursachen können: Herzklopfen, Ängstlichkeit, Vergesslichkeit sowie einen traumgestörten Schlaf. Beide Krankheitsmuster können durch die Qualität des Schlafes sowie durch Zungenzeichen voneinander unterschieden werden. Bei einem Herz-Blut-Mangel ist es schwieriger einzuschlafen. Ist der Patient jedoch eingeschlafen, kann er meist die ganze Nacht durchschlafen. Hinzu kommt, dass aufgrund des Blut-Mangels die Zunge eine blasse Farbe annimmt. Im Gegensatz dazu ist der Schlaf bei einem Menschen, der an einem Herz-Yin-Mangel leidet, stark gestört. Er wacht mehrmals in der Nacht auf und ist sehr unruhig. Der Zungenkörper ist außerdem rötlich oder rot.

Symptome aufgrund von leerer Hitze oder Feuer des Herzens (Reizbarkeit, Herzklopfen mit Angstgefühlen, Schlaflosigkeit sowie Mund- und Rachentrockenheit) sind bei einem Herz-Yin-Mangel deutlich ausgeprägter als bei einem Herz-Blut-Mangel. Bei einem Herz-Yin-Mangel ist der Zungenkörper rot mit einer deutlich geröteten Zungenspitze. Oder es kann neben einem wurzellosen Zungenbelag ein langer vertikaler Mittelriss sichtbar sein.

Disharmonien des Funktionskreises Herz zeigen sich durch eine Veränderung der Zungenfarbe und der Form der Zungenspitze. Daher ist es wichtig, diesen Teil der Zunge zu inspizieren, da er den Zustand des Funktionskreises Herz reflektiert.

Zungenzeichen bei Herz-Yin-Mangel

- Roter Zungenkörper ohne Belag: Herz-Yin- und Nieren-Yin-Mangel (▸ Abb. 5.12).
- Roter Zungenkörper ohne Belag, gerötete Zungenspitze: Herz-Yin- und Nieren-Yin-Mangel mit leerer Hitze im Herzen (▸ Abb. 3.18).
- Rote, geschwollene Zungenspitze: aufflammende Hitze oder Feuer bei zugrunde liegender Leere des Herzens (▸ Abb. 6.18).

6

- Rote, rissige Zungenspitze: Herz-Yin-Mangel mit leerer Hitze.
- Roter Zungenkörper mit langem Mittelriss und abgepelltem Belag: Herz-Yin- und Nieren-Yin-Mangel.

Zungenbeispiel 1 (▸ Abb. 6.7)

Zungenbeschreibung	Chinesische Diagnose
Blass, etwas dünn zur Spitze hin	Herz-Blut-Mangel mit leerer Hitze im Herzen
Lang	Konstitutionelle Schwäche des Funktionskreises Herz
Eingezogene, abgeflachte, gerötete Spitze mit Einkerbung und dünnem Riss an der Spitze	Beginnender Herz-Yin-Mangel

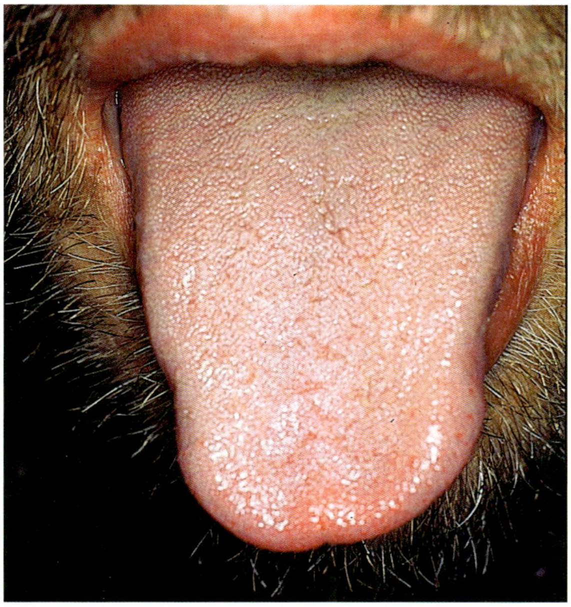

Abb. 6.7 Männlich, 47 Jahre

Symptome

- Einschlaf- und Durchschlafstörungen
- Sexuelle Träume
- Beziehungsunfähigkeit
- Gelegentliche Nachtschweiße

Krankheitsursachen

- Übermäßige Masturbation

Zungenbeispiel 2 (▸ Abb. 6.8)

Zungenbeschreibung	Chinesische Diagnose
Blassrot	Ohne pathologischen Befund
Blasse Ränder	Leber-Blut-Leere
Gerötete, zugespitzte Spitze	Herz-Blut- und Yin-Mangel mit Hitze im Herzer
Trockener, heller Belag	Leichte Trockenheit der Säfte im Magen

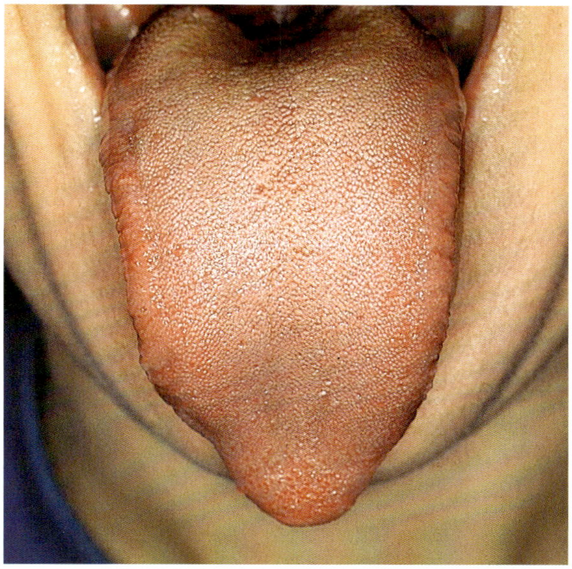

Abb. 6.8 Weiblich, 46 Jahre

Symptome

- Palpitationen
- Schlafstörungen seit zehn Jahren, wacht innerlich überdreht auf
- Schmerzen und Schwellungen der Hand- und Fußgelenke
- Rückenschmerzen

Westliche Diagnose

- Chronische Polyarthritis

Krankheitsursachen

- Langjährige Beziehungsprobleme
- Berufliche Überforderung

6.1.4 Die Zungenspitze

Der Beschreibung von Zungenzeichen bei Hitze im Herzen (► Kap. 6.2) wird eine Betrachtung der möglichen Veränderungen der Zungenspitze vorangestellt, die vor allem Form und Farbe betreffen. Diese Veränderungen liefern Informationen über den Zustand des Herz-Blut und -Yin.

Eine leichte Rötung der Zungenspitze entsteht durch eine Rötung der feinkörnigen Papillen an der Spitze. Dies ist normal, wenn sie bei einer blassroten oder blassen Zunge auftritt. Sie zeigt, dass die Kommunikation zwischen dem *Mingmen* und dem Herzen nicht gestört ist. Das *Mingmen* wärmt das Herz und unterstützt es in seiner Funktion, den Geis (*Shen*) zu verankern. Eine blasse Zunge ohne diese leichte Rötung deutet oft auf einen beunruhigten *Shen* oder auch einen Herz-Qi/Yang-Mangel hin.

Wenn sich eine rote Zungenspitze im Verlauf einer Erkrankung, die durch innere krankheitsverursachende Faktoren ausgelöst wurde (z.B. durch seit langer Zeit bestehende Leber-Qi-Stagnation und Depression, starke emotionale Probleme oder durch Drogen wie Kokain und Ecstasy) entwickelt hat, dann ist dies Hinweis auf Hitze oder Feuer im Herzen. Je intensiver rot der Zungenkörper ist, desto schwerwiegender wird die gerötete Spitze zu bewerten sein. Ist die Zungenspitze sehr rot oder dunkelrot, zeigt die Intensität der Rotfärbung des Zungenkörpers den Schweregrad der Pathologie an. Neben starken Palpitationen, Mundgeschwüren und Hitzegefühlen werden innere Unruhe und extreme Schlafstörungen eintreten. Der Patient wird agitiert und seine mentale Klarheit durch das Herz-Feuer eingeschränkt sein. Bei extremer Hitze kann es neben der Rötung auch zu einer leichten Schwellung der Zungenspitze kommen. In diesem Fall verklumpt die extreme Hitze die Flüssigkeiten, die sich dann zu Schleim-Feuer im Herzen entwickeln, was schwerste mentale Erkrankungen nach sich ziehen kann (► Kapitel 6.2, Zungenbeispiel 5).

Die Symptomatik, die mit Hitze durch einen Herz-Yin-Mangel assoziiert wird, ist in der Regel weniger schwerwiegend als bei Herz-Feuer. Die Zungenspitze wird zwar gerötet sein, insgesamt ist der Zungenkörper aber weniger rot und weist einen wurzellosen Belag auf, denn ein ausgeprägter Herz-Yin-Mangel entsteht meist durch einen Nieren-Yin-Mangel.

Aber auch ein lang bestehender Herz-Blut-Mangel kann einen Herz-Yin-Mangel verursachen, was wiederum zu der Entwicklung von leerer Hitze im Herzen beiträgt. Dies wird durch den Zungenkörper reflektiert, der noch keine intensive Rotfärbung angenommen hat, aber die Zungenspitze wird deutlich gerötet sein oder eine aufgerollte Zungenspitze aufweisen (► Kap. 6.1, Zungenbeispiel 1).

Hitze im Herzen entsteht durch zu viel Stress, einen hektischen Lebensrhythmus in Kombination mit einem unausgefüllten emotionalen Leben. Ständiger Kummer und Sorgen über Jahre treiben langsam die Entstehung von Hitze im Herzen, was ihre Funktion beeinträchtigt, den Geist zu verankern. Dies zeigt sich in einer Rötung der Zungenspitze.

Allgemein kann gesagt werden, dass die Intensität der Zungenrötung des ganzen Zungenkörpers in Beziehung zu der Rötung der Spitze gesehen werden muss. Bei einer blassen Zunge wird das Herz-Feuer nicht solche starken Ausmaße wie bei einem roten Zungenkörper annehmen.

Zungenzeichen

- Blasser Zungenkörper mit einer roten Zungenspitze: Herz-Blut-Mangel mit leerer Hitze (► Abb. 6.9).
- Gerötete oder rote Zungenspitze: Hitze im Herzen oder Herz-Feuer (► Abb. 6.24).
- Gerötete oder rote, nach oben gerollte Zungenspitze: Hitze im Herzen (► Abb. 6.10).
- Gerötete oder rote Zungenspitze mit einem roten Zungenkörper und abgepelltem Belag: Herz-Yin- und Nieren-Yin-Mangel mit leerer Hitze.
- Stark gerötete, geschwollene Zungenspitze: Hitze im Herzen (► Abb. 6.22).

Es ist wichtig, eine rote Zungenspitze aufgrund von Hitze im Herzen nicht mit den roten Punkten an der Zungenspitze zu verwechseln, die bei äußeren Wind-Hitze-Erkrankungen entstehen, z.B. bei einem akuten Infekt wie Tonsillitis oder Bronchitis. Nicht immer, aber doch häufig sind diese roten Punkte sehr viel grobkörniger, größer, frischer und deutlich intensiver rot als bei Hitze im Herzen.[7] Außerdem befinden sich diese roten Punkte, die auf die Präsenz einer äußeren Wind-Hitze hinweisen, nicht nur an der Zungenspitze, sondern erstrecken sich auch über das erste Drittel der Zunge. Dies ist ein Zeichen dafür, dass die Hitze in den oberflächlichen Schichten des Körpers, insbesondere in der Lunge lokalisiert ist.

Eine tiefrote Zunge mit stark geröteter Spitze kann ebenso eintreten, wenn toxische Hitze in die *Ying*-(Nähr-) und/oder Blut-Schicht eingedrungen ist. Eine

6

Unterscheidung fällt hier leicht wegen der eindeutigen akuten Symptomatik, die eintreten wird: hohes Fieber, Hautausschläge, plötzliche Blutungen aus der Nase, Blut im Urin, innere Unruhe oder Bewusstseinsverlust bis hin zum Koma. In Kapitel 9.1 werden zum Vergleich Zungen vorgestellt, bei denen rote Punkte an der Zungenspitze durch Wind-Hitze und/oder toxische Hitze entstanden sind.

Eine weitere diagnostische Interpretation der roten Punkte wird zu folgender Studie vorgeschlagen: 500 Patienten wurden im Gui-Yang-Krankenhaus[8] untersucht, um das Erscheinen von roten Punkten an der Zungenspitze zu untersuchen. Bei dieser Untersuchung wurde ihre Präsenz als ein Hinweis für eine Leber-Qi-Stagnation gesehen. Das Erscheinen der roten Punkte korrelierte mit der Unfähigkeit einiger Patienten, ihre Emotionen auszudrücken. Dieses Ergebnis ist nicht überraschend, da eine lang bestehende Leber-Qi-Stagnation über kurz oder lang zu einer Entwicklung von Hitze führt, die das Herz beunruhigen kann.

Eine andere klinische Studie aus China[9] zeigt eine Verbindung zwischen dem Erscheinen der roten Punkte und der Menstruation. Es wurde beobachtet, dass drei bis sieben Tage vor Beginn der Monatsblutung die Zungenpapillen anschwollen, sich mit Blut füllten und roter wurden. Die Zungenpapillen nahmen eine intensivere Rotfärbung mit dem eigentlichen Einsetzen der Blutung an. Dann verkleinerten sie sich wieder und verloren ihre intensive Färbung drei bis sieben Tage nach der Menstruation. Dieser Untersuchung zufolge hat das Erscheinen der roten Punkte kurz vor der Menstruation keine diagnostische Bedeutung.

Bei lange bestehender Hitze im Herzen kann es neben der Rötung der Zungenspitze auch zu einer Veränderung ihrer Form kommen. Dabei scheinen zwei Mechanismen aktiv zu werden:

1. Die Hitze verdunstet einen Teil der Säfte. Das Blut, das im Herzen gebildet wird, wird ja durch die Körperflüssigkeiten (*Jin Ye*) verdünnt. Dadurch bleibt das Blut flüssig und gibt der Zunge und besonders der Spitze ihre weiche, elastische und runde Form. Bei konstanter Hitze wird die Zungenspitze nicht mehr von Blut und Säften ernährt. Die Rundung der Zunge verschwindet und eine zugespitzte Form entsteht.
2. Zu dieser Zungenformation könnte auch beitragen, dass die Hitze die noch intakten Säfte stark bewegt. Dieser Prozess treibt die Zungenspitze nach „außen" und führt zu einer pathologischen Zungenform (vgl. denselben Vorgang bei langen Zungen [▶ Kap. 6.3.1]). Die Hitze bewegt das Blut so stark, dass neben der Rötung der Spitze eine ungewöhnliche Form entsteht. Dies wird anhand der folgenden Zungenbeispiele gezeigt.

Bei Patienten mit diesen Zungenzeichen liegen fast immer psychische Störungen oder Erkrankungen vor. Falls noch keine sichtbaren Zeichen einer *Shen*-Störung wahrzunehmen sind, kann ein Patient mit dieser Zungenform aber eine Tendenz aufweisen, psychisch aus dem Gleichgewicht zu geraten.

Zungenbeispiel 1 (▶ Abb. 6.9)

Zungenbeschreibung	Chinesische Diagnose
Blassrot	Ohne pathologischen Befund
Lang, schmal	Konstitutionelle Schwäche des Funktionskreises Herz, beginnender Mangel an Körpersäften
Rote, abgeflachte Spitze mit roten Punkten	Herz-Blut-Mangel mit Hitze im Herzen

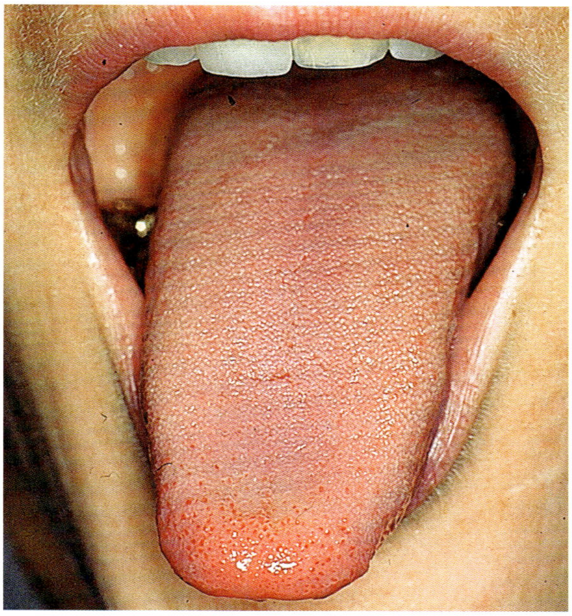

Abb. 6.9 Weiblich, 34 Jahre

Symptome

- Nachtschweiße, starkes Schwitzen auf der Brust
- Starkes Hautjucken
- Bläschenbildung auf der Haut
- Starke Unterbauchschmerzen während der Menses

6

Westliche Diagnose

- Lichen sclerosus et atrophicus seit dem 16. Lebensjahr

Krankheitsursachen

- Nicht klar

Zungenbeispiel 2 (▸ Abb. 6.10)

Zungenbeschreibung	Chinesische Diagnose
Blassrot, leicht bläulich	Leichte Blut-Stagnation
Abgeflachte, nach oben gerollte rote Spitze mit roten Punkten	Herz-Blut-Mangel mit Hitze im Herzen
Trockener, weißer, dünner Belag	Leichter Mangel an Körpersäften

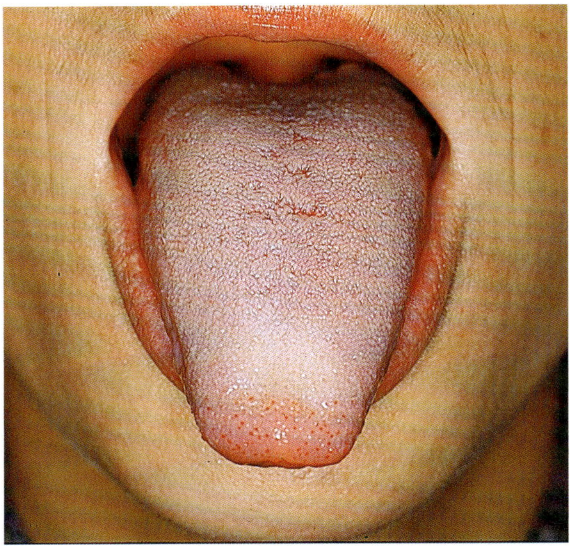

Abb. 6.10 Weiblich, 44 Jahre

Symptome

- Innere Anspannung und starkes Lampenfieber, Nervosität
- Rückenschmerzen

Westliche Diagnose

- Schuppenflechte

Krankheitsursachen

- Ehescheidung
- Überarbeitung

Zungenbeispiel 3 (▸ Abb. 6.11)

Zungenbeschreibung	Chinesische Diagnose
Blassrot	Kein pathologischer Befund
Leichte Einkerbung und leicht gerötete Ränder	Leber-Qi-Stagnation mit Hitze- Entwicklung
Zugespitzte, geschwollene Zungenspitze	Hitze im Herzen
Blasse Zungenspitze	Beginnende Herz-Blutstase
Hellgelber, schmieriger Belag	Retention von feuchter Hitze

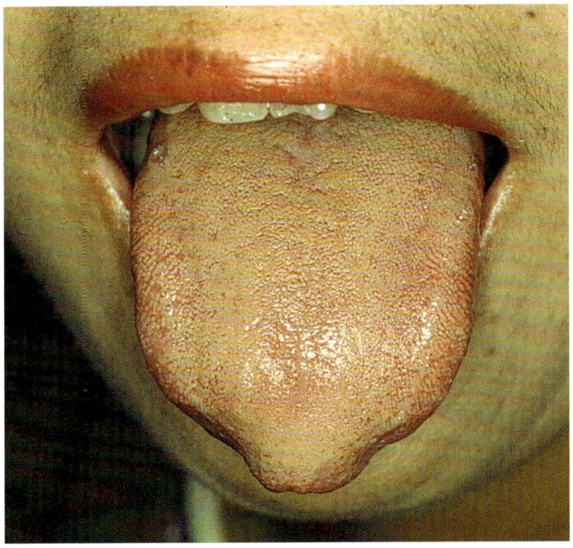

Abb. 6.11 Weiblich, 41 Jahre

Symptome

- Herzklopfen
- Schlaflosigkeit
- Schwindel
- Ohrensausen
- Gereiztheit
- Wutanfälle
- Bitterer Mundgeschmack

Westliche Diagnose

- Bluthochdruck

Krankheitsursachen

- Unzufriedenheit mit ihren Lebensbedingungen
- Übermäßiger Verzehr von fetten Speisen

Zungenbeispiel 4 (▸ Abb. 6.12)

Zungenbeschreibung	Chinesische Diagnose
Rötlicher, langer Zungenkörper	Konstitutionelle Hitze im Herzen
Rote, zugespitzte Spitze mit tiefroten Punkten	Herz-Feuer
Dünner, trockener, weißer Belag mit wurzellosem Belag am Zungengrund	Beginnender Mangel an Körpersäften und Magen-Yin-Mangel

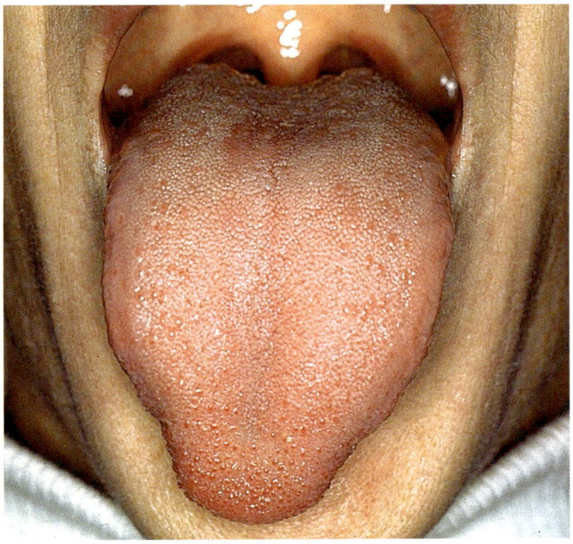

Abb. 6.12 Weiblich, 35 Jahre

Symptome

- Kein Schlafbedürfnis
- Innere Unruhe
- Antriebssteigerung
- Appetitlosigkeit
- Starker Durst

Westliche Diagnose

- Bipolare Störung

Krankheitsursachen

- Bipolare Störung in der Familienanamnese

Zungenbeispiel 5 (▸ Abb. 6.13)

Zungenbeschreibung	Chinesische Diagnose
Blassrot	Ohne pathologischen Befund
Blasse Ränder	Leber-Blut-Mangel
Viele kleine Risse	Magen-Yin-Mangel
Rote Spitze mit Zipfelbildung	Hitze im Herzen

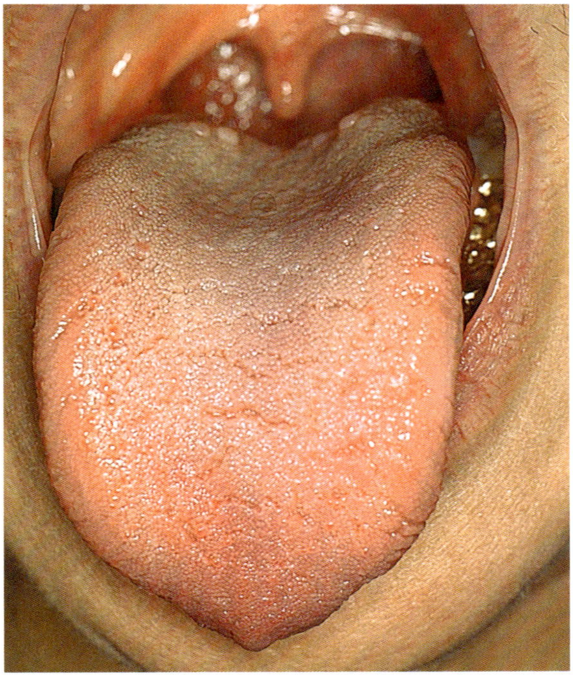

Abb. 6.13 Weiblich, 52 Jahre

Symptome

- Zuckungen der Gesichtsmuskulatur
- Plötzliche Angstzustände
- Schlafstörungen

Westliche Diagnose

- Zwangsneurose

Krankheitsursache

- Zustand nach Hysterektomie

Fallbeispiele

Das erste Fallbeispiel beschreibt, wie rezidivierende Harnwegsinfekte durch lange bestehende emotionale Probleme, die Hitze im Herzen auslösen, verursacht werden. Die Zungendiagnostik ist hier sehr hilfreich, um eine korrekte Differentialdiagnose zu erstellen.

6

Wie Depression aufgrund von lang bestehender Traurigkeit und Unzufriedenheit nicht nur Schlaflosigkeit, sondern auch Körperschmerzen verursacht, wird im zweiten Fallbeispiel beschrieben. Die ungewöhnliche Zungenform unterstreicht die Beziehung zum Herzen.

Fallbeispiel 1 (▸ Abb. 6.14)

Zungenbeschreibung	Chinesische Diagnose
Rötlich	Hitze im Inneren
Kurzer, kleiner Zungenkörper	Eventuell lang anhaltende Hitze in der Leber[10]
Rote Punkte entlang der Zungenränder und der Zungenspitze	Hitze in Leber und Herz
Weißlicher, trockener, dünner Belag	Schädigung der Körpersäfte

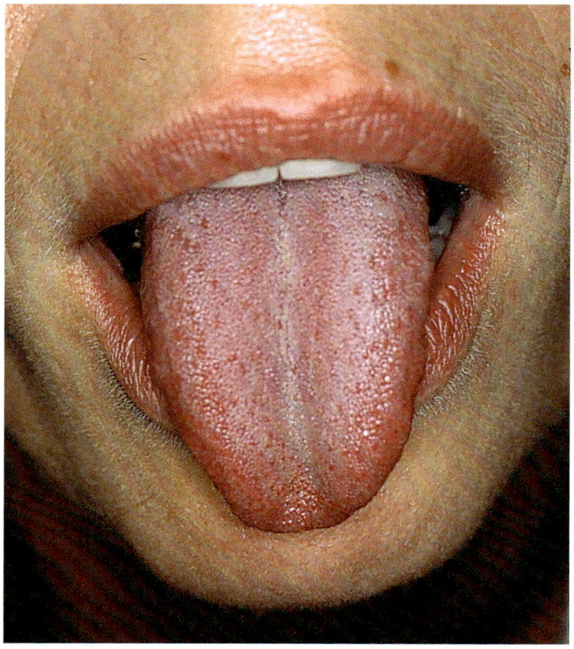

Abb. 6.14 Weiblich, 29 Jahre

Symptome

- Schmerzhaftes Wasserlassen
- Krampfartiges Gefühl in der Blase
- Gereiztheit
- Innere Unruhe
- Schlaflosigkeit
- Durst

Westliche Diagnose

- Rezidivierende Harnwegsinfekte

Krankheitsursache

- Lang anhaltende emotionale Probleme

Falldarstellung

Die Trennung von ihrem Ehemann war sehr schwierig für die Patientin. Obwohl das Ehepaar getrennt voneinander lebte, sahen sie sich häufig. Ihre Begegnungen waren charakterisiert durch Streit und Traurigkeit, endeten aber stets mit Geschlechtsverkehr. In der Regel verspürte die Patientin am Morgen danach ein starkes Brennen oder Schmerzen beim Wasserlassen. Der Urin war dunkelgelb. Sie trank dann viel Blasentee und häufig vergingen die Beschwerden innerhalb von 24 Stunden. Wenn dies nicht half, stellten sich Fieber, Flankenschmerz und ein starkes Durstgefühl ein. Schon zweimal innerhalb von zwölf Monaten hatte sie Antibiotika wegen des Verdachts auf eine Pyelonephritis eingenommen.

Seit ihrem 18. Lebensjahr litt die Patientin unter schwerer Schlaflosigkeit. Sie konnte weder ein- noch durchschlafen. Sie hatte das Gefühl, nur wenige Stunden pro Nacht tief zu schlafen. Sie fühlte sich ständig übermüdet, worauf sie auch ihre Gereiztheit und innere Unruhe zurückführte. Appetit und Verdauung waren normal. Ihre Pulse waren beschleunigt (*shu*) und etwas dünn (*xi*).

Analyse

In diesem Fall handelt es sich um Herz-Feuer, das Fülle in der Herz-Leitbahn erzeugt, die auf den Dünndarm übertragen wird. Hitze und Feuer im Herzen erzeugen eine Fülle in der Herz-Leitbahn, die über die Dünndarm-Leitbahn abgeleitet wird. Der Dünndarm hat die Aufgabe, die unreinen von den unreineren Flüssigkeiten zu trennen und sie dann an Blase und Dickdarm weiterzuleiten. Diese Funktion, die Flüssigkeiten zu filtern, wird durch die Hitze in der Herz-Leitbahn gestört, was sich in einem Brennen beim Wasserlassen zeigt. Die Hitze führt zu einer starken Verdampfung der Flüssigkeiten, was sich in dem dunkelgelben, konzentrierten Urin manifestiert. Die Hitze im Herzen wird durch die stark gerötete Zungenspitze und die roten Punkte in diesem Areal angezeigt und ist für den starken Durst verantwortlich. Der weißliche, trockene Zungenbelag überrascht zunächst, aber die Trockenheit weist auf die beginnende Verletzung der Flüssigkeiten durch die im Inneren herrschende Hitze hin.

Die lang anhaltenden emotionalen Probleme haben eine Leber-Qi-Stagnation verursacht, die sich in Leber-Hitze umgewandelt hat und zu einer Agitation des Geistes führt. Denn Leber-Hitze/Feuer überträgt sich schnell auf das Herz. Diese Pathologie zeigt sich an den geröteten Zungenrändern und den roten Punkten, die den gesamten Zungenrand bedecken. Dies ist differentialdiagnostisch wichtig, da hier die roten Punkte keinen Angriff von äußeren pathogenen Faktoren anzeigen, sondern die zugrunde liegende Störung des Leber-Funktionskreises (► Abb. 6.15).

Bei der Patientin geht einer Blasenentzündung immer eine Auseinandersetzung mit dem Partner voran. Der partnerschaftliche Konflikt wird durch den folgenden Geschlechtsverkehr immer nur für kurze Zeit ausgeglichen. Der Ärger intensiviert jeweils die Leber-Qi-Stagnation und ihre Umwandlung in Feuer. Die folgende sexuelle Begierde erweckt das ministerielle Feuer, das einerseits „den Uterus öffnet“[11] und andererseits den Geist (*Shen*) agitiert. Durch diese Vorgänge wird die bestehende Hitze im Herzen verstärkt und verursacht indirekt die schmerzhaften Harnwegsbeschwerden.

Für die Beurteilung der Entstehung der Harnwegsentzündungen ist in diesem Fall der Zungenbefund sehr hilfreich. In der klinischen Praxis werden Harnwegsentzündungen häufig durch feuchte Hitze-Akkumulation in der Blase oder durch feuchte Hitze-Retention in Leber/Gallenblase verursacht. In beiden Fällen ist der Zungenbelag gelb und dick. Im ersteren ist der Belag insbesondere im hinteren Drittel der Zunge lokalisiert und weist neben seiner gelben, dicken, öligen Beschaffenheit häufig rote Punkte auf (► Kap. 9.2, Zungenbeispiel 4).

Die langjährigen Schlafstörungen und die innere Unruhe der Patientin sind auf emporloderndes Herz-Feuer zurückzuführen, das den Geist (*Shen*) aus seiner Verankerung bringt. Einschlafstörungen werden erfahrungsgemäß durch einen Herz-Blut-Mangel verursacht, der verhindert, dass der Geist (*Shen*) in seine „Residenz“ zurückkehrt. Durchschlafstörungen treten in der Regel dann auf, wenn das Yin zu schwach ist, den Geist (*Shen*) während der Nacht zu verankern. Die Patientin weist aber keine Mangel-Zeichen mit der Ausnahme des Puls- und Zungenbefundes auf. Der dünne Puls reflektiert einen Blut-Mangel, der die Hitze-Entwicklung beschleunigt.

Der kurze und relativ kleine, rote Zungenkörper kann ein Hinweis auf eine konstitutionelle Schwäche von Blut oder Yin sein, was eine Hitze-Entwicklung zur Folge hat. Dies mag zu der schlechten Schlafqualität beigetragen haben, die schon seit jungen Jahren besteht. Ob sich die Hitze im Inneren, die durch die Rötung des Zungenkörpers signalisiert wird, durch die zugrunde liegende, konstitutionelle Schwäche des Yin oder durch die emotionale Situation der Patientin entwickelt hat, lässt sich aber nicht eindeutig feststellen.

Therapiestrategie

Herz-Feuer beseitigen, den Geist besänftigen, Leber-Qi regulieren.

Nach der ersten Akupunkturbehandlung schlief die Patientin einige Nächte sehr gut. Folgende Punktkombination wurde angewandt: sedierende Nadelung von He 7 (*Shenmen*), Pe 7 (*Daling*) und Lu 9 (*Taiyuan*). Diese Punktekombination kommt bei Unruhe und Besorgtsein zum Einsatz, wenn der Puls kräftig oder voll ist. Sie trägt dazu bei, den Geist zu besänftigen und die Qi- und Blut-Zirkulation im Oberen Erwärmer zu regulieren. Es handelt sich um Ursprungs-Punkte, die für Störungen der Yin-Organe verwendet werden.[12] Sie korrespondieren mit der Wandlungsphase Erde und können eingesetzt werden, um Fülle in der Wandlungsphase Feuer zu reduzieren.

Die Schlafstörungen setzten nach einem Streit mit dem Ehemann wieder ein, und die Patientin ver-

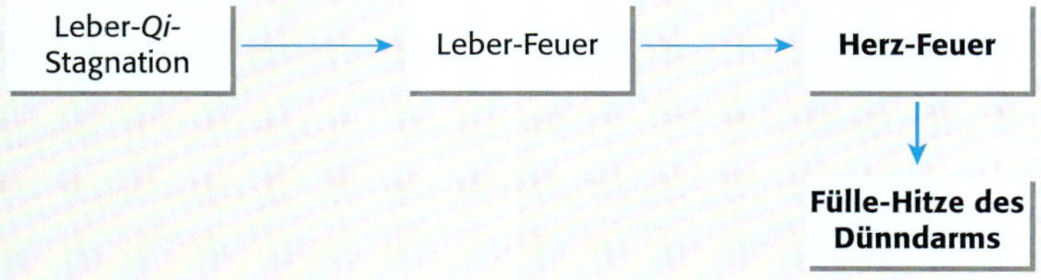

Abb. 6.15 Pathomechanismus Fallbeispiel 1 (rezidivierende Harnwegsinfektionen)

spürte sofort wieder einen krampfartigen Schmerz in der Blase. Für drei Tage wurde der Patientin mit Abwandlungen als Dekokt *Dao Chi San* (Pulver, das das Rote hinausleitet) verschrieben. Die Blasenschmerzen verschwanden sofort und traten in den nächsten zwölf Monaten nur noch einmal auf. Sie wurden wie oben erfolgreich behandelt. In dieser Zeit kam die Patientin in unregelmäßigen Abständen zu Akupunkturbehandlungen. Sie hatte gleichzeitig Kurse in Tai Ji Chuan genommen. Die Praxis dieser Übungen hatte sie wesentlich stabiler gemacht. Insgesamt ging es der Patientin viel besser. Der Schlaf hatte sich deutlich verbessert, wenn auch bei Aufregung immer wieder Schlafstörungen einsetzten. Zwei Jahre später schlief sie immer noch gut. Auch Blasenstörungen waren zwischenzeitlich keine mehr aufgetreten. Danach lebte sie wieder mit ihrem Mann zusammen, wurde schwanger und bekam ein Kind mit Down-Syndrom.

6

Fallbeispiel 2 (▸ Abb. 6.16)

Zungenbeschreibung	Chinesische Diagnose
Blass, etwas trüb	Blut-Mangel, beginnende Entwicklung von Blutstase
Lang	Konstitutionelle Schwäche des Funktionkreises Herz
Zugespitzte Zungenspitze mit langem, dünnen Riss	Herz-Yin-Mangel
Kleine Risse im Zentrum	Verletzung der Säfte
Weißlicher, öliger, dünner Belag	Retention von Feuchtigkeit

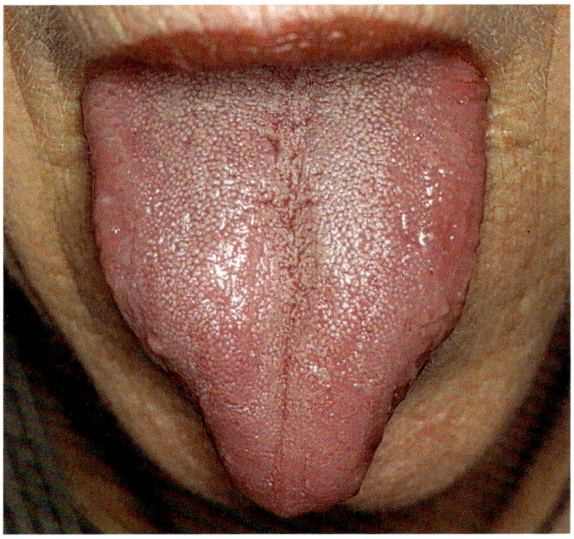

Abb. 6.16 Weiblich, 54 Jahre

Symptome

- Schlaflosigkeit
- Körperschmerzen
- Morgensteife
- Stimmungsschwankungen
- Angespanntheit
- Nackenhartspann

Westliche Diagnose

- Insomnia
- Depression

Krankheitsursache

- Gescheiterte Ehe nach 20 Jahren
- Übermäßiges Grübeln

Falldarstellung

Die Patientin wirkte sehr kontrolliert und angespannt. Sie war sehr unglücklich über ihre chronische Schlaflosigkeit. Sie konnte weder ein- noch durchschlafen. Dieser Zustand hatte sich über die letzten fünf Jahre stark verschlimmert. Ihr Psychiater hatte Neuroleptika verschrieben. Nur mit Hilfe dieser Medikamente konnte sie ca. fünf Stunden pro Nacht schlafen. Die Schlafstörungen waren aufgetreten, nachdem ihr Ehemann sie betrogen und dann verlassen hatte. Sie hatte einen großen Freundeskreis, wollte aber keine engen persönlichen Beziehungen mehr.

Ihr ganzer Körper fühlte sich steif und angespannt an. Ihre Muskulatur war sehr hart, besonders in der Nackenregion. Am meisten machten ihr die ständigen Körperschmerzen zu schaffen. Der Schmerz trat sowohl in den Extremitäten als auch im unteren Rücken am häufigsten auf. Sie hatte über Jahre Schmerzmittel genommen. Weitere Beschwerden hatte sie nicht. Ihre Verdauung war normal. Ihre Gesichtshaut war sehr trocken und faltig. Vor sieben Jahren hatte sie eine Hysterektomie wegen großer Myome, die starke Blutungen verursacht hatten. Ihre Pulse waren gespannt (*jin*) und dünn (*xi*).

Analyse

Der Zungenkörper ist fest, und das erste Drittel wirkt wie abgeschnürt vom Rest des Zungenkörpers. Dies legt eine Störung im Funktionskreis Herz nahe. Insgesamt ist der Zungenkörper lang, was auf

eine konstitutionelle Imbalance des Funktionskreises Herz hindeutet.
Je nach Konstitution können sich lange Zeit bestehende emotionale Probleme besonders auf die Leber oder das Herz auswirken. Beide *Zang* reagieren sehr empfindlich auf seelisches und emotionales Leiden. Ist der Zungenkörper lang und dazu noch rötlich oder rot, besteht eine Tendenz, dass emotionale Probleme den Geist (*Shen*) leicht aus der Verankerung bringen.
Beim Betrachten der Zunge wird deutlich, dass eine Schädigung des Herz-Yin und -Blut vorliegt. Yin und Blut geben der Zunge ihr normales Volumen und füllen den Zungenkörper auf. Das erste Drittel der Zunge ist derart zusammengezogen, dass auf eine ungenügende Versorgung durch Herz-Yin und -Blut geschlossen werden kann. Auch der dünne, lange Riss im ersten Drittel unterstreicht die Entwicklung eines Yin-Mangels (► Abb. 6.17).
Die Ausbildung dieser außergewöhnlichen Zungenform lässt auf folgenden Krankheitsverlauf schließen: Unterschiedliche traumatische Erlebnisse haben bei der Patientin Hitze im Herzen ausgelöst, die ihrerseits zu einer Schädigung des Blutes und des Yin geführt hat. Hitze im Herzen wird in der Regel durch eine gerötete Zungenspitze reflektiert, was hier nicht der Fall ist. Diese Tatsache betont einerseits den bestehenden Mangel-Zustand, andererseits ist es möglich, dass die Einnahme der Neuroleptika die Hitze im Herzen zum Teil unterdrückt hat. Denn ohne diese Medikamente kann die Patientin überhaupt nicht schlafen. Die Form der Zungenspitze signalisiert eine schwere und lang anhaltende Störung des Geistes. Die tiefe Verletzung, die die Patientin erfahren hat, hat in gewisser Weise ihr „Herz gebrochen" und das Herz-Yin und -Blut geschwächt. Dies ist mit verantwortlich für die Unfähigkeit bzw. den mangelnden Wunsch, wieder Nähe in ihr Leben zu lassen. Die Gesichtshaut war sehr trocken und faltig, ein Zeichen für die mangelnde Befeuchtung und Ernährung durch das Blut. Da die Vitalität des Herzens sich auch im Teint manifestiert, ist dies ein weiteres Indiz für den Herz-Blut-Mangel.
Emotional lässt die Patientin nichts an sich herankommen. Sie wirkt wie in einem Panzer. Ihre Muskulatur ist extrem hart, sodass die Patientin insgesamt sehr steif erscheint. Auf die Frage, warum sie sich so schützen muss, bricht sie in heftiges Schluchzen und Weinen aus. Diese Reaktion zeigt, wie sehr der Geist (*Shen*) die Fähigkeit verloren hat, angemessen zu reagieren. Durch die Frage wurde die Erinnerung der Patientin aktiv, die ja unter der Kontrolle des Herzens steht, und die tiefe Traurigkeit und Verzweiflung der Patientin offenbarte sich. Sie erzählt daraufhin, dass sie seit Jahren nicht mehr geweint habe. Sie ist tief enttäuscht über das Scheitern ihrer Ehe und hat die Trennung nicht verwunden. Dies hat auch eine schwere Beeinträchtigung des Flusses des Leber-Qi verursacht. Im *Ling Shu* (Kap. 8) heißt es: „Bewegt Traurigkeit auch die Leber und verletzt die Wanderseele (*Hun*), […] so zieht sich das Yin [die äußeren Geschlechtsorgane] zusammen, die Muskeln verkrampfen sich und die Rippen dehnen sich nicht mehr".[13] Dies ist eine Ursache für die Schmerzen der Patientin. Normalerweise sind körperliche Schmerzen Zeichen einer Blockade, das ist jedoch hier nicht der Fall. Die Schmerzen wurden nicht durch eingedrungene, äußere pathogene Faktoren ausgelöst.
Der blasse, trübe Farbton des Zungenkörpers deutet einen Blut-Mangel sowie eine leichte Blutstase an. Durch einen Leber-Blut-Mangel werden die Sehnen und Bänder nicht angemessen ernährt und befeuchtet. Dies trägt zu der verhärteten Muskulatur bei.

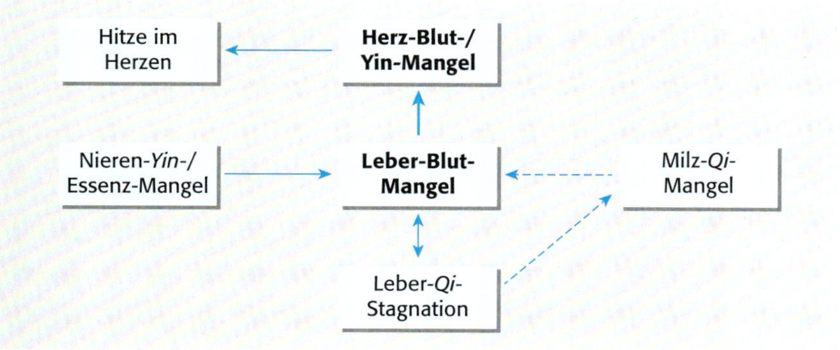

Abb. 6.17 Pathomechanismus Fallbeispiel 2 (Depression)

6

Der Blut-Mangel, auch angezeigt durch den dünnen Puls, verstärkt die Leber-Qi-Stagnation. Der eingeschränkte Fluss des Leber-Qi, die mangelnde Ernährung durch das Blut und die beginnende Blutstase beeinträchtigen die Zirkulation von Qi und Blut in den Leitbahnen, was zu den Schmerzen beiträgt. Dies bereitet den Boden für die harte Muskulatur und die Körperschmerzen und reflektiert durch den gespannten Puls, der häufig bei Schmerzsyndromen auftritt.

Es gibt unterschiedliche Erklärungsmöglichkeiten für den Blut-Mangel:

- Übermäßige menstruelle Blutungen: Die Patientin hatte einer Hysterektomie, die vor ca. sieben Jahren vorgenommen worden war, zugestimmt, weil die menstruellen Blutungen über viele Monate sehr stark gewesen waren, und sie sehr erschöpft hatten. Dadurch kam es zu einem Blut- und Essenz-Mangel. Da die Patientin keine menstruelle Blutung mehr hat und sich gut und regelmäßig ernährt, kann der bestehende Blut-Mangel aber nicht allein auf den Blutverlust vor sieben Jahren zurückzuführen sein.
- Einfluss der Leber auf die Milz: Obwohl die Beschwerden der Patientin keine Beteiligung der Milz am Krankheitsgeschehen indizieren, muss eine Störung der Milz in Betracht gezogen werden, die essentiell an der Produktion von Blut beteiligt ist. Wenn sie nicht genügend Essenzen aus der Nahrung für die Blutproduktion zur Verfügung stellt, entsteht ein Blut-Mangel. Daraus lässt sich schließen, dass durch die zugrunde liegende Leber-Qi-Stagnation die Milz in dieser Funktion beeinträchtigt sein muss.
- Nieren-Yin- und Nieren-Essenz-Mangel: Ein Blut-Mangel kann auch aufgrund eines Nieren-Yin- und -Essenz-Mangels entstehen. Zunge und Puls zeigen diesen Mangel-Zustand nicht. Doch aufgrund der Geschichte und des Alters der Patientin wurde diese Möglichkeit in Betracht gezogen, was sich in der Behandlungsstrategie reflektiert.

Der Belag ist weißlich gelb, ölig und bedeckt besonders das Zentrum der Zunge, was auf eine Retention von Feuchtigkeit im Mittleren Erwärmer hindeutet. Dies verursacht jedoch keine Probleme. Im Zungenzentrum sind außerdem kleine, dünne Risse sichtbar, die bei der Diagnose nicht weiter berücksichtigt werden, weil keine Symptome vorliegen, die eine Störung des Funktionskreises Magen anzeigen. Es mag sein, dass die lange Einnahme von Schmerzmitteln die Säfte im Magen geschädigt und so zu der Formation von Rissen geführt hat. Als die Patientin vor vielen Jahren mit der Einnahme von Schmerzmitteln begann, hatte sie gelegentliche Episoden von Sodbrennen. Dies ist aber seit Jahren nicht mehr aufgetreten.

Therapiestrategie

Herz-Blut und -Yin ernähren, Leber-Qi regulieren, die Zirkulation von Qi und Blut in den Leitbahnen anregen, Nieren-Yin und -Essenz nähren.

Die Patientin wird mit Akupunktur behandelt. Folgende Punktkombinationen wurden u.a. angewendet:

- He 5 (*Tongli*), Le 8 (*Ququan*), Ni 3 (*Taixi*), Bl 23 (*Shenshu*), N-HN-54 (*Anmian*).
- Pe 6 (*Neiguan*), Le 3 (*Taichong*), Gb 41 (*Zulinqi*), N-HN-54 (*Anmian*).
- He 6 (*Yinxi*), Ni 6 (*Zhaohai*), Mi 6 (*Sanyinjiao*), Bl 11 (*Dazhu*), N-HN-54 (*Anmian*).

Außerdem wurden spontan schmerzhafte Punkte regelmäßig genadelt. Nach den Behandlungen fühlte sich die Patientin wesentlich entspannter, aber die Schmerzen hatten sich nicht gebessert. Nach fünf Behandlungen brach die Patientin die Behandlung ab, um sich einer osteopathischen Behandlung zu unterziehen, die sie nach sieben Sitzungen abbrach. Ihr Zustand hat sich nicht gebessert.

6.2 Fülle-Muster des Funktionskreises Herz

Zu den Fülle-Mustern des Funktionskreises Herz gehören folgende Muster: loderndes Herz-Feuer, Schleim-Feuer blockiert die Poren des Herzens und Schleim benebelt den Geist *(Shen)*.

Loderndes Herz-Feuer

Loderndes Herz-Feuer entsteht oft, wenn sich Leber-Feuer auf das Herz überträgt. Häufige Ursache für diese Pathologie ist eine schwere Leber-Qi-Stagnation, die sich in Leber-Feuer umwandelt. Hier spielen fast immer schwere emotionale Verletzungen eine große Rolle. Aber auch eine Fehlernährung kann zu dieser Entwicklung beitragen, z.B. übermäßiger Verzehr fetter, gebratener Speisen sowie Alkohol- und Koffeinabusus. Drogenmissbrauch kann ebenfalls eine Herz-Feuer-Pathologie initiieren. Neben Hitzegefühlen und Durst sind eine ausgeprägte Rastlosigkeit und eine unkalkulierbare Impulsivität im Wesen des Patienten zu erkennen. Außerdem können Mund- und Zungengeschwüre oder Blut im Urin auftreten.

Zungenzeichen

- Eine stark gerötete oder rote Zungenspitze mit einem roten Zungenkörper mit gelben Belag (► Abb. 6.24).
- Ein langer, geröteter oder roter Zungenkörper mit roter Spitze (► Abb. 6.20).

Schleim im Herzen

Schleim hat seinen Ursprung häufig in der Milz. Schleim im Herzen kann durch einen zugrunde liegenden Milz-Qi-Mangel entstehen, denn Schleim hat seinen Ursprung in der Milz. Wenn sich Schleim und Feuer miteinander verbinden und „die Poren des Herzens blockieren", dann können sie die Funktionen von Herz und Geist (*Shen*) so stark beeinträchtigen, dass der Geist *(Shen)* nicht mehr in seine Residenz zurückkehren kann. Das Resultat sind Wahnvorstellungen, manische Zustände oder Verwirrtheit bis hin zu komatösen Zuständen.

Zungenzeichen: keine besonderen Zeichen, aber unter Umständen ein dicker, öliger Zungenbelag.

Schleim-Feuer beunruhigt das Herz

Intensives Herz-Feuer zieht eine Verletzung der Körpersäfte nach sich, die dann eindicken und zu Schleim werden. Die Intensität der Symptome hängt davon ab, ob Schleim oder Feuer das Krankheitsmuster bestimmt. Je dominanter die Schleim-Pathologie, desto deutlicher werden die Verwirrtheit und die mentale Unklarheit sein. Die innere Unruhe wird deutlicher ausgeprägt sein, wenn Herz-Feuer der dominante Teil des Krankheitsmechanismus ist.

Zungenbeispiel 1 (► Abb. 6.18)

Zungenbeschreibung	Chinesische Diagnose
Roter, sehr schmaler, geschrumpfter, langer, fester Zungenkörper	Schwere Erschöpfung des Nieren-Yin und Jing, Mangel an Körpersäften
Leicht abweichend	Entwicklung von innerem Wind
Rote Spitze	Hitze im Herzen
Durchgehender Mittelriss	Konstitutionelle Schwäche des Funktionskreises Herz
Alter, gelber Belag	Verletzung der Körpersäfte durch Fülle-Hitze

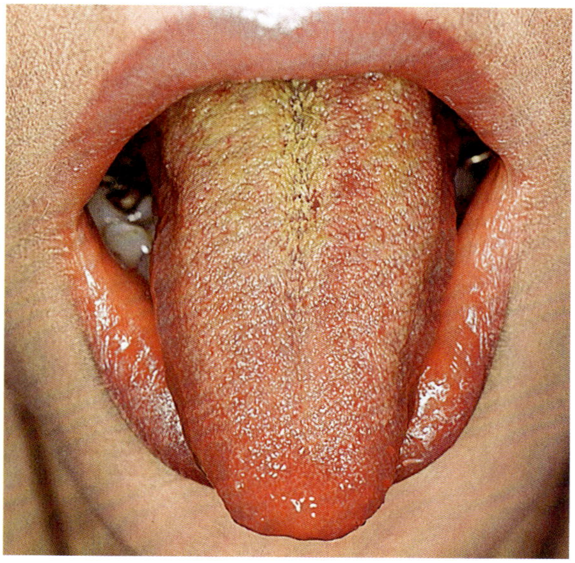

Abb. 6.18 Weiblich, 38 Jahre

Symptome

- Atrophie und Schmerzen der Gesichtsmuskulatur
- Kompletter Verlust der Kopf- und Körperbehaarung
- Gesichtsekzem
- Erschöpfung
- Schlaflosigkeit
- Unfreiwilliger Gewichtsverlust

Westliche Diagnose

- Atypische, progressive Kollagenose

Krankheitsursachen

- Schwache Konstitution
- Jahrelanger Nachtdienst, chronischer Schlafmangel
- Unregelmäßige Ernährung
- Tee- und Kaffeeabusus
- Überarbeitung
- Übermäßiger Einsatz von Willenskraft

Zungenbeispiel 2 (▸ Abb. 6.19)

Zungenbeschreibung	Chinesische Diagnose
Blassrot, leicht geschwollen	Leichter Milz-Qi-Mangel
Langer, vertikaler Mittelriss mit dünnem, gelbem, öligem Belag	Konstitutionelle Hitze im Herzen mit Retention von Schleim-Feuer im Magen
Gerötete Spitze	Hitze im Herzen
Weißer, öliger Belag	Retention von Feuchtigkeit

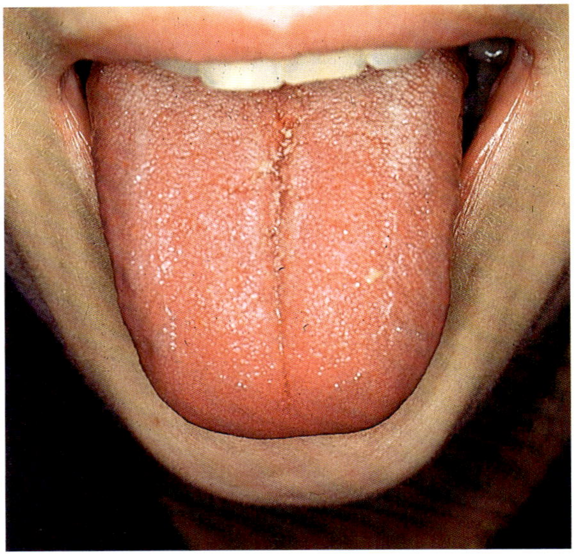

Abb. 6.19 Weiblich, 35 Jahre

Symptome

- Panikattacken bis hin zur Ohnmacht
- Palpitationen
- Starke Angstgefühle
- Durchfälle bei Stress

Westliche Diagnose

- Keine

Krankheitsursachen

- Langjährige unglückliche Ehe
- Berufliche Überarbeitung
- Übermäßiger Verzehr von Schokolade

Zungenbeispiel 3 (▸ Abb. 6.20)

Zungenbeschreibung	Chinesische Diagnose
Leicht blass	Milz-Qi-Mangel
Lang	Konstitutionelle Schwäche des Funktionskreises Herz
Zugespitzt mit geröteter Zungenspitze	Hitze im Herzen
Weißlicher, öliger Belag	Retention von Feuchtigkeit

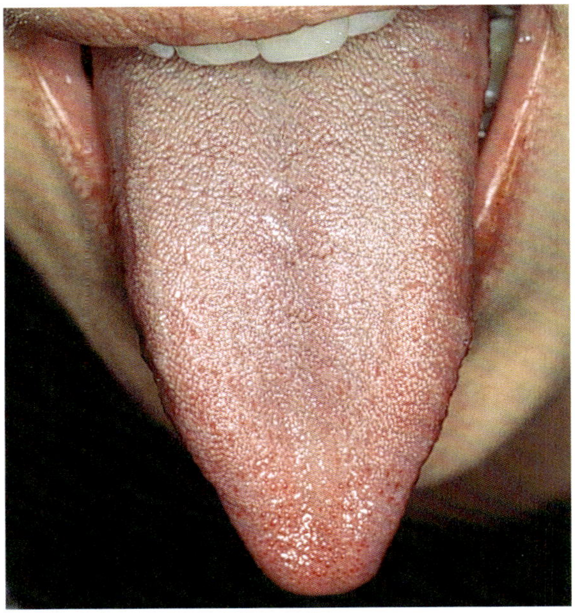

Abb. 6.20 Weiblich, 29 Jahre

Symptome

- Schmerzen- und Schwellungsgefühl der linken Gesichtshälfte
- Undeutliches Sprechen durch die Schmerzen
- Innere Unruhe
- Anspannung
- Angstzustände
- Mentale Unklarheit

Westliche Diagnose

- Keine

Krankheitsursachen

- Zahnextraktion vor zehn Monaten

Zungenbeispiel 4 (▸ Abb. 6.21)

Zungenbeschreibung	Chinesische Diagnose
Rötlich und rissig	Beginnender Nieren-Yin-Mangel
Lang	Konstitutionelle Störung des Funktionskreises Herz
Gerötete und zugespitzte Zungenspitze	Hitze im Herzen mit zugrunde liegendem Herz-Yin-Mangel
Leicht eingekerbte und gerötete Ränder	Leber-Qi-Stagnation mit Hitze-Entwicklung
Hellgelber, dünner, trockener Belag	Mangel an Körpersäften

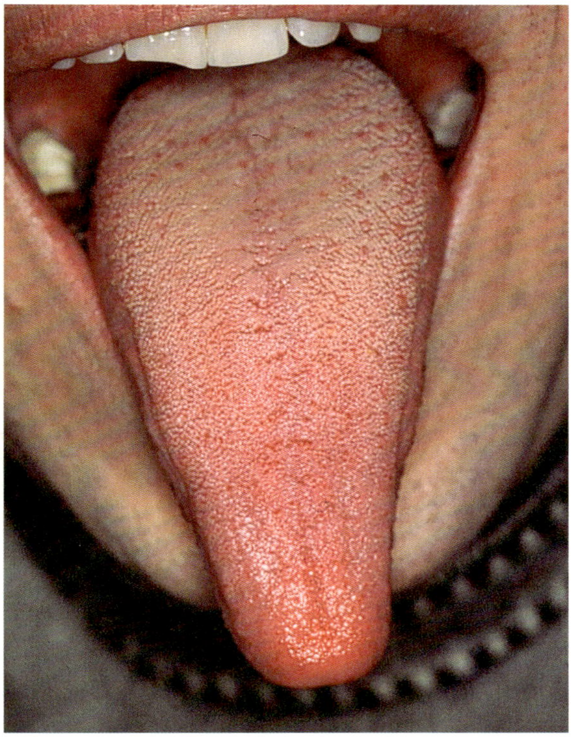

Abb. 6.21 Männlich, 32 Jahre

Symptome

- Innere Unruhe
- Ängstlichkeit
- Depressive Zustände
- Reizbarkeit
- Albträume
- Gelegentliche Nachtschweiße

Westliche Diagnose

- Keine

Krankheitsursachen

- Lang anhaltende emotionale Probleme

Zungenbeispiel 5 (▸ Abb. 6.22)

Zungenbeschreibung	Chinesische Diagnose
Rot, mit roten Rändern	Nieren-Yin-Leere mit aufsteigendem Leber-Yang
Lang	Konstitutionelle Hitze im Herzen
Rote, zugespitzte Spitze	Herz-Feuer
Trockener, weißer Belag	Mangel an Körpersäften

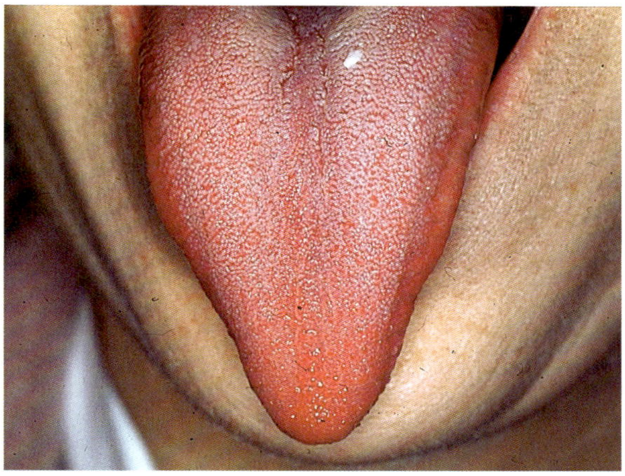

Abb. 6.22 Weiblich,70 Jahre

Symptome

- Kann die Augen nicht öffnen
- Starke Stirnkopfschmerzen
- Gereiztheit
- Depression
- Durchschlafstörungen

Westliche Diagnose

- Zwangsneurose

Krankheitsursachen

- Schock im Krieg

Zungenbeispiel 6 (▸ Abb. 6.23)

Zungenbeschreibung	Chinesische Diagnose
Rötlich	Hitze-Entwicklung
Geschwollen	Retention von Schleim
Tiefer Riss vom ersten Drittel bis zur Zungenspitze	Zugrunde liegender Herz-Yin-Mangel
Braungelber, alter, wurzelloser Belag	Schleim-Feuer in Magen und Herz mit Schädigung der Säfte

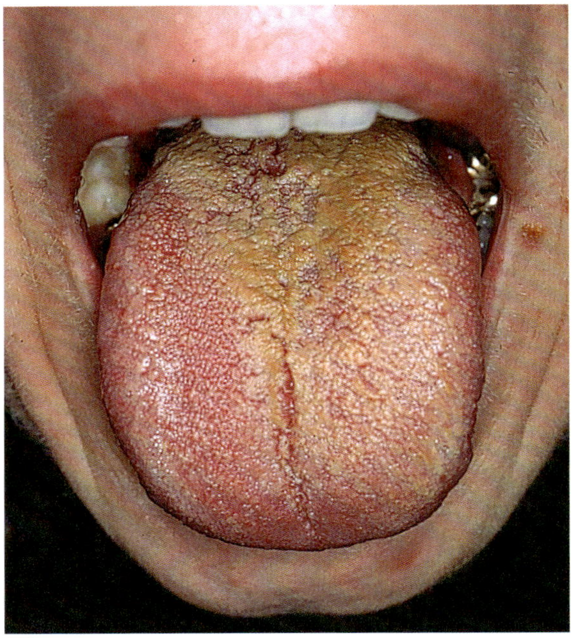

Abb. 6.23 Weiblich, 29 Jahre

Symptome

- Schizophrenie

Westliche Diagnose

- Wahnvorstellungen
- Innere Unruhe
- Gereiztheit
- Panikanfälle
- Denkstörungen
- Schlafstörungen
- Mundtrockenheit

Krankheitsursachen

- Übermäßiger Ecstasy-Abusus
- Examensstress

Fallbeispiel (▸ Abb. 6.24)

Der dicke, fast die gesamte Zunge bedeckende Belag ist ein charakteristisches Zeichen für Schleim-Feuer, das das Herz beunruhigt. In der Regel ist es verantwortlich für schwere psychische Störungen wie z.B. bei der Patientin in diesem Fall, die unter Agoraphobie leidet.

Zungenbeschreibung	Chinesische Diagnose
Blassrot	Kein pathologischer Befund
Schmaler, fester Zungenkörper	Schädigung der Körpersäfte
Stark gerötete Zungenspitze	Herz-Feuer
Weißer, gelb werdender, dicker, öliger Zungenbelag	Magen-Schleim-Feuer

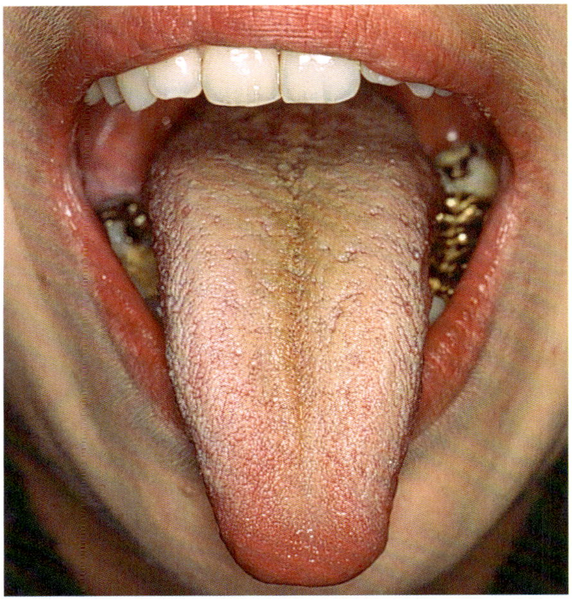

Abb. 6.24 Weiblich, 27 Jahre (Agoraphobie)

Symptome

- Teleangiektasien
- Agoraphobie
- Ängstlichkeit
- Reizbarkeit
- Stimmungsschwankungen
- Heißhunger
- Durst

Westliche Diagnose

- Agoraphobie

Krankheitsursache

- Ungewollter Schwangerschaftsabbruch drei Monate zuvor

6

Falldarstellung

Die langjährige Partnerschaft der Patientin zerbrach an den Belastungen durch einen Schwangerschaftsabbruch. Die Patientin wünschte sich ein Kind, ihr Partner dagegen nicht. Nur widerwillig stimmte sie dem Schwangerschaftsabbruch zu. Körperlich hatte sie den Eingriff schnell und gut verkraftet. Emotional fühlte sie sich völlig verändert. Sie litt an starken Stimmungsschwankungen. Sie war sehr reizbar geworden. Sie hatte auf einmal starke Platzangst und Angst vor Menschenansammlungen entwickelt. Sie hatte die meisten Kontakte abgebrochen und sich in ihrer Wohnung verbarrikadiert. Sie gab an, dass dies an der starken Rötung der rechten Gesichtshälfte lag, die nach dem Schwangerschaftsabbruch aufgetreten war. Sie hatte das Gefühl, dass alle Menschen sie anstarrten. Eine wirkliche Rötung der Gesichtshälfte war nicht festzustellen. Sichtbar waren vereinzelte rote Teleangiektasien am rechten Nasenflügel und an der Wange.[14]

Sie hatte andauernden Hunger, Heißhungeranfälle und aß vorwiegend Fast Food und Süßigkeiten. Sie war sehr durstig. Ihre Menstruation war regelmäßig und verlief ohne Beschwerden. Ihre Pulse waren schlüpfrig (*hua*) und schnell (*shu*).

Analyse

Hier handelt es sich um ein Fülle-Muster, das durch eine Ansammlung von Schleim und Feuer gekennzeichnet ist. An seiner Entstehung sind vorwiegend Magen und Herz beteiligt. Die schnellen, schlüpfrigen Pulse bestätigen diese Diagnose. Die Zunge reflektiert diese Pathologie durch den gelben, dicken, öligen Belag, der die Präsenz von Schleim-Hitze anzeigt. Die stark gerötete Zungenspitze signalisiert Herz-Feuer. Schleim und Feuer beeinträchtigen das Herz, dadurch ist der Geist (*Shen*) beunruhigt. Die Folge ist die Depression der Patientin und ihre gestörte Wahrnehmung der Realität. Dies führt zu der (Wahn-)Vorstellung, ihre Gesichtshälfte sei auffällig rot und alle Menschen würden sie anstarren. Sie fühlt sich daher nur noch sicher in ihrer Wohnung und nimmt nicht mehr am Leben teil.

Der andauernde Hunger, die Heißhungeranfälle und der Durst der Patientin sind ein Indiz für Magen-Feuer. Es verursacht unkontrolliertes Essen. Durch die Fast-Food-Ernährung und den übermäßigen Verzehr von Süßigkeiten entsteht Schleim-Feuer im Magen. Dieses Syndrom wird ebenfalls durch den öligen, dicken Zungenbelag reflektiert. Der Belag wird zum Zentrum hin gelb und signalisiert die starke Hitze-Entwicklung im Magen. Schleim-Feuer im Magen kann den Geist (*Shen*) beunruhigen und ist in diesem Fall an den schweren psychischen Störungen der Patientin beteiligt, die zur Ausbildung einer Agoraphobie führte. Das Auftreten eines gelben, öligen Belags besonders im Zungenzentrum in Verbindung mit einer stark geröteten Zungenspitze ist ein wichtiger Hinweis auf diesen Krankheitsmechanismus.

Die Patientin gibt als Krankheitsbeginn den ungewollten Schwangerschaftsabbruch an. Die Zeit davor war gekennzeichnet durch heftige Auseinandersetzungen und die Trennung vom Lebenspartner. Dies hatte zu einer Leber-Qi-Stagnation geführt, was sich in der Reizbarkeit der Patientin ausdrückt. Die Leber-Qi-Stagnation verursacht eine mangelnde Bewegung der Körperflüssigkeiten, die sich ansammeln und zu Schleim umwandeln. Die fetten und überwiegend süßen Speisen tragen ebenfalls zur Bildung von Schleim bei, die gebratenen intensivieren die Bildung von Schleim-Hitze im Magen (► Abb. 6.25).

Der schmale und feste Zungenkörper ist ein Hinweis auf lange Zeit bestehende Hitze, die die Körpersäfte geschädigt hat. Körpersäfte gehören zum Yin im Körper und sind für die elastische und weiche Beschaffenheit des Zungenkörpers verantwortlich.

Schleim-Feuer und die andauernde Verletzung von Yin und Körpersäften bilden in Kombination mit der Leber-Qi-Stagnation das Fundament für die schweren mentalen Probleme der Patientin. Ob der chirurgische Eingriff oder aber die dadurch verursachten Emotionen Auslöser für die Störung des Funktionskreises Herz waren, lässt sich nicht genau feststellen. Ein chirurgischer Eingriff am Uterus kann eine Blutstase im *Chong Mai* hervorrufen und dadurch die Zirkulation von Herz-Qi und -Blut beeinträchtigen. Dies scheint hier nicht der Fall zu sein, da sich der Ablauf der Menstruation nach dem Eingriff nicht verändert hat. Fest steht, dass die Patientin nach der Abtreibung sehr wütend war. Wut und Schuldgefühle belasteten sie sehr. Diese starken Emotionen sind wahrscheinlich die Auslöser für die Entwicklung von Herz-Feuer und möglicherweise

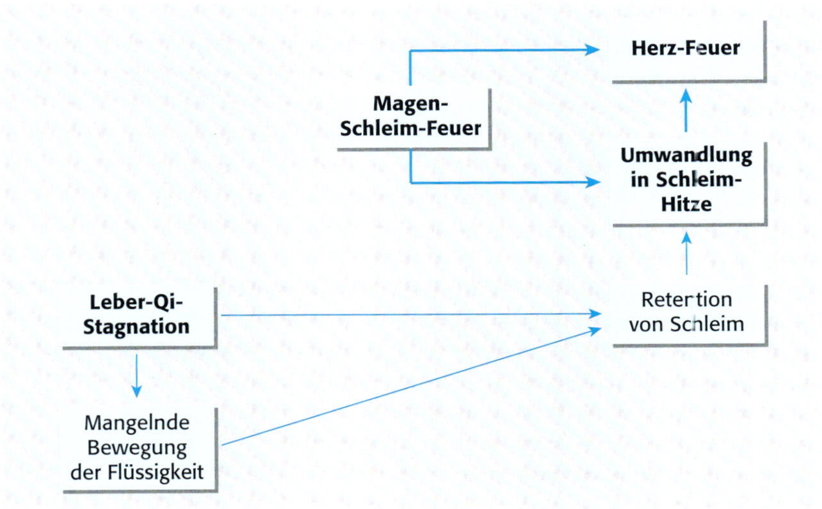

Abb. 6.25 Pathomechanismus Fallbeispiel (Agoraphobie)

Leber-Feuer. Beides verursacht die Reizbarkeit und die innere Erregung.

Therapiestrategie

Herz-Feuer eliminieren, Magen-Feuer beseitigen, Schleim transformieren, den Geist besänftigen.
Um Schleim zu transformieren und den Geist zu besänftigen, wurde sedierende Nadeltechnik von Pe 8 (*Laogong*), Pe 5 (*Jianshi*) und Ma 40 (*Fenglong*) angewendet. Andere häufig angewandte Punkte waren: Ma 44 (*Neiting*) mit He 3 (*Shaohai*), um Hitze im Magen zu beseitigen und den Geist zu besänftigen, Le 2 (*Xingjian*), um Leber-Feuer zu klären und Du 24 (*Shenting*), um den Geist zu besänftigen.
Nach fünf Akupunktursitzungen hatte sich der Zustand der Patientin gebessert. Sie fühlte sich wesentlich entspannter. Sie empfand die Farbe ihrer Gesichtshälfte als normal. Die Agoraphobie hatte sich ebenfalls gebessert und verschwand, nachdem sich die Patientin einer gezielten Verhaltenstherapie unterzogen hatte.

6.3 Zungen, die konstitutionelle Störungen des Funktionskreises Herz anzeigen

6.3.1 Lange Zungen

Eine lange, blassrote oder blasse Zunge, die groß und normal im Volumen ist, weist auf eine kräftige Konstitution hin. Lange Zungen sind eher schmal, spitz zulaufend und nehmen tendenziell eine rötliche Farbe an. Diese Zungenform kann bei einer konstitutionellen Schwäche des Funktionskreises Herz auftreten.

Zungenzeichen

- Langer, rötlicher oder roter Zungenkörper oder rote Flecken auf der Zunge: werden mit der Präsenz von innerer Hitze in Verbindung gebracht. Die Hitze im Körper trocknet nicht nur die Körpersäfte, sondern bewegt auch Qi und Blut so kräftig, dass die Zunge dadurch lang wird. Das Gegenteil ist bei blassen kurzen Zungen der Fall. Die Kälte verlangsamt den Fluss von Qi, ihre kontraktierende Wirkung macht sich in der kurzen, oftmals zusammengezogenen Form bemerkbar. Die lange, rötliche Zunge weist oft einen festen Zungenkörper auf. Die lang bestehende Hitze verursacht einen Mangel an Säften und Yin, was im Allgemeinen zu Härte, Festigkeit und Trockenheit des Zungenkörpers führt. Eine Retention von Yin (Feuchtigkeit) bei gleichzeitigem Milz-Qi-Mangel dagegen ist verantwortlich für einen geschwollenen und weichen Zungenkörper.
- Lange Zunge mit einer stark geröteten Zungenspitze oder roten Punkten: Hitze im Herzen. Der Grad der Schmalheit der Zunge reflektiert das Ausmaß der Schädigung von Yin und Körpersäften.

- Lange, rötliche und feste Zunge: Tendenz, einen Nieren-Yin-Mangel zu entwickeln. Da ein Yin-Mangel häufig leere Hitze nach sich zieht, die sehr schnell das Herz beunruhigt, deutet der lange Zungenkörper spezifisch auf eine Störung des Funktionskreises Herz hin.

Zungenbeispiel 1 (▸ Abb. 6.26)

Zungenbeschreibung	Chinesische Diagnose
Sehr lang, rötlich	Konstitutionelle Hitze im Herzen
Leicht gerötete Ränder	Hitze in der Leber
Gelber, öliger Belag	Retention von feuchter Hitze im Mittleren und Unteren Erwärmer

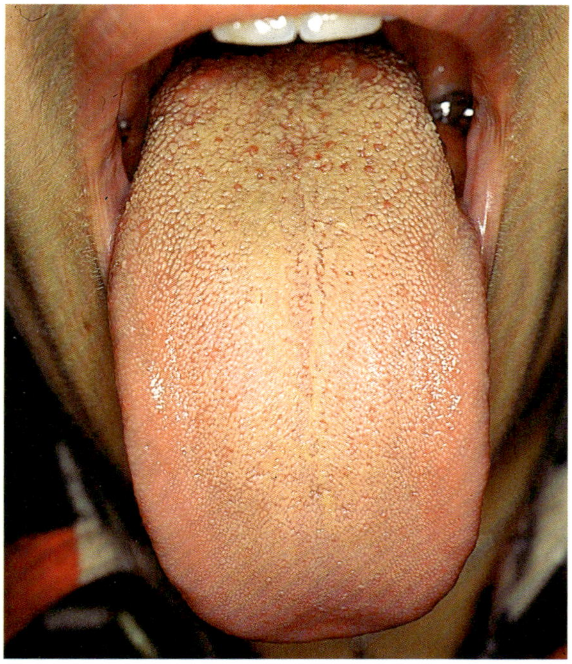

Abb. 6.26 Weiblich, 22 Jahre

Symptome

- Erhabener, blutiger Hautausschlag
- Starker Juckreiz
- Breiige Stühle
- Einschlafstörungen

Westliche Diagnose

- Lichen simplex chronicus circumscriptus

Krankheitsursachen

- Starke Unzufriedenheit
- Kaffeeabusus

Zungenbeispiel 2 (▸ Abb. 6.27)

Zungenbeschreibung	Chinesische Diagnose
Etwas blass	Leichter Milz-Qi-Mangel → Blut-Mangel
Lang	Konstitutionelle Schwäche des Funktionskreises Herz
Mittelriss mit wurzellosem Belag	Magen-Yin- und beginnender Nieren-Yin-Mangel

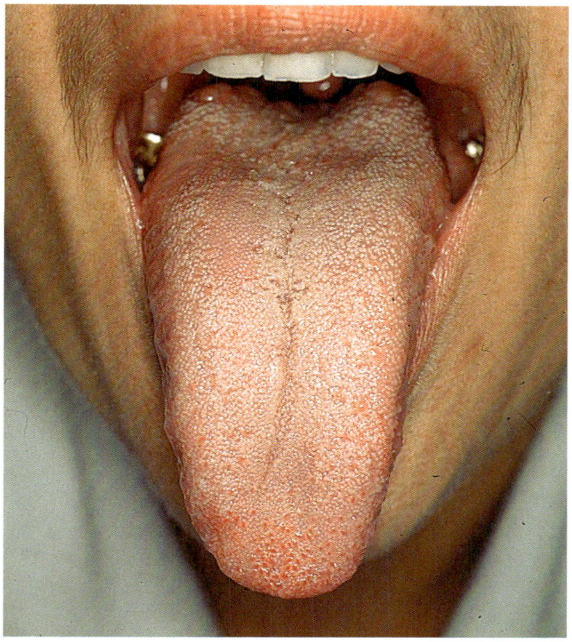

Abb. 6.27 Weiblich, 32 Jahre

Symptome

- Unfähigkeit zur Entspannung
- Innere Anspannung
- Kopfschmerzen mit Nackenverspannung
- Schwäche und Schmerzen der LW-Region
- Gelegentliches Taubheitsgefühl und Kribbeln des rechten Armes
- Schlaflosigkeit
- Müdigkeit

Westliche Diagnose

- HWS-Syndrom
- Primäre Infertilität

Krankheitsursachen

- Überarbeitung
- Drang nach Perfektion

Zungenbeispiel 3 (▸ Abb. 6.28)

Zungenbeschreibung	Chinesische Diagnose
Rötlich, lang, schmal	Hitze mit Schädigung der Körpersäfte, konstitutionelle Hitze im Herzen
Dicker, öliger, hellgelber Belag	Retention von feuchtem Schleim im Magen

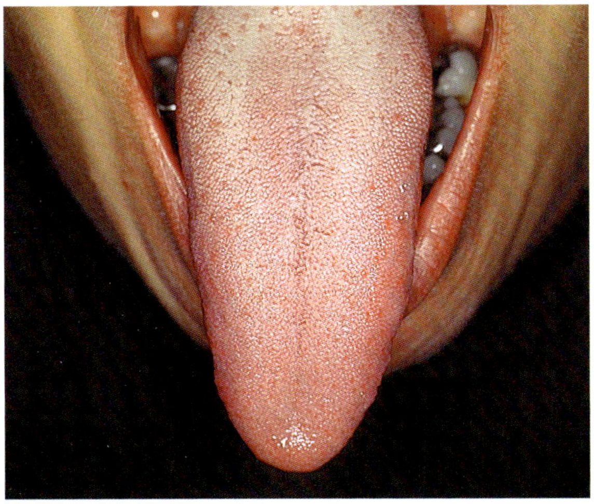

Abb. 6.28 Weiblich, 42 Jahre

6

Symptome

- Magenschmerzen mit Stress
- Völlegefühl im Magen
- Appetitlosigkeit
- Depression
- Müdigkeit

Westliche Diagnose

- Magenpolypen

Krankheitsursachen

- Überarbeitung
- Nicht verarbeiteter Tod der Mutter und Scheidung im gleichen Jahr

6.3.2 Zungen mit langem, durchgehendem Mittelriss

Der Mittelriss ist bekannt als Zeichen eines Magen-Yin-Mangels. Er liegt im mittleren Bereich der Zunge und ist oft breit und tief. Eine konstitutionelle Schwäche des Herzens wird ebenfalls durch einen langen, tiefen Riss durch die Mitte der Zunge repräsentiert. Dieser Riss ist jedoch wesentlich länger als der zuerst beschriebene, denn er zieht schon im unteren Drittel der Zunge beginnend fast bis zur Zungenspitze hoch. Ist die Zunge von blassroter oder normaler Farbe und der Riss nur dünn, braucht noch keine Pathologie aufzutreten. Es handelt sich wirklich „nur" um eine konstitutionelle Schwäche. Ist die Zunge aber stark gerötet und der Riss sehr tief, dann handelt es sich um eine Herz-Feuer-Pathologie. In diesem Fall können sich neben starker innerer Unruhe, Gereiztheit auch Mundgeschwüre entwickeln. Ist der Riss von einem gelben, öligen Belag bedeckt, dann quält Schleim-Feuer das Herz. Dann können rastlose Unruhe, schlechte Laune und manisches Verhalten auftreten. Eine rote Zunge mit abgepelltem Belag und einem langen Mittelriss zeigt einen Herz-Yin- und Nieren-Yin-Mangel an.

Eine konstitutionelle Schwäche des Funktionskreises Herz ist nicht gleichzusetzen mit einer organischen Schwäche. Bei Menschen mit diesem Zungentypus zeigt sich eine Tendenz zu bestimmten mentalen und emotionalen Störungen: häufige Anfälle von Schwermut, Weinanfälle, emotionale Instabilität, Ängstlichkeit seit der Kindheit oder Depression. Bei entsprechender Lebensweise müssen diese Symptome jedoch überhaupt nicht auftreten. Bei der Einschätzung des Stellenwerts des Mittelrisses ist jedoch höchste Sorgfalt geboten.

Zungenbeispiel 1 (▸ Abb. 6.29)

Zungenbeschreibung	Chinesische Diagnose
Rötlich, geschwollen	Retention von Feuchtigkeit
Langer, vertikaler Mittelriss mit dünnem, hellgelbem, öligem Belag	Konstitutionelle Hitze im Herzen mit Schleim-Feuer im Magen

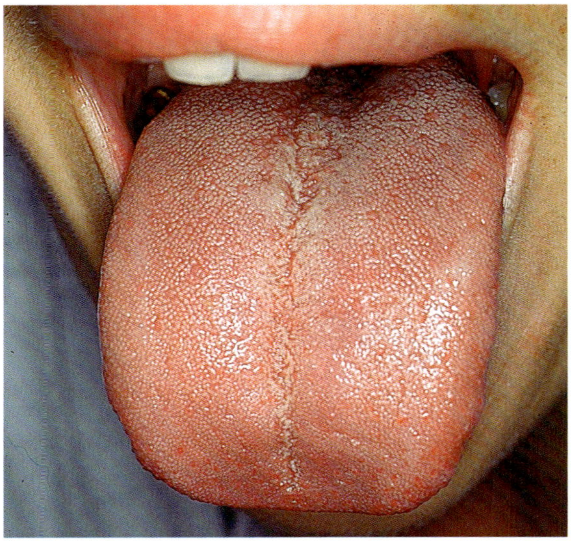

Abb. 6.29 Weiblich, 35 Jahre

Symptome

- Plötzlicher Drehschwindel
- Zittern am ganzen Körper
- Taube Stellen an den Extremitäten
- Schwere Angstzustände
- Erkältungsanfälligkeit

Westliche Diagnose

- Chronisches Erschöpfungssyndrom

Krankheitsursachen

- Physische und psychische Überlastung durch Leistungssport

Zungenbeispiel 2 (▸ Abb. 6.30)

Zungenbeschreibung	Chinesische Diagnose
Rötlich	Ohne pathologischen Befund
Gerötete Zungenränder	Hitze in der Leber
Mittelriss mit roter Spitze	Hitze im Herzen
Öliger, gelblicher Belag	Retention von feuchter Hitze

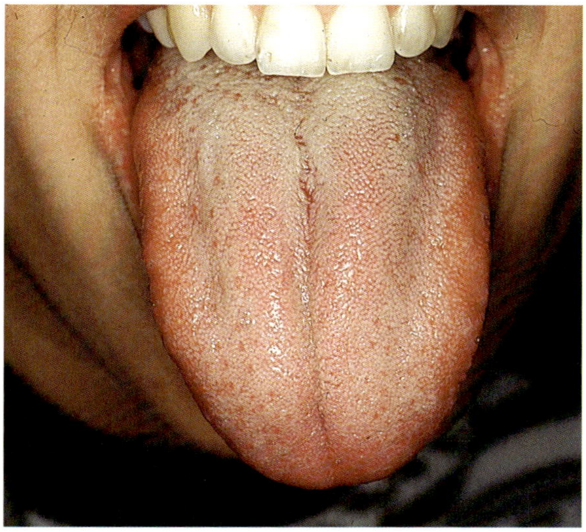

Abb. 6.30 Weiblich, 38 Jahre

Symptome

- Durchschlafstörungen
- Nachts sehr heiße Füße
- Gelegentliche Nachtschweiße
- Kopfschmerzen
- Verspannung der Nackenmuskulatur
- Nasennebenhöhlen ständig blockiert

Westliche Diagnose

- Uterines Myom
- Allergische Rhinitis

Krankheitsursachen

- Lange bestehende emotionale Probleme

Fallbeispiel (▸ Abb. 6.31)

Hat jemand eine konstitutionelle Schwäche des Funktionskreises Herz, kann bei diesem Menschen eine ungewollte Trennung eine Reihe von Krankheitsmechanismen auslösen, die den Geist beeinträchtigen.

Zungenbeschreibung	Chinesische Diagnose
Leicht blass, dünn	Milz-Qi-Mangel → Blut-Mangel
Leichte Zahneindrücke	Milz-Qi-Mangel
Aufgerollte Ränder	Leber-Qi-Stagnation
Langer Mittelriss	Konstitutionelle Schwäche des Funktionskreises Herz
Einkerbung der Zungenspitze	Herz-Blut-Mangel
Rote Punkte im ersten Drittel der Zunge	Akuter Angriff von Wind-Hitze
Weißer, trockener, leicht öliger Belag	Leichte Schädigung der Flüssigkeiten in der Lunge
Hellgelber Belag im Zentrum der Zunge	Hitze im Magen/Dickdarm

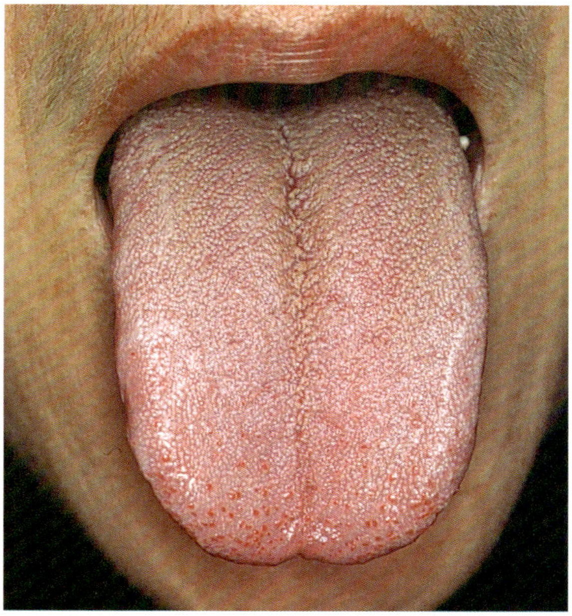

Abb. 6.31 Weiblich, 44 Jahre

Symptome

- Gereiztheit
- Körperliche und geistige Erschöpfung
- Schlafstörungen

- Brustenge
- Stimmungsschwankungen
- Appetitlosigkeit
- Verstopfung
- Augen- und Gaumenjucken
- Niesanfälle

Westliche Diagnose
- Allergische Rhinitis
- Depression

Krankheitsursache
- Schwierige Trennung vom Ehemann
- Übermäßiges Grübeln

Falldarstellung

Streit und Missstimmungen in der Ehe, gefolgt von der Trennung vom Ehemann, hatten die Patientin seelisch und körperlich erschöpft. Sie war schweren Stimmungsschwankungen unterworfen, die von Gereiztheit bis zu absolutem Desinteresse am Leben reichten. Mit den depressiven Gefühlen ging oft ein Gefühl der Brustenge einher. Ihr Schlaf war nur leicht, und sie fühlte sich nie erfrischt.

Sie hatte Angst, nicht genügend Kraft zu haben, um ihr Kind zu versorgen und ihrer Arbeit nachzugehen. Sie fühlte sich wegen der Trennung schuldig ihrem Sohn gegenüber, der seitdem an Alopecia areata (Haarverlust an umschriebenen Stellen) litt. Sie sorgte sich wegen ihrer eigenen Appetitlosigkeit und der ständigen Gewichtsabnahme. Sie hatte alle zwei Tage Stuhlgang, verbunden mit einem Gefühl der ungenügenden Entleerung. Der Stuhl war hart und kieselsteinähnlich. Wasserlassen war normal. Ihre Menstruation war regelmäßig. Die Blutung nur kurz. Von April bis Mai litt sie an Heuschnupfen. Ihre Augen juckten und waren gerötet. Neben Niesanfällen spürte sie ein ständiges Jucken im Gaumen. Die Beschwerden waren aber nicht sehr störend, da sie durch Antihistaminika gelindert wurden. Ihre Pulse waren oberflächlich (*fu*) und schwach (*ruo*).

Analyse

Die Zunge weist mehrere Zeichen auf, die sowohl auf eine konstitutionelle als auch auf eine erworbene Schwäche des Funktionskreises Herz schließen lassen. Der lange Riss, der sich von der Zungenwurzel bis zur Spitze erstreckt, ist in der Regel konstitutionell bedingt, die Einkerbung an der Zungenspitze geht auf eine erworbene Schwäche zurück. Die Einkerbung der Zungenspitze ist ein Hinweis auf einen lang anhaltenden Herz-Blut-Mangel, der meist durch einen zugrunde liegenden Milz-Qi-Mangel verursacht wird. Der Zungenkörper weist Zahneindrücke auf, ist dünn und seine Farbe blass, was einen Milz-Qi-Mangel indiziert, der zu einem Blut-Mangel geführt hat. Die instabile seelische und emotionale Befindlichkeit der Patientin wird durch Zungenzeichen reflektiert, die eine konstitutionelle (durchgehender Mittelriss) wie auch erworbene (Einkerbung der Zungenspitze) Schwäche des Funktionskreises Herz anzeigen. Die emotionalen Symptome (eine sorgenvolle, oft überkritische Lebenseinstellung) beruhen im Wesentlichen auf Mangel-Zuständen, die aber durch eine Leber-Qi-Stagnation verkompliziert werden (► Abb. 6.32). Die aufgerollten Ränder des blassen Zungenkörpers reflektieren die Leber-Qi-Stagnation, die für die Stimmungsschwankungen und insbesondere für die Gereiztheit der Patientin verantwortlich ist.

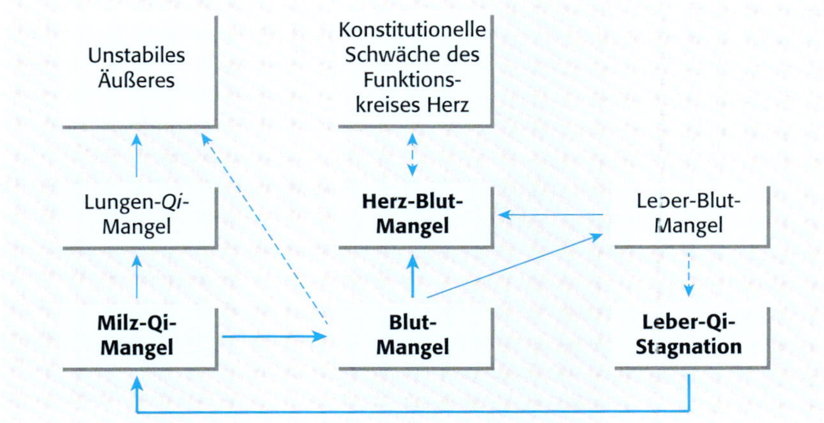

Abb. 6.32 Pathomechanismus Fallbeispiel (konstitutionelle Herz-Schwäche)

Der akute Zustand der Patientin ist durch Erschöpfung, Sorgen, Ängste und Stimmungsschwankungen gekennzeichnet. Diese Beschwerden haben sich nach der Trennung von ihrem Ehemann verstärkt. Die fehlgeschlagene Ehe hat bei der Patientin zu Enttäuschung und Frustration geführt. Daraus hat sich eine Leber-Qi-Stagnation entwickelt, die auch die Kommunikation mit ihrem Mann bestimmt. Er konnte ihren Erwartungen nicht gerecht werden, ständig kritisierte sie ihn und war von der vermeintlichen Richtigkeit ihrer Ansichten nicht abzubringen.

Die Leber-Qi-Stagnation hat außerdem zu einer Blockade im Darm geführt, was sich in dem kieselsteinähnlichen Stuhl ausdrückt. Ein weiteres, charakteristisches Symptom dieses Syndrom-Musters ist das mangelnde Gefühl der Entleerung. Der Stuhl verbleibt zu lange im Darm, was eine feuchte Hitze erzeugt, sichtbar am hellgelben, schmutzigen Belag im unteren Drittel der Zunge. Die Leber-Qi-Stagnation hat vermutlich auch zu der Ausbildung des Milz-Qi-Mangels beigetragen, der für die Appetitlosigkeit und körperliche Schwäche verantwortlich ist. Die Fähigkeit der Milz, Nahrungs-Essenzen zur Produktion von Blut bereitzustellen, ist eingeschränkt. Dies wird verdeutlicht durch den dünnen Zungenkörper. Sein geringes Volumen signalisiert einen Blut-Mangel.

Leber und Herz sind auf eine ausreichende Versorgung mit Blut angewiesen. Leber- und Herz-Blut-Mangel sind verantwortlich für die schlechte seelische Verfassung der Patientin, weil der Geist (*Shen*) nicht entsprechend verankert werden kann. Nachts kehrt das Blut zur Leber zurück, um die Wanderseele (*Hun*) zu verankern und zu ernähren. Bei einem Blut-Mangel kann die Verankerung nicht erfolgen, was sich in Träumen oder wie hier in einem sehr leichten Schlaf manifestiert, der nie erfrischend ist.

Bei der Patientin wird der Herz-Blut-Mangel insbesondere durch die Einkerbung der Zungenspitze widergespiegelt. Die Unnachgiebigkeit ihrer Erwartungshaltung und Meinungen reflektiert die mangelnde Bereitschaft, unterschiedliche Lebensweisen annehmen zu können oder über sie nachzudenken. Vielleicht deutet dies auf eine eingeschränkte Funktion der Wanderseele (*Hun*) hin, was zu einer Disharmonie des Geistes (*Shen*) geführt hat. Ihre gemeinsame Aufgabe besteht darin, die Gedanken und Wahrnehmungen des Menschen zu überprüfen und zu regulieren. Diese Aufgaben können nur erfüllt werden, wenn Wanderseele (*Hun*) und Geist (*Shen*) angemessen durch das Blut ernährt werden.

Die Patientin macht sich ständig Sorgen um ihren Sohn, ihre Arbeit, ihr Gewicht usw. Die ständigen, sorgenvollen Gedanken verknoten das Qi von Milz und Lunge und beeinträchtigen deshalb die Zirkulation des Lungen- und Milz-Qi. So ist der Qi-Fluss im Oberen Erwärmer blockiert. Deshalb tritt mit den depressiven Gefühlen häufig das Gefühl einer Brustenge auf.

Die roten Punkte im ersten Drittel sind typisch für einen akuten Angriff von Wind-Hitze. Sowohl das Augen- und Gaumenjucken als auch die Niesanfälle sind auf einen Angriff durch Wind-Hitze zurückzuführen. Der trockene Belag ist ein Hinweis auf eine beginnende und leichte Schädigung der Säfte durch die eingedrungene Hitze. Der oberflächliche, schwache Puls reflektiert die Präsenz der pathogenen Faktoren bei zugrunde liegender Schwäche von Qi und Blut.

Therapiestrategie

Milz-Qi kräftigen, Blut nähren, Leber-Qi regulieren, den Geist (*Shen*) besänftigen, das Äußere stabilisieren.

Die Patientin reagierte sehr gut auf die folgenden Akupunkturbehandlungen:

- Pe 5 (*Jianshi*), um Depressionen zu behandeln, wenn Sorgen und Ängstlichkeit im Vordergrund stehen.
- Le 3 (*Taichong*), um das Leber-Blut zu ernähren und das Leber-Qi zu regulieren.
- Lu 7 (*Lieque*), um das Lungen-Qi zu regulieren und äußeren Wind zu eliminieren.
- Ma 36 (*Zusanli*), um Qi und Blut zu stärken.

Nach fünf Akupunkturbehandlungen fühlte sich die Patientin wesentlicher stabiler. Sie hatte die Kommunikation mit ihrem Mann wieder aufgenommen. Die Patientin befindet sich weiterhin in Behandlung.

Anmerkungen

1. Anonymus: *Su wen [Basic Questions]*, hrsg. v. He W-B et al., China Medicine Science and Technology Press, Beijing 1996, Kap. 8, S. 49.
2. Ebd., Kap. 23, S. 147.

3. Anonymus: *Huang di nei jing ling shu yi shi [Der innere Klassiker des gelben Kaisers]*, hrsg. v. Nanjing College of Traditional Chinese Medicine, Traditional Chinese Medicine Department, Shanghai Science and Technology Press, Shanghai 1997, Kap. 63, S. 373.
4. Anonymus: *Su Wen [Basic Questions]*, hrsg. v. He W-B et al., China Medicine Science and Technology Press, Beijing 1996, Kap. 5, S. 28.
5. Ebd., Kap. 23, S. 147.
6. Clavey S: *Fluid Phisiology and Pathology in Traditional Chinese Medicine,* Churchill Livingstone, Edinburgh 1995, S. 172.
7. Li N-M: *Zhong guo she zhen da quan,* Xueyuan Publishing Company, Beijing1994, S. 1197. Hier wird eine Untersuchung zitiert, die in Henan, China, vorgenommen wurde. Man glaubt, dass die roten Punkte an der Zungenspitze auf eine akute Erkältung hinweisen. An den beiden ersten Tagen der Erkältung haben die Punkte eine besondere Erscheinung: Sie sind frischrot, stehen eng beinander, gehen teilweise wie ein Bündel auseinander, und sie nehmen nicht mehr Raum ein als das erste Drittel des vorderen Teils der Zunge. Am dritten und vierten Tag der Erkältung werden die Punkte zunehmend flacher, formen kein Bündel mehr, und die Farbe ist nicht mehr so intensiv. Die Region, die von den Punkten bedeckt wird, wird größer, d.h,. sie nehmen nun das gesamte vordere Drittel der Zunge ein, aber nicht das Zentrum. Ein Woche später sind die Punkte nicht mehr sichtbar.
8. Ibd.
9. Ibd.
10. Maciocia G: *Zungendiagnose in der chinesischen Medizin,* ML Verlag, Uelzen 1996, S. 107.
11. Fu Q-Z: *Fu Qing-Zhu's Gynecology,* übers. v. Yang S-Z und Liu D-W, Blue Poppy Press, Boulder 1992, S. 28.
12. Anonymus: *Huang di nei jing ling shu yi shi [Der innere Klassiker des gelben Kaisers],* hrsg. v. Nanjing College of Traditional Chinese Medicine, Traditional Chinese Medicine Department, Shanghai Science and Technology Press, Shanghai 1997, Kap. 1, S. 12. Der Punkt He 7 (Shenmen), der in diesem Fall zur Anwendung kommt, wird in diesem Text nicht erwähnt.
13. Anonymus: *Su wen [Basic Questions],* hrsg. v. He W-B et al., China Medicine Science and Technology Press, Beijing 1996, Kap. 44, S. 249.
14. Die Patientin war in keiner Weise entstellt. Die vermutete Diagnose einer Rosacea konnte nicht bestätigt werden.

7 Zungenzeichen bei Störungen des Funktionskreises Leber

7.1 Zungenzeichen bei Fülle-Mustern

7.1.1 Einschnürung des Leber-Qi

Das *Zang* Leber gewährleistet den sanften und freien Fluss des Leber-Qi. Es kontrolliert die energetisch korrekte Flussrichtung in allen Organen und verhindert dadurch Gegenläufigkeit. Daher kann eine Behinderung des freien Qi-Flusses alle Organe oder Körperregionen betreffen.

Durch das hohe Maß an alltäglichen Belastungen gerät das Leber-Qi bei vielen Menschen ins Stocken. Frustration, Wut und unterdrückte Gefühle führen zu einer Zusammenballung des Qi. Es kommt zu Druck unter den Rippenbögen, zu einem Kloßgefühl im Hals oder zu Stimmungsschwankungen. Dabei entwickelt das gestaute Leber-Qi sehr leicht Hitze. Diese Leber-Hitze, die sich aus einer Leber-Qi-Stagnation entwickelt, offenbart sich in roten Zungenrändern, die oft aufgerollt sind. Diese Hitze stellt ein Zwischenstadium vor dem Leber-Feuer oder dem aufsteigenden Leber-Yang dar.

Das Leber-Qi bindet die Energie in der Mitte, was zu Empfindungen der Fülle oder des Drucks im Brust- und Bauchraum führt. Hitze im Inneren entsteht, wenn das Qi nicht frei fließen kann und dadurch das zusammengeballte Qi nicht adäquat bewegt wird. Es kommt zu kalten Händen und Füßen, weil das gebundene Qi die Extremitäten nicht erreicht. Dabei ist der Rest des Körpers warm, und der Patient empfindet keine Abneigung gegen Kälte.

Da eine Leber-Qi-Stagnation je nach Tagesgeschehen an Intensität ab- und zunehmen kann, verändern sich auch die von dieser Pathologie verursachten Symptome ständig. Einmal leiden die Patienten unter einem Blähbauch, einem Gefühl des „Aufgedrehtseins“ oder einem kötelartigen, trockenen Stuhl, dann wieder unter breiigem Stuhl und einem depressiven Lebensgefühl. Spezifische Zungenzeichen erlauben es dem Behandler häufig, das Ausmaß einer Leber-Qi-Einschnürung zu bewerten.

Zungenzeichen

- Blassrote Zunge mit aufgerollten Rändern: Leber-Qi-Einschnürung (► Abb. 7.1). Dass eine Einschnürung des Leber-Qi vorliegt, wird durch die aufgerollten Ränder bestätigt. Diese Zungenform entsteht aufgrund der erhöhten Spannung der Zungenmuskulatur. Zeigt sich dieses Zungenzeichen, ist die Pathologie des eingeschnürten Leber-Qi in der Regel nicht sehr stark. Das bedeutet, dass die Störung weder die Körpersäfte noch das Blut beeinträchtigt hat. Das gilt besonders in Fällen, in denen der Zungenkörper blass oder blassrot ist.
- Blassrote Zunge mit aufgerollten, rötlichen oder roten Rändern: Leber-Qi-Einschnürung mit Hitze in der Leber. In der Regel wandelt sich nach einer längeren Zeit die Einschnürung des Leber-Qi in Hitze um. Dann können sich verschiedene Krankheitsmechanismen entwickeln. Die Hitze kann das Herz beunruhigen und den Geist stören, was oft durch nach oben gerollte Zungenränder und eine rote Zungenspitze reflektiert wird (► Abb. 7.6.). Oder es kommt durch die eingeschränkte Zirkulation der Flüssigkeiten und ein geschwächtes Milz-Qi zur Entstehung von feuchter Hitze. Die Kombination aus einem gelben Zungenbelag und aufgerollten Rändern hilft dabei, den Krankheitsmechanismus zu identifizieren und dadurch eine entsprechende Behandlungsstrategie zu finden.
- Deutlich aufgerollte, eingekerbte oder geschwollene Zungenränder: lange bestehende und tiefe Einschnürung des Leber-Qi (► Abb. 7.2). Treten derartige Zungenränder auf, ist die Einschnürung des Leber-Qi meist die Hauptursache für die Beschwerden. Dieses Zungenzeichen stellt für sich genommen jedoch nicht unbedingt die akkurate Entwicklung des Verlaufs einer Erkrankung dar. Es ist nur dann von Bedeutung, wenn es in Verbindung mit allen anderen Zeichen und Symptomen beurteilt wird. Erst dann kann die Auswirkung der Einschnürung des

Leber-Qi eingeschätzt werden. Auch Einkerbungen der Zungenränder weisen auf eine Einschnürung des Leber-Qi hin. Diese Einkerbungen verlaufen entlang des gesamten Zungenrandes und vermitteln den Eindruck, dass die Ränder von dem Zungenkörper abgetrennt sind (▸ Abb. 7.2, ▸ Abb. 7.4). Dieses Zungenzeichen kann eine lange bestehende Einschnürung des Leber-Qi reflektieren, die häufig durch alte, nicht aufgelöste und scheinbar nicht auflösbare emotionale Probleme (z.B. sexueller Missbrauch, eine unglückliche Kindheit oder sich häufig wiederholende Partnerschaftsprobleme) verursacht werden. Die Einkerbungen sind ein wichtiges Zungenzeichen, da sie nicht zuletzt auf eine lange Behandlungszeit hinweisen, die notwendig sein wird, um die Einschnürung des Qi aufzulösen. Durch die Chronizität dieses Krankheitsmusters werden häufig die Funktionen von Milz, Magen, Dickdarm oder Lunge in Mitleidenschaft gezogen.

Zungenbeispiel 1 (▸ Abb. 7.1)

Zungenbeschreibung	Chinesische Diagnose
Leicht blass	Leichter Milz-Qi-Mangel
Leicht gerötetes Zentrum	Beginnende Hitze im Magen
Aufgerollte Ränder	Leber-Qi-Stagnation
Leicht gerötete Spitze	Beginnende leere Hitze im Herzen
Weißer, schlüpfriger Belag, gelber Belag an der Wurzel	Retention von feuchter Hitze

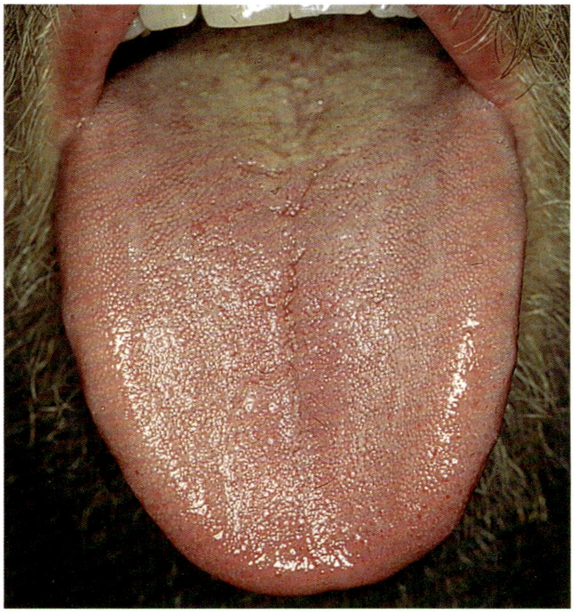

Abb. 7.1 Männlich, 41 Jahre

Symptome

- Ein- und Durchschlafstörungen
- Gelegentliche Nachtschweiße
- Magenschmerzen bei emotionalem Stress
- Mundgeruch
- Gelegentliche Durchfälle

Westliche Diagnose

- Insomnia

Krankheitsursachen

- Trennung von langjähriger Lebenspartnerin

Zungenbeispiel 2 (▸ Abb. 7.2)

Zungenbeschreibung	Chinesische Diagnose
Leicht blass	Milz-Qi-Mangel
Eingekerbte, geschwollene Ränder	Leber-Qi-Stagnation
Leicht blasse Ränder	Leber-Blut-Mangel
Leichte Einkerbung der Zungenspitze	Leichter Herz-Blut-Mangel
Weißlicher, feuchter Belag	Kein pathologischer Befund

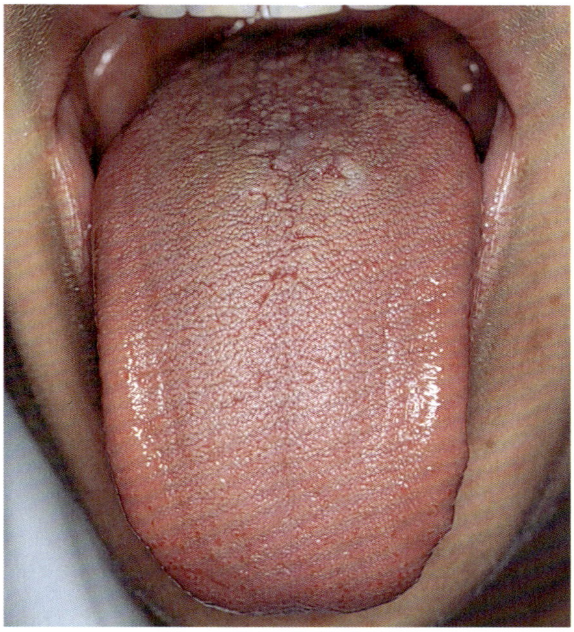

Abb. 7.2 Weiblich, 32 Jahre

Symptome

- Brustenge
- Depressive Verstimmung
- Müdigkeit
- Appetitlosigkeit

Westliche Diagnose

- Keine

Krankheitsursachen

- Schuldgefühle

Zungenbeispiel 3 (▸ Abb. 7.3)

Zungenbeschreibung	Chinesische Diagnose
Rot	Hitze im Blut
Rote, aufgerollte Ränder	Leber-Qi-Stagnation mit Leber-Hitze
Dünner, nasser Belag	Ohne pathologischen Befund

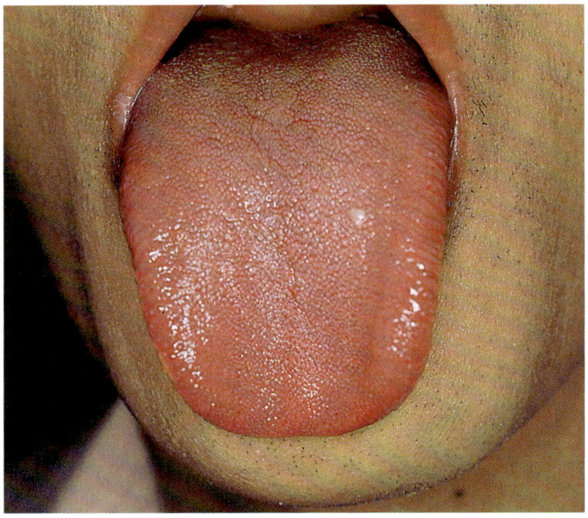

Abb. 7.3 Männlich, 42 Jahre

Symptome

- Innere Unruhe
- Gereiztheit
- Schlafstörungen
- Aufgeblähter Bauch
- Druck unter den Rippen
- Müdigkeit

Westliche Diagnose

- Hepatitis C

Krankheitsursachen

- Nicht bekannt

Zungenbeispiel 4 (▸ Abb. 7.4)

Zungenbeschreibung	Chinesische Diagnose
Rötlich	Hitze-Entwicklung
Gerötete, leicht geschwollene Ränder	Hitze in der Leber
Eingekerbte Ränder	Leber-Qi-Stagnation
Leicht gerötetes Zungenzentrum	Hitze im Magen mit beginnendem Magen-Yin-Mangel
Schwellung des Zungenzentrums	Schleim-Ansammlung im Magen
Weißer, öliger, dicker Belag	Retention von Feuchtigkeit

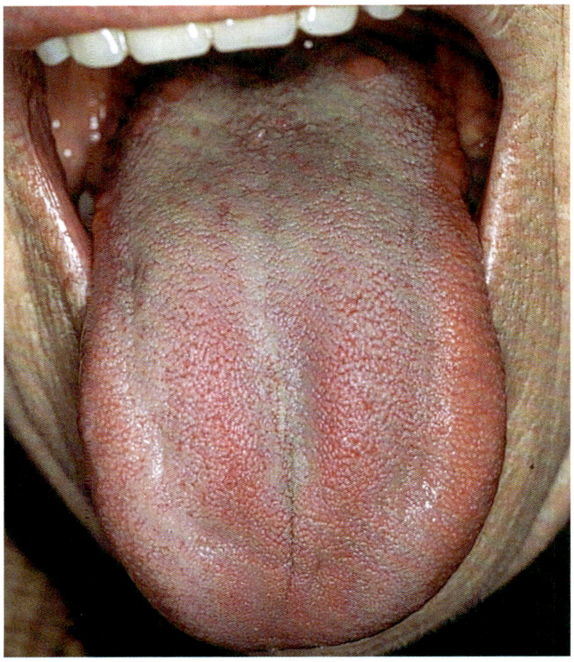

Abb. 7.4 Weiblich, 63 Jahre

Symptome

- Ganzkörperschmerzen
- Schmerzen und Druckempfindlichkeit der vier Extremitäten
- Magenschmerzen
- Epigastrisches Völlegefühl
- Lang anhaltende Kopfschmerzen
- Gereiztheit

Westliche Diagnose

- Fibromyalgiesyndrom
- Fibroadenome in der Brust
- Migräne

7

Krankheitsursachen

- Schmerzmittel- und Abführmittelabusus
- Unbefriedigende persönliche Beziehungen

(Die Patientin starb drei Jahre später an einem Leberkarzinom.)

Zungenbeispiel 5 (▸ Abb. 7.5)

Zungenbeschreibung	Chinesische Diagnose
Rötlich	Ohne pathologischen Befund
Lang	Konstitutionelle Hitze im Herzen
Rötliche, aufgerollte Ränder	Leber-Qi-Stagnation mit Hitze in der Leber
Dicker, klebriger, blassgelber Belag auf dem hinteren Zungendrittel	Feuchte Hitze in Leber und Gallenblase
Nach unten gerollte Spitze	Leere Hitze im Herzen

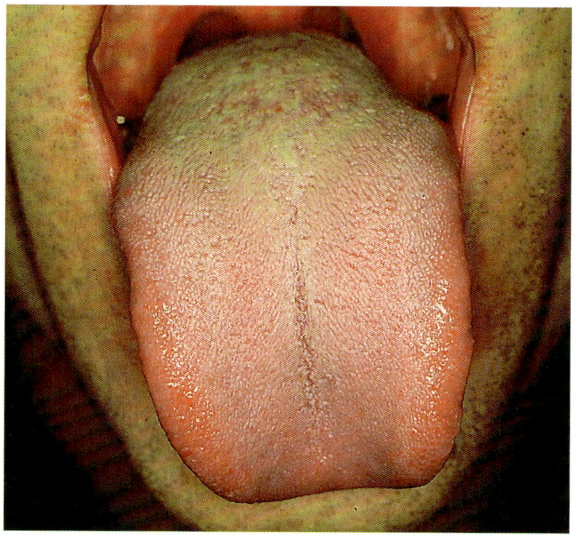

Abb. 7.5 Männlich, 42 Jahre

Symptome

- Heiserkeit, Kloßgefühl in der Kehle
- Morgendlicher Husten mit klebrigem Schleim
- Innere Anspannung
- Nervosität

Westliche Diagnose

- Stimmlippenknötchen

Krankheitsursachen

- Existenzängste
- Berufliche Überbelastung
- Unregelmäßige Ernährung

Fallbeispiel (▸ Abb. 7.6)

Wie Streit und Enttäuschung eine Leber-Qi-Einschnürung verschlimmern kann, zeigt das folgende Fallbeispiel. Aus diesem Krankheitsmuster heraus entwickeln sich Hitze und Feuer, die den Geist (*Shen*) beunruhigen.

Zungenbeschreibung	Chinesische Diagnose
Blassrot	Kein pathologischer Befund
Aufgerollte Zungenränder	Leber-Qi-Stagnation
Tiefer Mittelriss mit weißgelbem Belag	Schleim-Retention im Magen
Gerötete Zungenspitze	Hitze im Herzen
Weißgelber, schlüpfriger Belag, auf der linken Seite etwas dicker	Retention von feuchter Hitze in Leber und Gallenblase

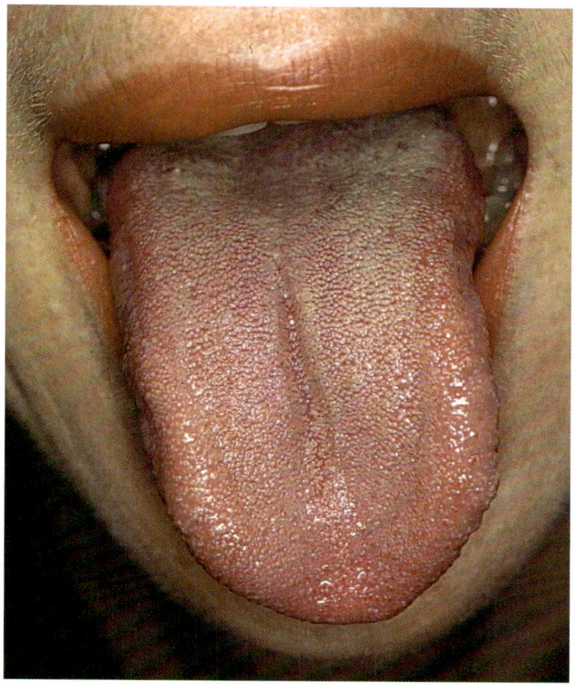

Abb. 7.6 Weiblich, 30 Jahre

Symptome

- Ein- und Durchschlafstörungen
- Gereiztheit
- Ärger
- Innere Unruhe
- Übelkeit
- Appetitlosigkeit
- Müdigkeit

Westliche Diagnose

- Insomnia

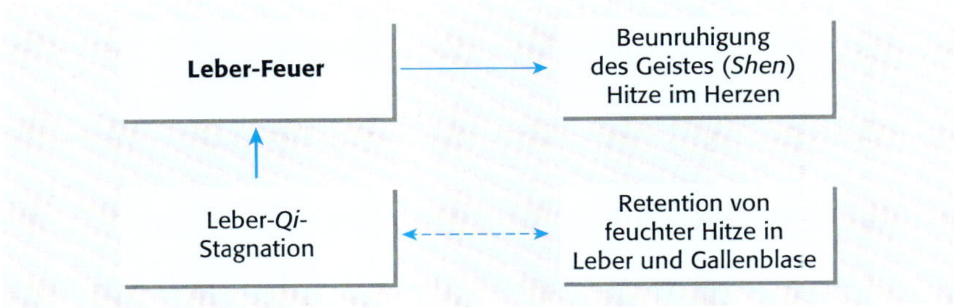

Abb. 7.7 Pathomechanismus Fallbeispiel (Schlaflosigkeit)

Krankheitsursache

- Trennungsbedingte emotionale Probleme
- Alkoholabusus
- Unregelmäßiger Lebensstil

Falldarstellung

Seit drei Tagen hatte die Patientin nicht geschlafen. Sie verspürte keinen Appetit und hatte daher seit drei Tagen nichts gegessen. Sie war sehr gereizt und ärgerlich, weil ihre Partnerin sie verlassen hatte. Obwohl sie müde war, konnte sie nicht einschlafen. Durch den Genuss von Alkohol versuchte sie, sich in den Schlaf zu versetzen, was ihr aber nicht gelang. Auch vor der Trennung war ihr Schlaf schon gestört. In Zeiten emotionaler Spannungen litt sie an Ein- und Durchschlafstörungen. Sie liebte Abwechslung in allen Bereichen ihres Lebens, da sie sich schnell langweilte, was zu einem unregelmäßigen Lebensstil geführt hatte. Ihre Freundinnen wechselten häufig, keine Partnerschaft hielt lange. Sie besuchte viele Partys, was dazu führte, dass sie regelmäßig Alkohol trank. Ihre Pulse waren schnell (*shu*) und drahtig (*xian*).

Analyse

Die aufgerollten Zungenränder zeigen eine seit Langem bestehende Leber-Qi-Stagnation an. Ärger und Zorn, ausgelöst durch die Trennung von der Partnerin, haben zu einer Implosion des Qi geführt und Feuer in der Leber erzeugt. Dieser Befund wird durch den schnellen, drahtigen Puls unterstrichen. Da ihre emotionale Situation akut ist, haben sich die Zungenränder, die den Zustand der Leber anzeigen können, noch nicht rötlich verfärbt.

Die Patientin hat durch die regelmäßige Zufuhr von Alkohol Hitze und Feuer in der Leber noch intensiviert.[1] Die Gereiztheit und innere Unruhe sind darauf zurückzuführen. Leber-Feuer steigt auf und agitiert den Geist (*Shen*) so sehr, dass die Patientin nicht mehr schlafen kann. Die Hitze im Herzen, die durch diese energetische Bewegung verursacht wird, zeigt sich an der geröteten Zungenspitze.

Alkohol erhitzt nicht nur die Leber, sondern verursacht auch feuchte Hitze in Leber/Gallenblase, was hier durch den weißgelben Belag sichtbar wird, der auf der linken Zungenseite etwas dicker ist. Der Fülle-Zustand der Leber/Gallenblase behindert die normale Aktivität von Magen und Milz und manifestiert sich hier in Appetitlosigkeit und Übelkeit (► Abb. 7.7).

Einem weiteren Zungenzeichen, das eine konstitutionelle Tendenz zur Entwicklung von Schleim-Feuer in Magen und Herz anzeigt, sollte Beachtung geschenkt werden: Der tiefe Riss im Zentrum der Zunge ist bedeckt von einem weißgelben, schlüpfrigen Belag. Besonders wenn dieser Riss mit einem gelben, trockenen oder einem gelben, öligen Belag bedeckt ist, kann mit einer Blockade durch Schleim-Feuer in Magen und Herz gerechnet werden. Dieses Zungenzeichen tritt in der Regel bei psychischen Störungen auf. In diesem Fall ist der Belag weder ölig noch besonders gelb. Trotzdem wird diesem Zungenzeichen bei der Fallanalyse große Beachtung geschenkt, da es hier als eine Vorstufe zu Schleim-Feuer gesehen wird, welches das Herz agitieren kann. Immer wiederkehrende Schlafstörungen sind erste Anzeichen für diesen Krankheitsprozess.

Therapiestrategie

Leber-Feuer klären, Leber-Qi regulieren, den Geist (*Shen*) besänftigen.

Die Patientin wurde mit Akupunktur behandelt. In der ersten Sitzung wurden He 7 (*Shenmen*) sediert, um den Geist (*Shen*) zu besänftigen. Le 2 (*Xingjian*) und Le 3 (*Taichong*) wurden angewendet, um das Leber-Feuer zu klären und das Leber-Qi zu harmonisieren.

Nach der Behandlung schlief die Patientin drei Nächte lang sehr gut. Die Behandlung wurde wiederholt, worauf sie eine Woche sehr gut schlief. Sie wurde ruhiger und war nicht mehr zornig.

7.1.2 Zungenzeichen bei Leber-Feuer und aufsteigendem Leber-Yang

Es ist schwierig, aufsteigendes Leber-Yang und Leber-Feuer allein aufgrund der Zungendiagnose voneinander zu unterscheiden. Auch hier sollten die Zungenzeichen nur in Verbindung mit anderen Zeichen und Symptomen bewertet werden. Beide Krankheitsmuster sind durch eine starke und nach oben gerichtete Bewegung von Hitze und Feuer zum Kopf gekennzeichnet. Beide weisen ähnliche Symptome auf: Kopfschmerzen, Schwindel, Tinnitus und Reizbarkeit. Leber-Feuer ist ein Fülle-Muster, das durch die Entwicklung intensiver Hitze charakterisiert ist, mit Symptomen wie bitterer Mundgeschmack, Rötung der Augen und des Gesichtes und die Tendenz zu Wutausbrüchen. Bei Leber-Feuer sind diese Symptome deutlich ausgeprägter als bei aufsteigendem Leber-Yang. Außerdem ist die Schädigung der Flüssigkeiten durch Leber-Feuer viel stärker und zeigt sich z.B. durch trockene Faeces oder Durst (▸ Zungenbeispiel 4).

Aufsteigendes Leber-Yang entwickelt sich dagegen aus einem Mangel-Zustand, durch den es in Fülle gerät. Wie im Fall von Leber-Feuer kommt es zu ähnlichen Beschwerden: Kopfschmerzen an den Schläfen, Schwindel oder Tinnitus. Aber es gibt bestimmte Unterschiede. Zum einen sind die Symptome bei Leber-Feuer schwerer und stärker. Zum anderen gibt es in der Krankheitsgeschichte eines Patienten mit aufsteigendem Leber-Yang auch Symptome, die auf einen Mangel-Zustand hinweisen (▸ Fallbeispiel, Abb. 7.12), z.B. Nachtschweiße (ein Zeichen für Nieren-Yin- oder Blut-Mangel). Ein wichtiges Unterscheidungsmerkmal zwischen Leber-Feuer und aufsteigendem Leber-Yang ist der Fülle-Zustand des ersteren und der Kombination aus Fülle und Leere im Fall von aufsteigendem Leber-Yang. Sowohl ein Nieren-Yin- als auch ein Blut-Mangel – möglicherweise verursacht durch eine chronische Erkrankung, übermäßige sexuelle Aktivität oder eine lang bestehende Überanstrengung des Körpers und des Geistes – sind die Wurzel für die mangelnde Verankerung des Leber-Yang. Dagegen macht sich das Fülle-Muster Leber-Feuer durch exzessives Verhalten wie Wutausbrüche, übermäßigen Verzehr von fetten Speisen und alkoholischen Getränken bemerkbar (▸ Zungeneispiel 4, Abb. 7.11). Die Unterschiede zwischen den beiden Krankheitsmustern zeigen sich auch an der Zunge.

Zungenzeichen

- Rote Zungenränder mit einem gelben, öligen Zungenbelag: Leber-Feuer (▸ Abb. 7.11). Die Zunge ist trocken, weil Leber-Feuer die Flüssigkeiten verletzt. Die gelbe Farbe des Zungenbelags und seine Dicke reflektieren den Fülle-Zustand. Dabei kann der Zungenbelag die ganze Zunge bedecken wie im Zungenbeispiel 4 (▸ Abb. 7.11). Der Patient ist seit Jahren Alkoholiker. Er gab an, dass diverse persönliche, nicht zufriedenstellende Beziehungen ein Problem für ihn waren. Der dicke, gelbe Zungenbelag und der rote Zungenkörper spiegeln die innere Hitze und feuchte Hitze wider, die seine psychische Erkrankung verschlimmerten. Es gilt zu beachten, dass ein gelber Zungenbelag bei Leber-Feuer bei der Diagnosestellung wichtiger zu bewerten ist als aufgerollte, rote Ränder, die nicht notwendigerweise bei diesem Krankheitsmuster auftreten.
- Rote oder gerötete Zungenränder mit roten Punkten entlang der gesamten Länge der Ränder zeigen Hitze oder Leber-Feuer an.[2]
  Wie schon erwähnt, entsteht aufsteigendes Leber-Yang durch Mangel-Zustände wie Nieren-Yin- oder Blut-Mangel.
- Roter Zungenkörper ohne Belag, wurzelloser oder abgepellter Belag: Nieren-Yin-Mangel mit aufsteigendem Leber-Yang (▸ Abb. 7.12). In diesem Beispiel sind die Zungenränder nicht aufgerollt. Stattdessen sind sie geschwollen, ein anderes Zeichen für einen Fülle-Zustand der Leber.

Bei der Zungendiagnostik ist es besonders wichtig, auf Zeichen der Fülle und Leere zu achten. Das gilt insbesondere für die Beschaffenheit des Zungenbelags. In Abbildung 7.12 reflektiert der abgepellte Belag gemeinsam mit den Symptomen das Abnehmen des Nieren-Yin. Im Gegensatz dazu sieht man in Abbildung 7.11 einen dicken, gelben Belag, der den Fülle-Zustand anzeigt und damit die Diagnose „Leber-Feuer" bestätigt.

Zungenbeispiel 1 (▸ Abb. 7.8)

Zungenbeschreibung	Chinesische Diagnose
Etwas blass	Blut-Mangel
Schwellung entlang der Seiten mit roten Punkten	Aufsteigendes Leber
Einkerbung der Zungenspitze mit roten Punkten	Herz-Blut-Mangel mit Hitze im Herzen

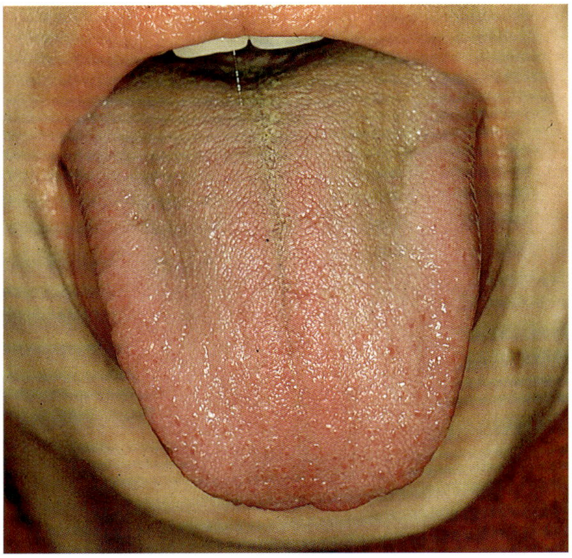

Abb. 7.8 Weiblich, 44 Jahre

Symptome

- Panikanfälle
- Nächtliches Aufwachen mit Herzklopfen und Nachtschweißen
- Albträume
- Zittern des Kopfes in Ruhe
- Verkürzte Regel durch Stress
- Erschöpfung

Krankheitsursachen

- Lange bestehende emotionale Probleme

Zungenbeispiel 2 (▸ Abb. 7.9)

Zungenbeschreibung	Chinesische Diagnose
Blassrot, breit, dünn, trocken	Hitze-Schädigung der Körpersäfte
Aufgerollte Ränder mit starker Rötung der Ränder im ersten Drittel und roten Punkten an den Seiten	Leber-Qi-Stagnation und Leber-Hitze mit Entwicklung zu Leber-Feuer
Alter, öliger, blassgelber Belag	Lange bestehende feuchte Hitze in Leber und Gallenblase
Wurzelloser, roter Zungengrund	Beginnender Nieren-Yin-Mangel

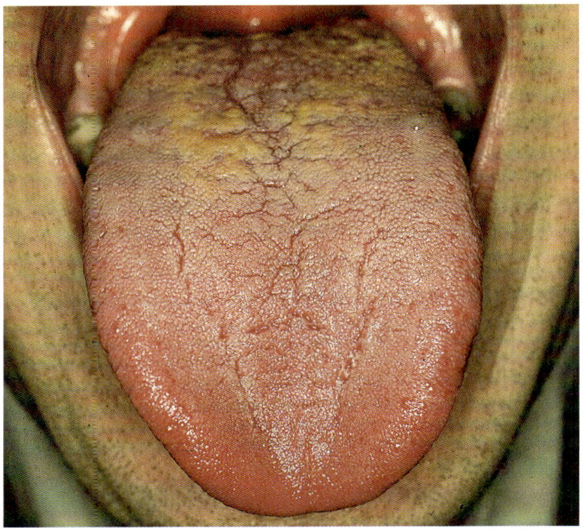

Abb. 7.9 Männlich, 28 Jahre

Symptome

- Heiße Füße
- Tremor
- Spannung und innere Unruhe, die von unten nach oben steigt
- Herzklopfen
- Übelkeit
- Durchfall
- Stirn- und Schläfenkopfschmerz

Westliche Diagnose

- Heroinentzug

Krankheitsursachen

- Heroinabhängigkeit

Zungenbeispiel 3 (▸ Abb. 7.10)

Zungenbeschreibung	Chinesische Diagnose
Rötlicher, geschwollener Zungenkörper	Feuchte Hitze in der Leber/ Gallenblase
Rote Ränder mit roten Punkten	Leber-Feuer
Leichter, durchgehender Mittelriss	Konstitutionelle Hitze im Herzen
Dicker, blassgelber, trockener Belag	Retention von feuchter Hitze

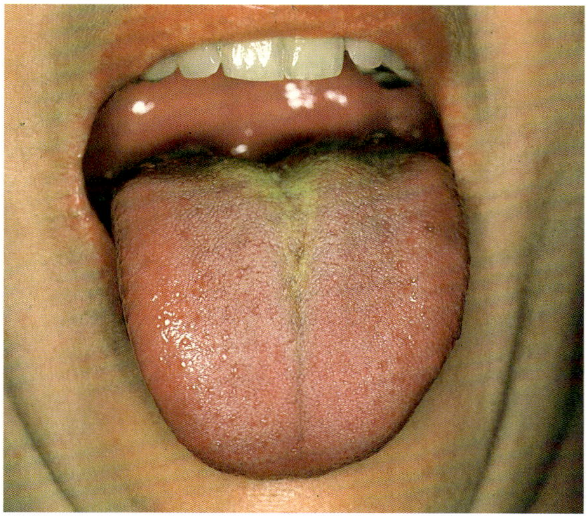

Abb. 7.10 Weiblich, 36 Jahre

Symptome

- Anfallsartige, einseitige Gesichtsschmerzen
- Eitrige Sekretion des betroffenen Auges
- Gerötete Bindehaut
- Rotes Gesicht
- Übelkeit
- Bitterer Mundgeschmack
- Innere Unruhe
- Schlaflosigkeit

Westliche Diagnose

- Heroinabhängigkeit
- Fibroadenom in der rechten Brust
- Trigeminusneuralgie

Krankheitsursachen

- Heroinabhängigkeit und Alkoholabusus
- Schlafmangel

Zungenbeispiel 4 (▸ Abb. 7.11)

Zungenbeschreibung	Chinesische Diagnose
Rot mit gelbem, dickem, öligem Belag	Leber-Feuer
Tiefrote, leicht bläuliche Ränder	Hitze in der Leber mit Blutstase
Vertikaler, dünner Riss im Zungenzentrum mit öligem, gelbem Belag	Schleim-Feuer im Magen

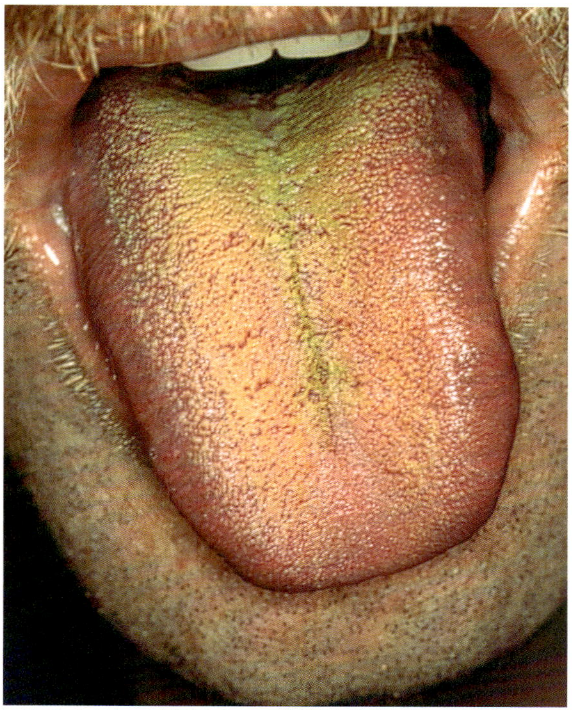

Abb. 7.11 Männlich, 45 Jahre

Symptome

- Unruhe
- Innerliche Agitiertheit
- Impotenz
- Starker Durst
- Mundtrockenheit
- Schlaflosigkeit

Westliche Diagnose

- Bipolare Störung

Krankheitsursachen

- Exzessiver Alkoholkonsum über einen Zeitraum von 16 Jahren
- 20 Jahre lang Raucher
- Lang anhaltende emotionale Probleme

7

Fallbeispiel (▸ Abb. 7.12)

Die Zunge in Abbildung 7.12 veranschaulicht deutlich den Unterschied zwischen einem Leber-Feuer-Muster und aufsteigendem Leber-Yang. Der Zungenbelag ist wurzellos und deshalb ein Hinweis auf eine Mangel-Erkrankung.

Zungenbeschreibung	Chinesische Diagnose
Rot	Nieren-Yin-Mangel
Leicht geschwollene Zungenseiten	Aufsteigendes Leber-Yang
Einkerbung der Zungenspitze	Herz-Blut-/Yin-Mangel
Wurzelloser Belag	Nieren-Yin-Mangel

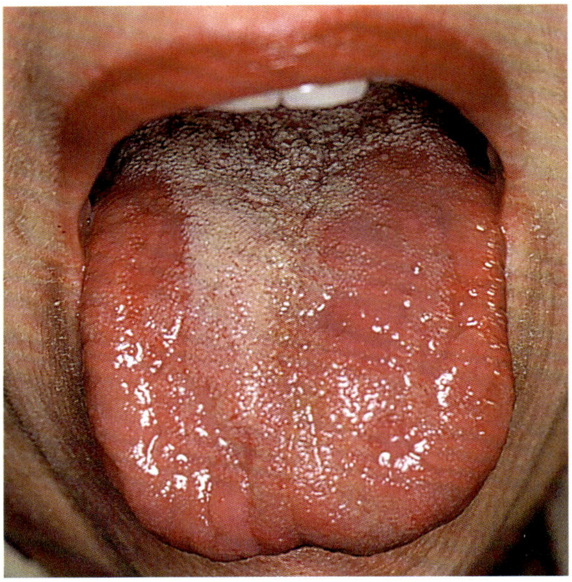

Abb. 7.12 Weiblich, 49 Jahre

Symptome

- Lauter Pfeifton in beiden Ohren
- Eingeschränktes Hörvermögen
- Gereiztheit
- Nachtschweiße
- Durchschlafstörungen
- Albträume

Westliche Diagnose

- Akuter Hörsturz

Krankheitsursache

- Berufliche Überforderung

Falldarstellung

Für die Patientin war dies der dritte Hörsturz innerhalb von 18 Monaten. Vier Tage zuvor war sie mit eingeschränktem Hörvermögen aufgewacht. Ihr Hausarzt verordnete Infusionen, die keine Verbesserung bewirkt hatten. Auf beiden Ohren hörte sie seitdem einen lauten Pfeifton. Dies machte sie sehr gereizt. Zwei Tage vor dem akuten Hörsturz war sie in eine heftige Auseinandersetzung mit einigen ihrer Schüler involviert, was ihr sehr zugesetzt hatte. Die Patientin arbeitete als Lehrerin in einer Schule für psychisch gestörte Kinder. Nach 20-jähriger Tätigkeit hatte sie keinen Spaß mehr an ihrer Arbeit. Sie fühlte sich ständig überfordert.

In den vergangenen sechs Monaten hatte sie Durchschlafstörungen. Sie wachte gegen 3 Uhr auf und lag dann sehr lange wach. Wenn sie einmal eine Nacht durchschlief, dann erlebte sie gewalttätige Albträume, die oft von starken Nachtschweißen begleitet waren. Der mangelnde Schlaf machte sie sehr müde, was zu ihrer Überforderung noch beitrug. Die Patientin hatte sich beobachtet und festgestellt, dass sie mit immer größerer Gereiztheit auf die Kinder reagierte. Sie war sehr unglücklich, da sie keinen Ausweg aus ihrer beruflichen Situation sah. Ihre Menstruation verlief normal. Appetit, Durst und Verdauung waren ebenfalls normal. Ihre Pulse waren drahtig (*xian*) und beschleunigt (*shu*).

Analyse

Die berufliche Überforderung über viele Jahre in Kombination mit emotionaler Belastung hat das Nieren-Yin der Patientin geschwächt. Die Schwere und Chronizität der geschwächten Konstitution werden durch die Zungenfarbe und besonders durch den abgepellten Belag reflektiert. Eine Abweichung von der normalen blassroten Zungenfarbe entwickelt sich in der Regel über viele Jahre, mit Ausnahme von Erkrankungen, die durch einen starken pathogenen Hitze-Faktor verursacht werden.

In diesem Fall sind verschiedene Rottöne im Zungenkörper sichtbar. Das Zentrum ist etwas stärker gerötet als das erste Drittel der Zunge. Die Ränder der Zunge sind von einem orangeroten Ton. Dies zeigt, dass der Nieren-Yin-Mangel sich langsam entwickelt hat und zu unterschiedlichen Zeiten einen Yin-Mangel des Magens, der Leber und des Herzens

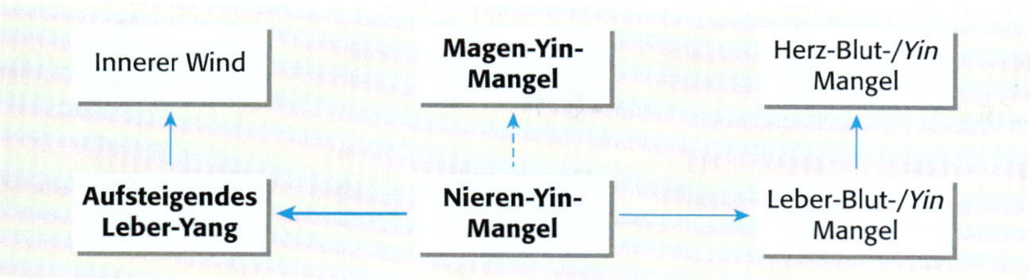

Abb. 7.13 Pathomechanismus Fallbeispiel (Hörsturz)

ausgelöst hat. Die unterschiedlichen Schattierungen von Rot lassen die Vermutung zu, dass die Entwicklung des Mangel-Zustands sich zu verschiedenen Zeiten entwickelt hat.

Teile des geröteten Zungenkörpers wirken glatt wie ein Spiegel, was die partielle Atrophie der Zungenpapillen anzeigt und auf einen Magen-Yin-Mangel schließen lässt. Der Magen-Yin-Mangel in Kombination mit dem geschwächten Nieren-Yin führt dazu, dass kein neuer Belag gebildet wird und die Zunge derart abgepellt erscheint.

Dieser Yin-Mangel hat bei der Patientin zu einer mangelnden Ernährung des Herz-Yin geführt. Das Yin ist zu schwach, das Yang im Inneren zu halten und die ganze Nacht hindurch den Geist *(Shen)* zu verankern. Die gelegentlichen Nachtschweiße sind eine typische Manifestation des mangelnden Nieren-Yin, das in seiner Funktion beeinträchtigt ist, das Abwehr-Qi nachts im Inneren zu halten. Ein Nieren-Yin-Mangel, der über lange Zeit besteht, wird eine Schwäche der Nieren-Essenz nach sich ziehen, was wiederum zu einem Blut-Mangel beitragen kann. Die Einkerbung der Zungenspitze ist das Resultat eines Herz-Blut- und Herz-Yin-Mangels. Es fehlt die Substanz, um der Zungenspitze ihre normale Form zu geben. Herz-Blut wird in diesem Fall direkt durch Sorgen und berufliche Überforderung geschwächt.

Ein Nieren-Yin-Mangel impliziert immer einen Leber-Yin-Mangel. Dieser spezifische Mangel-Zustand ist dafür verantwortlich, dass die Wanderseele (*Hun*) nicht gehaust werden kann, was sich in Albträumen manifestiert. Die Natur der Träume, die die Patientin als gewalttätig beschreibt, ist ein erstes Anzeichen für die Entstehung eines exzessiven Yang.

Verliert das Yin die Kontrolle über das Yang, kann dies zu einem Aufsteigen des Leber-Yang führen.

Bei dieser Patientin hat das aufsteigende Yang eine derartige Intensität – die sich auch in den drahtigen und beschleunigten Pulsen[3] zeigt –, dass es die Entwicklung von innerem Wind bewirkt. Dies macht sich durch den akuten, plötzlichen und partiellen Hörverlust mit Ohrgeräuschen bemerkbar. Innerer Wind und aufsteigendes Leber-Yang verhindern die Ernährung des Ohres mit Qi, Blut, Yin und Essenz, was sich in dem kurzfristig eingeschränkten Hörvermögen ausdrückt (▶ Abb. 7.13).

Der Stress, der durch die Auseinandersetzungen der Patientin mit ihren Schülern ausgelöst wurde, ist für die wiederholten Hörstürze verantwortlich. Ärger und Streit haben das instabile Yang nun vollends aus seiner Verankerung gerissen. Die geschwollenen Seiten des Zungenkörpers sind eine Indikation für eine lange bestehende Disharmonie des Funktionskreises Leber. In Verbindung mit einer rötlichen, abgepellten Zunge indizieren sie eindeutig aufsteigendes Leber-Yang.

Für die Differentialdiagnose ist die Zunge hier von großer Bedeutung. Denn häufig entstehen Hörstürze auf dem Hintergrund von Leber-Feuer oder feuchter Hitze in Leber/Gallenblase, was durch einen gelben, öligen Belag angezeigt werden würde, der bei dieser Patientin fehlt. Wenn jedoch das aufsteigende Leber-Yang durch einen Nieren-Yin-Mangel hervorgerufen wird, zeigt die Zunge sowohl einen Mangel-Zustand (z.B. abgepellter Belag) als auch einen Fülle-Zustand (geschwollene, rötliche Zungenseiten) an.

Therapiestrategie

Inneren Wind beseitigen, Leber Yang absenken, den Geist (*Shen*) besänftigen und Niere und Leber kräftigen.

Die Patientin erhielt für sieben Tage als Dekokt *Tian Ma Gou Teng Yin* (Gastrodiae Rhizoma und Uncariae Ramulus cum Uncis Dekokt) mit dem Zusatz von *Ci Shi* (Magnetitum).

Außerdem wurde sie gleichzeitig mit Akupunktur behandelt:

7

- Du 24 (*Shenting*) besänftigt den Geist (*Shen*) und eliminiert inneren Wind vom Kopf.
- Gb 13 (*Benshen*), um den Geist (*Shen*) zu besänftigen und Essenz zum Kopf zu bringen.
- Gb 2 (*Tinhui*) sedierend, um Wind zu eliminieren und die Ohren zu öffnen.
- Le 2 (*Xingjian*) sedierend, um aufsteigendes Leber-Yang abzusenken.
- Le 3 (*Taichong*) neutral, um Leber-Yin zu kräftigen und inneren Wind zu eliminieren.
- Ni 3 (*Taixi*) neutral, um Nieren-Yin zu kräftigen.

Die folgende Behandlung reduzierte die Ohrgeräusche um 80 Prozent. Nach zehn Tagen war die Patientin beschwerdefrei. Eine konstitutionelle Behandlung, um das Nieren- und Leber-Yin zu kräftigen, wurde anschließend aufgenommen.

7.1.3 Zungenzeichen bei innerem Wind

Symptome, die plötzlich auftreten und durch Zittern, Krämpfe, Schwindelgefühle, Tics, Parästhesien oder Konvulsionen gekennzeichnet sind, stellen Zeichen für die Dynamik des inneren Windes dar. Erkrankungen, die durch inneren Wind ausgelöst werden, können schwere Schädigungen hinterlassen. Es gibt jedoch einige Vorboten, die die Entwicklung von innerem Wind ankündigen. Neben den oben beschriebenen Symptomen ist die sich bewegende Zunge als ein Warnzeichen anzusehen. Beim Herausstrecken bewegt sich die Zunge von einer Seite zur anderen. Oder der Betroffene kann sie nicht ganz herausstrecken und zieht sie zurück, um sie dann wieder herauszustrecken.

Auch ein auffällig steifer Zungenkörper, besonders wenn er hochrot gefärbt ist oder einen dicken, öligen Belag aufweist, deutet auf die Entstehung von innerem Wind hin (▸ Abb. 7.18). Dies ist besonders dann der Fall, wenn entsprechende Symptome diesen Zungentyp begleiten.

In der Praxis tritt eine Pathologie des inneren Windes bei denjenigen auf, die schon seit Längerem an einem Nieren-Yin-Mangel leiden, der zu aufsteigendem Leber-Yang geführt hat. Plötzlicher Bewusstseinsverlust, Krämpfe oder das Abweichen eines Auges und des Mundes sind typische Zeichen dafür. In diesem Fall ist der Zungenkörper rot und trocken, was auf den zugrunde liegenden Nieren-Yin-Mangel zurückzuführen ist.

Innerer Wind kann auch durch extreme äußere Hitze erzeugt werden. Diese verursacht Erkrankungen, die durch hohes Fieber gekennzeichnet sind. Die Hitze dringt in die Blut-Schicht ein und verursacht Hautausschläge wie z.B. Petechien bei Meningitis. Der innere Wind ist hier verantwortlich für Konvulsionen oder Nackensteife. Die Zunge weicht auch in diesem Fall zu einer Seite ab, weist aber rote, erhabene Punkte auf, die die Hitze im Blut und die toxische Hitze anzeigen (▸ Kap. 9.6, Zungenbeispiel 6).

Zungenzeichen

- Abweichende Zunge: innerer Wind (▸ Abb. 7.14).
- Abweichende rote, trockene Zunge: innerer Wind mit zugrunde liegendem Nieren-Yin-Mangel (▸ Abb. 7.18).
- Abweichender, blasser Zungenkörper: Innerer Wind, der auf der Basis eines Leber-Blut-Mangels entstanden ist (▸ Abb. 7.15). Da der innere Wind sich hier aufgrund eines Mangels entwickelt hat, ist er vom Leere-Typ, und die Symptome sind nicht immer so ernst wie beim Fülle-Typ. Zu den Symptomen gehören Taubheitsgefühle der Extremitäten, Tics sowie ein leichtes Zittern der Hände und des Kopfes.
- Die blasse, abweichende Zunge kann auch auftreten, wenn äußere Wind-Kälte in die Leitbahnen im Gesichtsbereich eingedrungen ist und dort eine Gesichtslähmung verursacht hat. Ist die Zunge von einem dicken, öligen Belag bedeckt und weicht gleichzeitig ab, ist Wind-Schleim für Schwindel, Taubheitsgefühle der Extremitäten oder einen Wind-Schlaganfall verantwortlich.

Zungenbeispiel 1 (▶ Abb. 7.14)

Zungenbeschreibung	Chinesische Diagnose
Rötlicher, leicht bläulicher, steifer Zungenkörper	Nieren-Yin-Mangel und Blut-Mangel der *Jing Luo*
Abweichend mit gelbem, öligem Belag	Wind-Schleim, der die *Jing Luo* blockiert
Einkerbung der Spitze	Herz-Blut-Mangel

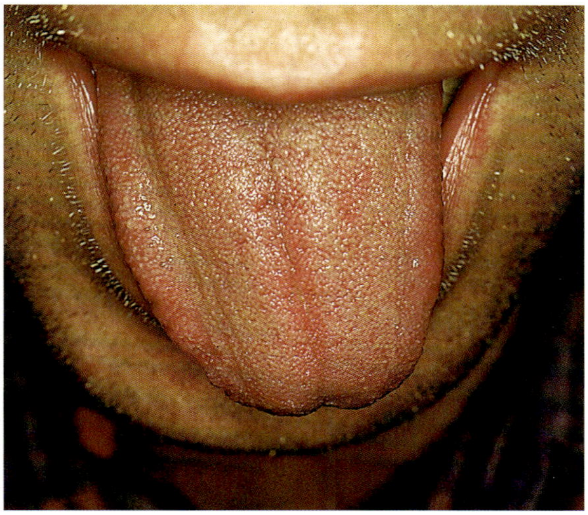

Abb. 7.14 Männlich, 35 Jahre

Symptome

- Extreme Steifheit und Schmerzen beider Ellenbogengelenke und des rechten Knies
- Müdigkeit
- Depressive Verstimmungen

Westliche Diagnose

- Arthrosis deformans
- Beginnende Atrophie der betroffenen Muskelgruppen

Krankheitsursachen

- Berufliche Überbelastung der Gelenke
- Unterdrückte Emotionen

Zungenbeispiel 2 (▶ Abb. 7.15)

Zungenbeschreibung	Chinesische Diagnose
Blassbläulich, geschwollen, Zahneindrücke	Milz-Qi-Mangel (Retention von Feuchtigkeit)
Blasse Ränder	Leber-Blut-Mangel
Abweichender Zungenkörper	Innerer Wind
Gelblicher, dünner, öliger Belag	Retention von feuchter Hitze im Mittleren Erwärmer

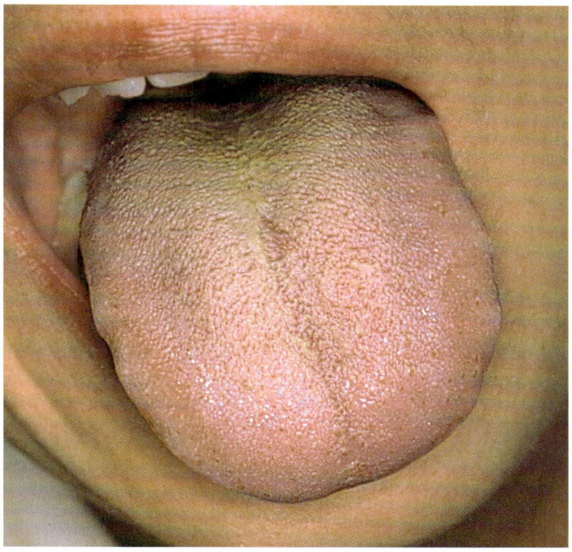

Abb. 7.15 Weiblich, 35 Jahre

Symptome

- Lähmung des rechten Arms und Beins
- Taubheitsgefühle
- Mentale Verwirrung
- Epigastrisches Völlegefühl
- Übelkeit
- Appetitlosigkeit

Westliche Diagnose

- Zerebraler Apoplex
- Halbseitige Lähmung

Krankheitsursachen

- Apoplex nach Schädeltrauma
- Körperliche und geistige Überforderung durch Betreuung ihres geistig und körperlich behinderten Kindes

Zungenbeispiel 3 (► Abb. 7.16)

Zungenbeschreibung	Chinesische Diagnose
Blass und abweichend	Blut-Mangel mit innerem Wind
Öliger, gelber Belag im Zentrum	Hitze im *Yangming*

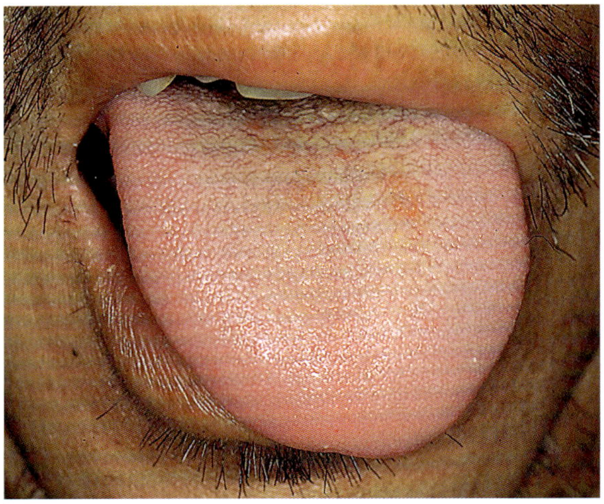

Abb. 7.16 Männlich, 59 Jahre

Symptome

- Halbseitige Lähmung der rechten Körperseite
- Gedächtnisverlust
- Verstopfung
- Völlegefühl im Epigastrium

Westliche Diagnose

- Schlaganfall

Krankheitsursachen

- Überarbeitung
- Bluthochdruck seit 15 Jahren

Zungenbeispiel 4 (► Abb. 7.17)

Zungenbeschreibung	Chinesische Diagnose
Rot, geschwollen und nasser, öliger Belag an den Zungenseiten	Retention von feuchter Hitze in der Leber/Gallenblase
Zentrum ohne Belag	Magen-Yin-Mangel
Abweichend	Innerer Leber-Wind

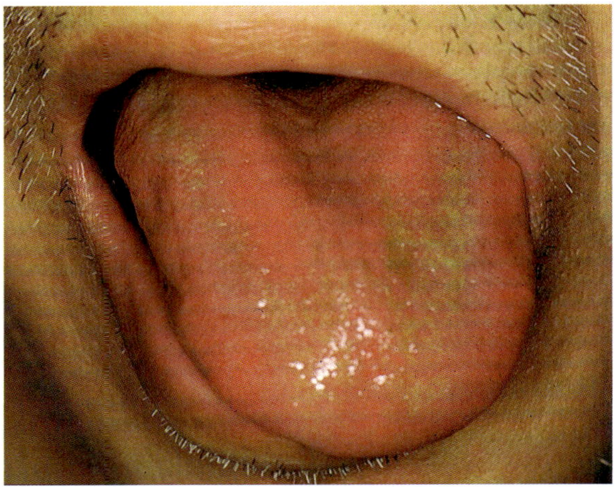

Abb. 7.17 Männlich, 69 Jahre

Symptome

- Leichte linksseitige Gesichtslähmung
- Lähmung des linken Arms
- Gereiztheit
- Innere Unruhe
- Brennen beim Wasserlassen
- Harndrang

Westliche Diagnose

- Schlaganfall
- Prostatitis

Krankheitsursachen

- Bluthochdruck seit 15 Jahren

7

Zungenbeispiel 5 (▶ Abb. 7.18)

Zungenbeschreibung	Chinesische Diagnose
Rot, abweichend	Nieren-Yin-Mangel mit aufsteigendem Leber-Yang und innerem Leber-Wind
Rotes erstes Drittel	Hitze im Oberen Erwärmer
Wurzelloser, öliger, gelber Belag	Beginnende Schädigung der Körpersäfte
Dicker, alter, öliger, rechtsseitiger, schmutziggelber Belag	Lange bestehende Retention von feuchter Hitze in der Gallenblase

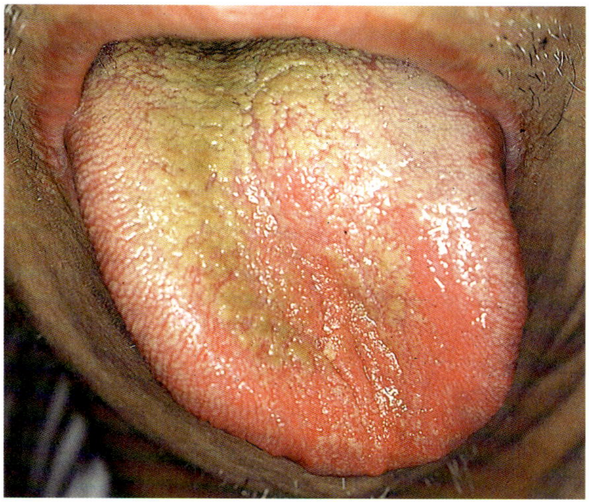

Abb. 7.18 Männlich, 66 Jahre

Symptome

- Schwindel
- Leichte halbseitige Lähmung
- Verstopfung
- Innere Unruhe

Westliche Diagnose

- Schlaganfall

Krankheitsursachen

- Bluthochdruck seit 15 Jahren

7.2 Zungenzeichen bei Leber-Blut-Mangel

Aus Sicht der Chinesischen Medizin bezieht sich ein Mangel an Blut nicht auf eine bestimmte Quantität von Blut oder auf die Menge vorhandener Blutkörperchen. Vielmehr besteht der Mangel darin, dass das Blut bestimmte energetische Funktionen wie z.B. die Verankerung des Geistes *(Shen)* nicht mehr erfüllen kann. Daher darf diese Diagnose nie mit einer Anämie verwechselt oder assoziiert werden. Natürlich kann ein Blut-Mangel so tief greifend sein, dass auch auf der materiellen Ebene z.B. eine Eisenmangelanämie feststellbar ist. Die Diagnose eines Blut-Mangels kann sogar dann gestellt werden, wenn seine Bestandteile wie Blutplättchen, weiße und rote Blutkörperchen ausreichend vorhanden sind. So kann eine Anämie das Resultat eines Milz-Qi-Mangels oder einer Schwäche der Nieren-Essenz sein. Dies impliziert, dass Behandlungsstrategien, die auf reinem Ergänzen oder Auffüllen von Blut basieren, nur eine kurzzeitige Linderung der Beschwerden gewährleisten.

Nach dem Verständnis der Chinesischen Medizin ist Blut eine Form von Qi. Es ist dichter und träger als Qi. Qi bewegt Blut, Blut ernährt das Qi. Das Blut ist also untrennbar mit dem Qi verbunden, das ihm seine Fließdynamik verleiht. Das Blut ist aber auch untrennbar mit der Nieren-Essenz verbunden, die über das Knochenmark zur Blutbildung beiträgt. Über diese Verbindung erhält das Blut seinen „materiellen" Anteil. Dies manifestiert sich in der Befeuchtung der Haut und in der Ernährung der Haare.

Mit Ausnahme von starken Blutverlusten z.B. infolge von Operationen oder schwerer, lang anhaltender Menstruationsblutungen tritt Blut-Mangel in der Regel als Begleiterscheinung anderer Krankheitsmuster auf. Blut-Mangel-Muster sind normalerweise die Begleiterscheinung eines Krankheitsprozesses. Dieses Krankheitsmuster tritt daher nicht allein auf, sondern meist in Verbindung mit einem Qi-, Yin- oder Essenz-Mangel oder zusammen mit einer Blutstase.

Zungenzeichen

Die Zungenränder reflektieren den Zustand der Leber.

- Blasse Zungenränder: Leber-Blut-Mangel (▶ Abb. 7.19).
  - Bei Leber-Blut-Mangel wird dieser Zungenabschnitt nicht ausreichend mit Blut versorgt. Der Grad der Blässe reflektiert demnach die Schwere des Krankheitsmusters. Dieses Zungenzeichen erlaubt jedoch allein keine Aussage über den Ursprung des Leber-Blut-Mangels. Diese Information erhält man bei der Zungendiagnose nur aus der Analyse von Form, Farbe und Beschaffenheit des Zungenkörpers.

- Blut wird in der Leber gespeichert. Wenn der Mensch liegt, kehrt das Blut zur Leber zurück.[4] Bei körperlicher Bewegung sorgt die Leber dafür, dass das Blut proportional zur Bewegung den Blutfluss und das zirkulierende Blutvolumen kontrolliert. In der klinischen Praxis kann dieser Mechanismus z.B. während und nach einer Akupunkturbehandlung überprüft werden. Nach 30-minütigem Ruhen lässt die Blässe der Zungenränder häufig nach. Das Blut konnte dadurch wieder zur Leber, dem See des Blutes, zurückkehren.

- Blasse Zungenränder sind ein wichtiges Zungenzeichen. Denn ein Leber-Blut-Mangel verursacht neben körperlichen Beschwerden eine mangelnde Ernährung und Verankerung der Wanderseele (*Hun*). Dies kann das Lebensgefühl stark beeinträchtigen und im Menschen zu einem „Mangel" an Visionen, Ideen und Selbstverwirklichung führen. Die Intensität der psychischen Beschwerden oder der Schlafstörungen kann sich verstärken, wenn ein Leber-Blut-Mangel einen Herz-Blut-Mangel verursacht. In diesem Fall treten weitere Zungenzeichen von Leber-Blut-Mangel wie z.B. eine formveränderte Zungenspitze auf (▸ Kap. 6.1.4). Die Entwicklung von leerer Hitze wird durch einen Leber-Blut-Mangel, der zu einer Schädigung des Yin führt, stark gefördert. Gemeinsam ist das die Ursache für leere Hitze im Herzen. Meist treten dann psychische Probleme und Schlafstörungen auf. Diese Pathologie wird durch eine gerötete Zungenspitze und blasse Zungenränder reflektiert.

7

Zungenbeispiel 1 (▸ Abb. 7.19)

Zungenbeschreibung	Chinesische Diagnose
Blass und breit	Milz-Qi-Mangel
Dünn	Blut-Mangel
Blasse Ränder	Leber-Blut-Mangel
Aufgerollte Ränder	Leber-Qi-Stagnation
Kleine Risse im ersten Drittel und im Zentrum der Zunge	Verletzung des Lungen- und Magen-Yin

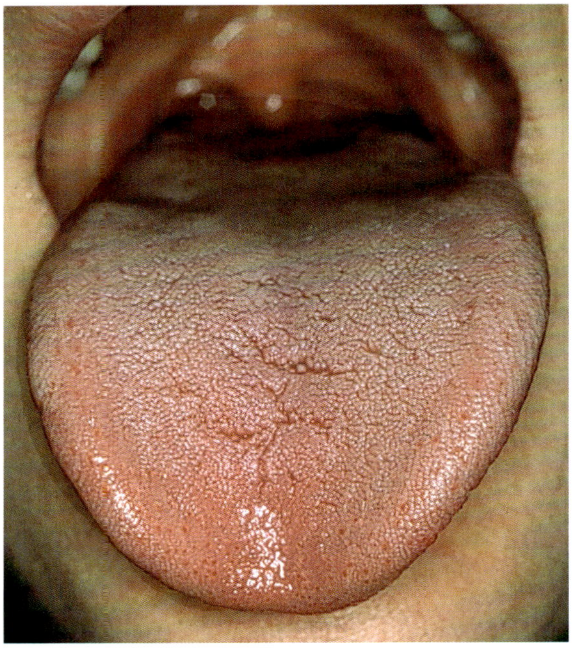

Abb. 7.19 Weiblich, 38 Jahre

Symptome

- Dauerkopfschmerz, gelegentlich Migräne
- Verspannung der Nacken- und Schultermuskulatur
- Bitterer Mundgeschmack
- Druck unter den Rippen
- Gereiztheit
- Reizhusten
- Erschöpfung

Westliche Diagnose

- Migräne

Krankheitsursachen

- Vier Schwangerschaften innerhalb von sieben Jahren
- Überarbeitung
- Schlafmangel
- Lange bestehende emotionale Probleme
- Exzessives Rauchen

Zungenbeispiel 2 (▶ Abb. 7.20)

Zungenbeschreibung	Chinesische Diagnose
Blass, breit	Milz-Qi-Mangel → leichte Retention von Feuchtigkeit
Blasse Zungenränder	Leber-Blut-Mangel
Dünne, vertikale und horizontale Risse im vorderen und mittleren Drittel der Zunge	Magen-Qi- und Magen-Yin-Mangel
Nach unten gerollte Spitze	Herz-Blut-Mangel
Weißer, nasser Belag	Ansammlung von Flüssigkeiten im Magen
Gelber, dünner Belag an der Zungenwurzel	Leichte Hitze-Ansammlung im Dickdarm

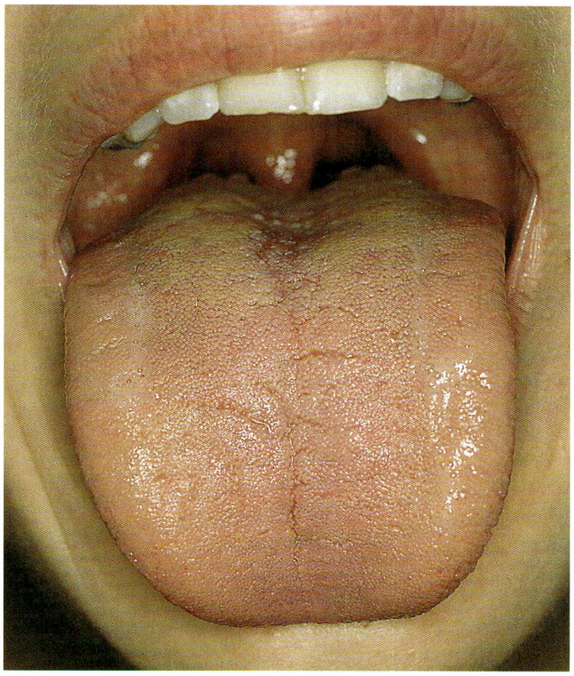

Abb. 7.20 Weiblich, 19 Jahre

Symptome

- Verstopfung
- Kopfschmerzen
- Starker Durst
- Unzufriedenheit
- Stimmungsschwankungen

Westliche Diagnose

- Verstopfung

Krankheitsursachen

- Magersucht vom 11. bis zum 15. Lebensjahr

Zungenbeispiel 3 (▶ Abb. 7.21)

Zungenbeschreibung	Chinesische Diagnose
Blass, besonders im ersten Drittel	Herz-Blut-Mangel
Trockene, blasse Ränder	Extreme Erschöpfung des Blutes, besonders des Leber-Blutes, Mangel an Körpersäften
Untere Hälfte stark gerötet und ohne Belag	Nieren-Yin-Mangel mit Nieren-Feuer

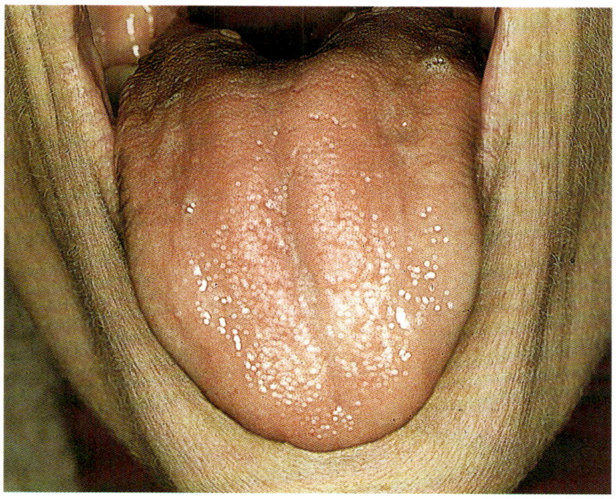

Abb. 7.21 Weiblich, 38 Jahre

Symptome

- Müdigkeit
- Kurzatmigkeit
- Subfebrile Temperaturen
- Nachtschweiße
- Starke Schmerzen unter dem rechten Rippenbogen und dem Unterbauch
- Brauner Urin
- Untergewicht

Westliche Diagnose

- Dickdarmkarzinom mit Lebermetastasen

Krankheitsursachen

- Zustand nach Chemotherapie

Fallbeispiel (▸ Abb. 7.22)

Starker Blutverlust führt in diesem Fallbeispiel zu einem Leber-Blut-Mangel. Die blassen Zungenränder in Relation zum rötlichen Zungenkörper sind sehr gut zu erkennen.

Zungenbeschreibung	Chinesische Diagnose
Rötlich, trocken, etwas dünn	Nieren- und Magen-Yin-Mangel
Blasse Ränder	Leber-Blut-Mangel
Durchgehender Mittelriss	Konstitutionelle Schwäche des Funktionskreises des Herzens
Gerötete Zungenspitze	Leere Hitze im Herzen

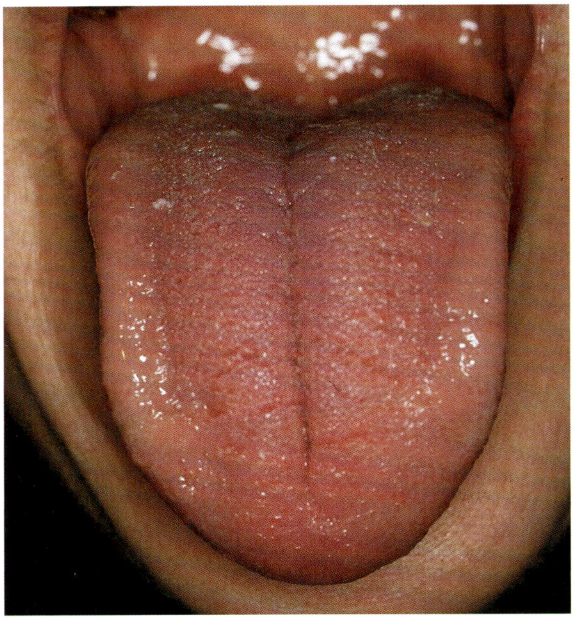

Abb. 7.22 Weiblich, 51 Jahre

Symptome

- Lang anhaltende, starke Menstruationsblutungen
- Gelegentliche Nachtschweiße
- Innere Unruhe
- Depressive Verstimmungen
- Appetitlosigkeit
- Mundtrockenheit

Westliche Diagnose

- Menorrhagien
- Menopause

Krankheitsursache

- Mentale Überarbeitung

Falldarstellung

Die 51-jährige Lehrerin weinte heftig als sie ihre Symptome vortrug. Sie fühlte sich schwach, erschöpft und unfähig, weiterhin ihren Beruf auszuüben. Ihr ältester Sohn war von zu Hause ausgezogen, und sie kam mit dieser Veränderung in ihrem Leben nicht zurecht. Die große Erschöpfung wurde durch die lang anhaltenden Monatsblutungen ausgelöst. Sie blutete seit drei Wochen ununterbrochen. Der Blutverlust schwankte, an manchen Tagen verlor sie nur einige Tropfen, an anderen Tagen waren es große Mengen. Schulmedizinische Untersuchungen ergaben keinen Befund, der behandelnde Arzt hatte eine Ausschabung vorgeschlagen. Weitere klimakterische Beschwerden waren gelegentliche Nachtschweiße und Stimmungsschwankungen.

Die Patientin hatte sehr an Gewicht verloren, da sie keinen Appetit verspürte. Sie sah dünn und ausgezehrt aus. Durst verspürte sie nur wenig. Lediglich nachts musste sie viel trinken, um die Mundtrockenheit zu lindern. Sie fühlte sich psychisch sehr instabil. Sie konnte sich nicht vorstellen, wie sie ihr Leben verändern könnte. Sie weinte viel und fühlte sich sehr verletzbar. Die Pulse waren leer *(xu)*, oberflächlich *(fu)*, beschleunigt *(shu)* und schwach *(ruo)*.

Analyse

Durch den geröteten Zungenkörper heben sich die blassen Zungenränder besonders gut ab. Sie sind ein eindeutiges Zeichen für einen Leber-Blut-Mangel. Im Gegensatz zu den vorherigen Fällen ist der Blut-Mangel hier aber nicht das Resultat eines Milz-Qi-Mangels, sondern der lang anhaltenden Menstruationsblutungen und des zugrunde liegenden Nieren-Essenz-Mangels. Bei der Beteiligung eines Milz-Qi-Mangels wäre die ganze Zunge blass, nicht nur die Ränder.

Die rote und trockene Zunge weist auf die schwache Konstitution der Patientin hin. Der Zungenkörper ist nicht nur trocken, sondern auch belaglos, was sowohl auf einen Mangel an Körpersäften als auch auf einen Nieren- und Magen-Yin-Mangel schließen lässt. Das Ausmaß des Mangel-Zustands kann aufgrund der Röte des Zungenkörpers beurteilt werden.

Ein dünner, langer, vertikaler Riss, der sich an der gesamten Mittellinie der Zunge entlangzieht, indiziert eine konstitutionelle Störung des Funktionskreises Herz (▶ Kap.6). Menschen mit diesem Zungenzeichen haben bei emotionalem Stress die Tendenz, mental instabil zu werden. Der Zungenkörper ist etwas dünn – ein Zeichen für einen Blut-Mangel (blasser Zungenkörper) oder einen Yin-Mangel (roter Zungenkörper).

Bis zum Beginn des Klimakteriums war die Patientin beschwerdefrei. Mit 51 Jahren setzten die ersten klimakterischen Beschwerden ein. Sie sind in der Regel Zeichen einer schwächer werdenden Nieren-Essenz, die sich als Nieren-Yin- oder Nieren-Yang-Mangel manifestieren kann. Die Zungendiagnostik ist gerade bei der Erstellung einer Differentialdiagnose der klimakterischen Symptome ein guter Ratgeber. Denn oft treten in dieser Lebensphase Symptome auf, die sowohl auf einen Nieren-Yin- als auch auf einen Nieren-Yang-Mangel hindeuten (▶ Abb. 7.23).

Der trockene, rötliche Zungenkörper weist auf einen Nieren-Yin-Mangel hin. Dieser Mangel-Zustand ist ursächlich beteiligt an den lang anhaltenden Blutungen (*Beng Lou*), die flutend oder auch tröpfelnd sind. Der Nieren-Yin-Mangel erzeugt leere Hitze, die zu Hitze im Blut führt. Die Hitze im Blut beeinträchtigt die Funktion der Leber, das Blut zu speichern. Verschlimmert wird dieses Krankheitsmuster durch einen Nieren-Essenz- und Nieren-Yin-Mangel, was eine Instabilität des *Ren Mai* und des *Chong Mai* verursacht. Aus der Instabilität dieser beiden außerordentlichen Gefäße – bedingt durch die Abnahme der Essenz – und aus der Hitze im Blut resultiert der unwillkürliche Blutfluss. Die Essenz, der *Chong* und der *Ren Mai* verlieren ihre haltende, adstringierende Funktion und lösen die lang anhaltenden Blutungen aus. Die Entwicklung zeigt sich auch in dem oberflächlichen, beschleunigten Puls. Die Schwäche des Pulses ist ein Indiz für eine Beeinträchtigung des Nieren-Qi.

Die psychische Überbelastung durch den Lehrberuf und der „Verlust" des Sohnes erzeugen eine Agitation des Geistes (*Shen*), die die innere Unruhe der Patientin bewirkt. Der durchgehende Zungenriss in Verbindung mit der geröteten Zungenspitze ist Ausdruck der entstandenen Hitze im Herzen. Da das Herz mit dem Uterus über das Uterus-Gefäß (*Bao Mai*) verbunden ist, trägt die Hitze im Herzen mit zu den Blutungen bei. Die starken Blutungen setzen immer nach stressvollen emotionalen Situationen ein. Emotionale Belastungen, die die Patientin nicht mehr ertragen kann, vergrößern die Hitze, was zur Folge hat, dass das menstruelle Blut unkontrolliert und kräftig fließt.

Die psychische Labilität und die Stimmungsschwankungen sind ursächlich durch den Leber-Blut-Mangel bedingt und durch die daraus resultierende mangelnde Verankerung der Wanderseele (*Hun*). Der Leber-Blut-Mangel wird als Ursache für die mentalen Symptome hoch bewertet, ausschlaggebend sind die auffällig blassen Zungenränder. Wenn die Wanderseele (*Hun*) und der Geist (*Shen*) über das Blut angemessen ernährt und verankert werden, dann regulieren und erhalten sie das emotionale Gleichgewicht eines Menschen. Hier führte der Leber-Blut-Mangel zu einer emotionalen Instabilität.

Das Leber-Blut hat auch die Aufgabe, das Leber-Qi zu verwurzeln, sodass es frei fließen kann, um so u.a. auf die Veränderungen des Lebens reagieren zu können. Obwohl die Patientin sich Veränderungen in ihrem Leben wünscht, wie die Beendigung ihres Berufslebens, kann sie ihre eigenen Bedürfnisse nicht als positive Impulse sehen. Sie geben ihr ein Gefühl der Ziel- und Planlosigkeit. Die innere Unruhe der Patientin wird verstärkt durch einen Herz-

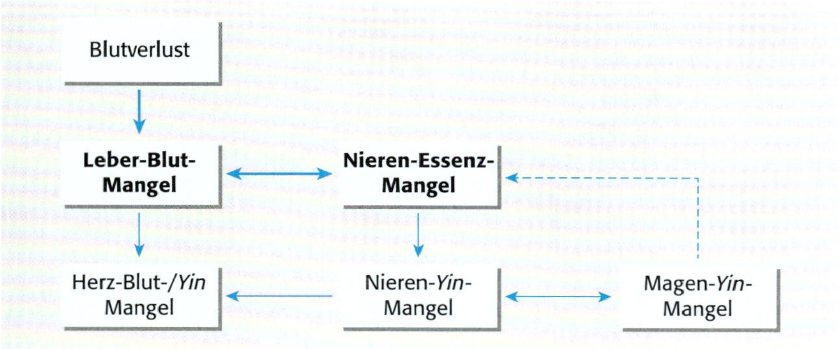

Abb. 7.23 Pathomechanismus Fallbeispiel (Schlafstörungen)

7

Blut-/Yin-Mangel. Das Leber-Blut und das Nieren-Yin versorgen das Herz nicht ausreichend mit Blut und Yin. All dies führt zu einem geschwächten Geist (*Shen*), was konstitutionell angelegt sein mag. Der Leber-Blut-Mangel hatte demnach folgende Auswirkungen:

- Die mangelnde Verankerung und Ernährung der Wanderseele (*Hun*) – dadurch Unfähigkeit zu emotionalem Gleichgewicht, Plänen und Visionen.
- Die mangelnde Verwurzelung des Leber-Qi – dadurch eingeschränkte Fähigkeit, Veränderungen im Leben zu bewältigen.
- Mangelnde Ernährung des Herz-Blutes – dadurch depressive Verstimmungen.
- Mangelnde Ernährung der Essenz und des *Chong Mai* – dadurch unkontrollierbare Blutungen.

Die zugrunde liegende Nieren-Yin-Mangel zeigt sich in den Nachtschweißen. Dieses Muster führt zu einer Erschöpfung der Körpersäfte und dadurch zu einer Schwächung des Magen-Yin. Der Mangel an Yin und Körpersäften verursacht die Trockenheit im Mund, das nächtliche Durstgefühl und den trockenen Zungenkörper. Da sich durch den Magen-Yin-Mangel noch keine Hitze im Magen gebildet hat, ist die Patientin tagsüber weder hungrig noch durstig. Sowohl die mangelnde Nahrungszufuhr als auch die Abnahme des Yin führen zu einer beginnenden Auszehrung. Der Gewichtsverlust und das hagere Aussehen der Patientin sind darauf zurückzuführen.

Therapiestrategie

Blut-Hitze beseitigen, Blutungen stoppen, Leber-Blut ernähren, Nieren-Yin und Magen-Yin kräftigen, Essenz konsolidieren.

Die Patientin unterzog sich regelmäßigen Akupunkturbehandlungen. Zu den angewendeten Punkten gehörten Ma 30 (*Qichong*), Pe 6 (*Neiguan*), Le 8 (*Ququan*), Mi 1 (*Yinbai*), Le 1 (*Dadun*), Ni 5 (*Shuiquan*) und Ni 8 (*Jiaoxin*).

Die Öffnung des *Chong Mai* mit tonisierender Nadelung von Ma 30 (*Qichong*) verursachte ein allgemeines Wohlbefinden mit vermehrtem Appetit. Ni 5 (*Shuiquan*) und Ni 8 (*Jiaoxin*) wurden u.a. wegen ihrer Funktion als Xi-Grenz-Punkte angewendet. Die Xi-Grenz-Punkte der Yin-Leitbahnen haben eine besondere Fähigkeit, Störungen des Blutes zu behandeln.[5] Ni 5 (*Shuiquan*) reguliert insbesondere den Qi- und Blut-Fluss des *Ren Mai* und des *Chong Mai*. Die Autorin benutzt diesen Punkt häufig, um uterine Blutungen zu stoppen. Ni 8 (*Jiaoxin*) beseitigt Hitze im Blut und stoppt ebenfalls uterine Blutungen. Die Blutungen traten nach zahlreichen Behandlungen nicht mehr auf.

Follow-up

Zwei Jahre später entwickelte die Patientin eine hartnäckige Urtikaria und einen trockenen Hautausschlag an den Beinen.

Anmerkungen

1. Chace C: *A Qin Bo Wei Anthology*, Paradigm Publications, Brookline 1997, S. 31. Eine Erklärung von Qin Bo Wei ist sehr aufschlussreich. Er differenziert Leber-Hitze und Leber-Feuer. Nach seiner Erfahrung ist Leber-Hitze durch Gereiztheit und Unruhe gekennzeichnet. Dieses Gefühl ist in der Herzregion lokalisiert. Leber-Feuer unterscheidet sich durch seine größere Intensität und durch seine starke Bewegung, während er Leber-Hitze als stabiler begreift.
2. Ebd., S. 16.
3. Ebd., S. 30.
4. Anonymus: *Su wen [Basic Questions]*, hrsg. v. He W-B et al., China Medicine Science and Technology Press, Beijing 1996, Kap. 10, S 61.
5. Deadman P: *Handbuch Akupunktur*, Verlag Systemische Medizin, Bad Kötzting 2012, S. 345 und 350.

7

8 Zungenzeichen bei Blut-Stagnation

8.1 Blaue oder bläuliche Zungenkörper

Blut-Stagnation im Körper ist eine häufige Ursache für Schmerzen. Wo sich das Blut staut, kommt es zu einem fixierten Schmerz, der sich nachts oder in Ruhe verschlimmert. Es gilt zu beachten, dass sich Blutstase auch unbemerkt entwickeln kann, wenn sich z.B. innerlich Knoten oder Massen bilden.[1]

Folgende Krankheitsmechanismen können eine eingeschränkte Zirkulation des Blutes verursachen und zur Entwicklung von Blut-Stagnation und/oder Blutstase beitragen:[2]

- Frakturen, Verletzungen und Operationen liefern ein Milieu, das leicht zu einem Muster von Blut-Stagnation und/oder Blutstase führen kann. Durch Verletzungen induzierte Blutstase entsteht schnell und verschwindet nach relativ kurzer Zeit wieder. Ein gutes Beispiel für eine lokalisierte Blutstase des verletzten Gewebes ist ein verstauchter Knöchel, der anschwillt und nach einigen Tagen eine bläuliche Verfärbung annimmt. Wird die Verletzung nicht angemessen behandelt, kann es zu Blutstase in den Leitbahnen und in der Folge zu Schmerzen und Steifigkeit kommen.
- Das Eindringen von äußerer Kälte trägt zu einer Verlangsamung des Blutflusses bei (► Zungenbeispiel 1, Abb. 8.1). Häufig wird durch diesen Umstand die Zirkulation von Qi und Blut in den Gelenken beeinträchtigt, was zu starken Gelenkschmerzen und Steifigkeit führen kann. Innere Kälte, die durch einen Nieren-Yang-Mangel entsteht, kann ebenfalls eine Blutstase verursachen und z.B. schmerzhafte menstruelle Blutungen oder die Bildung von Eierstockzysten auslösen.
- Hitze-Erkrankungen sind eine weitere Ursache für die Entstehung eines Blutstase-Musters. Flüssigkeiten haben die Aufgabe, das Blut zu verdünnen. Werden sie durch Hitze verletzt, dann verdickt das Blut, und sein Fluss wird träge. Es verklumpt, und Blutstase entsteht.
- Emotionale Probleme, besonders unterdrückter Ärger, verursachen eine Stagnation des Leber-Qi. Eine wichtige Funktion der Leber besteht darin, für eine angemessene Zufuhr von Blut durch den Körper zu sorgen. Besteht eine Leber-Qi-Stagnation über viele Jahre, kann das eine Blutstase verursachen (► Zungenbeispiel 4, Abb. 8.4).
- Chronische Erkrankungen bewirken in der Regel eine Schwächung von Qi, Blut, Yin und Yang (► Fallbeispiel 3, Abb. 8.3). Aus diesem Mangel heraus kann Blutstase entstehen. Ein Herz-Qi- und ein Herz-Yang-Mangel stellen oft das Fundament für Herz-Blutstase dar.

Unabhängig von den Ursachen für Blutstase zeigt sich dieses Krankheitsmuster durch folgende Verfärbung: eine bläuliche Schattierung oder bläuliche Punkte bzw. Areale.

Stagnationen im Blut-Fluss lassen sich mit großer Genauigkeit an der Zungenfarbe ablesen, denn sie zeigt den Zustand des Energieflusses im Körper an. Ist das Qi zu schwach, das Blut zur Zunge zu transportieren, resultiert daraus ein blasser Zungenkörper. Ein roter Zungenkörper entsteht, wenn z.B. das Yang im Körper zu stark ist und das Blut zum Kopf und zur Zunge aufwärts treibt. Im Fall von Blutstase ist die Zirkulation des Blutes stark eingeschränkt, und der Zungenkörper bekommt daher die charakteristische bläuliche Verfärbung, die unter Umständen auch an den Lippen und Fingernägeln zu beobachten ist.

Die Grundfarbe des Zungenkörpers gibt Aufschluss über die Ursache für die Entstehung der Blut-Stagnation. Nicht nur die Zungenfarbe, sondern auch Form und die Beschaffenheit des Belags müssen bei der Diagnose berücksichtigt werden.

8

Zungenzeichen

- Blasse und bläuliche Zunge mit weißem, dickem Zungenbelag: Blutstase aufgrund äußerer oder innerer Kälte (▸ Abb. 8.1).
- Blasse und bläuliche Zunge: Qi- oder Blut-Mangel (▸ Abb. 8.3).
- Blasse, bläuliche, geschwollene Zunge: innere Kälte aufgrund eines Nieren-Yang-Mangels, der zu Blutstase führt (▸ Abb. 8.2).
- Blassrote und bläuliche Zunge mit nach oben gerollten oder roten Rändern: zugrunde liegende Leber-Qi-Stagnation, die die Blutstase hervorruft (▸ Abb. 8.4).
- Rotbläuliche Zunge mit abgepelltem oder fehlendem Zungenbelag: Nieren-Yin-Mangel, der an der Entstehung der Blutstase beteiligt ist.

Zungenbeispiel 1 (▸ Abb. 8.1)

Zungenbeschreibung	Chinesische Diagnose
Blassbläulich	Nieren-Yang-Mangel → Blutstase
Leicht geschwollen	Retention von Feuchtigkeit
Leichte Einkerbung der Zungenspitze	Herz-Blut-Mangel
Weißer, öliger Belag; im Zentrum dicker	Milz-Yang-Mangel mit Retention von kalter Feuchtigkeit

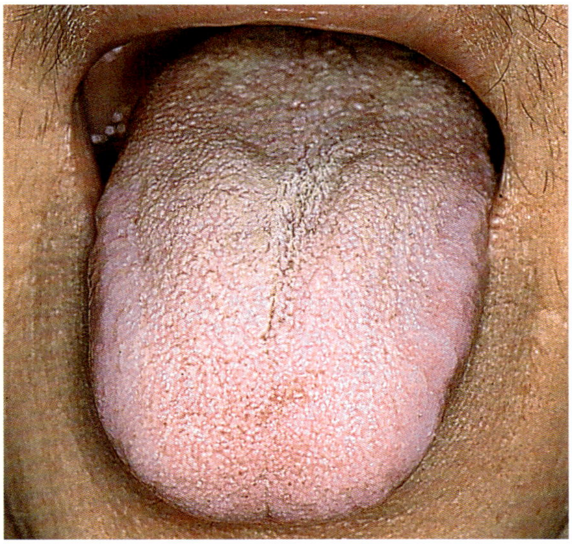

Abb. 8.1 Weiblich, 59 Jahre

Symptome

- Starker Rückenschmerz
- Steifheit des Rückens
- Bewegungseinschränkung
- Kältegefühl im Lendenwirbelbereich
- Schwache Knie
- Körperliche Erschöpfung
- Appetitlosigkeit

Westliche Diagnose

- Osteochondrosis intervertebralis

Krankheitsursachen

- Jahrelange harte, körperliche Arbeit
- Skiunfall fünf Jahre zuvor

Zungenbeispiel 2 (▸ Abb. 8.2)

Zungenbeschreibung	Chinesische Diagnose
Blassbläulich, geschwollen	Herz-Yang-Leere mit Retention von feuchtem Schleim
Verstärkte Blaufärbung im ersten Drittel	Herz-Blutstase
Leichte Abweichung	Innerer Wind
Weißer, öliger Belag	Retention von kaltem Schleim
Stark gestaute, dunkelblaue Unterzungenvenen	Blutstase im Oberen Erwärmer

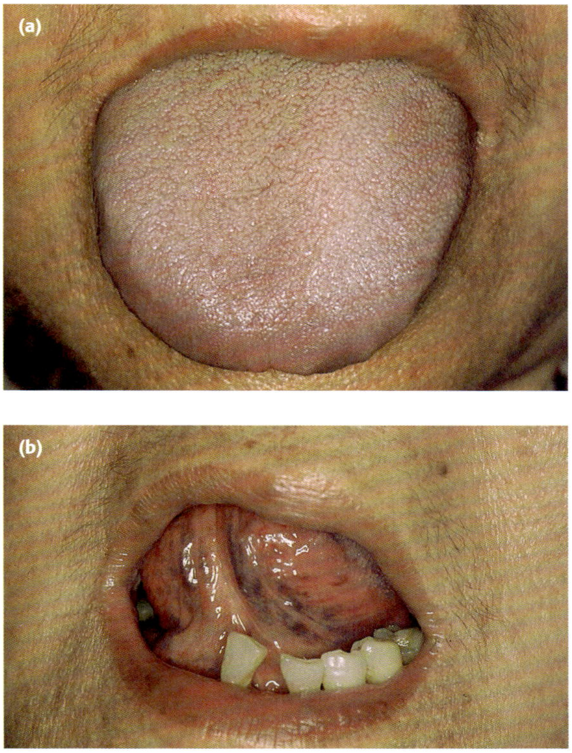

Abb. 8.2 (a, b) Männlich, 75 Jahre

Symptome

- Lähmung des linken Armes
- Unklare Aussprache

8

- Herzrasen
- Erschöpfung

Westliche Diagnose

- Schlaganfall
- Hypertonie
- Nierensteine

Krankheitsursachen

- Chronische Hypertonie

Zungenbeispiel 3 (▸ Abb. 8.3)

Zungenbeschreibung	Chinesische Diagnose
Blassblau, geschwollen	Milz-Qi-Mangel mit Retention von Feuchtigkeit, Blut-Mangel und Blutstase
Dunkelblaue Areale	Schwere Leber-Blutstase

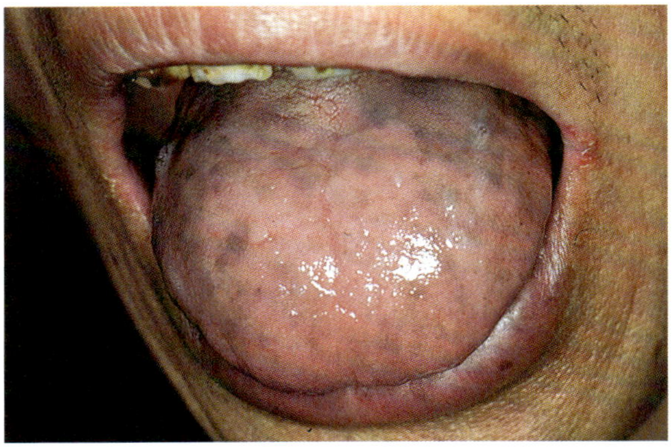

Abb. 8.3 Männlich, 50 Jahre

Symptome

- Caput medusae (paraumbilikale Venenerweiterung in der Bauchdecke)
- Starker Gewichtsverlust
- Schwäche
- Appetitlosigkeit
- Unterschenkelödeme

Westliche Diagnose

- Leberzirrhose

Krankheitsursachen

- Unbekannt

Zungenbeispiel 4 (▸ Abb. 8.4)

Zungenbeschreibung	Chinesische Diagnose
Rotbläulich	Nieren-Yin-Mangel mit Blutstase
Gerötete Ränder	Leber-Qi-Stagnation zusammen mit Leber-Hitze
Rote, leicht nach oben gerollte Spitze	Volle Hitze im Herzen
Klebriger, weißer Belag	Retention von Feuchtigkeit

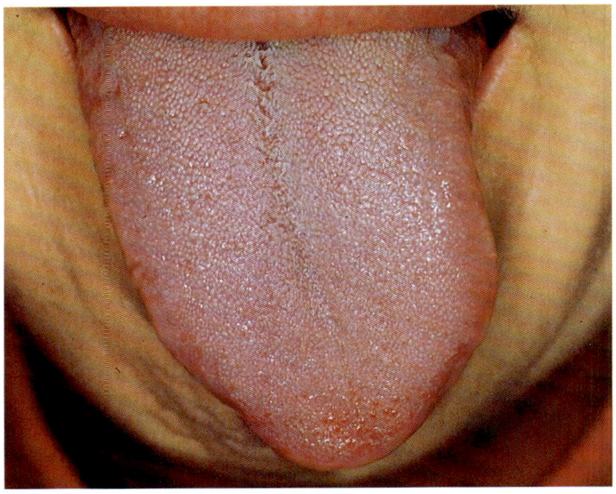

Abb. 8.4 Weiblich, 54 Jahre

Symptome

- Lymphödem des linken Armes
- Nachtschweiße
- Innere Unruhe
- Starke Angstzustände und Gereiztheit

Westliche Diagnose

- Mammakarzinom

Krankheitsursachen

- Zustand nach Mastektomie und Strahlentherapie
- Unterdrückte Emotionen

8.2 Partielle bläuliche Verfärbungen

Blut kann sich in jedem Gewebe, den *Zang* oder *Fu* sammeln und sich bei ungenügender Bewegung durch das Qi als Blutstase manifestieren. Besonders die *Zang* Herz und Leber, das *Fu* Magen und das außerordentliche *Fu* Uterus tendieren zu einer Blutstase-Entwicklung. Die Lokalisation der Blutstase wird durch bläulich verfärbte Areale oder auch durch einzelne bläuliche Punkte angezeigt (▸ Abb. 8.5, ▸ Abb. 8.6). In diesem Zusammenhang ist es wichtig zu beachten, dass die Lokalisation der bläulichen Punkte oder Areale auf der Zunge nicht unbedingt mit der Region der Blutstase im Körper korrespondiert.

Zungenzeichen

- Rotbläuliche Zungenspitze oder bläuliche oder auch tiefrote Punkte: lange bestehende Hitze führt zu Blutstase.
- Blassbläuliche Zunge oder bläuliche bzw. schwärzliche Punkte: Herz-Yang-Mangel ist die Ursache für Herz-Blutstase.
- Bläuliche Verfärbung an den Zungenrändern, blasser oder blassroter Zungenkörper: lang andauernde Leber-Qi-Stagnation verursacht Leber-Blutstase.

Dementsprechend kann Leber-Blutstase auf der einen Seite zu plötzlichem Nasenbluten führen und auf der anderen Seite für einen verlängerten menstruellen Zyklus verantwortlich sein. Die Leber hat eine enge Verbindung zum Konzeptionsgefäß (*Ren Mai*) und zum Durchdringungsgefäß (*Chong Mai*). Wenn Leber-Blutstase *Ren Mai* und *Chong Mai* beeinträchtigt, kommt es zu starken Schmerzen vor und auch während der Menstruation. Über diesen Stagnations-Mechanismus kann es aber auch zur Bildung von uterinen Myomen kommen, da diese gutartigen Tumoren nach dem Verständnis der Chinesischen Medizin koaguliertem, stagniertem Blut entsprechen. Gestaute Unterzungenvenen und eine Einkerbung in der Zungenspitze (▸ Kap. 6.2) sind häufig bei Frauen zu finden, bei denen ein oder mehrere Myome diagnostiziert wurden. Allerdings tauchen bläuliche Zungenränder bei diesem Befund eher selten auf, obwohl der Entstehungsprozess eines Myoms stark an eine Leber-Blutstase und eine Stase im Durchdringungsgefäß (*Chong Mai*) gebunden ist.

- Ist die Zunge rot mit bläulich verfärbten Zungenrändern, deutet dies auf Leber-Hitze hin, die ursächlich an einer Leber-Blutstase beteiligt ist. Die Hitze verklumpt in diesem Fall das Blut. Bei Patienten mit chronisch verlaufender Hepatitis B oder C sieht man häufig rote, aufgerollte Ränder, die die Hitze in der Leber dokumentieren. Werden die Ränder tiefrot oder bläulich, dann ist aus dieser Pathologie eine Leber-Blutstase entstanden. In einer klinischen Untersuchung hat sich gezeigt, dass dies häufig ein Indiz für den beginnenden fibrotischen Umbau des Lebergewebes ist.[3] Eine weitere Untersuchung zeigte, dass blaue Flächen, die an den Zungenseiten lokalisiert sind, auf eine Leber-Pathologie hinweisen. Es ist aber nicht möglich, von der Präsenz der bläulichen Verfärbung auf das Vorhandensein bösartiger Tumoren zu schließen.[4] Trotzdem sollte man sich die Intensität der blauen Areale merken, um in der Verbindung mit anderen Zeichen und Symptomen auf die Schwere der Erkrankung schließen zu können.
- Bläulich verfärbtes Zentrum der Zunge: Blutstase im Magen.

Zungenbeispiel 1 (▸ Abb. 8.5)

Zungenbeschreibung	Chinesische Diagnose
Blass und kurz	Milz-Qi-Mangel
Bläulich	Blutstase
Blaues Areal am Zungenrand	Blutstase
Leicht gerötete Zungenspitze	Leere Hitze im Herzen
Hellgelber, trockener Belag	Retention von feuchter Hitze im Mittleren Erwärmer

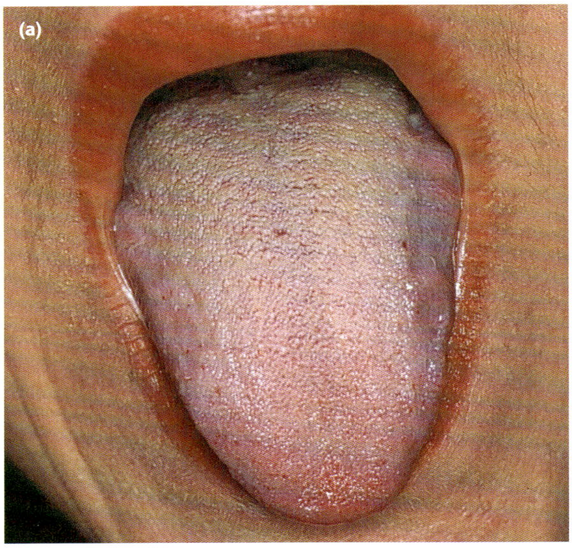

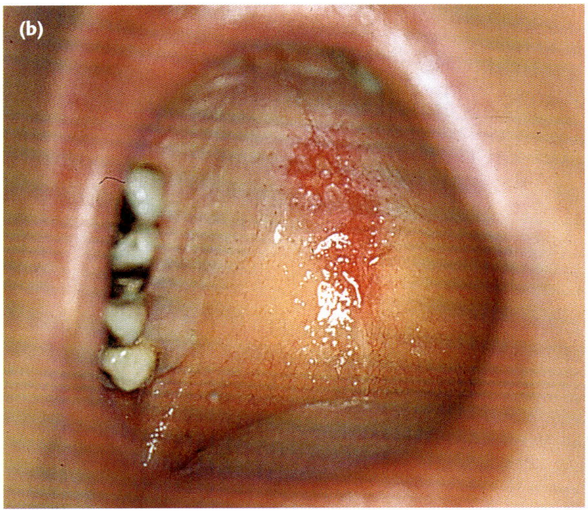

Abb. 8.5 (a, b) Weiblich, 33 Jahre

Symptome

- Offenes Geschwür im Gaumen
- Bläuliche Verfärbung von Nase und Kinn
- Gelbbräunliche Schuppen in der Ohrmuschel mit Juckreiz
- Retrosternale Schmerzen bei körperlicher Belastung
- Erschöpfung
- Schlaflosigkeit
- Appetitlosigkeit
- Breiige, riechende Stühle

Westliche Diagnose

- Systemischer Lupus erythematodes

Krankheitsursachen

- Alkohol-, Cannabis- und Nikotinabusus
- Unregelmäßiger Lebensstil
- Langjährige emotionale Probleme
- Überarbeitung

Zungenbeispiel 2 (▸ Abb. 8.6)

Zungenbeschreibung	Chinesische Diagnose
Blassrot, bläulich, leichte Zahneindrücke	Herz-Qi-Mangel und Herz-Blutstase
Rötlich-bläulich an den Seiten des unteren Drittels	Hitze in der Leber mit leichter Blutstase
Erhabener, dunkelroter Punkt	Leber-Blutstase

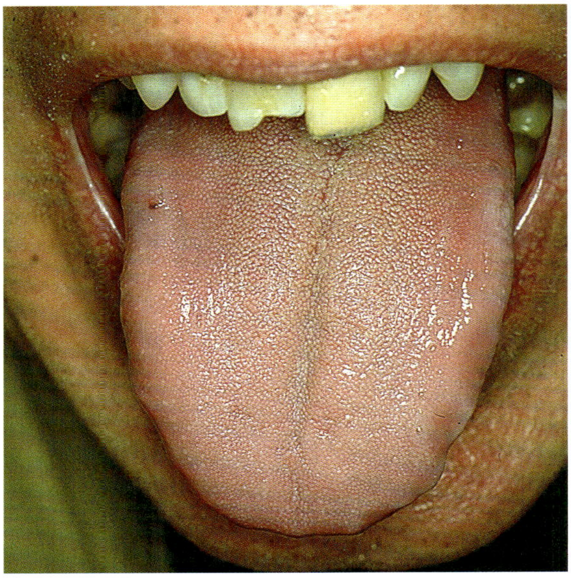

Abb. 8.6 Männlich, 58 Jahre

Symptome

- Engegefühl in der Brust
- Anfälle von Kurzatmigkeit und Atemnot begleitet von Schweißausbrüchen, Verschlimmerung durch Stress und Ärger
- Herzklopfen
- Gelegentliche Magenschmerzen mit Völlegefühl

Westliche Diagnose

- Koronarstenose
- Herzrhythmusstörungen

Krankheitsursachen

- Übermäßiger Verzehr von fetten Speisen
- Unterdrückte Emotionen

Zungenbeispiel 3 (▸ Abb. 8.7)

Zungenbeschreibung	Chinesische Diagnose
Rötlich, geschwollen	Retention von feuchter Hitze
Rötlichbläulich im Zentrum	Blutstase im Magen
Dünner, vertikaler Riss mit kleinen horizontalen Rissen	Magen-Yin-Mangel
Linke Zungenseite stärker geschwollen	Stagnation von Qi, Blut und Feuchtigkeit in den *Jing Luo*

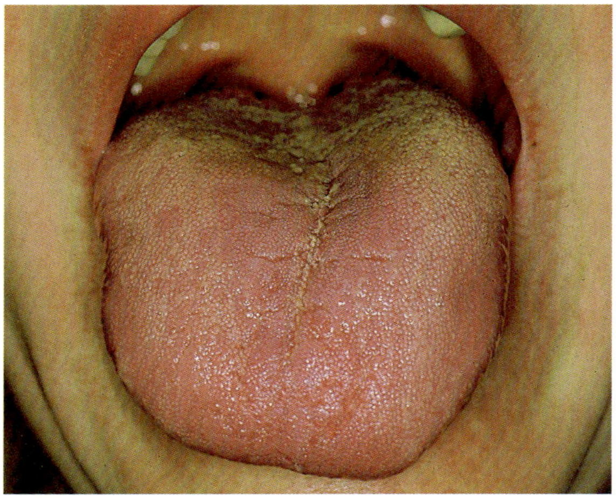

Abb. 8.7 Weiblich, 61 Jahre

Symptome

- Sodbrennen
- Magenschmerzen
- Verstopfung oder harter Stuhl
- Durchblutungsstörungen der Beine
- Schlafstörungen

Westliche Diagnose

- Hiatushernie
- Chronische Gastritis
- Arterielle Verschlusskrankheit vom Unterschenkeltyp

Krankheitsursachen

- Jahrelange Sorgen
- Übermäßiger Verzehr von süßen und fetten Speisen

Fallbeispiel (▸ Abb. 8.8)

Dieses Fallbeispiel wurde ausgewählt, um einerseits die Auswirkungen einer falschen Behandlung mit chinesischen Arzneien zu illustrieren und andererseits die markanten Petechien an den Zungenrändern zu demonstrieren.

Zungenbeschreibung	Chinesische Diagnose
Leicht blass	Milz-Qi-Mangel
Bläulich	Blutstase
Blaue Staseflecken an den Zungenrändern	Blutstase
Aufgerollte Ränder	Leber-Qi-Stagnation
Weißlicher, hellgelber, öliger Belag	Retention von Schleim

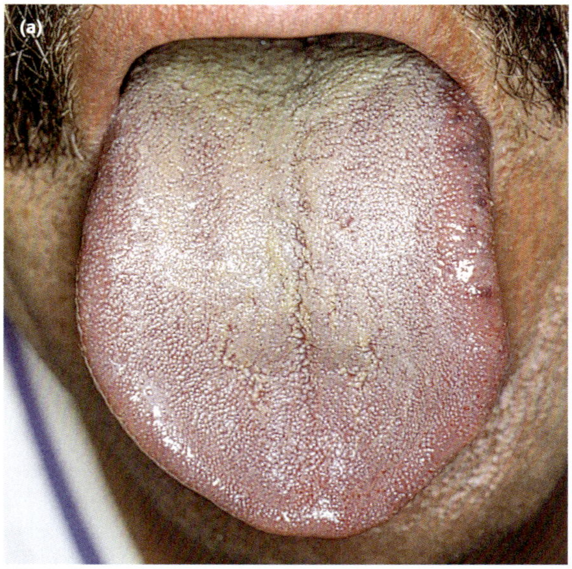

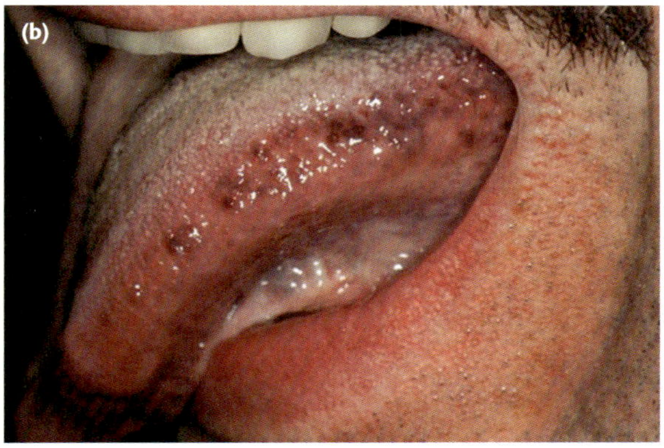

Abb. 8.8 (a, b) Männlich, 51 Jahre

Symptome

- Stechende Schmerzen in der Brust
- Husten mit dickem, weißlichen Schleim

- Körperschwere
- Erschöpfung
- Appetitlosigkeit
- Heiße Unterschenkel und Füße

Westliche Diagnose

- Keine

Krankheitsursache

- Langjährige Überarbeitung
- Falsche Behandlung mit chinesischen Arzneien

Falldarstellung

Der Patient ist von Beruf Masseur. Er ist kräftig gebaut und übergewichtig. Vor einem Jahr hatte er sich wegen seiner heißen Unterschenkel und Füße in die Behandlung eines Arztes begeben, der Chinesische Medizin praktiziert. Der Arzt verschrieb *Liu Wei Di Huang Wan* (Sechs Bestandteile Pille mit Rehmanniae Radix Praeparata), eine Rezeptur zur Kräftigung des Nieren-Yin. Nach sechsmonatiger Einnahme dieser Tabletten, die hoch dosiert verschrieben worden waren, verschlechterte sich der Gesundheitszustand des Patienten. Er entwickelte einen lauten Husten und warf sehr viel weißlichen, dicken Schleim aus. Er wurde zusehends müder, sein Körper fühlte sich schwer an, und er verlor den Appetit. Gleichzeitig traten stechende, retrosternale Schmerzen auf. Für die Schmerzanfälle gab es kein Muster. Es gab keine erkennbaren Faktoren, die als Schmerzauslöser infrage kamen.
Die Verdauung des Patienten war normal. Er aß sehr unregelmäßig und hatte eine Vorliebe für sahnehaltige Speisen. Er liebte seine Arbeit und arbeitete 14 Stunden täglich. Er lehnte Ruhephasen und Freizeit für sich ab und war stolz darauf, dass er seit Jahren keinen Urlaub mehr gemacht hatte. Er gab sich sehr locker, strahlte aber eine starke Anspannung aus. Seine Pulse waren schlüpfrig (*hua*) und kräftig (*shi*).

Analyse

Heiße Unterschenkel und Füße können sich aufgrund eines Nieren-Yin-Mangels entwickeln. Nur wenn andere Symptome und Zeichen auf diesen Mangel-Zustand hinweisen, ist eine Verschreibung von *Liu Wei Di Huang Wan* (Sechs Bestandteile Pille mit Rehmanniae Radix Praeparata) gerechtfertigt. Diese Rezeptur enthält reichhaltige und „fette" (ölige) Bestandteile zur Kräftigung des Nieren-Yin. Wird sie unsachgemäß verschrieben, trägt sie zur Entwicklung von Schleim bei oder verschlimmert eine bestehende Schleim-Pathologie, wenn sie über längere Zeit eingenommen wird. Die Fehldiagnose und die darauffolgende Behandlung hätten vermieden werden können, wenn die Zungendiagnostik zur Hilfe genommen worden wäre. Die Zunge des Patienten weist keinerlei Yin-Mangel-Zeichen auf.
Die aufgerollten Ränder des Zungenkörpers reflektieren die Leber-Qi-Stagnation. Die Farbe des Zungenkörpers ist bläulich und weist damit auf eine eingeschränkte Zirkulation des Blutes hin. Die Bedeutung dieses Befundes wird unterstrichen durch die zahlreichen violetten Staseflecken an den Zungenrändern. Sie signalisieren ein Blutstase-Muster. Obwohl sich die Petechien an den Zungenrändern befinden, indiziert das nicht automatisch ein Leber-Blutstase-Muster.
Die sporadisch auftretenden scharfen, stechenden Schmerzen hinter dem Brustbein sind ein Anzeichen für Herz-Blutstase. Wie stark die Leber-Qi-Stagnation die Einstellung des Patienten bestimmt und umgekehrt, lässt sich nicht genau feststellen. Das hartnäckige Festhalten an seinem Lebenskonzept

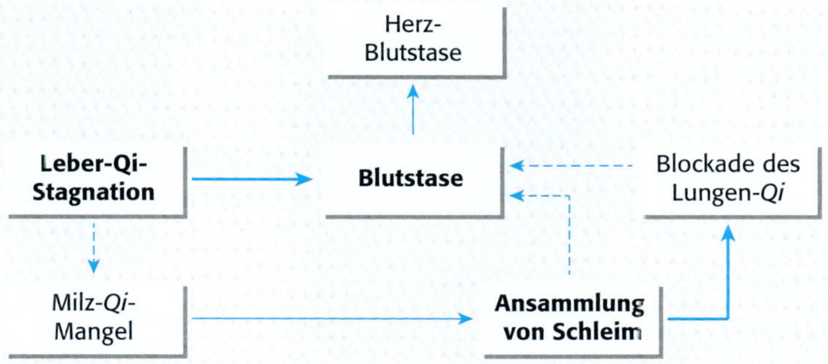

Abb. 8.9 Pathomechanismus Fallbeispiel (Brustschmerzen)

führt dazu, dass er sich nicht mehr entspannt und dadurch die freie Zirkulation des Qi blockiert wird. Unter Umständen schädigt die Leber-Qi-Stagnation die Milz, indem sie die Umwandlungs- und Transport-Funktion der Milz beeinträchtigt. Dies fördert die Entstehung von Schleim (► Abb. 8.9), der durch den übermäßigen Verzehr von Schleim produzierenden Speisen (Sahne) vermehrt wird. Die Langzeiteinnahme der reichhaltigen chinesischen Arzneien in hoher Dosierung hatte eine Verschlimmerung dieser Pathologie bewirkt. Schleim beeinträchtigt die Zirkulation des Yang-Qi, das sich dadurch nicht ausdehnen kann. Es sammelt sich im Inneren an und erlaubt die Entwicklung von Hitze. Die heißen Füße und Unterschenkel sind auf diesen Krankheitsmechanismus zurückzuführen und nicht auf einen Nieren-Yin-Mangel. Die Körperschwere wird ebenfalls durch die Ansammlung von Schleim verursacht, der die Zirkulation von Nähr- und Abwehr-Qi durch den Körper und den Muskeln behindert.

Der Zungenbelag ist weißlich und ölig und reflektiert die Präsenz von Schleim im Körper, dieser Befund wird auch durch den schlüpfrigen Puls unterstützt. Ein Sprichwort lautet: „Die Milz produziert Schleim, die Lunge speichert ihn". Der Schleim folgt dem Qi-Fluss in die Lunge und blockiert dort die absinkende Funktion des Lungen-Qi. Daher leidet der Patient an Husten, der durch dicken Schleim gekennzeichnet ist. Die Schleim-Ansammlung im Oberen Erwärmer verursacht eine eingeschränkte Zirkulation des Herz-Yang und in der Folge des Herz-Blutes. Dies in der Kombination mit der zugrunde liegenden Leber-Qi-Stagnation führt zu einer Herz-Blutstase, die für die retrosternalen Schmerzen verantwortlich ist.

Die Erschöpfung des Patienten resultiert zum Teil aus der chronischen Überarbeitung, die zu einem Milz-Qi-Mangel geführt hat, der sich auch in der gelegentlichen Appetitlosigkeit manifestiert. Der Milz-Qi-Mangel ist aber nicht sehr ausgeprägt, was durch die Fähigkeit des Patienten bestätigt wird, einen 14-Stunden-Arbeitstag zu bestreiten. Außerdem gibt es keine Zungenzeichen, die auf dieses Krankheitsmuster hinweisen.

Therapiestrategie

Schleim transformieren, Leber-Qi regulieren, Blut bewegen, Husten lindern.

Dem Patienten wurde für zwei Wochen als Grundrezeptur *Er Chen Tang* (Dekokt der zweifach behandelten Arzneien mit Coptidis Rhizoma und Scutellariae Radix) mit den Zusätzen *Gua Luo* (Trichosanthis Fructus), *Xuan Fu Hua* (Inulae Flos), *Jie Geng* (Platycodi Radix), *Dan Shen* (Salviae Militiorrhizae Radix et Rhizoma) und *Yu Jin* (Curcurmae Radix) verschrieben. Daraufhin fühlte sich der Patient sehr viel besser. Der Husten und die Schleimproduktion hatten sich deutlich vermindert. Die Brustschmerzen waren nicht mehr aufgetreten. Er hatte das Gefühl, dass seine Energie zurückkehrte. Die Füße waren weniger heiß. Der Zungenkörper war nicht mehr bläulich verfärbt. Die Staseflecken waren aber unverändert.

Nach weiteren drei Monaten Behandlung mit chinesischen Arzneien und mit Akupunktur fühlte sich der Patient sehr gut. Seine Füße waren nicht mehr heiß. Der Appetit war wieder normal. Er hatte vier Kilo abgenommen. Husten und Brustschmerzen waren verschwunden. Die Staseflecken waren aber nach wie vor deutlich auf dem Zungenkörper sichtbar.

Drei Jahre später suchte mich der Patient wegen depressiver Verstimmungen wieder auf. Körperlich ging es ihm gut. Die Petechien an den Zungenrändern waren fast verschwunden.

8.3 Unterzungenvenen

Die Untersuchung der Unterzungenvenen wird in den alten chinesischen Schriften nicht erwähnt. Aussagen über ihre diagnostische Bedeutung sind das Resultat von Forschungen in China aus den vergangenen 30 Jahren. Sie basieren auf klinischen Beobachtungen, die Gesetzmäßigkeiten in ihrem Auftreten in Relation zu bestimmten Krankheitsbildern festhalten. Dazu gehören koronare Herzerkrankungen, Cor pulmonale, Hypertonie, Hepatitis und Krebserkrankungen.[5]

In vielen Fällen, selbst bei schwersten organischen Erkrankungen, ist die Oberfläche der Zunge relativ normal. Das bedeutet, dass der Zungenkörper nicht immer die Schwere der Erkrankung anzeigt. Im Falle einer Erkrankung, die durch ein zugrunde liegendes

Blutstase-Muster verursacht wird, wird dies jedoch trotz eines normal aussehenden Zungenkörpers häufig durch pathologische Veränderungen der Unterzungenvenen reflektiert, insbesondere wenn am Krankheitsgeschehen hauptsächlich Blutstase beteiligt ist (▸ Kap. 8.2, Zungenbeispiel 1 und 2). Die Untersuchung der Unterzungenvenen ist daher unerlässlich um festzustellen, ob ein Blutstase-Muster vorhanden ist.

Die Zungenoberfläche wird in drei Zonen aufgeteilt (▸ Kap. 1.1.2), die Aussagen über Dysfunktionen einzelner *Zang* und *Fu* erlauben. Es liegt nahe, gleiches für die Unterzungenvenen zu tun. Doch gibt es hierüber noch keine fundierten Untersuchungsergebnisse. In einer Vorlesung machte Prof. Zhang Bo Li allerdings folgende Aussage: „Erreichen die Unterzungenvenen die Spitze der Zunge, liegt häufig eine Herzerkrankung vor".[6] Gestaute Unterzungenvenen, die im Rahmen von Herzerkrankungen auftreten, werden in der Literatur wiederholt erwähnt. Dies stimmt auch mit den Erkenntnissen der Schulmedizin überein, die die gestauten Unterzungenvenen als Resultat eines gestauten venösen Rückflusses interpretiert wie z.B. bei der Rechtsherzinsuffizienz.[7]

Nur mit größter klinischer Erfahrung können Vermutungen anhand der Füllung der Unterzungenvenen geäußert werden, was die Lokalisation der Blutstase im Körper betrifft. Im Interesse der Patienten sollte mit solchen Aussagen vorsichtig umgegangen werden. An dieser Stelle sei noch einmal betont, dass gestaute Unterzungenvenen nicht automatisch und unbedingt ein Hinweis auf eine schwere organische Erkrankung sind.

8

Die normalen Unterzungenvenen, die beiderseits des Zungenfrenulums liegen, haben eine hellblaue Farbe. Sie sind dünn, und ihre Länge sollte nicht mehr als drei Fünftel der Gesamtlänge der Zungenunterseite betragen.[8]

Um eine Untersuchung der Unterzungenvenen vornehmen zu können, wird der Patient dazu aufgefordert, die Zungenspitze leicht und ohne Kraft zum Gaumen hinzurollen. Die Unterzungenvenen sollten hinsichtlich ihrer Länge, Form und Farbe überprüft werden. Weiterhin ist es bei der Untersuchung wichtig, die Füllung der Unterzungenvenen zu beobachten. Das Auftreten kleiner Venolen, Staseflecken oder auch roter Kapillaren, die die Zungenunterseite bedecken können, sollte vermerkt werden.

Einige pathologische Manifestationen der Unterzungenvenen

- Sehr lang und blau (▸ Abb. 8.10).
- Hellblau, dick und weich (▸ Abb. 8.14).
- Dunkelblau, dick und stark gefüllt (▸ Abb. 8.11).
- Gewunden, gekrümmt und gefüllt, sublinguale Varizen (▸ Abb. 8.12).

Bei der Beurteilung der Fülle und Länge der Unterzungenvenen können folgende Schweregrade angegeben werden: [9]

- Nur wenig gefüllt und leicht bläulich.
- Im unteren Bereich gefüllt.
- Füllung der Unterzungenvenen über ihre gesamte Länge.
- Extrem gefüllt und dunkelblau.

Insgesamt lässt sich feststellen, dass die Präsenz von pathologisch veränderten Unterzungenvenen Blutstase im Körper reflektiert. Je dunkler und dicker die Unterzungenvenen, desto betonter ist die Stase. Es herrscht Übereinstimmung darüber, dass bei alten Menschen die gestauten Unterzungenvenen nicht so signifikant sind wie bei jüngeren Menschen.

Wenn sich Blutstase mit Schleim verbindet, sehen die Venen weich, dick und oft auch glänzend aus (▸ Abb. 8.14). Ist es durch extreme Hitze zu einer Blutstase gekommen, können sich dunkelblaue, gefüllte Venen oder auch rote Kapillaren an den Unterzungenrändern bilden. Rote Kapillaren, besonders wenn sie leicht erhaben erscheinen, weisen auf pathogene Hitze im Körperinneren hin.

Dunkle Petechien, also flache bläuliche rote Punkte, können ein Indiz für eine Herzerkrankung oder für jede Art von Massen im Körper sein. Gelegentlich sind kleine Venolen gestaut, die von der Unterzungenvenen abzweigen. Sie können eine ausgeprägte Blutstase im Körper signalisieren (▸ Abb. 8.10).

Zusammenfassend kann festgestellt werden, dass Form, Länge, Farbe und Grad der Füllung der gestauten Unterzungenvenen auf ein Blutstase-Muster im Körper hinweisen, was aber im Zusammenhang mit dem Alter des Patienten bewertet werden sollte. Die Diagnostik der Unterzungenvenen ist unerlässlich, um die Intensität eines vorliegenden Blutstase-Musters zu bestimmen. Die Unterzungenvenen zeigen aber nicht notwendigerweise ein aktives oder schweres Krankheitsgeschehen an (▸ Abb. 8.11) und sollten immer nur im Kontext mit anderen Zeichen und Symptomen gedeutet werden.[10] Aus Sicht der Chinesischen Medizin muss deutlich darauf hingewiesen werden, dass eine Aussage über die Bildung von Knoten oder sogar Krebsgeschwüren nicht auf der Basis der Zungendiagnose gemacht werden kann.

Zungenbeispiel 1 (▸ Abb. 8.10)

Zungenbeschreibung	Chinesische Diagnose
Blassrot	Kein pathologischer Befund
Leichte Zahneindrücke	Retention von Feuchtigkeit
Rote Punkte an der Zungenspitze	Eingedrungene Hitze[11]
Hellgelber, öliger, dicker Belag	Retention von Schleim mit Umwandlung in Schleim-Hitze im Magen
Dunkelblaue, dünne, gestaute Unterzungenvenen mit vereinzelten Staseflecken	Blutstase

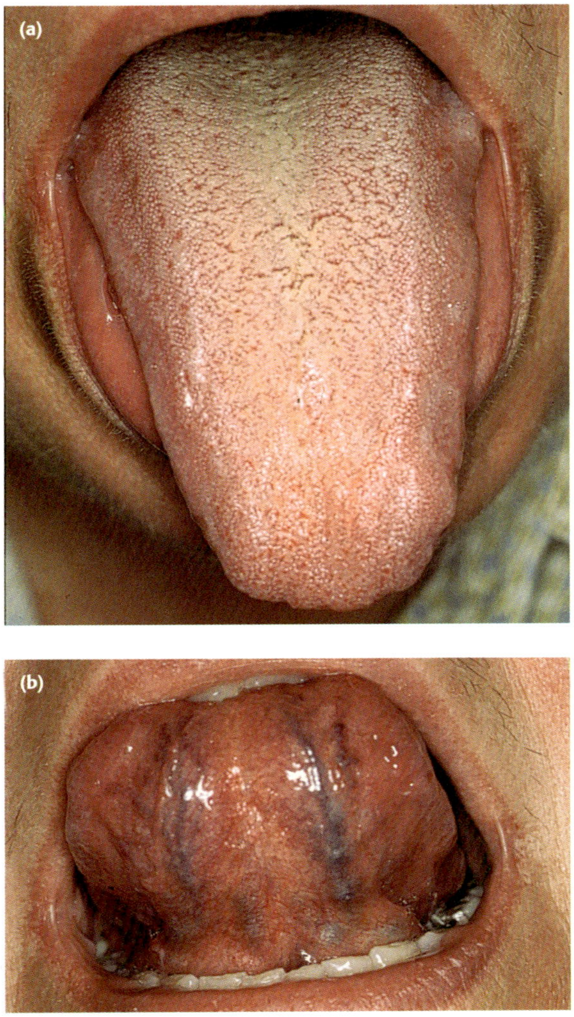

Abb. 8.10 (a, b) Weiblich, 52 Jahre

Symptome

- Schmerzen in der Brust- und Lendenwirbelsäule
- Erschöpfung
- Gewichtszunahme
- Völlegefühl im Magen
- Depressive Verstimmungen
- Lymphödem des linken Arms

Westliche Diagnose

- Mammakarzinom mit Knochenmetastasen

Krankheitsursachen

- Emotionen, die über lange Jahre unterdrückt wurden
- Übermäßiger Verzehr von fetten Speisen

8

Zungenbeispiel 2 (▸ Abb. 8.11)

Zungenbeschreibung	Chinesische Diagnose
Blass	Milz-Qi-Mangel
Leicht blasse Ränder	Leber-Blut-Mangel
Tiefe Delle an der Zungenwurzel	Nieren-Essenz-Mangel
Blaue, gefüllte Unterzungenvenen	Blutstase

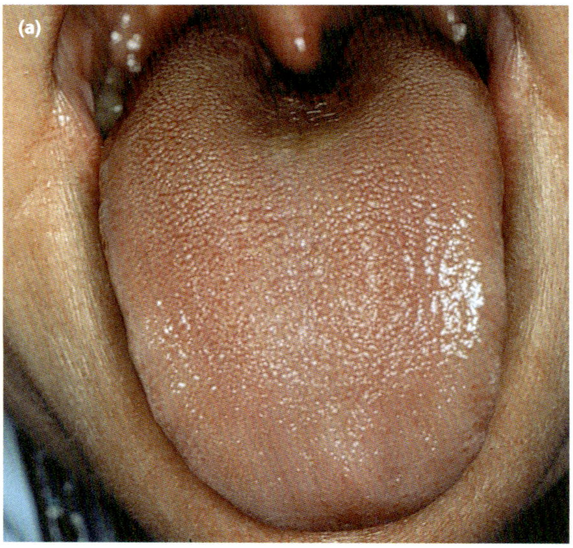

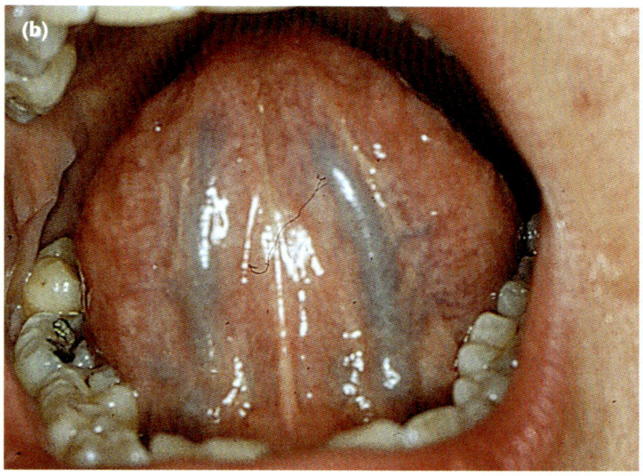

Abb. 8.11 (a, b) Weiblich, 53 Jahre

Symptome

- Schweißausbrüche tagsüber und nachts
- Hitzewallungen
- Schlafstörungen
- Starker Durst
- Gewichtszunahme

Westliche Diagnose

- Mammakarzinom
- Starke Erhöhung von Cholesterin und Trigylceriden

Krankheitsursachen

- Hysterektomie (wegen schnell wachsender Myome)
- Einnahme von Estradiol vom 45. bis zum 52. Lebensjahr
- Zustand nach Chemotherapie und Strahlentherapie
- Nebenwirkungen (nach der Einnahme von Anti-Östrogenen) durch eine antihormonelle Therapie
- Überarbeitung

Zungenbeispiel 3 (▸ Abb. 8.12)

Zungenbeschreibung	Chinesische Diagnose
Blass	Milz-Qi-Mangel
Leichte Einkerbung der Zungenspitze	Herz-Blut-Mangel
Leicht gerötete Zungenspitze	Leere Hitze im Herzen
Weißer, öliger Belag	Retention von Schleim
Blaue, gefüllte Unterzungenvenen, Unterzungenvarikose	Blutstase

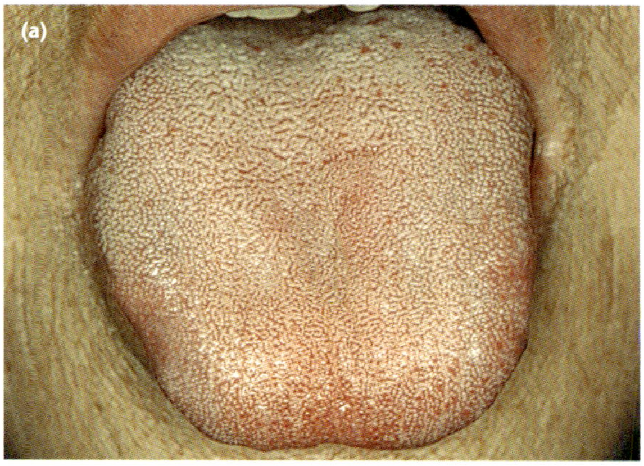

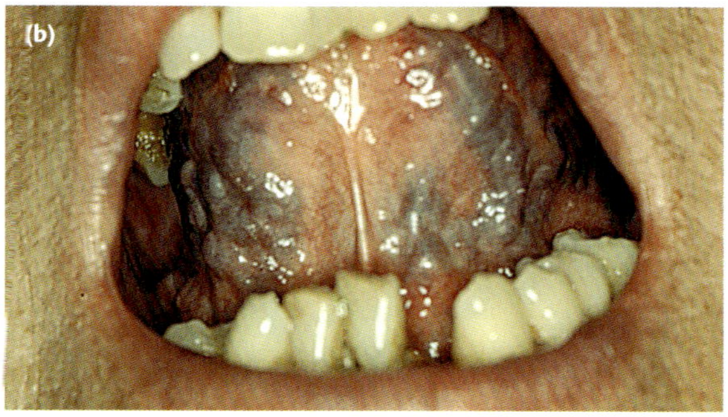

Abb. 8.12 (a, b) Weiblich, 80 Jahre

Symptome

- Starke Schmerzen im Brustkorb
- Engegefühl im Brustkorb mit Erstickungsgefühl
- Atemnot und Kurzatmigkeit
- Erschöpfung
- Einschlafstörungen

Westliche Diagnose

- Angina pectoris

Krankheitsursachen

- Harte körperliche Arbeit seit 60 Jahren

Zungenbeispiel 4 (▸ Abb. 8.13)

Zungenbeschreibung	Chinesische Diagnose
Tiefrot, kurz, glänzend	Magen-Yin-Mangel, Lungen-Yin-Mangel, Nieren-Yin-Mangel
Stark gestauter Unterzungengrund mit dunklen Petechien	Schwere Blutstase im Oberen Erwärmer

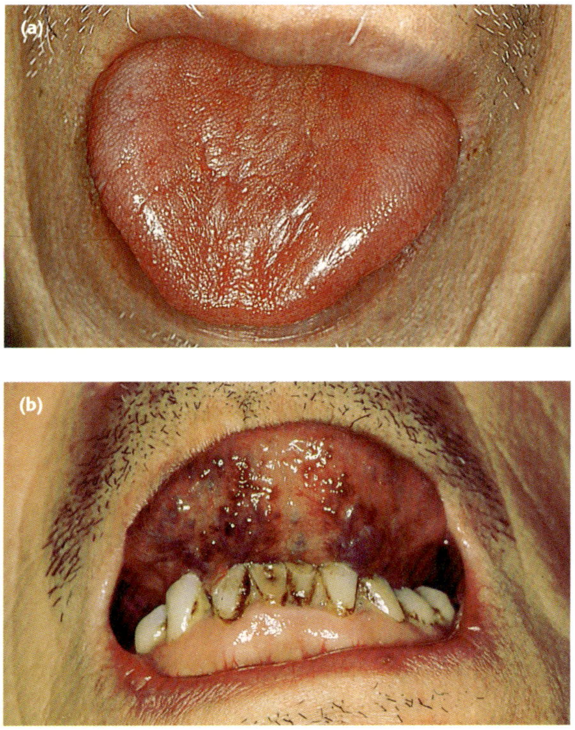

Abb. 8.13 (a, b) Männlich, 83 Jahre

Symptome

- Husten mit wenig Schleim
- Nachtschweiße
- Subfebrile Temperaturen
- Starkes Hitzegefühl im Körper
- Atemnot und Kurzatmigkeit
- Erschöpfung

Westliche Diagnose

- Chronische Bronchitis
- Emphysem

Krankheitsursachen

- Starkes Rauchen seit 60 Jahren

Fallbeispiel (▸ Abb. 8.14)

Leber-Feuer ist bei diesem Patienten ursächlich an der Entstehung von feuchter Hitze und Leber-Blutstase beteiligt. Die gestauten Unterzungenvenen sind glänzend, was ein Zeichen für eine Fettstoffwechselstörung sein kann.

Zungenbeschreibung	Chinesische Diagnose
Rot	Hitze-Entwicklung
Rote Ränder	Leber-Feuer
Weißlicher Belag im Zentrum, gelb, dick und ölig zur Zungenwurzel hin	Retention von feuchter Hitze in Leber/Gallenblase
Abgegrenzte Areale im Belag	Hitze im Magen, Herz-Feuer[12]
Blaue, gefüllte, glänzende Unterzungenvenen	Blutstase und Ansammlung von feuchter Hitze

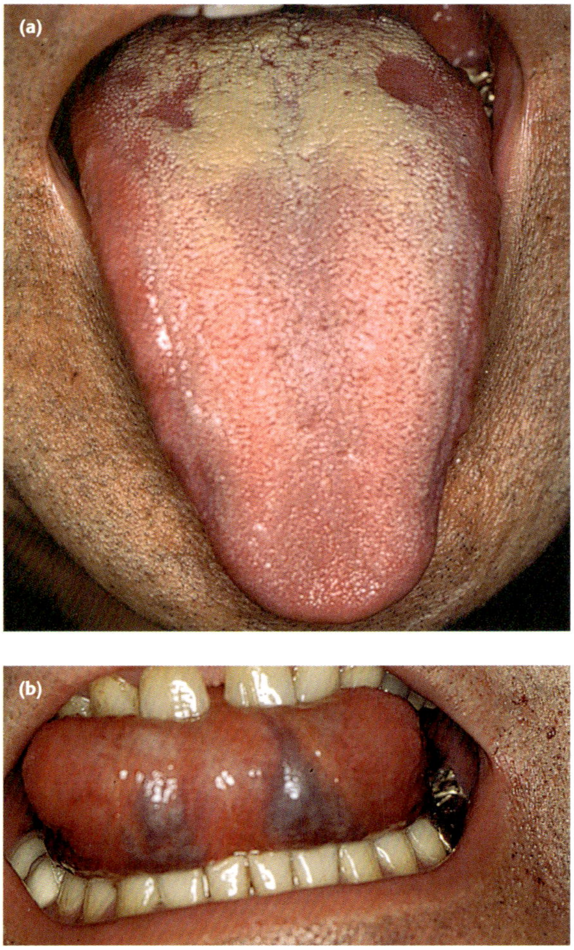

Abb. 8.14 (a, b) Männlich, 52 Jahre

Symptome

- Druck und Schmerzen unter dem rechten Rippenbogen
- Gelbfärbung der Skleren
- Riechende Durchfälle
- Innere Unruhe
- Wutanfälle

Westliche Diagnose

- Meulengracht-Krankheit[13]

Krankheitsursache

- Gehäuftes familiäres Auftreten von Meulengracht-Krankheit
- Alkoholabusus

Falldarstellung

Der Patient leidet an der Meulengracht-Krankheit mit täglich auftretendem Druck und Schmerzen unter den Rippenbögen. Die Werte der Transaminasen waren nicht erhöht, nur das indirekte Bilirubin war leicht vermehrt. Dies zeigte sich auch in der Gelbfärbung der Skleren. Der Patient fühlte sich sehr unwohl wegen des täglich auftretenden Druckgefühls im Oberbauchraum. Er hatte täglich Durchfall, der stark roch.

Der Patient war sehr unzufrieden sowohl mit seiner beruflichen als auch persönlichen Lebenssituation. Er gab an, ständig gereizt zu sein und hatte von Zeit zu Zeit heftige Wutausbrüche wegen Nichtigkeiten. Seine innere Unruhe wurde seinen Angaben zufolge nur durch den Konsum von Wein und Bier gelindert. Appetit, Durst und Schlaf waren normal. Die Pulse des Patienten waren kräftig (*shi*) und oberflächlich (*fu*).

Analyse

Die Meulengracht-Krankheit ist erblich und schon zweimal in der Familie des Patienten aufgetreten. Zu den Symptomen dieser Krankheit gehören diffuse Oberbauchschmerzen, Gelbfärbung der Skleren und gelegentlich auch Leistungsabfall. Die Gelbfärbung der Skleren resultiert aus Sicht der Chinesischen Medizin aus einer Retention von feuchter Hitze in Leber und Gallenblase. Das gehäufte familiäre Auftreten der Erkrankung lässt die Vermutung zu, dass der Patient eine konstitutionelle Tendenz hat, eine feuchte Hitze-Pathologie zu entwickeln. Die Zunge spiegelt dies sehr deutlich wider mit dem gelben, dicken, öligen Belag, der besonders das hintere Drittel der Zunge bedeckt.

In einem Klassiker der Augenheilkunde[14] wird genau beschrieben, wie es zum Entstehen der gelben Skleren kommt: Die Verfärbung der Skleren „wird durch den Wein ausgelöst. Wein stimuliert das Yang. Wenn man maßlos trinkt, erhält die Milz Feuchtigkeit, und Leber und Gallenblase werden geschädigt. Dies wiederum facht das Feuer an, welches die Lungen schädigt. Das Weiße des Auges wird mit der Lunge assoziiert. Durch übermäßigen Genuss von Wein wird das Weiße des Auges gelb oder rot. Zuviel Wein verursacht über das Blut eine Schädigung der Leber. Die Leber erhält die Hitze durch das Blut, die nach oben zum Auge steigt. So erhalten die Augen die toxische Hitze des Weines und verfärben sich gelb oder rot".

Während diese Quelle die Auswirkung von übermäßigem Alkoholkonsum betont, wird die Situation des Patienten noch durch die familiäre Disposition verschlimmert. Feuchte Hitze in Leber/Gallenblase blockiert den Fluss von Qi und Blut in ihren Leitbahnen, was zu den lokalisierten Schmerzen und

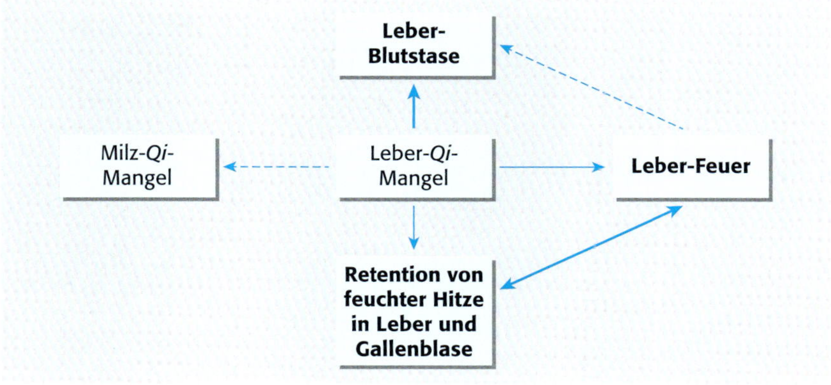

Abb. 8.15 Pathomechanismus Fallbeispiel (Schmerzen unter dem Rippenbogen)

8

Druckgefühl unter den Rippen führt. Verstärkt wird dieser Prozess durch den ständigen Alkoholabusus des Patienten. Feuchte Hitze und Alkohol lösen Leber-Feuer aus, das wiederum die Tendenz zur Leber-Blutstase fördert. Da das Leber-Feuer die *Jin-Ye* verletzt, wird das Blut nicht genug verdünnt. Es wird dickflüssig und in seinem Fluss eingeschränkt (► Abb. 8.15).

Die Unterzungenvenen des Patienten sind nur an der Basis geschwollen. Die Venen sind geschwollen und glänzend, was ebenfalls ein Hinweis auf die Anwesenheit von feuchter Hitze ist. Die Kombination von lokalisierten Schmerzen unter dem Rippenbogen und geschwollenen Unterzungenvenen zeigt den Beginn einer Leber-Blutstase an. Dieses Zungenzeichen ist für die Beurteilung des Falls sehr wichtig, weil es die Notwendigkeit unterstreicht, bei der Behandlung das Leber-Blut zu bewegen. Die Zungenunterseite ist sehr rot und signalisiert die Hitze im Körperinneren.

Der „ausgestanzte" Fleck im Belag an der Zungenwurzel ist ein Hinweis auf starke Hitze, die im Körperinnern vorherrscht. Dieses Zungenzeichen kann auch ein Hinweis für Herz-Feuer sein. Diese Pathologie wird auch durch die roten Ränder der Zunge angezeigt, die Leber-Feuer reflektieren. Leber-Feuer hat die Tendenz, auf das Herz überzugreifen, was sich hier durch die innere Unruhe des Patienten ausdrückt.

Die Unzufriedenheit und die Gereiztheit des Patienten weisen auch auf eine zugrunde liegende Leber-Qi-Stagnation hin, die sich mit Unterstützung des Alkohols in Leber-Feuer umgewandelt hat. Aus der Gereiztheit werden Wutausbrüche. Diese emotionalen Reaktionen beschreiben die Entwicklung von Leber-Feuer aus einer Leber-Qi-Stagnation heraus. Der Fülle-Zustand, verursacht durch Leber-Feuer, lässt sich auch an den oberflächlichen und kräftigen Pulsen ablesen.

Sowohl durch die zugrunde liegende Leber-Qi-Stagnation als auch durch die feuchte Hitze werden Milz und Magen ihrer natürlichen Verdauungsfunktionen beraubt, was das Druckgefühl im Oberbauch auslöst. Dies fördert die Verklumpung von Feuchtigkeit und Hitze, die in diesem Fall in den Unteren Erwärmer absinkt und sich durch riechende, breiige Stühle manifestiert.

Therapiestrategie

Leber-Feuer beseitigen, feuchte Hitze aus Leber/Gallenblase und Unterem Erwärmer ausleiten, Leber-Qi und -Blut regulieren und bewegen.

Als Grundrezeptur wurde dem Patienten eine Abwandlung von *Qing Yu Liang Gan San* (Pulver mit Coptidis Rhizoma) mit einer hohen Dosierung von *Yu Jin* (Curcurmae Radix) als Dekokt verschrieben. Nach dreiwöchiger Einnahme war der Patient wesentlich ruhiger. Die Schmerzen und der Druck unter dem Rippenbogen traten nicht mehr täglich auf. Der Durchfall hatte sich leicht verbessert. Der Patient befindet sich weiterhin in Behandlung.

Anmerkungen

1. Vgl. Li N-M: *Zhong guo she zhen da quan*, Xueyuan Publishing Company, Beijing 1994, S. 1190. Ein blauer Zungenkörper kann bei folgenden Erkrankungen auftreten: Dickdarm-Karzinom, Leberkrebs, Magenkrebs, Leberzirrhose und bei bösartigen Tumoren des Peritoneums.
2. „Wenn die Bewegung in den Haupt- und Nebenleitbahnen lediglich eingeschränkt und träge ist, es aber noch nicht zu einer Stockung gekommen ist, dann wird dieser Zustand Blutstase (*Xue Zhi*) genannt. Wenn aber aufgrund unterschiedlicher ätiologischer Ursachen die Zirkulation des Blutes stark blockiert oder gar statisch wird, wird dieser Zustand als Blutstase (*Xue Yu*) bezeichnet." Bensky D, Barolet R, Wiesmann U: *Chinesische Arzneimittelrezepte und Behandlungsstrategien*, Verlag für Ganzheitliche Medizin, Kötzting 1996.
3. Vgl. Chen Z, Chen M-F: *The Essence and Scientific Background of Tongue Diagnosis*, Oriental Healing Arts Inst, Long Beach, 1989, S. 38. Die Autoren berichten von einer Untersuchung mit 76 Patienten, die an einem primären Leberzellkarzinom erkrankt waren. Der schulmedizinische Befund wurde mit dem der TCM in Korrelation gesetzt. Die Krankheitsursache nach der TCM beruhte zum größten Teil auf einer Leber-Blut-Stagnation. Bei 59 Patienten dieser Gruppe (77 %) zeigte die Zunge die sogenannte Leber-Krebs-Linie. Diese „Linie" ist charakterisiert durch bläuliche oder purpurne Linien an den Zungenrändern oder purpurne Flecken an den Seiten der Zunge.
4. Vgl. Li, N-M: *Zhong guo she zhen da quan*, Xueyuan Publishing Company, Beijing 1994, S. 1202. Patienten in einer anderen Untersuchung, deren Zungenkörper blaue Punkte oder Flecken an den Zungenseiten aufwiesen, litten an organischen Lebererkrankungen oder an einer bösartigen Erkrankung. In der Testgruppe traten folgende Erkrankungen gehäuft auf: akute und chronische Hepatitis, Leberzirrhose, Leberzellkarzinom oder Lebermetastasen. Bei allen Patienten mit akuter Hepatitis konnten keine bläulichen Verfärbungen gefunden werden. Aber 10 Prozent der Patienten mit chronischer Hepatitis hatten diesbezügliche Verfärbungen des Zungenkörpers. Bei 40 Prozent der Patienten mit Leberzellkarzinom und 100 Prozent (drei Patienten) der Patienten mit Lebermetastasen wurden bläuliche Verfärbungen des Zungenkörpers gefunden. Bei allen anderen Patienten, die zwar an bösartigen Erkrankungen litten, wo die Leber aber nicht involviert war, konnten keine derartigen Verfärbungen festgestellt werden, und nur bei 0,9 Prozent der Patienten, die an gutartigen Erkrankungen litten, wies der Zungenkörper bläuliche Areale auf.

5. Li N-M: *Zhong guo she zhen da quan*, Xueyuan Publishing Company, Beijing 1994, S. 1370 und Chen Z, Chen M-F: *The Essence and scientific background of Tongue Diagnosis*, Oriental Healing Arts Inst, Long Beach 1989, S. 96 f.
6. Hierzu gibt es interessante Ausführungen von Prof. Zhong Bo Li (Tianjin University of Traditional Chinese Medicin, China), der im Jahr 2000 ein Referat zu diesem Thema auf dem 31. Kongress für TCM in Rothenburg o. T. hielt.
7. Beaven DE, Brooks SE: *Color Atlas of the Tongue in Clinical Diagnosis*, Wolfe Medical Publications, London 1988.
8. Prof. Zhong Bo Li, ibid.
9. Ibd.
10. In diesem Buch finden sich Fallbeispiele, in denen Muster von Blutstase eine Rolle bei der Entstehung von Krebserkrankungen spielen (► Kap. 4.2, Fallbeispiel 2; ► Kap. 8.3, Zungenbeispiel 1 und 2). Die Zungenkörper der Patienten weisen keine bläulichen Punkte oder Areale auf. Dies lässt daher den Schluss zu, dass sich die entsprechenden Krankheitsmechanismen nicht durch eine Veränderung der Zungenfarbe darstellen. In einigen Fällen wird das Blutstase-Muster durch gestaute Unterzungenvenen signalisiert. Knoten, Massen und Schwellungen sind immer die Manifestation einer Ansammlung von Material. Blutstase und die Akkumulation von Schleim sind dabei wichtige Faktoren. Der Zungenkörper zeigt oft an, welcher der beiden der dominantere oder wichtigere bei der Krankheitsentstehung ist, oder er weist auf die Wurzel der Erkrankung hin. Blutstase und die Akkumulation von Schleim sind lediglich die Manifestationen einer Erkrankung, während die Wurzel entweder in einer Stagnation des Qi, in einem Yang- oder Yin-Mangel oder in pathogener Hitze liegt. Toxische Hitze kann als ein weiterer Faktor angesehen werden, der an der Bildung von Knoten beteiligt ist. Sie dringt in tiefste Schichten, bis in die inneren Organe ein. Virusinfektionen können zur Entwicklung von Hitze-Toxinen beitragen, man denke beispielsweise an das Hepatitis-C-Virus, das ein Leberkarzinom, oder an das HPV-Virus, das ein Zervixkarzinom verursachen kann.
11. Die Patientin hatte gerade 30 Bestrahlungen der linken Brust hinter sich. Dies manifestiert sich gelegentlich durch Hitze-Zeichen im ersten Drittel des Zungenkörpers.
12. Chen M-L et al.: *Gu jin tu shu ji cheng, yi bu quan lu* [Collection of Writings Past and Present: Complete Medical Section], Bd. 5, S. 84.
13. Auch Gilbert-Syndrom: angeborene Störung des Bilirubin-Stoffwechsels, ohne dass eine Leberstörung oder eine hämatologische Störung vorliegt.
14. Anonymus: *Essential Subtleties on the Silver Sea [Yin hai jing wei]*, übers. v. Kovacs J und Unschuld P, University of California Press, Berkeley 1998, S. 305.

8

9 Zungenzeichen bei Hitze-Erkrankungen

Äußere Wind-Hitze dringt durch Nase und Mund in den Körper ein. Neben Fieber treten ein wunder Rachen, Kopfschmerzen und Durst auf. Oftmals dringt die akute Wind-Hitze direkt in die Lungen ein und verursacht eine Blockade des Lungen-Qi, was zu Husten führt. Zu Beginn einer Hitze-Erkrankung zeigt die Zunge einen dünnen, weißen oder gelben Belag. Der oberflächliche, beschleunigte Puls ist ein weiteres Zeichen dafür, dass die Wind-Hitze die erste Schicht, die Abwehrschicht, angegriffen hat. Besonders bei der Erstellung einer Differentialdiagnose im Falle von akuten Erkrankungen ist der Zungenbefund eine große Hilfe. In der Regel manifestiert sich pathogene Hitze, insbesondere wenn sie ins Innere vordringt, mit einem gelben Zungenbelag und/oder mit dem Auftreten von roten Punkten auf dem Zungenkörper. Hierbei wird der Lokalisation sowie der Intensität der Rötung der Papillen und Punkte große Beachtung geschenkt. In diesem Kontext reflektiert das erste Drittel der Zunge den Zustand des Oberen Erwärmers, das mittlere Drittel den Zustand des Mittleren Erwärmers und das hintere Drittel den Zustand des Unteren Erwärmers.

9.1 Rote Punkte an der Zungenspitze

Rote Punkte an der Zungenspitze können ein Zeichen für äußere Wind-Hitze oder für toxische Hitze sein. Meist kündigen rote, grobkörnige Punkte an der Zungenspitze eine beginnende Erkältung an. Gelegentlich sind diese Punkte schon ein bis zwei Tage vor Ausbruch der Erkrankung auf der Zunge zu erkennen. Diese Punkte sollten nicht mit jenen verwechselt werden, die Hitze im Herzen anzeigen. Im Fall von Hitze im Herzen sind die Punkte feinkörniger, weniger erhaben und von einer hellroten bis hochroten Farbe (► Abb. 6.14). Außerdem liegen die Punkte sehr dicht beieinander, ähnlich wie feinkörniger Sand. Bei einer Erkrankung durch Wind-Hitze oder bei toxischer Hitze sind die Punkte meist größer, eher erhaben und tiefrot. Da die Punkte weiter auseinander liegen, wirken sie grobkörniger. Während die Punkte bei Hitze im Herzen nur an der Zungenspitze zu sehen sind, erstrecken sie sich bei Erkrankungen durch Wind-Hitze über das gesamte erste Drittel der Zunge, bei toxischer Hitze eventuell sogar noch weiter.

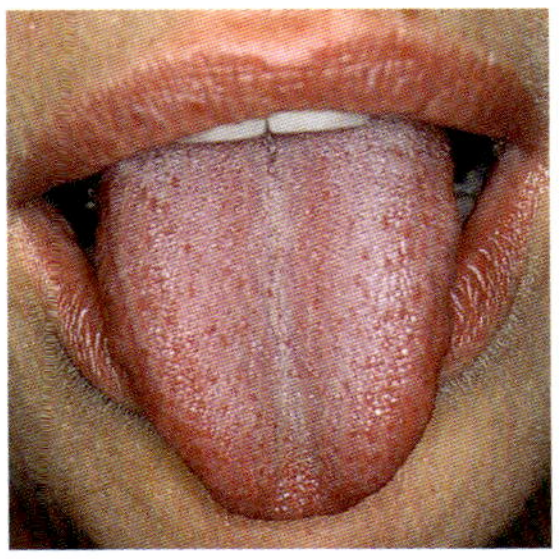

Abb. 6.14

9

Zungenzeichen

- Rötung des vorderen Drittels der Zunge oder rote Punkte: kräftiger Wind-Hitze-Faktor (► Abb. 9.6). Leuchtend rote Punkte in diesem Areal kündigen die schnelle Entwicklung einer schweren Halsentzündung und einer Infektion der oberen Atemwege an (► Abb. 9.1). Hier bleiben die roten Punkte auf das vordere Drittel beschränkt und dehnen sich nicht bis in das mittlere Drittel aus. Sowohl die Verteilung als auch ihre frischrote Farbe sind ein deutliches Indiz für eine akute Erkrankung, verursacht durch einen äußeren Wind-Hitze-Faktor, der aber noch nicht tief eingedrungen ist.
- Rote Punkte, die sich bis zum mittleren Drittel ausdehnen (► Abb. 9.3) oder sich über den gesamten Zungenkörper erstrecken (► Abb. 9.5): intensive äu-

ßere Hitze, die sich in toxische Hitze umwandelt. Leuchtend rote Punkte im vorderen Drittel des Zungenkörpers treten häufig bei Patienten auf, die an allergischer Rhinitis und/oder allergischem Asthma leiden (► Abb. 9.8). Erfahrungsgemäß erscheinen sie einige Tage oder sogar manchmal Wochen vor dem eigentlichen „Ausbruch“ der Allergie. Gelegentlich verbleiben sie über viele Monate, ohne dass akute Symptome auftreten. Sie weisen in der Regel auf einen verbliebenen Hitze-Faktor hin, der sehr schnell durch äußere pathogene Faktoren ausgelöst werden kann.

- Sehr rote, große, und erhabene oder dornenähnliche Punkte: Ansammlung von toxischer Hitze (► Abb. 9.6). Diese Art der Hitze ist sehr viel stärker und aggressiver als die äußere Wind-Hitze, daher sind die Zungenzeichen auch deutlicher.
- Rote Punkte, die sich über den gesamten Zungenkörper erstrecken: Ansammlung von toxischer Hitze (► Abb. 9.5).
- Rote Punkte mit einem gelben, öligen Zungenbelag: feuchte Hitze oder Schleim-Hitze tragen zur Entwicklung von toxischer Hitze bei (► Abb. 9.7).

Die roten Punkte sind also wichtige Zeichen, die eine Hitze-Entwicklung in den verschiedenen Schichten des Körpers anzeigen. Ihre Röte, Größe, Beschaffenheit und Lokalisation sind wichtige Hinweise, sie sollten aber im Zusammenhang mit der zugrunde liegende Zungenfarbe bewertet werden. Zeigen sie sich auf einem roten Zungenkörper, ist eine schnellere Hitze-Entwicklung in den tiefen Schichten (einschließlich der inneren Organe) und eine darauffolgende Schädigung der Körpersäfte zu erwarten als bei roten Punkten, die auf einem blassen Zungenkörper auftreten. Weist der Zungenkörper neben den roten Punkten einen gelben, öligen Belag auf, muss mit der Entwicklung von im Inneren erzeugter toxischer Hitze gerechnet werden.

In Abbildung 9.2 sind die roten, erhabenen Punkte signifikanter als der leicht blasse, geschwollene Zungenkörper, denn Farbe und Form des Zungenkörpers beziehen sich auf die zugrunde liegende Konstitution des Patienten und nicht auf die akute Erkrankung. Trotzdem ist die Beurteilung der Konstitution wichtig, weil sie mitbestimmt, wie schnell die pathogenen Faktoren in tiefe Schichten vordringen werden und in welchem Ausmaß es zu einer Schädigung der Körpersäfte kommen kann.

Die unterschiedliche Präsentation der roten Punkte lässt sich sehr gut durch einen Vergleich z.B. der Abbildungen 9.1 und 9.15 nachvollziehen. Bei der Patientin im Zungenbeispiel 1 (► Abb. 9.1) handelt es sich um einen akuten, leichten Infekt, der Schluckbeschwerden hervorruft. Die roten Punkte befinden sich nur im vorderen Drittel der Zunge. Sie sind rot, aber nicht erhaben. Dagegen sind die roten Punkte in Abbildung 9.15 erhaben und über den gesamten Zungenkörper verteilt. Dies indiziert eine größere Intensität von pathogener Hitze und eine tieferes Eindringen der pathogenen Hitze.

Zungenbeispiel 1 (► Abb. 9.1)

Zungenbeschreibung	Chinesische Diagnose
Blass, geschwollen	Milz-Qi-Mangel → Blut-Mangel und Retention von Feuchtigkeit
Rote Punkte an der Spitze und im ersten Drittel	Angriff von akuter Wind-Hitze

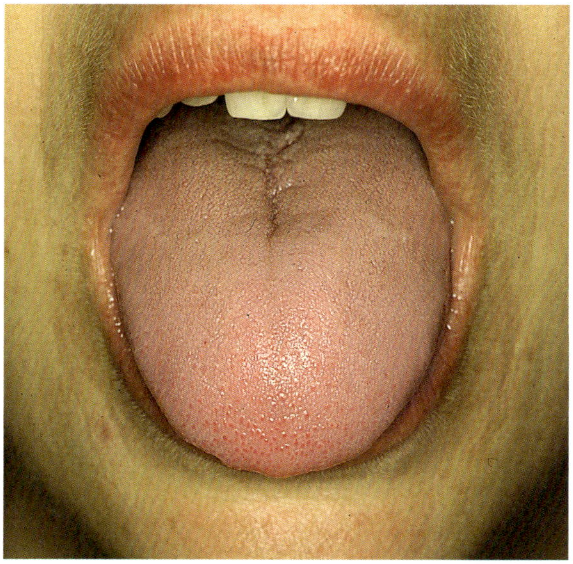

Abb. 9.1 Weiblich, 37 Jahre

Symptome

- Fieber
- Starke Halsschmerzen mit Schluckbeschwerden
- Husten

Krankheitsursachen

- Schlafmangel
- Überarbeitung

Zungenbeispiel 2 (▸ Abb. 9.2)

Zungenbeschreibung	Chinesische Diagnose
Blassrot	Kein pathologischer Befund
Dünn	Leichter Blut-Mangel
Rote Punkte im ersten Drittel	Akutes Eindringen von äußerer Wind-Hitze
Weißer, dünner, feuchter Belag	Frühstadium eines Angriffs äußerer pathogener Faktoren

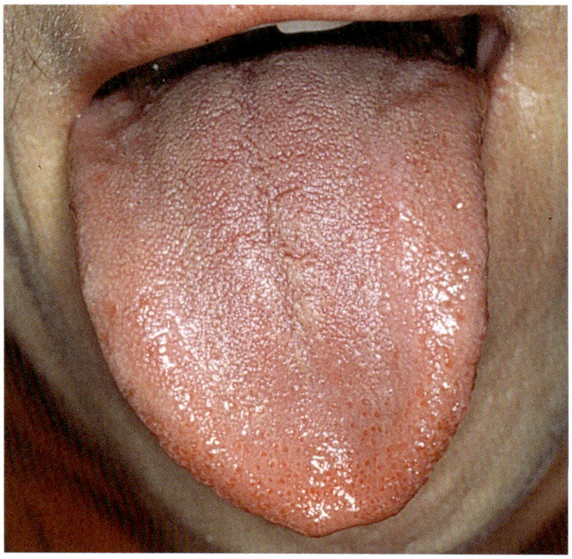

Abb. 9.2 Weiblich, 37 Jahre

Symptome

- Geröteter Rachen
- Halsschmerzen mit Schluckbeschwerden
- Leichte Kopfschmerzen
- Allgemeines Krankheitsgefühl
- Angst vor Krankheit

Westliche Diagnose

- Keine

Krankheitsursachen

- Mangelnde Erholungsphasen nach früheren Infekten
- Überarbeitung
- Ungeklärte Emotionen angesichts von Todesfällen in der Familie

Zungenbeispiel 3 (▸ Abb. 9.3)

Zungenbeschreibung	Chinesische Diagnose
Blassrot, geschwollen, Zahneindrücke	Milz-Qi-Mangel mit Retention von Feuchtigkeit im Mittleren Erwärmer
Dicker, weißer, im Zentrum blassgelber Belag	Retention von Feuchtigkeit und Schleim
Hochrote, erhabene Punkte an der Spitze und an den Rändern	Akuter Angriff von Wind-Hitze, feuchte Hitze wandelt sich in toxische Hitze um

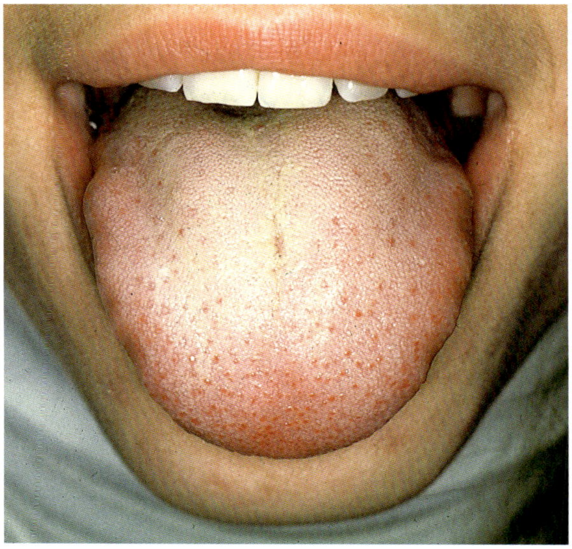

Abb. 9.3 Weiblich, 32 Jahre

Symptome

- Starke Halsschmerzen mit ausgeprägtem Krankheitsgefühl
- Erkältungsanfälligkeit
- Husten mit gelbem, dickem Schleim
- Erschöpfung

Westliche Diagnose

- Rezidivierende Tonsillitis

Krankheitsursachen

- Übermäßiges Tanztraining
- Tanzen mit starkem Schwitzen in kalten Räumen
- Übermäßiger Verzehr roher Speisen

Zungenbeispiel 4 (▸ Abb. 9.4)

Zungenbeschreibung	Chinesische Diagnose
Rot, geschwollen	Hitze im Blut und Retention von feuchter Hitze
Tiefer, vertikaler Riss in der Mitte der Zunge mit leicht gelbem, trockenem Belag	Magen-Yin-Mangel mit Hitze im Magen
Zwei lokalisierte, wurzellose, runde Flecken[1]	Hitze im Magen, Eindringen von toxischer Hitze ins Zungenzentrum
Erhabene, hochrote Punkte an der Spitze und an den Zungenseiten	Ansammlung toxischer Hitze

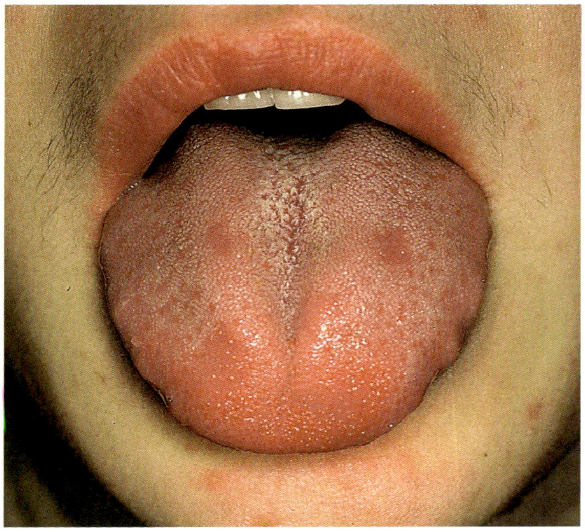

Abb. 9.4 Weiblich, 29 Jahre

Symptome

- Häufige Furunkelbildung mit Eiter und Blut
- Muskelschmerzen
- Nachtschweiße
- Konzentrationsschwäche
- Müdigkeit

Westliche Diagnose

- Bleivergiftung

Krankheitsursachen

- Bleivergiftung

Zungenbeispiel 5 (▸ Abb. 9.5)

Zungenbeschreibung	Chinesische Diagnose
Blassrot, geschwollen	Leichter Milz-Qi-Mangel mit Retention von Feuchtigkeit
Erhabene hellrote und bräunliche Punkte über dem gesamten Zungenkörper	Ansammlung toxischer Hitze
Dünner, weißer Belag an den Zungenseiten, blassgelber, dicker Belag im Zentrum	Äußere feuchte Hitze dringt nach innen ein
Gelber, öliger Belag an der Wurzel	Retention von feuchter Hitze im Unteren Erwärmer

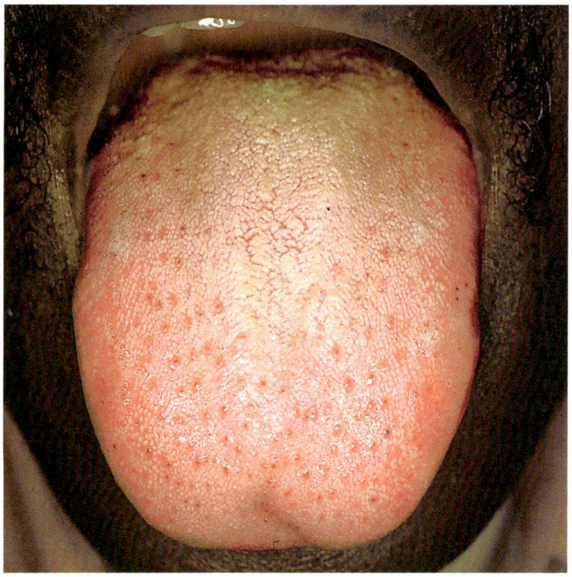

Abb. 9.5 Männlich, 31 Jahre

Symptome

- Unspezifisches schweres Krankheitsgefühl
- Zungenbrennen
- Gelegentliches inneres Kältegefühl
- Müdigkeit
- Innere Anspannung

Krankheitsursachen

- Verzehr von verdorbenem Krebsfleisch in Afrika

Zungenbeispiel 6 (▸ Abb. 9.6)

Zungenbeschreibung	Chinesische Diagnose
Blassrot	Ohne pathologischen Befund
Abweichend	Innerer Wind
Zugespitzte Form mit roter Spitze	Hitze im Herzen
Erhabene rote Punkte im ersten Drittel und an den Seiten der Zunge	Lang anhaltende (toxische) Hitze, Retention im Inneren und Leber-Feuer
Dicker, öliger, blassgelber Belag	Retention von Schleim-Hitze

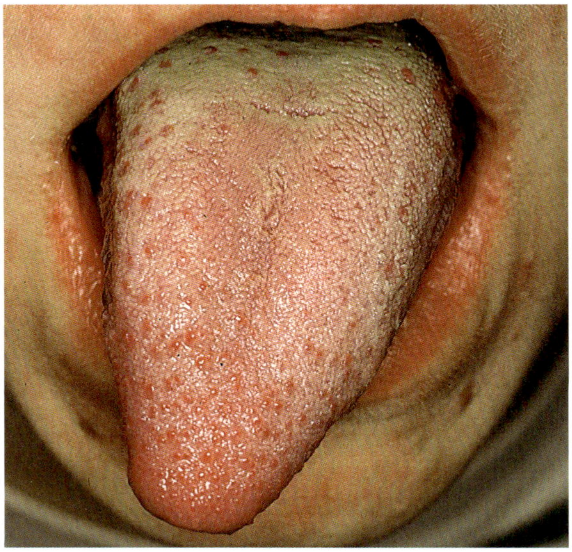

Abb. 9.6 Weiblich, 31 Jahre

Symptome

- Starker Scheitelkopfschmerz, besonders bei Anstrengung
- Hartspann der Nackenmuskulatur
- Innere Unruhe

Krankheitsursachen

- Zustand nach Meningitis in den Jahren 1968 und 1988

Zungenbeispiel 7 (▸ Abb. 9.7)

Zungenbeschreibung	Chinesische Diagnose
Blassrot, bläulich	Blut-Stagnation
Blasse Stellen an den Seiten	Leber-Blut-Mangel
Rote Punkte über dem gesamten Zungenkörper	Lange bestehende toxische Hitze
Rote, erhabene Papillen am Zungengrund und im mittleren Drittel	Lange bestehende toxische Hitze
Dunkelgelber, trockener Belag	Retention von feuchter Hitze im Unteren Erwärmer, die sich in toxische Hitze umwandelt

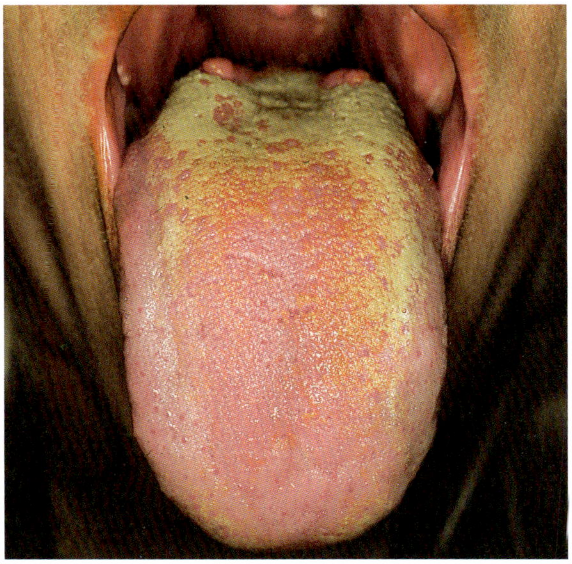

Abb. 9.7 Weiblich, 39 Jahre

Symptome

- Imperative, übel riechende, schleimige Durchfälle nach dem Essen
- Übelkeit
- Dicker, gelber, vaginaler Ausfluss
- Extrem starke menstruelle Blutungen
- Verkürzter Zyklus

Westliche Diagnose

- Litt 15 Jahre lang an Anorexia nervosa

Krankheitsursachen

- Jahrelanger sexueller Missbrauch in der Kindheit
- Mehrfache Operationen wegen Verletzung der äußeren Geschlechtsorgane
- Schwarztee-, Nikotin- und Schokoladenabusus

9

Fallbeispiel (▶ Abb. 9.8)

Zungenbeschreibung	Chinesische Diagnose
Rot	Hitze im Blut
Rote, erhabene, große Punkte im vorderen und mittleren Drittel der Zunge	Akuter Angriff von Wind-Hitze
Weißlicher, trockener, dünner Belag	Beginnende Schädigung der Körpersäfte

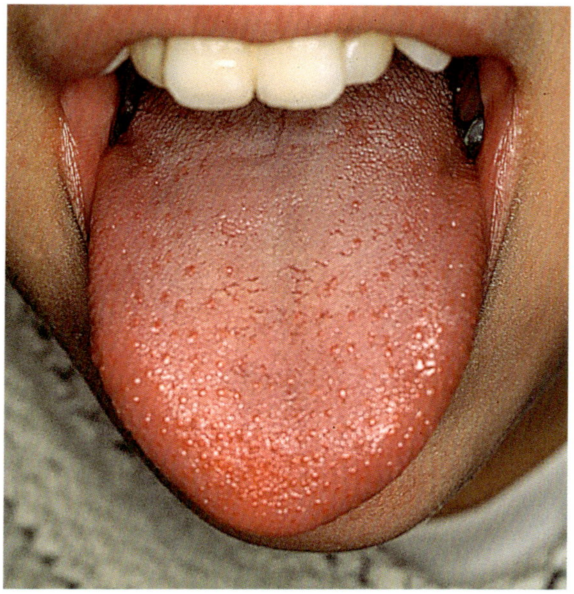

Abb. 9.8 Weiblich, 17 Jahre

Symptome

- Atemnot
- Brustenge
- Kurzatmigkeit
- Gerötete, juckende Augen
- Niesanfälle
- Blockierte Nasenatmung

Westliche Diagnose

- Allergische Rhinitis
- Allergisches Asthma

Krankheitsursache

- Familiäre Disposition

Falldarstellung

Die durch eine Katzenhaarallergie ausgelösten Niesanfälle setzten zum ersten Mal vor drei Jahren ein und verschwanden, sobald die Patientin dem Allergen nicht mehr ausgesetzt war. Eine schulmedizinische Untersuchung stellte Allergien auf Pollen, Gräser, Tierhaare und Milben fest. In der Familie ihrer Mutter trat allergische Rhinitis auf. Bei der Schülerin setzten die Beschwerden zeitgleich mit der Trennung ihrer Eltern ein, die sie sehr traurig machte. Zu Beginn brachten die Niesanfälle eine laufende Nase mit sich. Das nasale Sekret war weiß und etwas zäh. Allmählich verschlimmerten sich die Beschwerden der Patientin.

Die Nase war trocken, und die Nasenatmung war beeinträchtigt. Gleichzeitig setzte ein trockener Reizhusten ein, der nicht aufhörte. Sie verspürte Brustenge und leichte Atemnot. Diese Beschwerden wurden nur nach der Gabe von Bronchospasmolytika besser. Außerdem litt sie unter stark juckenden, geröteten Augen.

Eine gynäkologische Untersuchung im Alter von 16 Jahren erbrachte den Befund eines ungewöhnlich kleinen Uterus und kaum entwickelter Eierstöcke. Nach der Gabe von Hormonen trat die Menstruation dann ein. Insgesamt fühlte sich die Patientin aber nicht krank. Ihre Pulse waren oberflächlich (*fu*) und beschleunigt (*shu*).

Analyse

Hier handelt es sich um einen akuten Angriff von äußerer Wind-Hitze, die in die Lungen eindringt und ihre Funktion des Absenkens, Verteilens und Zerstreuens von Qi und Flüssigkeiten beeinträchtigt (▶ Abb. 9.9). Die erhabenen Punkte im vorderen und mittleren Drittel der Zunge reflektieren die akute Pathologie. Es sollte beachtet werden, dass sich die roten, erhabenen Punkte bis ins mittlere Drittel ausdehnen. Dies ist ein wichtiges differentialdiagnostisches Zeichen zur Unterscheidung einer Störung des Funktionskreises Herz, bei der die roten Punkte nur an der Zungenspitze sichtbar sind. Insbesondere die frische Röte sowie die erhabene Struktur der Punkte reflektieren die Stärke, das akute Eindringen der pathogenen Faktoren sowie ihren Hitze-Charakter. Der Belag ist weißlich, trocken und dünn. Er bedeckt nur den mittleren Teil der Zunge. Die Lokalisation des Belags zeigt ein Vordringen der pathogenen Faktoren nach innen, was dazu führt, dass die Säfte austrocknen.[2] Die Trockenheit der Nasenschleimhaut bestätigt die Diagnose.

Wenn äußerer Wind die Lungen-Leitbahn befällt, sind Niesanfälle die Folge. Der Hitze-Anteil der eingedrungenen pathogenen Faktoren zeigt sich insbe-

9

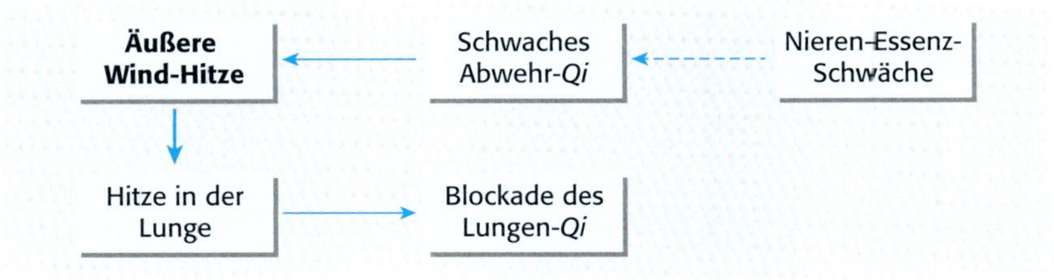

Abb. 9.9 Pathomechanismus Fallbeispiel (Atemnot und Niesanfälle)

sondere durch die geröteten und juckenden Augen. Zu Beginn sind die Allergie und der Zustand der Patientin durch eine Störung des Lungen-Qi gekennzeichnet, wodurch es zu einem weißen, dicken nasalen Sekret kommt. Je mehr sich der Zustand der Patientin verschlechtert, desto trockener werden ihre Nasenschleimhäute. Die Nasenatmung ist blockiert. Das Eindringen von Wind-Hitze und die Beeinträchtigung der Zirkulation des Lungen-Qi führen zu eingeschnürter Hitze, die hier die Funktionen der Nase beeinträchtigt. Daher wird die Nase, ein „Auswuchs der Lunge", blockiert.[3] Hitze in der Lunge führt langfristig zu einer Verletzung der Flüssigkeiten und des Yin. Alle diese Faktoren zusammengenommen sind für die nasale Blockade verantwortlich.

Mit der Verschlechterung ihres Zustands entwickelt die Patientin nun auch einen trockenen, hartnäckigen Reizhusten. Der trockene Husten wird auf zwei Mechanismen zurückgeführt:

1. Der Husten ist trocken, weil die Hitze weiter nach innen in die Lunge eindringt und dort die Säfte verletzt. Der Reizhusten kann als eine Vorstufe zu Asthma gesehen werden, besonders da gleichzeitig ein Gefühl der Atemnot auftritt. Dies unterstreicht die Intensität der Beeinträchtigung des korrekten Flusses des Lungen-Qi.
2. Bei einem gesunden Menschen empfängt die Niere die Flüssigkeiten von der Lunge und schickt einen Teil wieder dorthin zurück, um sie zu befeuchten. Ist das Lungen-Qi blockiert, dann ist dieser Mechanismus gestört und hat eine mangelnde Befeuchtung der Lunge zur Folge mit dem Ergebnis eines trockenen Reizhustens. Atemnot und Brustenge sind hier ursächlich bedingt durch die Ansammlung von Qi im Brustkorb und in der Lunge.

Häufige Angriffe pathogener Faktoren können unter Umständen das Abwehr-Qi schwächen und das Äußere destabilisieren. Dies hat zur Folge, dass die Patientin immer empfindlicher und schneller auf Pollen, Staub und Tierhaare reagiert.

Hinzu kommt das familiäre Auftreten der allergischen Rhinitis. Dies und die mangelnde Entwicklung der Fortpflanzungsorgane weisen auf eine Schwäche der Nieren-Essenz hin. Die reproduktiven Organe, insbesondere der Uterus, werden von der Niere ernährt. Der Uterus ist eines der sechs außerordentlichen Hohlorgane, die Essenz speichern.[4] Nieren-Essenz und Abwehr-Qi gelangen insbesondere über die außerordentlichen Gefäße *Du, Ren* und *Chong Mai* zu den verschiedenen Körperregionen und versorgen sie. Eine Schwäche der Nieren-Essenz kann daher auch zu einer Schwäche des Immunsystems führen.

Aufschlussreich ist der Zeitpunkt, an dem die allergische Rhinitis begann, nämlich um das 14. Lebensjahr der Patientin herum. In dieser Zeit sollte die Kraft der Nieren-Energie zunehmen, da Mädchen zu diesem Zeitpunkt ihre Menarche erleben.[5] Gleichzeitig hatten sich die Eltern der Patientin getrennt, was sie sehr traurig machte. Trauer zerstreut das Qi. Die Allergiebereitschaft trat also zeitgleich mit den emotionalen Problemen und der Traurigkeit der Patientin auf, was eine direkte Wirkung auf das Lungen- und Abwehr-Qi hatte. Die sich nicht entfaltende Nieren-Essenz hatte zu einer Schwäche des Abwehr-Qi geführt.

Therapiestrategie

Wind-Hitze ausleiten, Hitze aus den Lungen eliminieren, die Nase öffnen, das Äußere stabilisieren.

Der Patientin wurde zu Beginn der Behandlung in Form eines Granulats *Cang Er Zi San* (Xanthii Fructus Pulver) mit folgenden Zusätzen verschrieben: *Sang Bai Pi* (Mori Cortex), *Jin Yin Hua* (Lonicerae Flos), *Lian Qiao* (Forsythiae Fructus), *Qian Hu* (Peucedani Radix) und *Bai Ji Li* (Tribuli Terrestris Fructus). *Cang Er Zi* (Xanthii Fructus) wurde nach drei Wochen weggelassen. *Lu Lu Tong* (Liquidambaris Fructus) wurde hinzugefügt, um das Sinnesorgan Nase zu öffnen und *Bai He* (Lilii Bulbus), um das Lungen-Yin zu befeuchten. Nach dreimonatiger Einnahme war eine deutliche Verbesserung zu verzeichnen. Die Patientin reagierte nur noch auf Katzenhaare allergisch. Später wurde der Rezeptur noch *Yu Ping Feng San* (Jade Windschutz Pulver) hinzugefügt. Seitdem lösen Katzenhaare nur noch selten Atemnot und Brustenge aus. Drei Jahre später litt die Patientin kaum noch unter Kurzatmigkeit, Brustenge oder anderen allergischen Symptomen.

9.2 Zungenzeichen bei feuchter Hitze

Ein dicker, öliger, gelber Belag, der den Zungenkörper bedeckt, ist ein Hinweis auf eine feuchte Hitze-Pathologie (▸ Kap. 10).

Die Beschaffenheit des Zungenbelags kann verwendet werden, um die Stärke von Feuchtigkeit und Hitze zu bestimmen. Je öliger der Belag, desto mehr steht eine Retention von Feuchtigkeit im Vordergrund. Je gelber und/oder trockener der Belag, desto dominanter ist die Hitze. Ist der Belag schmutziggelb, befindet sich die feuchte Hitze schon lange im Körper und ist meistens im Magen oder Darm angesiedelt.

Feuchte Hitze kann als äußerer pathogener Faktor akute Erkrankungen verursachen. Gerade im Sommer, besonders in feucht-heißen, tropischen Klimata kann feuchte Hitze durch ihr Eindringen in die Abwehr- und Qi-Schicht erhöhtes Fieber am Nachmittag, Kopfschmerzen, Körperschwere und allgemeine Körperschmerzen erzeugen. Zu Beginn einer solchen Erkrankung bleibt der Zungenbelag noch weiß. Ist der pathogene Faktor sehr stark oder dringt er weiter ins Innere vor und nimmt an Hitze zu, dann wird der Belag immer öliger und gelber. Im Zentrum der Zunge wird dieser Belag am deutlichsten vertreten sein.

Feuchte Hitze entsteht aber auch auf der Basis eines schwachen Milz-Qi. Es kommt zu einer Ansammlung von Flüssigkeiten, die in Feuchtigkeit umgewandelt werden. Die innere Feuchtigkeit behindert ihrerseits den Qi-Mechanismus im Mittleren Erwärmer, was wiederum das Magen-Qi daran hindert, den unreinen Teil des Nahrungsbreis nach unten abzusenken. Aus der Retention von Feuchtigkeit und der Qi-Stagnation im Mittleren Erwärmer kann nun sehr schnell Hitze entstehen. Dieser Prozess wird besonders dann angeregt, wenn die betroffene Person häufig fette, gebratene oder stark gewürzte Speisen verzehrt. Außerdem trägt insbesondere Alkohol zu einer verstärkten Hitze-Bildung bei. In diesem Fall ist der Zungenkörper meist blass oder blassrot und zeigt einen gelben, öligen Belag, der meist im unteren Drittel der Zunge angesiedelt ist.

Feuchte Hitze kann sich im gesamten Körper sammeln, hat aber eine Tendenz, besonders den Qi-Fluss im Unteren Erwärmer zu blockieren, da Feuchtigkeit schwer ist und nach unten sinkt. Feuchte Hitze befällt häufig den Dickdarm und die Blase; charakteristisch dafür ist der dicke, ölige, gelbe Belag im unteren Drittel der Zunge. Dieser Belag ist durchsetzt von großen roten Punkten (▸ Abb. 9.13). Die Lokalisation von feuchter Hitze kann mittels der Zungendiagnostik nicht genau bestimmt werden. Das Vorhandensein eines gelben, öligen, dicken Belags im hinteren Drittel zeigt lediglich die Anwesenheit von feuchter Hitze an, nicht aber ihre Lokalisation. Nur mit Hilfe einer kombinierten Zungen- und Pulsdiagnose sowie der Differenzierung der übrigen Symptome kann genau bestimmt werden, ob die feuchte Hitze z.B. in der Blase oder im Dickdarm sitzt. Feuchte Hitze im Mittleren Erwärmer produziert ein Völlegefühl im Bauchraum und einen geblähten Bauch. Greift sie den Dickdarm an, entstehen Symptome wie faulig riechender Durchfall, aber auch Verstopfung. Auch hier ist der Belag – besonders im Zentrum der Zunge – dick, ölig und gelb und zeigt somit den Fülle-Zustand durch feuchte Hitze an.

Wenn Feuchtigkeit sich zu Schleim umgewandelt hat, dann wird dieser von der Lunge aufgenommen. Die Entwicklung von Schleim-Hitze in den Lungen kann durch folgende Pathomechanismen entstehen: Wenn sich aufgrund einer zugrunde liegenden Milz-Qi-Schwäche Flüssigkeiten ansammeln, kann Feuer sie „eindicken"; oder von außen eingedrungene Hitze ist in den Lungen verblieben und schädigt die physiologischen Flüssigkeiten. Schleim-Hitze behindert das Absinken des Lungen-Qi, es kommt daher zu einem lauten Husten mit viel gelbem Auswurf. Der Zungenbelag ist in diesem Fall gelb und ölig, gelegentlich ist das vordere Drittel geschwollen.

Leber und Gallenblase sind besonders anfällig für Erkrankungen durch feuchte Hitze. Alle bislang aufgeführten Ursachen sowie eine Stagnation des Leber-Qi führen zur Ansammlung von feuchter Hitze in den Leitbahnen von Leber und Gallenblase und dem *Fu* Gallenblase. Der Zungenbelag ist auch hier gelb, dick und ölig. Eine interessante Variation sind gelbe bilaterale Streifen auf jeder Zungenhälfte, die bei feuchten Hitze-Erkrankungen von Leber und Gallenblase auftreten können. Sie zeigen die Dominanz von Hitze in Leber und Gallenblase an (▸ Abb. 9.16).

Auch bei *Bi*-Syndromen, worunter z.B. die Erkrankungen des rheumatischen Formenkreises verstanden werden, die durch geschwollene und heiße Gelenke charakterisiert sind, ist häufig ein gelber, öliger Zungenbelag zu sehen.

Auch eine geschwollene rote bis tiefrote Zunge kann ein Hinweis für die Präsenz von feuchter Hitze im Körper sein. Dieser Zungentyp ist zwar relativ selten, aber nicht ungewöhnlich bei Menschen, die viel Alkohol trinken oder sich vorwiegend von fetten Speisen ernähren. Die Hitze gibt dem Zungenkörper seine rote Farbe, und die Feuchtigkeit zeigt sich in dem geschwollenen Zungenkörper.

Zungenbeispiel 1 (▸ Abb. 9.10)

Zungenbeschreibung	Chinesische Diagnose
Rot	Hitze im Blut
Rote Punkte über dem gesamten Zungenkörper	Eingeschlossene Hitze im Inneren
Gelber, dicker Belag	Retention von feuchter Hitze, die sich in toxische Hitze umwandelt

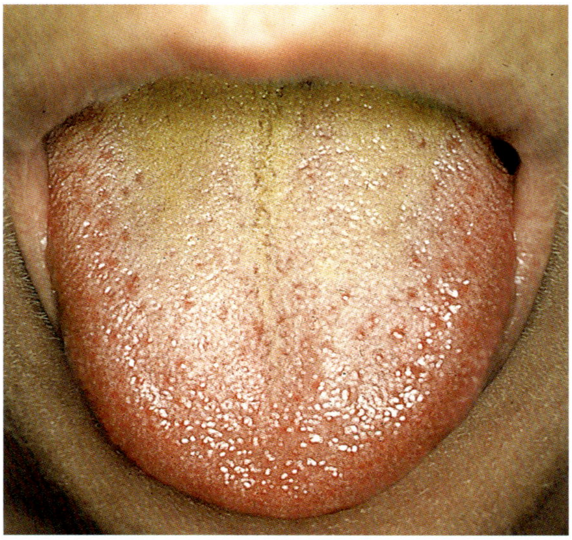

Abb. 9.10 Weiblich, 39 Jahre

Symptome

- Schwellung, Rötung und Deformation der Fingergrund- und -mittelgelenke
- Wandernder Schmerz
- Völlegefühl und gelegentliche Magenschmerzen

Westliche Diagnose

- Chronische Polyarthritis
- Chlamydien-Infektion in der Vorgeschichte

Krankheitsursachen

- Familiäre Disposition (rheumatoide Arthritis)
- Bakterielle Infektion
- Überarbeitung

Zungenbeispiel 2 (▸ Abb. 9.11)

Zungenbeschreibung	Chinesische Diagnose
Rötlich, etwas geschwollen, nass	Hitzeentwicklung mit Retention von Feuchtigkeit
Dicker, gelber, öliger Belag mit roten Punkten an der Zungenwurzel	Retention von feuchter Hitze in der Blase

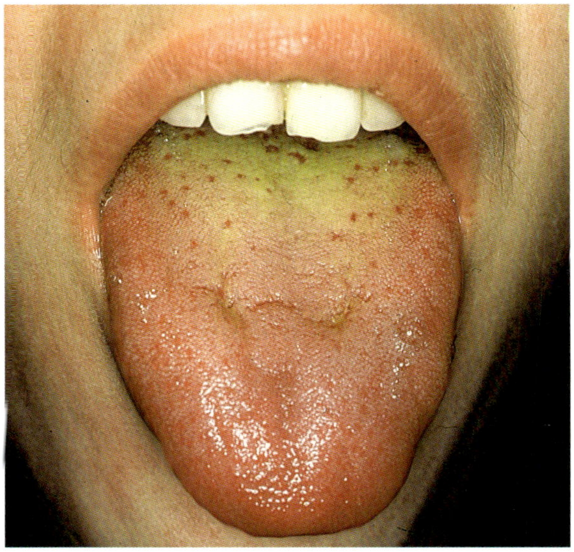

Abb. 9.11 Weiblich, 30 Jahre

Symptome

- Häufiges Brennen beim Wasserlassen
- Stark riechender Urin
- Niesattacken
- Augenjucken
- Mundaphthen
- Zahnfleischentzündung

Westliche Diagnose

- Rezidivierende Blasenentzündungen
- Allergische Rhinitis

Krankheitsursachen

- Seit Langem bestehende emotionale Probleme
- Übermäßiger Verzehr von Rohkost und Milchprodukten

Zungenbeispiel 3 (▸ Abb. 9.12)

Zungenbeschreibung	Chinesische Diagnose
Rot, lang	Konstitutionelle Hitze im Herzen
Vertikaler Riss mit blassgelbem, dickem, öligem Belag auf der gesamten Zunge	Magen-Yin-Mangel mit Retention von feuchter Hitze
Blassgelber, dicker Belag mit roten Punkten im unteren Drittel	Retention von feuchter Hitze im Unteren Erwärmer, die sich in toxische Hitze umwandelt

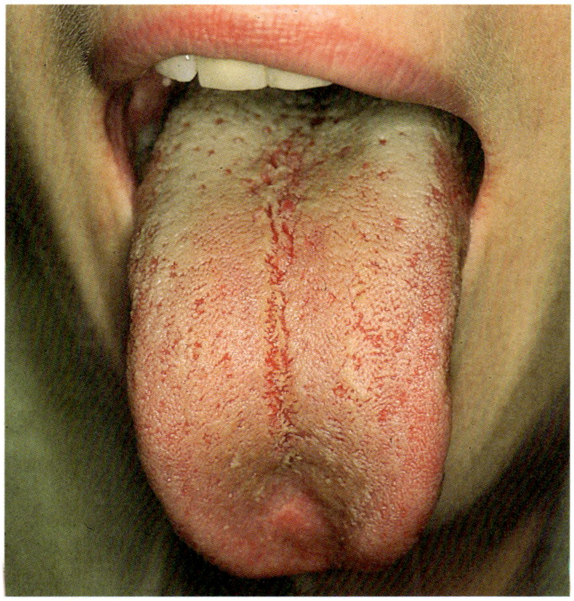

Abb. 9.12 Weiblich, 32 Jahre

Symptome

- Einseitige Schwellung der Bartholin-Drüsen
- Schmerzen der Genitalien
- Gelblicher, vaginaler Ausfluss
- Innere Unruhe

Westliche Diagnose

- Chronisch rezidivierende Bartholinitis

Krankheitsursachen

- Exzessive sexuelle Betätigung in Verbindung mit übermäßigem Alkoholgenuss
- Emotionale Probleme

Zungenbeispiel 4 (▸ Abb. 9.13)

Zungenbeschreibung	Chinesische Diagnose
Blassrot, geschwollen, leicht nass, leichte Zahneindrücke	Milz-Qi-Mangel mit Retention von Feuchtigkeit
Gelber, dicker Belag mit roten Punkten an der Zungenwurzel	Retention von feuchter Hitze im Dickdarm und in den Genitalien
Leichte Einkerbung der Zungenspitze	Leichter Herz-Blut-Mangel

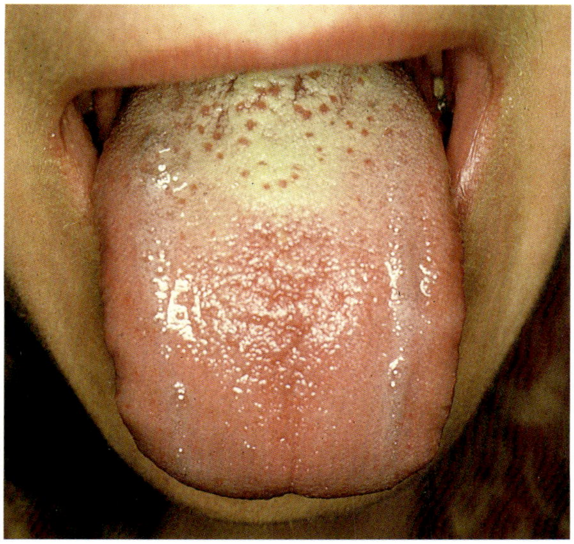

Abb. 9.13 Weiblich, 28 Jahre

Symptome

- Jucken und Brennen in der Vagina
- Schwellung und Rötung der großen Schamlippen
- Riechender, breiiger Stuhl
- Faulig riechende Blähungen
- Müdigkeit
- Starke innere Angespanntheit

Westliche Diagnose

- Akute Infektion mit *Candida albicans*

Krankheitsursachen

- Zustand nach mehrmaligen, kurz aufeinanderfolgenden Therapien mit Antibiotika
- Seit Langem bestehende emotionale Probleme

9

Zungenbeispiel 5 (▸ Abb. 9.14)

Zungenbeschreibung	Chinesische Diagnose
Blass, stark geschwollen, Zahneindrücke	Milz-Qi-Mangel, Retention von Feuchtigkeit
Dicker, trockener, schmutzig-gelber Zungenbelag	Akkumulation von Hitze-Toxinen in den drei Erwärmern

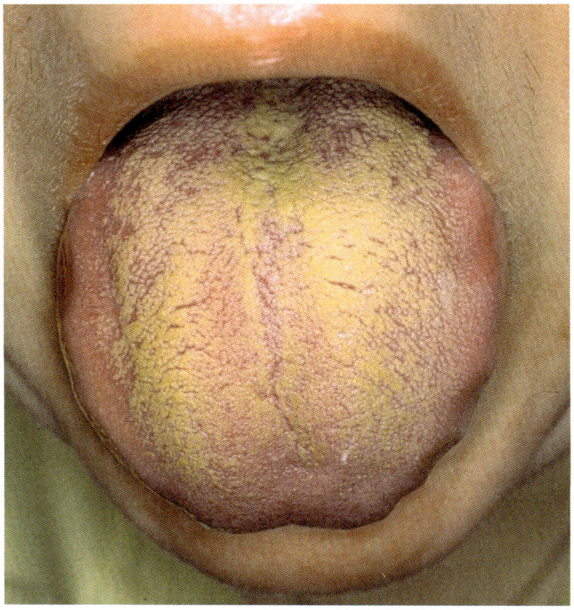

Abb. 9.14 Weiblich, 52 Jahre

Symptome

- Rotes, geschwollenes, entzündetes, blutendes Zahnfleisch
- Eitrige Ulzerationen
- Starke Gesichtsschmerzen
- Gerötetes Gesicht
- Schwitzen
- Durst
- Krankheitsgefühl
- Übergewicht

Westliche Diagnose

- Nekrotisierende, ulzerative Zahnfleischentzündung

Krankheitsursachen

- Mangelnde Zahnhygiene und -behandlung
- Alkoholabusus
- Übermäßiger Verzehr von Süßspeisen

Zungenbeispiel 6 (▸ Abb. 9.15)

Zungenbeschreibung	Chinesische Diagnose
Blassrot breit	Ansammlung von feuchter Hitze
Braungelber, dicker, trockener Belag auf dem gesamten Zungenkörper	Retention von feuchter Hitze und Schleim in den drei Erwärmern

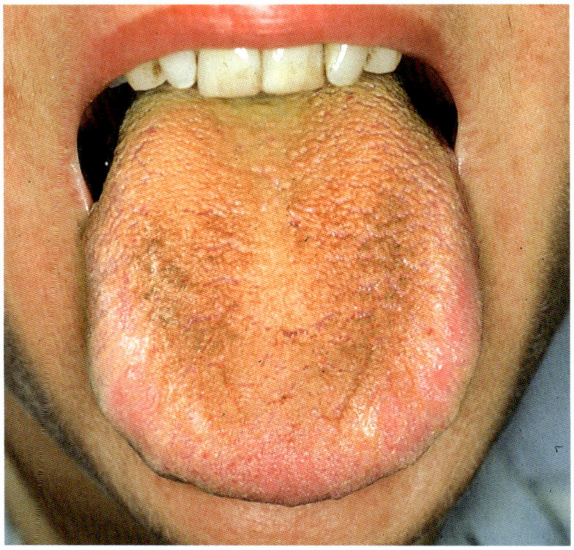

Abb. 9.15 Weiblich, 58 Jahre

Symptome

- Unklarer, dumpfer, diffuser Ganzkörperschmerz
- Erschöpfung
- Mentale Unklarheit
- Breiiger, riechender Stuhl
- Durchschlafstörungen
- Juckreiz

Westliche Diagnose

- Chronische Urtikaria

Krankheitsursachen

- Körperliche und seelische Überlastung aufgrund schwieriger persönlicher Lebensumstände

9

Fallbeispiel 1 (▸ Abb. 9.16)

Zungenbeschreibung	Chinesische Diagnose
Blass	Milz-Qi-Mangel
Geschwollene Seiten im mittleren Teil der Zunge, leichte Zahneindrücke	Milz-Qi-Mangel → Retention von Feuchtigkeit
Gelber, einseitiger Belag auf der rechten Zungenseite	Retention von feuchter Hitze in der Gallenblase
Dünner Riss im ersten Drittel	Kein pathologischer Befund

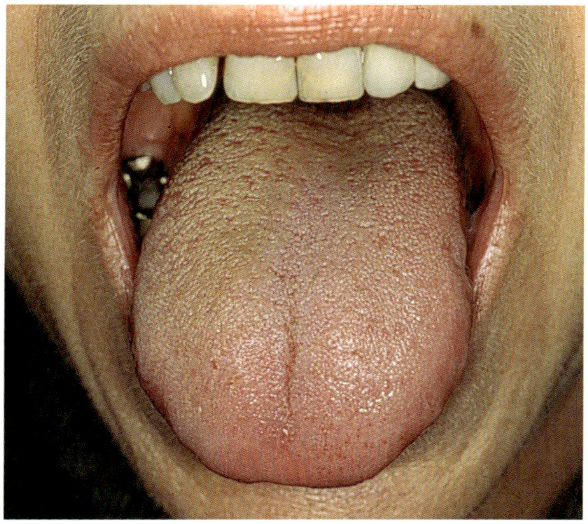

Abb. 9.16 Weiblich, 43 Jahre

Symptome

- Schwindel
- Druck auf den Ohren
- Schleim im Rachen
- Blähungen und Völlegefühl im Oberbauch
- Depressive Verstimmungen

Westliche Diagnose

- Keine

Krankheitsursache

- Unregelmäßige Ernährung
- Übermäßiger Verzehr von kalten Speisen
- Zustand nach einer Erkältung

Falldarstellung

Die Patientin klagte über Schwindel und Druck auf den Ohren. Außerdem spürte sie Schleim im Rachen. Schulmedizinisch konnte nichts festgestellt werden. Sie führte den Beginn dieser Beschwerden auf eine Erkältung vor drei Monaten zurück. Sie empfand eine Abneigung gegen Wind. Nach Mahlzeiten litt sie häufig an einem Völlegefühl im Oberbauch, das nur geringfügig durch abgehende Winde erleichtert wurde. Die Blähungen empfand sie als sehr unangenehm. Sie hatte wenig Appetit und aß sehr unregelmäßig. Aufgrund ihrer Verdauungsbeschwerden bevorzugte sie leichte Kost wie Quark- und Yoghurtspeisen. Ihre Pulse waren etwas drahtig (*xian*) und tief (*chen*).

Analyse

Zungenkörper und Zungenbelag reflektieren zwei nebeneinander bestehende, aber unterschiedliche Pathologien. Der Zungenkörper zeigt die zugrunde liegende Konstitution der Patientin an, nämlich einen Milz-Qi-Mangel mit Retention von Feuchtigkeit. Der Zungenbelag dagegen ist repräsentativ für das akute Krankheitsgeschehen. Der gelbe, einseitige Belag auf der rechten Zungenseite reflektiert eine Hitze-Entwicklung in den *Shaoyang*-Leitbahnen. Die Beschwerden hatten nach einer Erkältung vor drei Monaten begonnen.

Der pathogene Faktor ist in der *Shaoyang*-Ebene stecken geblieben und verursacht Hitze in der *Shaoyang*-Leitbahn, was sich insbesondere durch Schwindel bemerkbar macht. Der einseitige, gelbe Belag wird differentialdiagnostisch hoch bewertet. In Kombination mit der Symptomatik (Schwindel, Ohrendruck) wird dies als eine Störung des Qi-Flusses im *Shaoyang* interpretiert. Wird die *Shaoyang*-Ebene noch von einem äußerlichen Faktor dominiert, ist der Belag in der Regel einseitig und weiß. Dieses Zungenzeichen wird dann von Symptomen begleitet, die auf eine Störung des Äußeren schließen lassen. Die gelbe Farbe des einseitigen Belags reflektiert jedoch, dass eine Hitze-Entwicklung im Inneren (Gallenblase) stattfindet. Der pathogene Faktor befindet sich nun halb innen, halb außen, was sich in dem einseitigen Zungenbelag zeigt. Die Abneigung der Patientin gegen kalte Zugluft ist ein Ausdruck für den Halb-außen-Anteil dieses Stadiums. Stünde die *Shaoyang*-Schicht noch unter dem Einfluss von äußerer Wind-Kälte, dann müsste der Belag weiß und einseitig, nicht jedoch gelb und einseitig sein. Der gelbe Zungenbelag reflektiert die Entwicklung von Hitze in den *Shaoyang*-Leitbahnen.

Hitze in der Gallenblase bewegt sich nach oben und manifestiert sich hier durch Schwindel und Druck auf den Ohren. Die Gallenblasen- und *San-*

9

Jiao-Leitbahnen ziehen um das Ohr herum und sind daher häufig an der Entstehung akuter Störungen der Ohren beteiligt.

Der zugrundeliegende Milz-Qi-Mangel hat zu einer Retention von Feuchtigkeit geführt. Der Milz-Qi-Mangel wird durch die geschwollenen Seiten im mittleren Teil der Zunge reflektiert. Auch die blasse Zungenfarbe und der tiefe Puls sind weitere Indizien für diesen Mangel-Zustand. Die Beschwerden verschlimmern sich nach dem Essen. Die Retention von Feuchtigkeit im Mittleren Erwärmer blockiert den Qi-Mechanismus und führt zu Völlegefühl im Oberbauch und zu Blähungen. Diese Symptome verschlimmern sich, weil das Gallenblasen-Qi den Magen angegriffen hat (▸ Abb. 9.17), was sich in dem drahtigen Puls zeigt, und ebenso die Milz, was den Appetitmangel verursacht.

Der häufige Verzehr von Milchprodukten und kalten Speisen bringt Feuchtigkeit hervor, die sich ansammelt und in Schleim umwandelt, der in den Lungen gespeichert wird. Die Folge ist eine Schleimansammlung im Rachen. Der dünne, vertikale Riss im ersten Drittel der Zunge wird nicht in die Diagnose integriert, da es nur wenige Indizien gibt, die auf eine Störung des Funktionskreises Lunge hinweisen.

Therapiestrategie

Harmonisieren der *Shaoyang*-Ebene, Milz-Qi kräftigen und Feuchtigkeit eliminieren, Schleim transformieren.

Der Patientin wurde eine Abwandlung von *Xiao Chai Hu Tang* (Kleineres Bupleuri Radix Dekokt) mit dem Zusatz von *Ju Hua* (Chrysanthemum Flos), *Gou Teng* (Uncariae Ramulus cum Uncis), *Shi Chang Pu* (Acori Tatarinowii Rhizoma) verabreicht. Schwindel und Ohrendruck verringerten sich nach dreiwöchiger Einnahme. Das Völlegefühl im Oberbauch trat seltener auf. Die Patientin hatte ihre Ernährung umgestellt und fühlte sich wesentlich wohler.

Fallbeispiel 2 (▸ Abb. 9.18)

Zungenbeschreibung	Chinesische Diagnose
Purpurrot	Hitze in der Blut-Schicht
Geschwollen	Retention von Schleim
Rote Ränder	Hitze in der Leber
Leichte Einkerbung der Zungenspitze	Herz-Blut-Mangel
Gelber, dicker, alter, wurzelloser Belag	Hitzeschädigung der Flüssigkeiten und Akkumulation von Hitze-Toxinen
Trockener und teilweise wurzelloser Belag	Beginnender Magen-Yin-Mangel

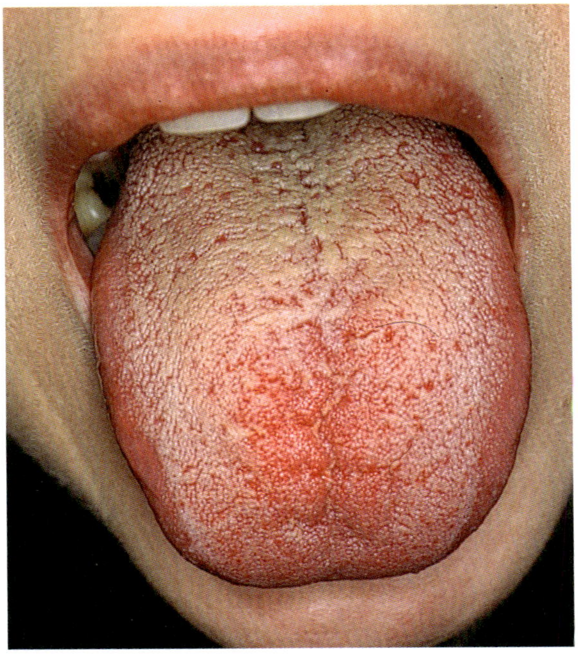

Abb. 9.18 Weiblich, 28 Jahre

Symptome

- Heiße, geschwollene Gelenke
- Anlaufschmerzen
- Nachtschweiße
- Durst und Heißhunger
- Trockene Augen
- Körperhitze
- Trüber Urin

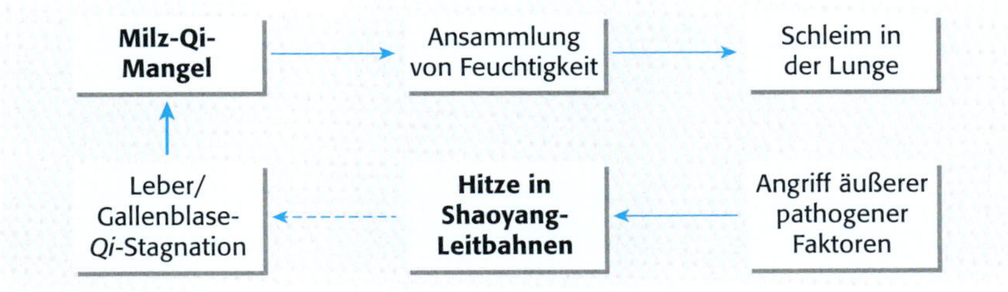

Abb. 9.17 Pathomechanismus Fallbeispiel 1 (Schwindel)

Westliche Diagnose

- Systemischer Lupus erythematodes
- Bluthochdruck

Krankheitsursache

- Unklar

Falldarstellung

Die Erkrankung der Patientin begann in ihrem 20. Lebensjahr mit einem Schmetterlingserythem. Der Beginn des systemischen Lupus erythematodes, der sich in den Hautläsionen zeigt, kam ganz plötzlich. Bis dahin war sie immer gesund gewesen. Durch die Einnahme von Glukokortikoiden verschwanden die Hautläsionen. Daraufhin folgten vier beschwerdefreie Jahre. Dann waren plötzlich ohne erkennbaren Auslöser Hand- und Fußgelenke angeschwollen, die außerdem überwärmt und schmerzhaft waren. Antiphlogistika hatten die Schmerzen und Schwellungen reduziert. Sie hatte aber trotz Medikamenteneinnahme vor allem bei feuchter Witterung immer wieder Gelenkschmerzen.

Die Erkrankung hatte einen aggressiven Verlauf genommen. Die Patientin litt an Proteinurie, ihre Kreatinwerte waren erhöht (1,6 mg/dl). Der Urin war gelb und trübe. Das ausgeschiedene Volumen war normal. Die Patientin litt an Bluthochdruck (185/130 mmHg), der durch eine entsprechende Medikation eingestellt worden war. Außerdem war eine Linksherzhypertrophie festgestellt worden. Zu Beginn der Erkrankung nahm die Patientin täglich oral 7,5 mg Kortison ein, außerdem diverse Antiphlogistika. Sie hatte hauptsächlich folgende Beschwerden: Gelenkschmerzen, Nachtschweiße und ständige Körperhitze.

Sie war sehr durstig und hungrig. Ihre Verdauung war normal. Ihre Menstruation war schmerzfrei und trat alle 28 Tage ein. Die Blutung war sehr stark und hielt sieben Tage an. Danach fühlte sie sich zwei Tage erschöpft. Sonst war sie selten müde oder erschöpft. Die Patientin machte trotz der Beschwerden einen gelassenen Eindruck. Ihre Pulse waren auffällig schlüpfrig (*hua*) und schnell (*shu*).

Analyse

Die Farbe des Zungenkörpers ist purpurrot (*hong jiang*) und reflektiert das Eindringen von pathogener Hitze in die Blut-Schicht. Einige Vertreter der chinesischen Medizin klassifizieren den systemischen Lupus erythematodes als *Bi-Zheng* (schmerzhaftes Obstruktions-Syndrom). Im Anfangsstadium dieser Erkrankung dringt Hitze tief in die Blut-Schicht ein und schädigt das Blut. Die Intensität der Hitze und ihre Entwicklung zu toxischer Hitze hatten sich bei der Patientin zu Beginn der Erkrankung vor acht Jahren mit einem Schmetterlingserythem manifestiert. Die Behandlung mit Glukokortikoiden hatte sehr schnell angeschlagen und die Wirkungen der toxischen Hitze gelindert. Sie hatte aber nicht zu einer wirklichen Beseitigung der Hitze im Blut geführt. Denn vier Jahre später traten Folgeerkrankungen der Nieren, des Herzens, der Augen und der Gelenke auf.

Die Hitze war ständig unterdrückt worden, köchelte all die Jahre weiter und schädigte die Körpersäfte, das Blut und das Yin. Dieser Prozess hat die Ansammlung von Hitze in den Organen, Kanälen und Kollateralen aufrechterhalten. Die verbliebene Hitze in der Blut-Schicht verursacht die ständige Körperhitze, die die Patientin auch tagsüber verspürt, obwohl ihre Haut sich normal anfühlt. Vor vielen Jahren war also die Wurzel (*Ben*) der Erkrankung durch Hitze in der Blut-Schicht gekennzeichnet, was durch den purpurroten Zungenkörper signalisiert wird. Der daraus entstandene Mangel an Körpersäften und Yin stellt den Zweig (*Biao*) der Erkrankung dar. Nach acht Jahren Krankheit hat sich die Gewichtung der Beschwerden verändert. Was die Chronizität der Erkrankung angeht, ist die Schädigung des Nieren-Yin die Wurzel (*Ben*) der Krankheitsentwicklung geworden. Das feuchte heiße *Bi*-Syndrom, das aufsteigende Leber-Yang und der innere Wind sowie die innere Hitze verkörpern die verschiedenen Zweige der Erkrankung.

Der Zungenbelag ist trocken, wirkt alt und zeigt eine Schädigung der Säfte durch die innere Hitze an. Die gelbe Verfärbung des Belags reflektiert die Anwesenheit von Hitze. Im oberen und mittleren Teil der Zunge ist der Belag verschwunden. Der fehlende Belag und seine Beschaffenheit deuten sowohl auf einen Magen-Yin-Mangel als auch Nieren-Yin-Mangel hin. Bedingt durch den Yin-Mangel sowie durch die geschädigten Flüssigkeiten stehen nicht ausreichend Säfte zur Verfügung, um einen neuen, leicht feuchten Belag zu bilden. Daher verbleibt ein alter Belag. Die Beschaffenheit des Belags weist also auf die Schädigung der Säfte und des Yin hin, während der scharlachrote Zungenkörper die Tiefe der eingedrungenen Hitze reflektiert.

Hitze ist auch die Ursache für die anderen Symptome. Der starke Durst dieser Patientin wird als Hinweis auf eine Entwicklung von Magen-Hitze/Feuer interpretiert. Die Langzeiteinnahme von Kortison und Antiphlogistika verursacht eine Schädigung der Säfte im Magen, was wiederum Hitze erzeugt und in einen Teufelskreis führt.

Das Herz kontrolliert das Blut und die Gefäße. Hitze verletzt und verklumpt das Blut. Dies führt zu einem trägen Blutfluss und verursacht Blutstase. Wahrscheinlich resultiert aus dieser Blutstase die Vergrößerung des Linksherzens[6].

Neben der ständigen Körperhitze sind Nachtschweiße und Gelenkschmerzen verantwortlich für die subjektiv größten Einschränkungen im Leben der Patientin. Eine Disharmonie zwischen Wasser und Feuer ist ursächlich an der Entstehung der Nachtschweiße beteiligt. Das schwache Nieren-Yin kann das Herz-Yang nicht mehr kontrollieren. Das unkontrollierte Yang im Herzen kann den Schweiß nicht mehr speichern und tritt aus. Die heißen, geschwollenen Gelenke sind kennzeichnend für ein feucht-heißes *Bi*-Syndrom). Äußere Feuchtigkeit verstärkt die Schmerzen der Patientin und blockiert den Fluss von Qi und Blut in den *Jing Luo* und Gelenken. Auf dem Boden der zugrunde liegenden Hitze entwickelt sich die Feuchtigkeit zu feuchter Hitze und verstärkt die Blockade von Qi und Blut in den Leitbahnen. Die Hitze zeigt sich in den heißen, die Feuchtigkeit in den geschwollenen und schmerzhaften Gelenken.

Die Schädigung des Nieren-Yin schließt auch die des Leber-Blut und Leber-Yin ein. Das Leber-Blut sorgt für die Ernährung und Befeuchtung der Augen. Die trockenen Augen der Patientin reflektieren die mangelnde Befeuchtung durch das Leber-Blut. Der Bluthochdruck ist die Folge des aufsteigenden Leber-Yang, entstanden durch den Nieren-Yin-Mangel. Dies wiederum erlaubt die Entwicklung von innerem Wind, der aus der Sicht der Chinesischen Medizin für den Bluthochdruck verantwortlich ist. Der Nieren-Yin-Mangel wirkt sich auch auf die Nieren-Essenz aus. Sind beide Energien erschöpft, dann hat dies auch eine Schwäche des Yang-Aspekts der Nieren zur Folge. Insgesamt werden die Nieren destabilisiert. In diesem Fall kommt es zu Verlust von Protein im Urin, der in der Chinesischen Medizin als eine Form der Essenz verstanden wird.

Hitze im Blut ist verantwortlich für die lang anhaltenden Menstruationsblutungen der Patientin. Die Leber speichert Blut. Hitze im Blut wird daher gerade diese Funktion der Leber beeinträchtigen. Sie bewegt das Blut unkontrolliert, sodass es zu den starken und langanhaltenden Blutungen kommt. Blut ist ein Aspekt von Yin. Daher verstärkt die lange Blutung den Nieren-Yin-Mangel, was zur kurzfristigen Erschöpfung der Patientin nach der Menstruation führt. Die monatlichen starken Blutungen, das intensive nächtliche Schwitzen und der Verlust von Protein im Urin tragen zu dem bestehenden Blut- und Yin/Essenz-Mangel bei (► Abb. 9.19).

Die Zungenform ist erstaunlicherweise geschwollen. Hier ist sie jedoch kein Zeichen für eine Retention von Feuchtigkeit aufgrund eines Milz-Qi-Mangels, sondern es handelt sich um eine Ansammlung von Schleim. Die starke Hitze im Körper hat zu einer Eindickung der Flüssigkeiten geführt, was langfristig die Entstehung von Schleim verursacht hat. Hitze bewegt Schleim im gesamten Körper. Dieser Prozess zeigt sich am geschwollenen Zungenkörper. Trotzdem wird die Ansammlung von Schleim nicht als wichtiges Krankheitsmuster für das gesamte Krankheitsgeschehen angesehen, denn der Pulse ist das einzige andere Zeichen, das die Anwesenheit von Schleim und Hitze anzeigt.

Therapiestrategie

Das Nieren-Yin nähren, Blut kühlen, feuchte Hitze beseitigen, schmerzhafte Blockaden auflösen, *Jing Luo* befreien.

Der Patientin wurde in Form eines Dekoktes *Zhi Bai Di Huang Wan* (Anemarrhenae Radix, Phellodendri Cortex und Rehmanniae Radix Pille) mit Zusätzen verschrieben: *Hong Teng* (Sargentodoxae Caulis), *Tu Fu Ling* (Smilacis Glabrae Rhizoma), *Zhi Mu* (Anemarrhenae Rhizoma), *Di Gu Pi* (Lycii Cortex) und *Mai Men Dong* (Ophiopogonis Japonicae Tuber). Nach dreiwöchiger Einnahme ging es der Patientin besser. Sie hatte kaum noch Gelenkschmerzen und konnte die Antiphlogistika reduzieren. Die Nachtschweiße waren etwas besser geworden. Das Serumkreatinin war auf 0,7 mg/dl gefallen. Auf Anraten der behandelnden Ärzte setzte sie jedoch die Therapie mit chinesischen Arzneien nicht fort. Vier Monate später nahm die Patientin die chi-

9

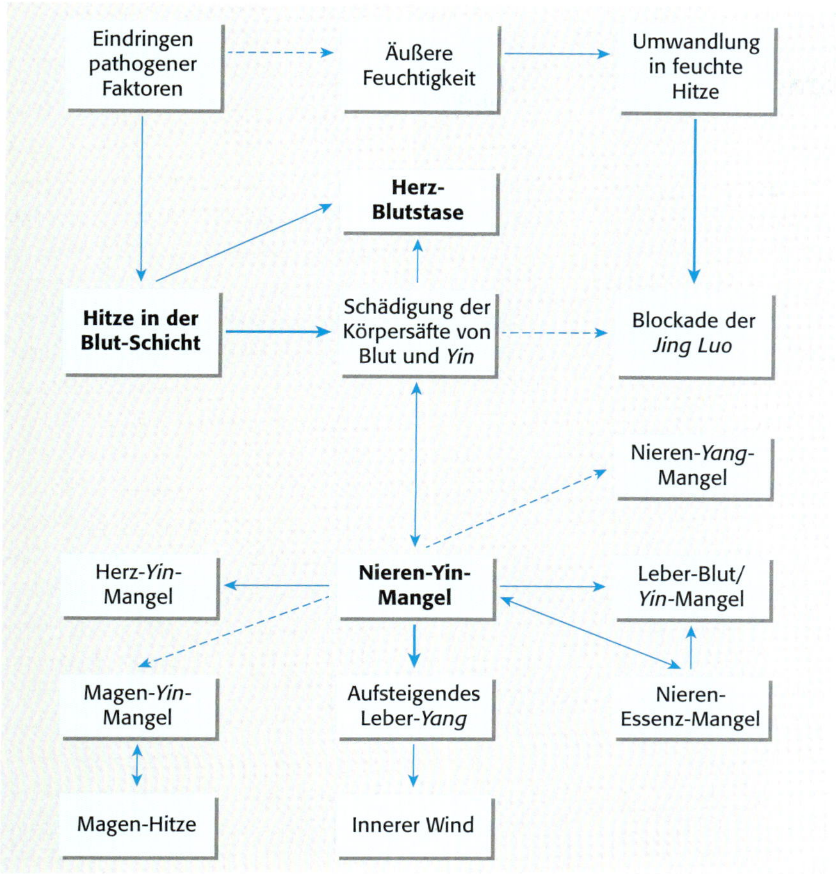

Abb. 9.19 Pathomechanismus Fallbeispiel 2 (Gelenkschmerzen)

nesische Arzneitherapie wieder auf, weil sich der Kreatininwert erneut verschlechtert hatte. Nach zweimonatiger Behandlung hatte sich das Serumkreatinin wieder stabilisiert, und der Patientin ging es wesentlich besser. Ihr behandelnder Arzt riet ihr jedoch von der Einnahme der chinesischen Arzneien aufgrund möglicher toxischer Wirkungen ab.

Anmerkungen

1. Vgl. *Compendium of Charts and Books Past and Present: Complete Collection of the Medical Section* (*Gu jin tu shu ji cheng: yi bu quan lun*), Peoples Medical Publishing House, Beijing 1991, Kap. 5, S. 84. Hier wird folgendes Zungenzeichen erwähnt: Wenn eine Zunge gelb und rau aussieht und einen lokalisierten Fleck aufweist, dann zeigt dies, dass Hitze tief in den Magen eingedrungen ist. Dies bedeutet auch, dass das Toxin genauso tief eingedrungen ist. Wenn Herz-Feuer zu innerer Unruhe und Durst führt, dann sollte man *Da Cheng Qi Tang* (Größeres Dekokt, das das Qi ordnet) verschreiben, um die Hitze nach unten abzuleiten.
2. Maciocia G: *Zungendiagnose in der Chinesischen Medizin*, ML Verlag, Uelzen 1996, S. 52 ff.
3. „Das Lungen-Qi steht in Verbindung mit den Nasenlöchern. Wenn sich das Qi der Lunge in einem harmonischen Zustand befindet, kann die Nase Duft und Gestank unterscheiden". Anonymus: *Huang di nei jing ling shu yi shi [Der innere Klassiker des gelben Kaisers]*, hrsg. v. Nanjing College of Traditional Chinese Medicine, Traditional Chinese Medicine Department, Shanghai Science and Technology Press, Shanghai 1997, Kap. 17, S. 158.
4. Anonymus: *Su Wen [Basic Questions]*, hrsg. v. He W-B et al., China Medicine Science and Technology Press, Beijing 1996, Kap. 11, S. 67.
5. Ebd., Kap. 1, S. 1.
6. Vgl. Chen Z, Chen M-F: *The Essence and Scientific Background of Tongue Diagnosis*, Oriental Healing Arts Inst, Long Beach 1989, S. 30 ff. Die Autoren beschreiben Untersuchungen an Patienten mit Linksherzhypertrophie und Veränderungen des Augenhintergrundes. Ein Großteil der untersuchten Patienten zeigte Veränderungen der Zungenfarbe. In der Regel war der Zungenkörper rot, besonders die Zungenspitze zeichnete sich durch eine Rotfärbung aus.

10 Zungenbeläge

10.1 Zungenbeläge und die Acht Leitkriterien

Die Beurteilung des Belags ist sehr wichtig, um eine Differentialdiagnose nach den Acht Leitkriterien vornehmen zu können:

- Dicker Belag: Fülle-Zustand (▸ Abb. 9.10).
- Fehlender Belag: Leere-Muster (▸ Abb. 4.18).

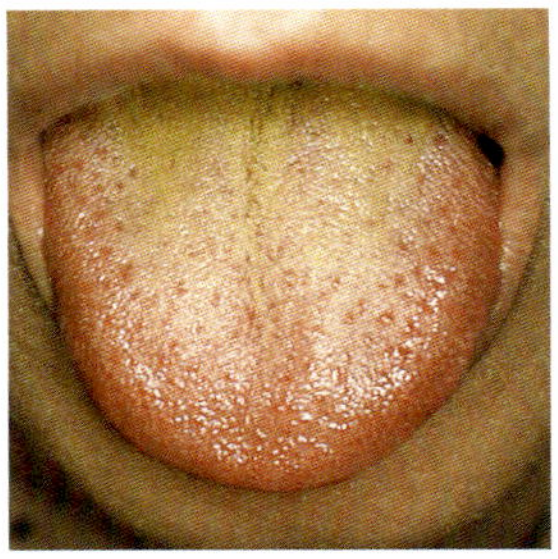

Abb. 9.10

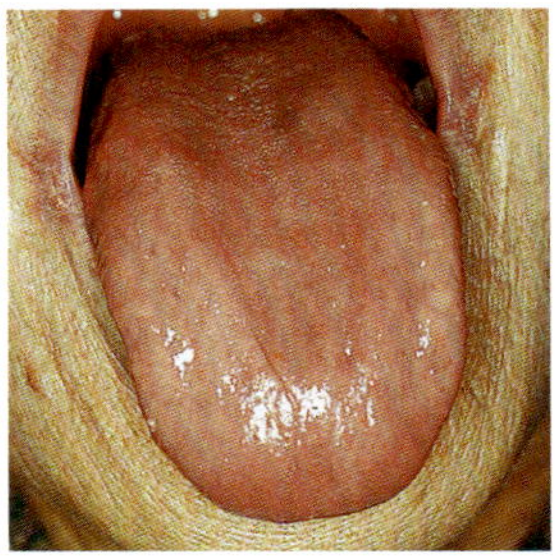

Abb. 4.18

Bei einem Magen- und Nieren-Yin-Mangel ist die Zunge belaglos, meist in Verbindung mit einem roten Zungenkörper. Bei Milz- und Nieren-Yang-Mangel, der zu einer Retention von Feuchtigkeit führt, zeigt sich die Fülle an einem dicken, weißen, schlüpfrigen Belag. Der Zungenkörper ist typischerweise blass und geschwollen.

- Weißer Belag: Anwesenheit von Kälte.
- Gelber Belag: Anwesenheit von Hitze.

Besonders wichtig ist die Diagnose des Zungenbelags bei Erkrankungen, die durch äußere pathogene Faktoren verursacht wurden. In diesen Fällen zeigt der Belag an, wie tief der pathogene Faktor eingedrungen ist und welche Qualität er hat. Beim Eindringen von Kälte ist der Belag weiß, bei Hitze gelb.

Wird der Belag nach ein oder zwei Tagen im Verlauf einer Erkältung dicker, dann ist der pathogene Faktor tiefer ins Innere eingedrungen. Häufig beginnt sich der Belag an diesem Punkt zu verfärben und wird gelb. Nun hat sich die äußere Wind-Kälte im Inneren zu Hitze umgewandelt. Diese Umwandlung manifestiert sich auch in der Lokalisation dieses Belags:

- Die Zungenspitze reflektiert das Äußere des Körpers (Yang)
- Das mittlere und hintere Drittel der Zungen reflektiert das Innere des Körpers (Yin).

Bei einem Wind-Kälte-Angriff befindet sich der Belag der Theorie zufolge vorwiegend im vorderen Drittel der Zunge, was in der Praxis aber nicht häufig anzutreffen ist. Wichtig zu wissen ist, dass der Belag in diesem Stadium dünn ist. Dies ist ein Hinweis darauf, dass die Wind-Kälte noch nicht tiefer ins Innere eingedrungen ist. Die Krankheit ist im Äußeren. Ist der dünne, weiße Belag außerdem nass, bedeutet das, dass eine Blockade des Lungen-Qi vorliegt.

Wenn der pathogene Faktor tiefer in das Innere eingedrungen ist, zeigt sich der Belag meist im Zentrum der Zunge (▸ Abb. 10.1.a). Wird der Belag nun gelb und trocken, zeigt das die Entstehung von innerer Hitze an, die beginnt, die Flüssigkeiten zu verletzen. So geben Farbe, Dicke, physiologische Feuchtigkeit und die Lokalisation des Belags Auskunft über die durch äußere pathogene Faktoren induzierte Erkrankung. Besonders interessant ist dieser Aspekt bei einer akuten Erkrankung im *Shaoyang*-Stadium. Ein einseitiger, weißer, schlüpfriger oder nasser Belag auf der rechten Zungenseite ist ein Zeichen dafür, dass sich der pathogene Faktor halb außen und halb innen befindet. Ist dieser rechtsseitige Belag aber trocken und gelb, dann zeigt er Retention von Schleim-Hitze oder feuchter Hitze in der Gallenblase an (▸ Abb. 9.16). Bei einem einseitigen Belag auf der linken Zungenseite handelt es sich dagegen um ein inneres Syndrom des Funktionskreises Leber. Zwei dicke, gelbe Streifen auf beiden Zungenseiten lassen auf intensive Hitze in Leber und Gallenblase schließen.

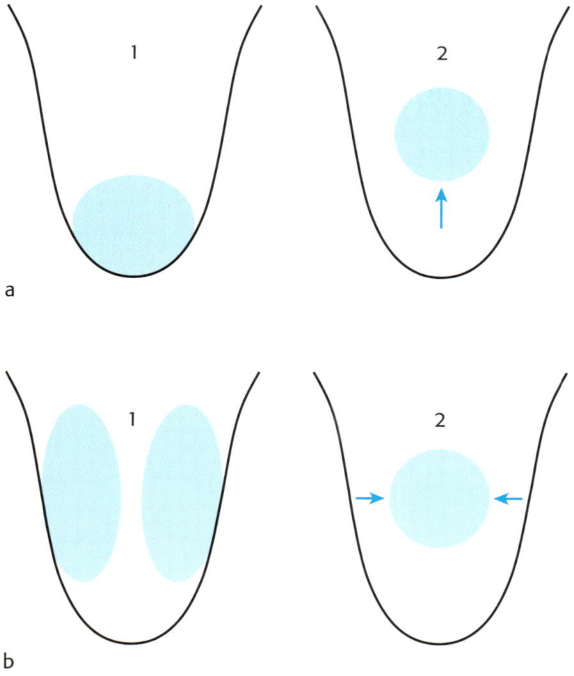

Abb. 10.1 Veränderungen des Belags durch das Eindringen eines pathogenen Faktors. Der Pfeil zeigt die Richtung des Eindringens an: von außen nach innen.

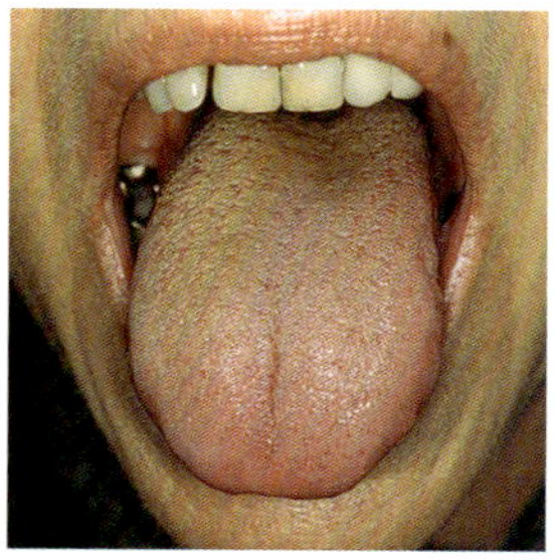

Abb. 9.16

Generell kann man sagen, dass der Zustand der Hohlorgane (*Fu*) durch die Farbe und Beschaffenheit des Zungenbelags reflektiert wird.

10.2 Verschiedene Aspekte des Zungenbelags

Die Dicke des Zungenbelags weist darauf hin, ob es sich um ein Leere- oder Fülle-Muster handelt, sagt jedoch nichts über die Ursache des Belags aus. Der dicke Zungenbelag kann z.B. sowohl aus einer inneren als auch aus einer äußeren Disharmonie entstehen. Bei den inneren Mustern stehen Retention von Feuchtigkeit und Schleim, Nahrungsmittel-Stagnation, innere Hitze sowie Kälte im Vordergrund. Bei den äußeren Mustern sind es Angriffe von Wind-Kälte, Wind-Hitze oder Sommer-Hitze, die beispielsweise zu einem dicken Belag führen können.

Handelt es sich um eine akute Erkrankung, dann ist es sehr wichtig zu beobachten, wie sich der Belag verändert. Ist der Belag am Anfang dünn und wird im Verlauf einer Erkrankung dicker, dann ist das ein sicheres Zeichen dafür, dass der pathogene Faktor ins Innere eingedrungen ist. Wird der Belag dünner oder heller, so ist der Patient auf dem Weg der Besserung. Der pathogene Faktor wird nun schwächer, und die Abwehr-Energie erholt sich.

Die Feuchtigkeit bzw. der Nässegrad des Zungenbelags zeigt den Zustand der Körperflüssigkeiten an. Die normale Zunge sollte ein wenig feucht sein als Zeichen für eine angemessene Zirkulation der Säfte. Die trockene, welk aussehende Zunge spiegelt dagegen eine starke Erschöpfung der Säfte wider.

Im folgenden Abschnitt wird die unterschiedliche Beschaffenheit von Zungenbelägen dargestellt. Besprochen werden die nassen, schlüpfrigen, öligen, rauen und trockenen Beläge.

10.2.1 Nasse und schlüpfrige Beläge

Der nasse Belag ist ein Hinweis auf Retention von Feuchtigkeit, verursacht durch einen Milz-Qi/Yang- oder Nieren-Yang-Mangel. Der Zungenkörper ist in diesem Fall blass und geschwollen, der Belag hat eine weiße Farbe. Der nasse, weiße und dünne Belag kann aber auch ein Eindringen von äußerer Wind-Kälte anzeigen.

Erscheint der Belag sehr nass, ölig und etwas klebrig, spricht man von einem schlüpfrigen Belag. Dieser Belag ist eine Weiterentwicklung des nassen Belags. Vor allem wenn er weiß ist, deutet er einen ernst zu nehmenden Yang-Mangel an, durch den es zu einer Retention von kalter Feuchtigkeit gekommen ist. Der

Zungenkörper ist in diesem Fall blass. Dieser Zungentyp kann aber auch andeuten, dass der pathogene Faktor beginnt, ins Innere vorzudringen.

Je öliger und dicker der schlüpfrige Belag ist, desto mehr Feuchtigkeit hat sich gesammelt. Sieht dieser Belag außerdem klebrig aus, beginnt die Feuchtigkeit, sich in zähen Schleim umzuwandeln. Ist der Belag gelb und schlüpfrig, hat sich die Feuchtigkeit in feuchte Hitze umgewandelt. Dieser Belag ist häufig bei Erkrankungen der Funktionskreise Leber/Gallenblase und Milz/Magen zu finden.

Zungenbeläge

- Weiß, feucht und dünn: normaler Belag.
- Weiß, feucht und dünn: äußere Wind-Kälte.
- Schlüpfrig: Retention von Feuchtigkeit.
- Weiß und schlüpfrig: Retention von feuchter Kälte.
- Gelb und schlüpfrig: Feuchtigkeit, die sich in feuchte Hitze umwandelt.

Zungenbeispiel 1 (▸ Abb. 10.2)

Zungenbeschreibung	Chinesische Diagnose
Blassrot, geschwollen	Leichter Milz-Qi-Mangel mit Retention von Feuchtigkeit
Nasser, weißer, dünner Belag	Akuter Angriff von Wind-Kälte-Feuchtigkeit
Dünner, öliger, gelber Belag im unteren Drittel	Retention von Feuchtigkeit in der Blase

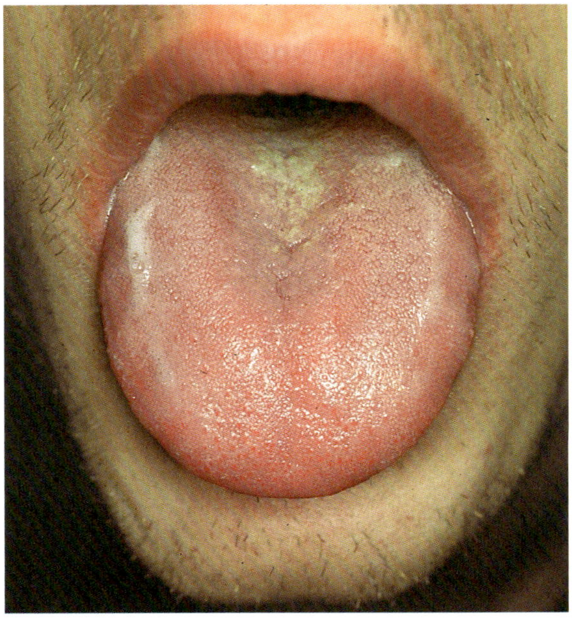

Abb. 10.2 Männlich, 25 Jahre

Symptome

- Gliederschmerzen
- Kopfschmerzen
- Körperschwere
- Laufende Nase
- Gelegentliches Brennen beim Wasserlassen

Westliche Diagnose

- Akute Erkältung

Krankheitsursachen

- Überarbeitung
- Seit Langem bestehende emotionale Probleme

Zungenbeispiel 2 (▸ Abb. 10.3)

Zungenbeschreibung	Chinesische Diagnose
Blassrot, geschwollen mit dünnem, nassem, weißem Belag	Milz-Qi-Mangel mit Retention von Feuchtigkeit
Delle am Zungengrund	Beginnender Nieren-Essenz-Mangel

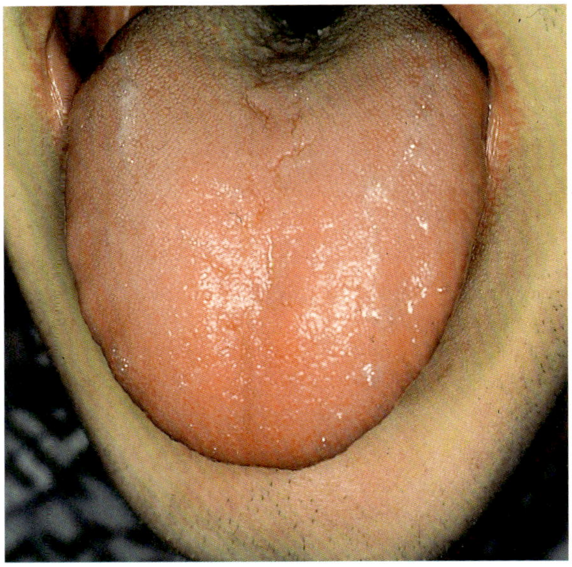

Abb. 10.3 Männlich, 33 Jahre

Symptome

- Müdigkeit
- Konzentrationsmangel
- Dumpfes Gefühl im Kopf
- Blähungen
- Innere Unruhe
- Nachlassende Sehkraft

Westliche Diagnose

- Diabetes mellitus Typ 1

Krankheitsursache

- Unklar

Zungenbeispiel 3 (▸ Abb. 10.4)

Zungenbeschreibung	Chinesische Diagnose
Blass	Milz- und Lungen-Qi-Mangel
Rechte Seite geschwollen	Blockade der *Jing Luo* durch Feuchtigkeit
Schlüpfriger, weißer, dünner Belag	Retention von kalter Feuchtigkeit
Leichte Einkerbung der Zungenspitze	Herz-Qi- und -Blut-Mangel

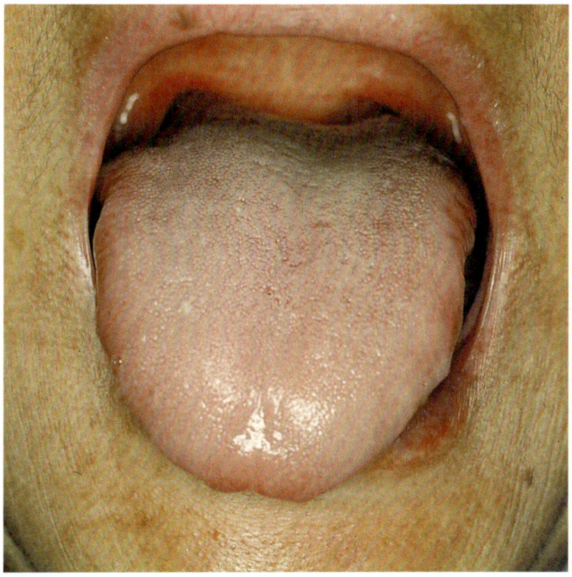

Abb. 10.4 Weiblich, 67 Jahre

Symptome

- Husten mit weißem, dünnem Sputum
- Häufiges Wasserlassen
- Appetitlosigkeit
- Trockener Mund

Westliche Diagnose

- Koronare Herzerkrankung

Krankheitsursachen

- Langjährige körperliche Überarbeitung
- Schwere Arbeitsbedingungen
- Seit 40 Jahren Raucherin

Zungenbeispiel 4 (▸ Abb. 10.5)

Zungenbeschreibung	Chinesische Diagnose
Rötlich, eingezogener Zungenkörper	Leichter Nieren-Yin-Mangel
Rote Punkte an der Spitze	Leere Hitze im Herzen
Schlüpfriger, blassgelber Belag	Angriff von äußerer feuchter Hitze
Gelber, dicker, öliger Belag im unteren Drittel der Zunge	Beginnende Umwandlung von feuchter Hitze in Hitze, Herabsinken der feuchten Hitze

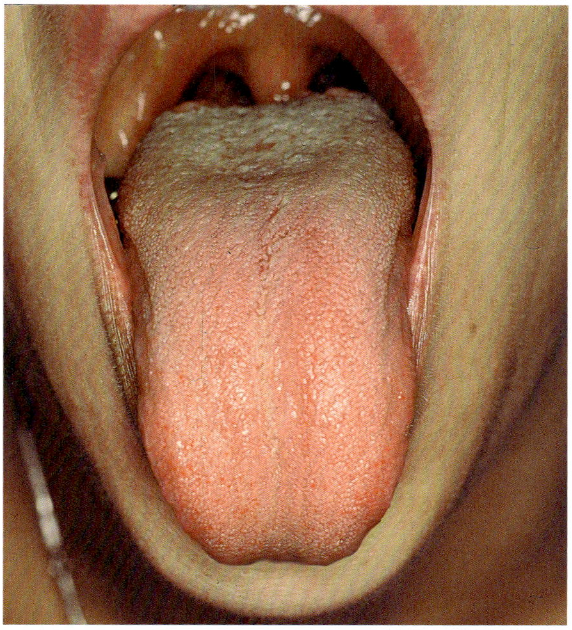

Abb. 10.5 Weiblich, 37 Jahre

Symptome

- Leichtes Fieber
- Akuter Durchfall, faulig riechender Stuhl
- Erbrechen
- Magenschmerzen
- Erschöpfung

Westliche Diagnose

- Akute Sommergrippe

Krankheitsursachen

- Unangemessene Bekleidung
- Genuss roher Speisen

10

Zungenbeispiel 5 (▸ Abb. 10.6)

Zungenbeschreibung	Chinesische Diagnose
Blassrot, geschwollen mit geröteten Rändern	Retention von feuchter Hitze in Leber und Gallenblase
Langer Mittelriss	Konstitutionelle Schwäche des Funktionskreises Herz
Dicker, schlüpfriger, gelber Belag besonders im Zentrum der Zunge	Retention von Hitze-Schleim im Magen, und Schleim verlegt die Poren des Herzens

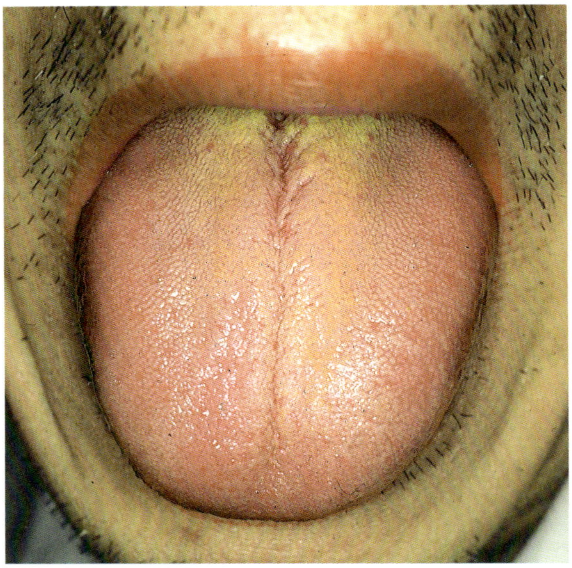

Abb. 10.6 Männlich, 59 Jahre

Symptome

- Geistige Unterentwicklung
- Langsame Auffassungsgabe
- Hörschwäche
- Taubheit der Fingerspitzen
- Stark riechender nächtlicher Urin

Westliche Diagnose

- Diabetes mellitus Typ 2

Krankheitsursachen

- Möglicher Geburtsfehler
- Übermäßiger Verzehr fetter und süßer Speisen

Zungenbeispiel 6 (▸ Abb. 10.7)

Zungenbeschreibung	Chinesische Diagnose
Blassrot	Leichte Milz-Schwäche
Rote Punkte an der Spitze und anden Rändern	Akuter Angriff von Wind-Hitze mit Eindringen ins Innere
Schlüpfriger, weißer Belag, der sich im Zentrum und im unteren Drittel in gelben Belag umwandelt	Angriff äußerer Feuchtigkeit, die sich im Inneren in feuchte Hitze umwandelt

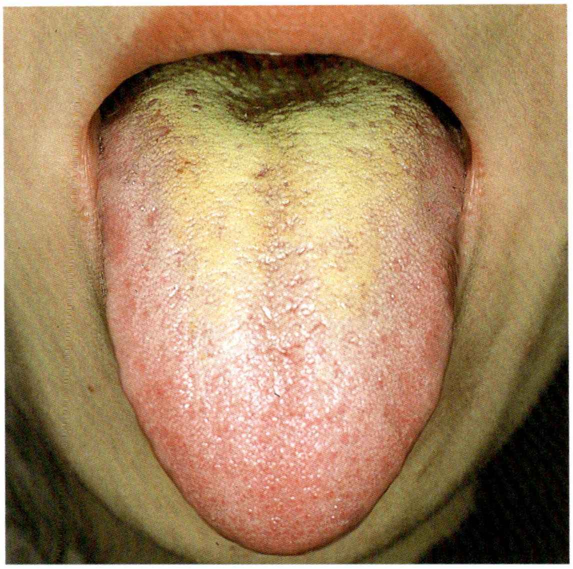

Abb. 10.7 Weiblich, 50 Jahre

Symptome

- Brennen beim Wasserlassen
- Trüber Urin
- Akute Durchfälle nach Verzehr von Obst und nach Alkoholgenuss
- Laufende Nase
- Juckende Augen
- Trockener Husten, besonders nachts

Westliche Diagnose

- Akute Blasenentzündung
- Akute allergische Rhinitis
- Chronische Sinusitis

Krankheitsursachen

- Unregelmäßige Ernährung

10

10.2.2 Öliger Belag

Ein öliger Zungenbelag tritt in der Regel zusammen mit einem gelben Belag auf. Gelbe Beläge zeigen nicht nur das Eindringen eines äußeren pathogenen Faktors, sondern auch innere Disharmoniemuster an. Dieser Belag ist in der Praxis häufig anzutreffen.

Der ölige Belag sieht ein wenig klebrig und trocken aus und ist oft dick. Wenn der Belag außerdem gelb ist, spiegelt er eine Retention von Hitze-Schleim oder feuchter Hitze wider. Ist der Belag eher gelb und trocken als schlüpfrig, ist Hitze der dominante Faktor. Trifft Hitze auf eine Ansammlung von Feuchtigkeit im Inneren, dann wird diese Hitze im Laufe der Zeit die Feuchtigkeit eindicken, und es entsteht Schleim-Hitze. Die Verdickung der Feuchtigkeit zu Schleim wird durch die trockene, raue, aber auch klebrige Beschaffenheit des Zungenbelags angedeutet. Ist der Belag eher dünn und nur leicht gelb, dann überwiegt die Feuchtigkeit, und die Hitze steht eher im Hintergrund.

Zungenbeläge

- Hellgelb, ölig und dick: feuchte Hitze, Feuchtigkeit dominiert (► Abb. 10.9).
- Gelb, ölig und trocken: feuchte Hitze, Hitze dominiert.
- Hellgelb und gräulich, ölig: akute Nahrungsstagnation. In diesen Fällen ist der Zungenbelag in der Regel im Zentrum der Zunge lokalisiert und reflektiert die Stagnation von Qi im Mittleren Erwärmer. Je länger diese Störung besteht, desto dicker wird der Belag, was sich zeitgleich in einer Verschlechterung der Beschwerden manifestiert.
- Weiß, dick und ölig: kalte Feuchtigkeit oder kalter Schleim (► Abb. 10.8). Dieser Belag steht für die unterschiedlichsten Symptome wie Körperschwere, Völlegefühl in Brust und Epigastrium sowie Appetitlosigkeit.

Zungenbeispiel 1 (► Abb. 10.8)

Zungenbeschreibung	Chinesische Diagnose
Rötlichbläulich mit blauen und schwarzen Punkten	Herz-Blut-Stagnation
Öliger, weißer, dicker, Belag	Retention von kaltem Schleim und Nahrungsmittel-Stagnation

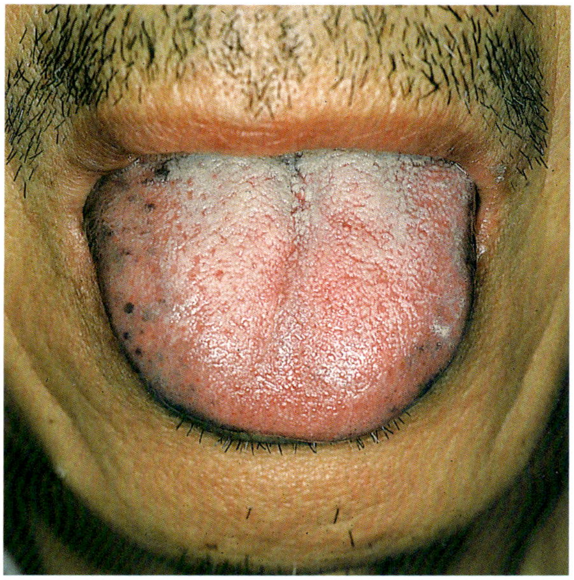

Abb. 10.8 Männlich, 75 Jahre

Symptome

- Völlegefühle in Brust und Oberbauch
- Brustschmerzen
- Trockener Husten
- Palpitationen
- Saurer Mundgeschmack

Westliche Diagnose

- Angina pectoris

Krankheitsursachen

- Langjähriges Rauchen
- Körperliche Überarbeitung

Zungenbeispiel 2 (▸ Abb. 10.9)

Zungenbeschreibung	Chinesische Diagnose
Blassrot mit rötlichen Rändern	Leber-Hitze
Öliger, weißer Belag an den Zungenseiten, der im Zentrum gelb wird	Retention von feuchter Hitze, die sich in Magen-Schleim-Hitze umwandelt
Rauer, trockener, gelber Belag im Zentrum und im unteren Drittel	Feuchte Hitze, die sich Magen-Schleim-Hitze umwandelt

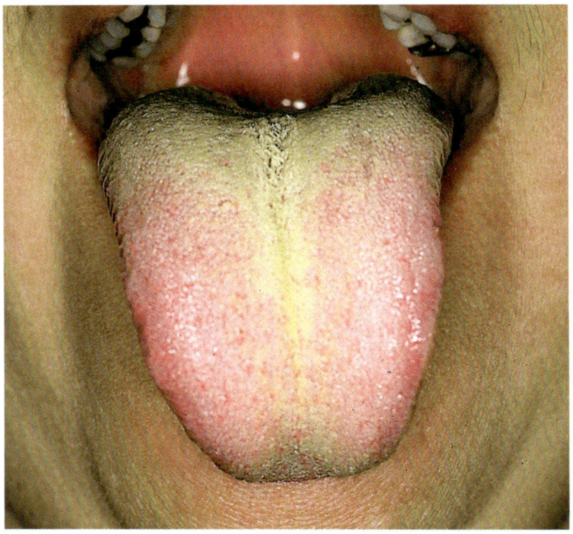

Abb. 10.9 Weiblich, 40 Jahre

Symptome

- Verstopfung
- Magenschmerzen
- Völlegefühl im Magen
- Schmerzen unter den Rippen
- Kopfschmerzen
- Morgens geschwollene Hände

Westliche Diagnose

- Keine

Krankheitsursachen

- Unregelmäßige Ernährung
- In der Jugend häufig Gastritis
- Emotionale Probleme

Zungenbeispiel 3 (▸ Abb. 10.10)

Zungenbeschreibung	Chinesische Diagnose
Rötlicher, etwas steifer Zungenkörper	Hitze-Entwicklung mit Schädigung der Säfte
Gerötete, leicht nach oben gerollte Zungenspitze	Hitze im Herzen
Weißlich gelber, öliger, dicker Belag im vorderen Drittel und im Zentrum der Zunge	Retention von Feuchtigkeit im Mittleren Erwärmer
Gelber, öliger, dicker Belag mit Dornen im unteren Drittel der Zunge	Retention von feuchter Hitze im Unteren Erwärmer

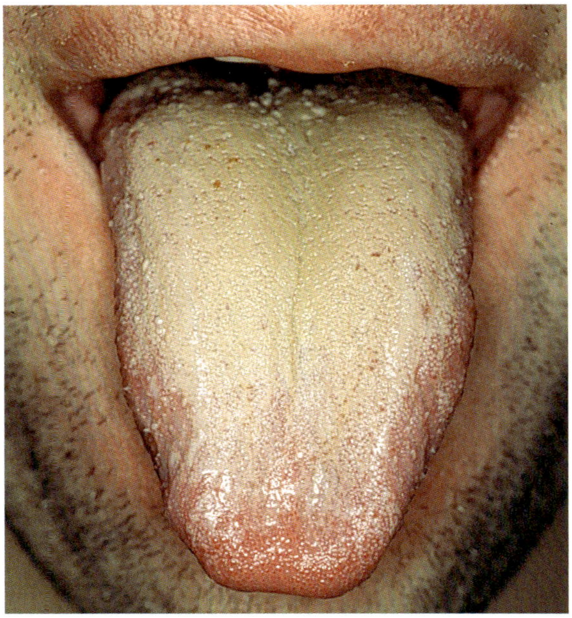

Abb. 10.10 Männlich, 34 Jahre

Symptome

- Weicher Stuhl
- Stuhldrang
- Gelegentlich kötelartiger Stuhl
- Riechender Stuhl
- Blähungen
- Durchschlafstörungen

Westliche Diagnose

- Keine

Krankheitsursachen

- Alkoholabusus
- Übermäßiger Verzehr gebratener Speisen

Zungenbeispiel 4 (▸ Abb. 10.11)

Zungenbeschreibung	Chinesische Diagnose
Rot	Hitze im Blut
Eingekerbte Ränder mit roten Punkten	Leber-Qi-Stagnation Leber-Feuer
Mittelriss mit hellgelbem, trockenem Belag	Schleim-Hitze im Magen
Rotes, trockenes Zentrum	Hitze im Magen
Gelber Belag mit roten Punkten	Feuchte Hitze im Unteren Erwärmer

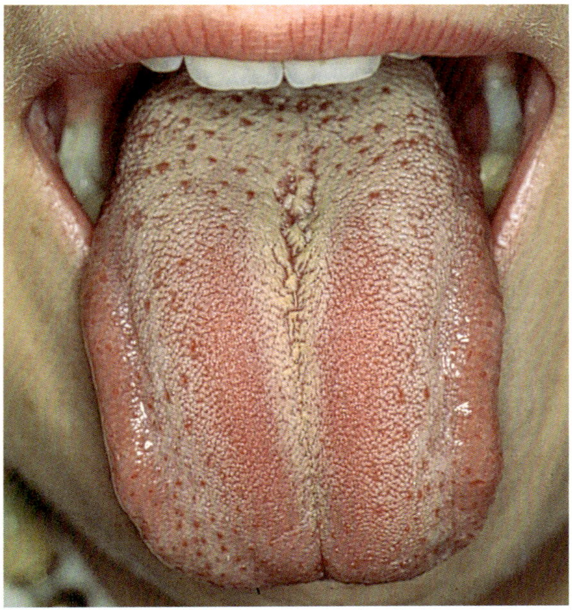

Abb. 10.11 Weiblich, 29 Jahre

Symptome

- Verkürzter menstrueller Zyklus
- Starke Blutungen
- Gespannte und schmerzhafte Brüste vor der Menstruation
- Gelber, vaginaler Ausfluss
- Gaumenjucken
- Niesanfälle, nasales Sekret
- Schleim im Rachen
- Innere Unruhe

Westliche Diagnose

- Eierstockzysten
- Allergische Rhinitis

Krankheitsursachen

- Emotionale Probleme seit der Pubertät

Zungenbeispiel 5 (▸ Abb. 10.12)

Zungenbeschreibung	Chinesische Diagnose
Blassrot mit aufgerollten Rändern	Leber-Qi-Stagnation
Öliger, dicker, gelber Belag	Retention von feuchter Hitze in Leber/Gallenblase
Dünner, alter Belag im Zentrum	Erschöpfung des Magen-Yin und der Körperflüssigkeiten

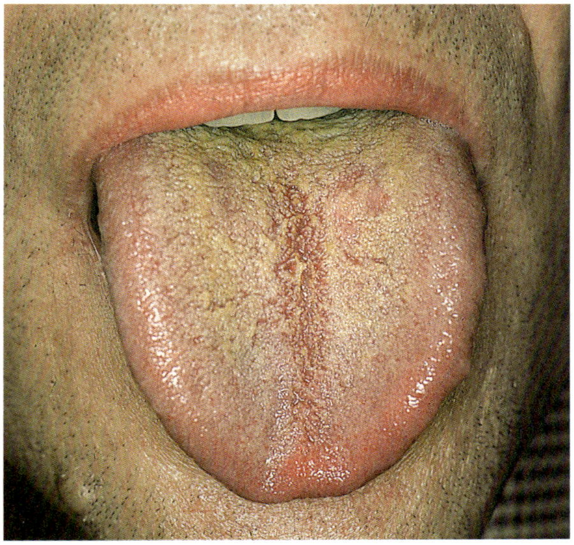

Abb. 10.12 Männlich, 53 Jahre

Symptome

- Starke, brennende Schmerzen der linken Flanke und der Brust
- Erschöpfung
- Appetitlosigkeit
- Starke Mundtrockenheit
- Gewichtsabnahme

Westliche Diagnose

- AIDS-Erkrankung
- Postzosterneuralgie

Krankheitsursachen

- Virale Aktivität
- Unterernährung

10.2.3 Trockener Belag

Unabhängig von seiner Farbe ist ein trockener, rauer Belag immer ein Zeichen für eine Schädigung der Körpersäfte. Der weiße, ölige, trockene oder raue Belag lässt auf einen Magen- und Milz-Qi-Mangel und eine Erschöpfung der Säfte im Magen schließen. Auf der einen Seite entsteht durch die Schwäche des Milz/Magen-Qi Feuchtigkeit, die sich in dem öligen Teil des Belags niederschlägt. Gleichzeitig werden aber durch einen Mangel an physiologischen Säften im Magen nicht mehr genug Flüssigkeiten erzeugt, um die Zunge zu befeuchten. Deshalb wird der Belag trocken.[1]

Ist der Belag gelb und trocken, ohne klebrig oder ölig zu wirken, liegt eine Schädigung der Säfte durch starke innere Hitze vor. Die im Inneren sitzende Feuchtigkeit oder der Schleim wird durch die Hitze eingedickt. Daher bekommt der Belag seine raue, trockene Konsistenz und eine gelbe Farbe, die allesamt als Hitze-Zeichen zu bewerten sind.

Hitze beeinflusst die Bewegung von Qi und Blut. Sobald Hitze die Flüssigkeiten und Yin verletzt und trocknet, wird der Zungenbelag trocken und/oder gelb. Die Anwesenheit von Hitze wird durch eine gelbe Verfärbung des Zungenbelags angezeigt. Sowohl die Farbe als auch die Beschaffenheit des Belags reflektieren Qualität und Quantität der sich im Körper befindenden feuchten Hitze. Gemeinsam reflektieren beide Aspekte, ob Hitze oder Feuchtigkeit das Krankheitsgeschehen dominiert. Ist der Belag dick und feucht (► Abb. 10.6), dominiert Feuchtigkeit. Ist der Belag trocken und gelb (► Abb. 9.18), dominiert Hitze. Auch die Verteilung des Zungenbelags ist wichtig, um feuchte Hitze diagnostizieren zu können. So wird feuchte Hitze beispielsweise im Unteren Erwärmer durch einen gelben, dicken und öligen Belag im hinteren der Drittel der Zunge reflektiert. Die genaue Lokalisation von feuchter Hitze kann jedoch nur im Zusammenhang mit anderen Zeichen und Symptomen des Patienten bestimmt werden.

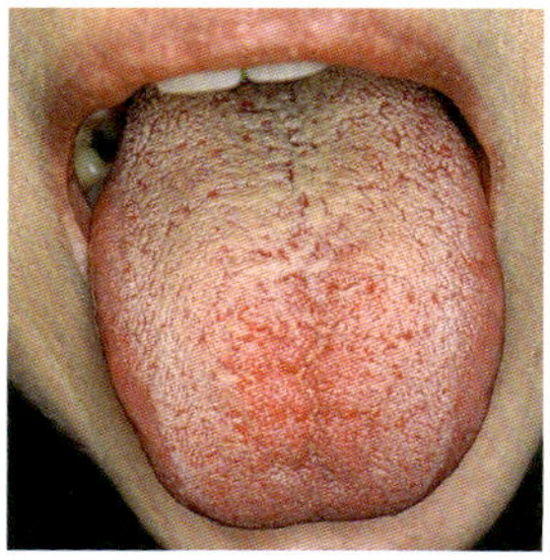

Abb. 9.18

Zungenbeispiel 1 (► Abb. 10.13)

Zungenbeschreibung	Chinesische Diagnose
Blass, geschwollen, leichte Zahneindrücke	Milz-Qi-Mangel mit Retention von Feuchtigkeit
Trockener, weißer Belag im ersten und zweiten Drittel	Retention von kaltem Schleim
Öliger, dicker, gelber Belag im unteren Drittel	Retention von feuchter Hitze im Unteren Erwärmer

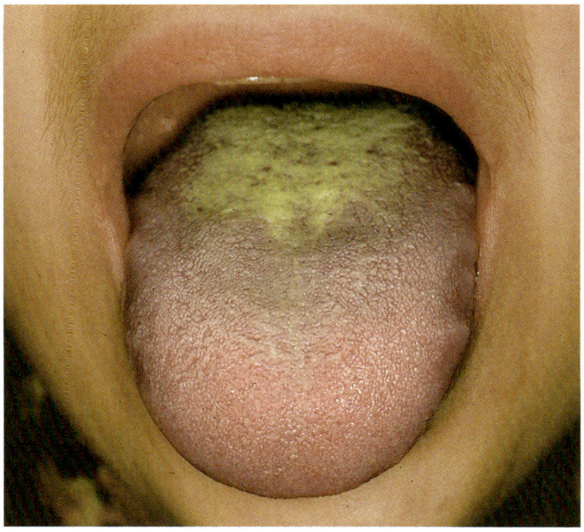

Abb. 10.13 Weiblich, 28 Jahre

Symptome

- Käse verursacht Übelkeit
- Laufende oder blockierte Nase
- Husten mit viel Schleim
- Mit der Menstruation Schwindelanfälle
- Rückenschmerzen
- Häufiges nächtliches Wasserlassen

Westliche Diagnose

- Kuhmilchallergie
- Allergische Rhinitis

Krankheitsursachen

- Übermäßiger Verzehr von Obst (mindestens zehn Bananen pro Woche)

10

Zungenbeispiel 2 (▸ Abb. 10.14)

Zungenbeschreibung	Chinesische Diagnose
Blassrot	Ohne pathologischen Befund
Rote, erhabene Punkte im ersten Drittel	Toxische Hitze im Oberen Erwärmer
Trockener, rauer, weißer Belag	Mangel an Körpersäften im Magen

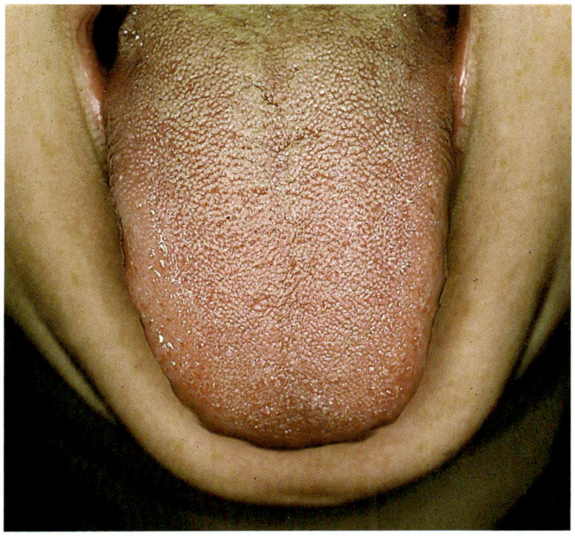

Abb. 10.14 Weiblich, 31 Jahre

Symptome

- Geschwollene Lymphdrüsen in Hals- und Leistenregion
- Magenschmerzen
- Völlegefühl im Oberbauch
- Geschwollener Unterbauch

Westliche Diagnose

- Non-Hodgkin-Lymphome

Krankheitsursachen

- Zustand nach Bestrahlung und Chemotherapie

Zungenbeispiel 3 (▸ Abb. 10.15)

Zungenbeschreibung	Chinesische Diagnose
Rötlich, groß, rau	Nieren-Yin-Mangel mit leichtem Mangel an Körpersäften
Rote Punkte an der Spitze	Hitze im Herzen
Weißer, trockener Belag, der zum Zentrum hin gelb wird	Retention von Schleim, der sich in Hitze umwandelt

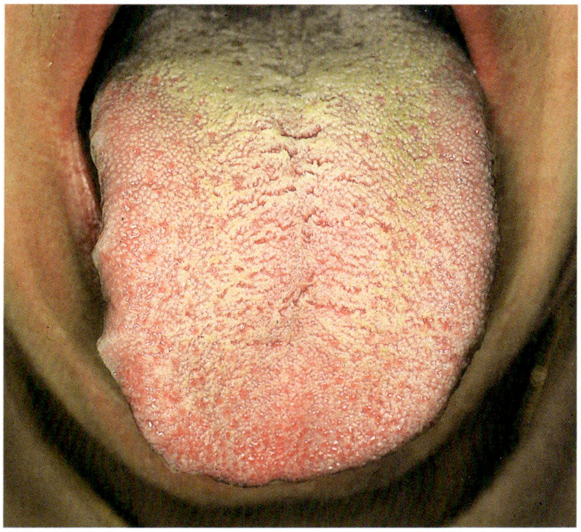

Abb. 10.15 Weiblich, 38 Jahre

Symptome

- Akutes eitriges Gerstenkorn
- Gerötete Bindehäute
- Starker Durst
- Verstopfung
- Durchschlafstörungen
- Innere Unruhe

Westliche Diagnose

- Chronische Sinusitis
- Akute Konjunktivitis

Krankheitsursachen

- Überarbeitung
- Schlafmangel
- Seit Langem bestehende emotionale Probleme

10

Zungenbeispiel 4 (▸ Abb. 10.16)

Zungenbeschreibung	Chinesische Diagnose
Rot, trocken	Nieren-Yin-Mangel
Dicker, öliger, weißer Belag an den Seiten, trockener gelber Belag im Zentrum	Retention von kaltem Schleim mit Blockade des Qi im Mittleren Erwärmer und Umwandlung in Hitze

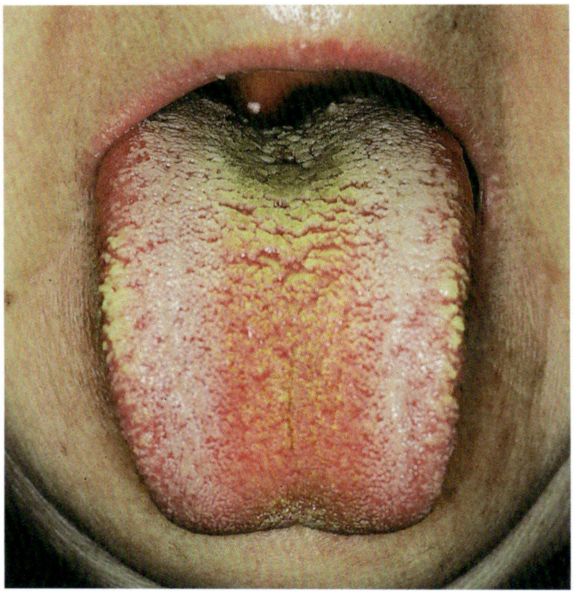

Abb. 10.16 Weiblich, 62 Jahre

Symptome

- Schwindelanfälle
- Kribbeln und Taubheitsgefühle der Arme
- Schmerzen in der Nacken- und Lendenwirbelsäule

Westliche Diagnose

- Keine

Krankheitsursachen

- Übermäßiger Verzehr von fetten Speisen
- Körperliche Überarbeitung

Zungenbeispiel 5 (▸ Abb. 10.17)

Zungenbeschreibung	Chinesische Diagnose
Blass	Milz-Qi-Mangel
Geschwollene Seiten	Milz-Qi-Mangel
Gerötete Ränder	Leber-Hitze
Gelber, dicker, Tofu-ähnlicher Belag	Retention von Schleim-Hitze

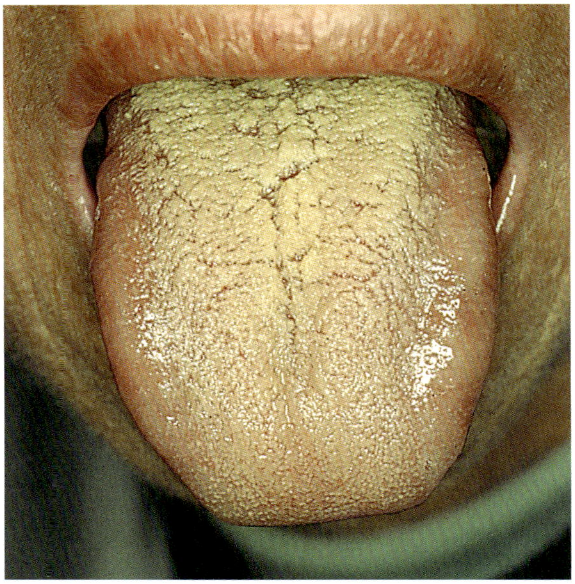

Abb. 10.17 Männlich, 45 Jahre

Symptome

- Bitterer Mundgeschmack
- Insomnia
- Reizbarkeit
- Appetitlosigkeit
- Breiige Stühle
- Übelkeit

Westliche Diagnose

- Keine

Krankheitsursachen

- Übermäßiger Verzehr fetter und gewürzter Speisen

10

10.2.4 Schwarzer (oder grauer) Belag

Eine schwere innere Erkrankung kann vorliegen, wenn ein schwarzer Belag auf der Zunge sichtbar wird. Es handelt sich dabei immer um eine lange bestehende Pathologie. Der schwarze Belag indiziert sowohl ein extremes Kälte- als auch ein Hitze-Muster.

Ist der schwarze Belag schlüpfrig, zeigt er einen Mangel-Zustand des Milz- oder Nieren-Yang an mit voller innerer Kälte. Bedeckt der schwarze Belag nur das Zungenzentrum, während an den Rändern noch ein Rest weißer Belag sichtbar ist, stellt dies einen Milz-Yang-Mangel dar bei gleichzeitiger Retention von feuchter Kälte.

Ist der schwarze Belag jedoch trocken und rissig, dann muss mit einem dramatischen Krankheitsverlauf gerechnet werden. Das Yin ist fast verschwunden, eine Trennung von Yin und Yang steht bevor. Dieser Patient befindet sich in Lebensgefahr, denn der schwarze Belag kommt durch extreme Hitze zustande, die alle Körpersäfte verbrennt. Je trockener und tiefer schwarz der Belag, desto gefährlicher ist die Erschöpfung des Yin und der Säfte.

Gelbe Ränder und ein schwarzes, öliges Zungenzentrum spiegeln extreme Hitze im Magen wider. Die verbliebenen gelben Ränder des Belags zeigen lange bestehende Retention von Feuchtigkeit an. Diese lange bestehende extreme Magen-Hitze verdampft die Körpersäfte, was zu dem verbrannten Belag beiträgt.

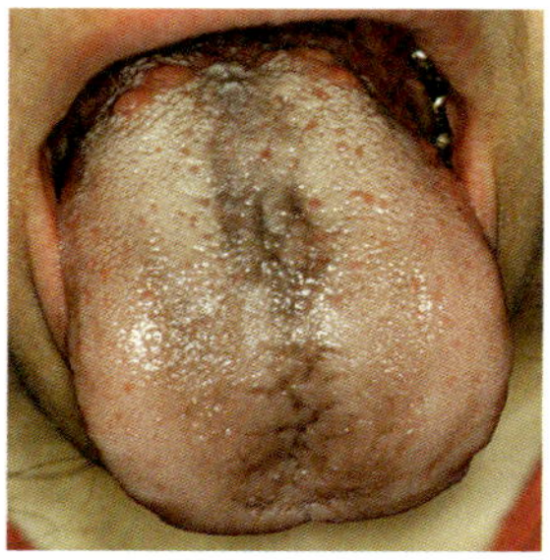

Schwarzer Belag im Zungenzentrum

Zungenbeispiel 1 (▸ Abb. 10.18)

Zungenbeschreibung	Chinesische Diagnose
Rötlich mit roten Rändern, eingezogener Zungenkörper und eingezogene Spitze	Hitze in Leber, Lunge und Herz; Schädigung des Yin im Oberen Erwärmer
Schwarzer Belag im Zentrum und im unteren Drittel, gelbe Ränder	Lang anhaltende Hitze im *Yangming* mit Schädigung der Körperflüssigkeiten

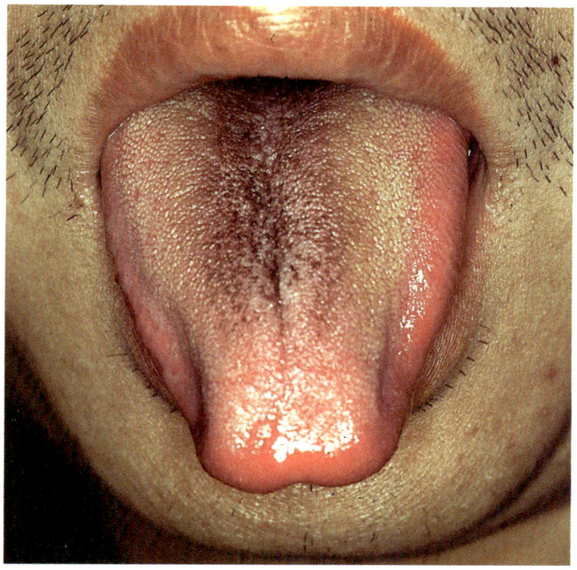

Abb. 10.18 Männlich, 33 Jahre

Symptome

- Halsschmerzen
- Trockener Mund
- Hitzegefühl in der Nase
- Gelegentliches Nasenbluten
- Eingeschränkte Nasenatmung
- Kopfschmerzen

Westliche Diagnose

- Nasopharynxtumor

Krankheitsursachen

- Jahrelanges starkes Rauchen
- Umweltfaktoren

Zungenbeispiel 2 (▸ Abb. 10.19)

Zungenbeschreibung	Chinesische Diagnose
Rot, geschwollen	Retention von Hitze-Schleim
Etwas blasse Zungenränder	Leichter Leber-Blut-Mangel
Abweichend	Innerer Wind
Schwarzer, dicker, öliger Belag, schmutziggelb an den Rändern	Retention von Hitze-Schleim im *Yangming*

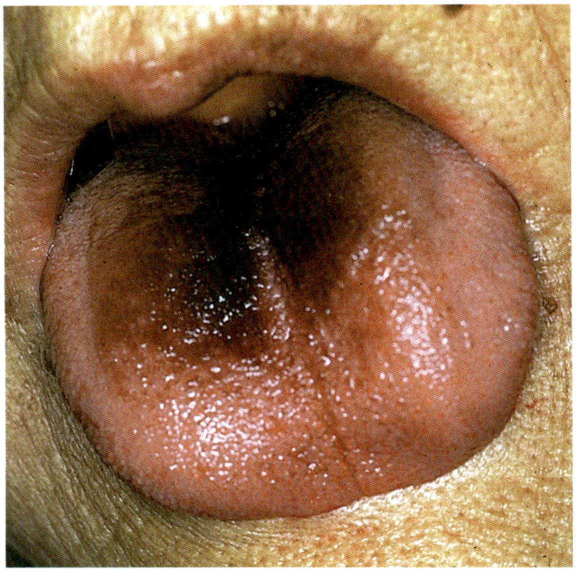

Abb. 10.19 Weiblich, 83 Jahre

Symptome

- Undeutliche Aussprache
- Verstopfung, harter, trockener Stuhl
- Gedächtnisstörungen
- Unfähigkeit, den linken Arm und das linke Bein zu bewegen

Westliche Diagnose

- Schlaganfall mit linksseitiger Hemiplegie

Krankheitsursachen

- Seit 20 Jahren hoher Blutdruck

Fallbeispiel (▸ Abb. 10.20)

Der folgende Fall zeigt genau, wie der Belag im mittleren Drittel der Zunge beginnt und zur Zungenwurzel hin dicker und gelber wird. Dieses Zungenzeichen sieht man häufig in der klinischen Praxis. Es zeigt die Retention von feuchter Hitze im Unteren Erwärmer an. Setzt man Farbe und Beschaffenheit des Belags in Beziehung zur Lokalisation und Schwere der Beschwerden der Patientin, wird die Dominanz von Feuchtigkeit deutlich, was natürlich die Zusammensetzung einer Rezeptur für sie beeinflussen wird.

Zungenbeschreibung	Chinesische Diagnose
Leicht blass	Milz-Qi-Mangel
Leicht aufgerollte Zungenränder	Leber-Qi-Stagnation
Hellgelber, öliger Belag vom Zentrum bis zur Zungenwurzel	Retention von feuchter Hitze
Hellgelber, dünner Belag mit roten Punkten an der Zungenwurzel	Feuchte Hitze in der Blase

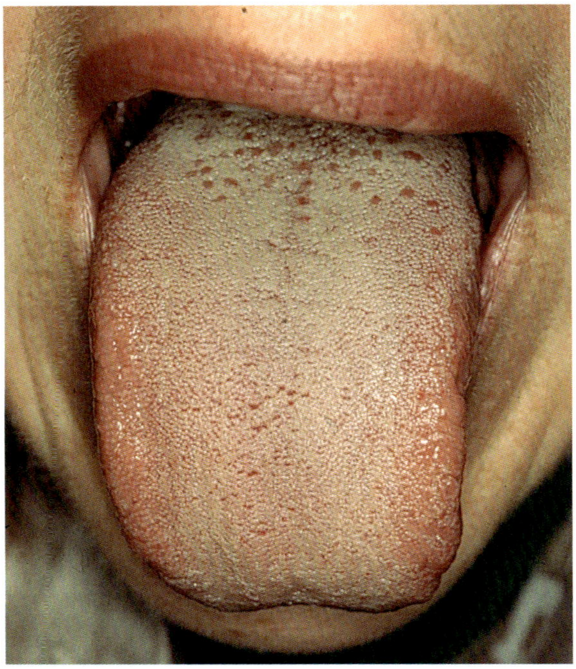

Abb. 10.20 Weiblich, 43 Jahre

Symptome

- Brennen und Schmerzen vor und beim Wasserlassen
- Imperativer Harndrang
- Dunkler, spärlicher Urin
- Gereiztheit
- Müdigkeit

Westliche Diagnose

- Akute Blasenentzündung

Krankheitsursache

- Berufliche Überforderung
- Übermäßiger Verzehr von Obst und Salaten

Falldarstellung

Die Patientin kam spontan wegen ihrer akuten Beschwerden in die Praxis. Am Abend zuvor hatte sie ein Ziehen in der Blase bemerkt. An Morgen hatte sie starke Schmerzen und Brennen vor und während des Wasserlassens verspürt. Sie litt an ständigem Harndrang, der Schmerzen im Unterbauch verursachte. Sie schied nur wenig dunklen Urin aus, der etwas trübe war. Die Patientin hatte kein Fieber. Der Urin wurde im Schnelltestverfahren untersucht. Es konnte der Nachweis von Nitriten erbracht werden. Sie war nicht besonders durstig, zwang sich aber, viel zu trinken. Ihr Stuhl war normal. Dies war ihre zweite Harnwegsentzündung innerhalb von drei Monaten. Einen Auslöser für die erneute Entzündung konnte die Patientin diesmal nicht erkennen. Der erste Infekt, der erfolgreich mit Antibiotika behandelt wurde, war nach einem langen Spaziergang am Meer aufgetreten, bei dem sie sehr ausgekühlt gewesen war und nasse Füße bekommen hatte. Im Allgemeinen ging es ihr gut. Sie war häufig müde und gereizt und führte dies auf die anstrengende Arbeit in der Schule zurück. Ihre Pulse waren beschleunigt (*shu*) und schlüpfrig (*hua*).

Analyse

Hier handelt es sich um ein *Lin*-Syndrom, das sich bei der Patientin als Hitze-Dysurie manifestiert. Der akute Beginn, das schmerzhafte Wasserlassen und der Harndrang weisen auf den Fülle-Zustand in der Blase hin. Die Gelbfärbung und die ölige Beschaffenheit des Zungenbelags sind ein Indiz für gleiche Anteile von Feuchtigkeit und Hitze, die hier für die akute Zystitis verantwortlich sind. Der Belag des gesamten Zungenkörpers ist hellgelb und weist auf die Entwicklung von Hitze hin. Der Belag ist ölig, was eine Retention von Feuchtigkeit anzeigt, die sicherlich durch den übermäßigen Verzehr von Obst und Salat entstanden ist. Die großen roten Papillen an der Zungenwurzel signalisieren die Hitze-Entwicklung im Unteren Erwärmer und betonen den Hitze-Aspekt bei dieser Erkrankung.

Das Ziehen in der Blase, das die Patientin vor dem Einsetzen der eigentlichen Entzündung bemerkt hatte, reflektiert die eingeschränkte Bewegung des Blasen-Qi aufgrund der feuchten Hitze. Die feuchte Hitze blockiert den Qi-Mechanismus der Blase und den Qi-Fluss im Unteren Erwärmer, was für die Unterbauchschmerzen verantwortlich ist. Die Hitze, reflektiert durch die roten Papillen und den schnellen, schlüpfrigen Puls, trocknet die Flüssigkeiten aus. Das zeigt sich in dem spärlichen dunklen Urin, dem Harndrang und dem Brennen beim Wasserlassen.

Der Zungenkörper zeigt eine zugrunde liegende Leber-Qi-Stagnation durch die leicht aufgerollten Ränder an. Da die Patientin außer der Gereiztheit und diesem Zungenzeichen keine anderen Symptome dieses Musters aufweist, wird eine Leber-Qi-Stagnation als Krankheitsursache verworfen, zumal der erste Infekt durch kalte Feuchtigkeit ausgelöst worden war und sich in feuchte Hitze in der Blase umgewandelt hatte. Die Antibiotika hatten drei Monate zuvor die akute Hitze beseitigt. Einige pathogene Faktoren (in der Regel Feuchtigkeit und restliche Hitze) bleiben jedoch häufig zurück. Bei der Patientin sind vermutlich die Überreste von feuchter Hitze die Ursache für die aktuellen Beschwerden (▸ Abb. 10.21).

Die Konstitution der Patientin ist gut. Der Zungenkörper zeigt keine auffallenden Abweichungen zu normalen Zungen, außer den aufgerollten Rändern,

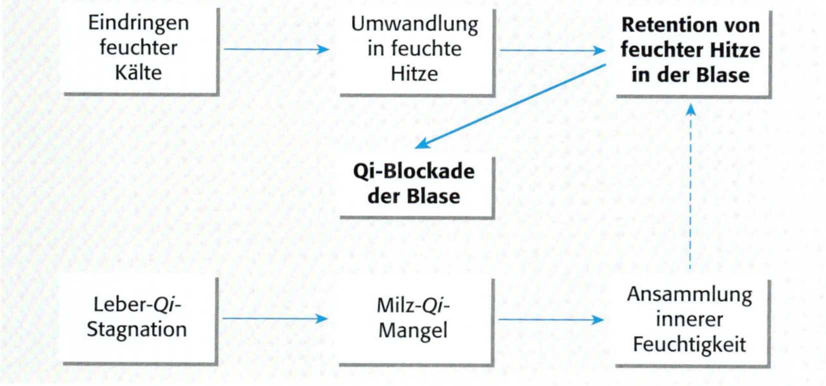

Abb. 10.21 Pathomechanismus Fallbeispiel (Brennen beim Wasserlassen)

10

die eine Leber-Qi-Stagnation reflektieren. Dies in Kombination mit der unangemessenen Ernährung der Patientin, hat die Umwandlungs- und Transportfunktion der Milz leicht beeinträchtigt. Zunge und Puls reflektieren die Schwäche der Milz jedoch nicht.

Therapiestrategie

Hitze beseitigen, Feuchtigkeit ausleiten, Blasen-Qi und Harnausscheidung regulieren.

Der Patientin wurde hochdosiert für zwei Tage *Ba Zheng San* (Acht Arzneien Pulver zur Korrektur) verschrieben. *Mu Tong* (Akebiae Caulis) und *Qu Mai* (Dianthi Herba) wurden aus der Rezeptur entfernt, *Bei Xie* (Dioscoreae Hypoglaucae Rhizoma) hinzugefügt. Nach zwölf Stunden ließen der Harndrang und die Schmerzen beim Wasserlassen deutlich nach. Während der gesamten Zeit der Dekoteinnahme hatte die Patientin heftigen Durchfall. Am dritten Tage verspürte sie nur noch ein leichtes Ziehen in der Blase. Der Urintest war negativ.

Anmerkungen

1. Es sollte beachtet werden, dass das regelmäßige Bürsten der Zunge zu einer trockenen und rauen Zungenoberfläche führen kann

11 Besondere Zungenzeichen

In diesem Kapitel werden einige außergewöhnliche Zungenzeichen vorgestellt bzw. Zungen präsentiert, die im klinischen Praxisalltag nur selten bei Patienten anzutreffen sind.

11.1 Die zerklüftete Zunge

Ein besonderer Zungentyp ist die zerklüftete Zunge. Tiefe, breite Risse, besonders an den Zungenrändern kennzeichnen diesen Zungentyp. Trotz seines erschreckenden Aussehens geht kein besonderes Krankheitsbild mit diesem Zungentyp einher, der häufig familiär auftritt.

Wahrscheinlich lässt die zerklüftete Zunge auf eine allgemein schwache Konstitution schließen, die mit einem Mangel an Körpersäften und Yin-Energie einhergeht.[1]

Die Zungen dieses Typus sind fast immer groß und geschwollen. Hier ist es von großer Wichtigkeit, die Zungenfarbe sorgfältig zu prüfen. Ist der Zungenkörper blass, liegt ein Mangel an Blut und Körpersäften vor. Bei einer roten, zerklüfteten Zunge handelt es sich hingegen um einen Mangel an Yin und Körpersäften. Zungen dieses Typs weisen in der Regel nur einen geringen oder gar keinen Belag auf, was auf den Mangel an Körperflüssigkeiten zurückzuführen ist.

Es muss aber nochmals betont werden, dass bei Menschen mit diesem Zungentyp keine tiefen oder organischen Erkrankungen vorliegen. Aus schulmedizinischer Sicht kann dieser Zungentyp auf ein Melkersson-Rosenthal-Syndrom hinweisen. Hierbei handelt es sich um eine seltene neurologische Erkrankung, die durch wiederkehrende Gesichtslähmungen, Schwellungen des Gesichts und der Lippen (besonders der Unterlippe) und durch die Entwicklung von Rissen und Furchen in der Zunge (Lingua plicata) gekennzeichnet ist. Die Erkrankung beginnt normalerweise in der Kindheit oder in der frühen Jugend. Nach anfänglichen Schüben, die in Abständen von Tagen oder Jahren auftreten, können Schwellungen persistieren oder zunehmen und dauerhaft verbleiben. Die Ursache für das Melkersson-Rosenthal-Syndrom ist unbekannt, möglicherweise gibt es eine genetische Disposition. Die Lingua plicata kann auch bei Morbus Crohn oder Sarkoidose symptomatisch sein.

Zungenbeispiel 1 (▸ Abb. 11.1)

Zungenbeschreibung	Chinesische Diagnose
Blassrot, Risse über der ganzen Zunge mit Einkerbungen und Rissen an den Rändern	Konstitutionelle Schwäche von Qi, Blut, Yin und Säften

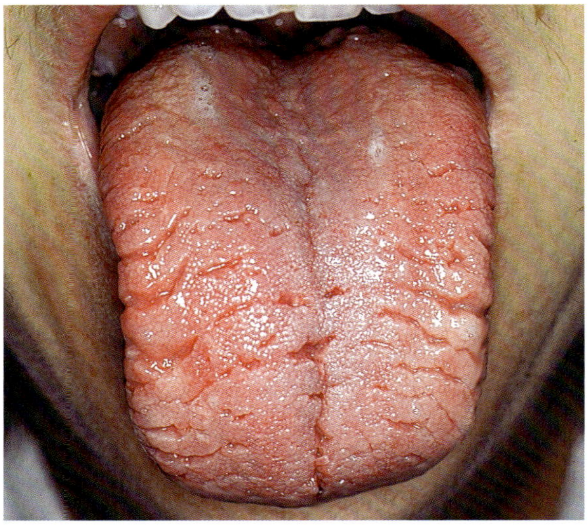

Abb. 11.1 Weiblich, 40 Jahre

Symptome

- Magenschmerzen
- Sodbrennen
- Erbrechen in Verbindung mit Aufregung
- Ängstlichkeit

Westliche Diagnose

- Keine

Krankheitsursachen

- Überarbeitung
- Emotionale Probleme
- Konstitutionelle Schwäche

Zungenbeispiel 2 (▸ Abb. 11.2)

Zungenbeschreibung	Chinesische Diagnose
Rot	Nieren-Yin-Mangel
Gerötete Spitze	Hitze im Herzen
Tiefer Mittelriss	Magen-Yin-Leere und Mangel an Säften
Einkerbungen und Risse an den Rändern	Yin- und Säfte-Mangel
Fehlender Belag	Magen-Yin-Mangel

Symptome

- Impotenz
- Schwierigkeiten beim Wasserlassen
- Harnträufeln
- Depressive Verstimmung
- Gereiztheit
- Sodbrennen

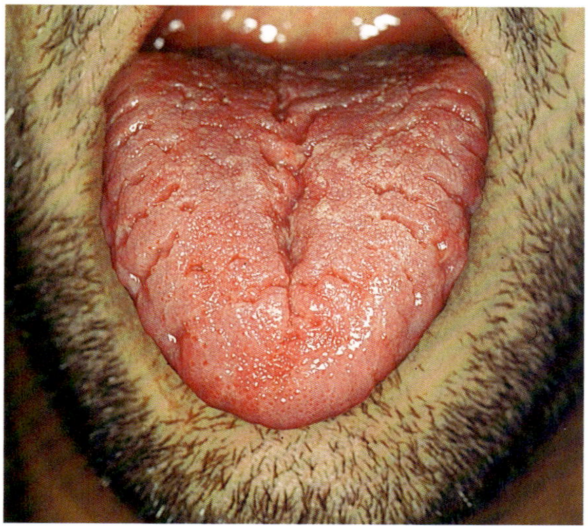

Abb. 11.2 Männlich, 46 Jahre

Westliche Diagnose

- Prostatahypertrophie

Krankheitsursachen

- Emotionale Probleme
- Konstitutionelle Schwäche

11.2 Ungewöhnliche Zungenbeläge

11.2.1 Tofu-ähnlicher Belag

Dieser Belag sieht aus wie Tofu oder Soja-Käse. Er besteht aus großen, grobkörnigen Flocken, die scheinbar nur lose auf der Zungenoberfläche aufliegen. Dieser Belag kann extremes Yang und Hitze im Inneren anzeigen.

Eine zweite Interpretation des Tofu-ähnlichen Belags lautet: „[…] ein Anstieg von trüben Stoffen wie zum Beispiel eine Akkumulation von Nahrungsmitteln und ein trübes *Tan*".

Diese Interpretation bedeutet, dass sowohl Nahrungsmittelstagnation als auch eine Retention von Schleim zu einem Tofu-ähnlichen Zungenbelag führen kann.

Zungenbeispiel 1 (▸ Abb. 11.3)

Zungenbeschreibung	Chinesische Diagnose
Rot, weich, etwas schmal	Nieren-Yin-Mangel
Dicker, öliger, Tofu-ähnlicher, blassgelber Belag	Innere Hitze mit Retention von Schleim-Hitze

Symptome

- Husten mit bluttingiertem Auswurf
- Kurzatmigkeit
- Brustschmerzen
- Rückenschmerzen
- Subfebrile Temperaturen
- Appetitlosigkeit

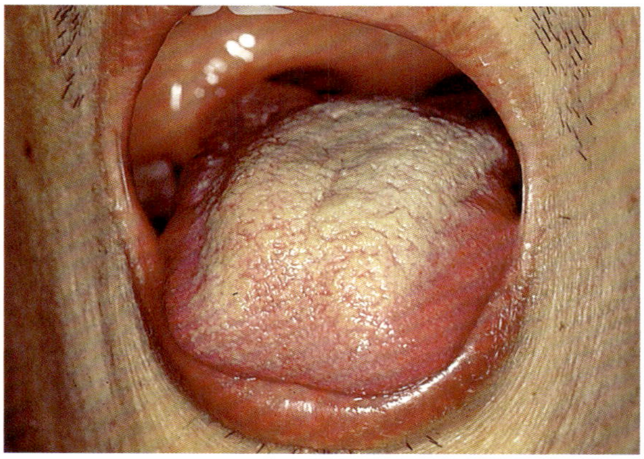

Abb. 11.3 Männlich, 63 Jahre

Westliche Diagnose

- Nasopharynxkarzinom
- Metastasen in Lungen und Halswirbeln

Krankheitsursachen

- Starkes Rauchen seit 40 Jahren

Zungenbeispiel 2 (▸ Abb. 11.4)

Zungenbeschreibung	Chinesische Diagnose
Leuchtend rot, schmal	Nieren-Yin-Mangel mit Verletzung der Körpersäfte
Tofu-ähnlicher, blassgelber Belag	Retention von feuchtem Schleim im *Yangming* mit Umwandlung in Hitze-Schleim, Nahrungsmittel-Stagnation

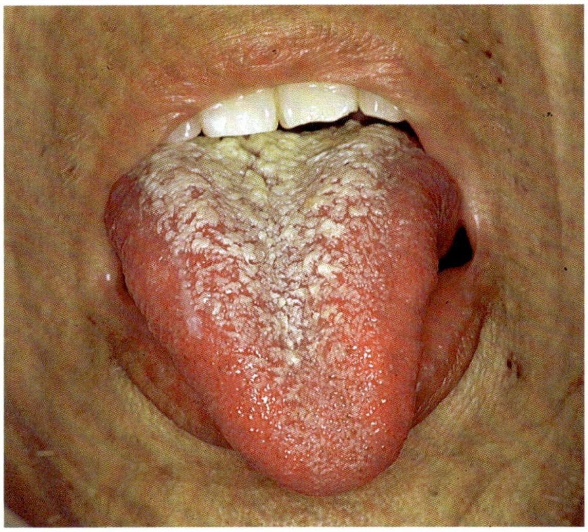

Abb. 11.4 Männlich, 69 Jahre

Symptome

- Subfebrile Temperaturen
- Schmerzen unter dem rechten Rippenbogen
- Faulig riechender Stuhl
- Blähungen
- Blähbauch

Westliche Diagnose

- Dickdarmkarzinom mit Metastasierung in die Leber

Krankheitsursachen

- Nicht bekannt

11.2.2 Schwarze Haarzunge

Eine schwarze Haarzunge bei Menschen ist harmlos. Sie wird in der Regel durch einen Pilz hervorgerufen, der auf der Zungenoberfläche wächst. Er ist häufiger bei alten Menschen und nach einer Antibiotikabehandlung anzutreffen. Meistens tritt die Haarzunge in Verbindung mit einer schwarzen Farbe auf, aber auch andere Verfärbungen sind möglich. Dieser Belag verschwindet relativ schnell, sobald sich die bakterielle Flora regeneriert hat.

Zungenbeispiel (▸ Abb. 11.5)

Zungenbeschreibung	Chinesische Diagnose
Blass	Leichter Blut-Mangel
Trockene, gelbliche und schwarze Haarzunge	Retention von feuchter Hitze, Schädigung der Säfte durch Antibiotikaeinnahme

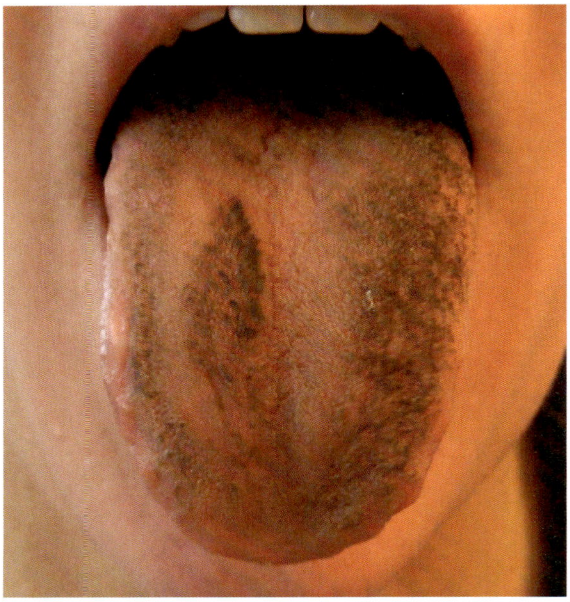

Abb. 11.5 Weiblich, 25 Jahre

Symptome

- Brennen nach dem Wasserlassen
- Imperativer Harndrang
- Müdigkeit

Krankheitsursachen

- Zustand nach akuter Blasenentzündung, die mit Antibiotika behandelt wurde

11.2.3 Fleckige Zungenbeläge

Ungewöhnliche Zungenzeichen sollten immer hinterfragt werden. Dies gilt besonders für Zungenbeläge. So kann beispielsweise das Lutschen eines Bonbons oder einer Tablette den Belag im Zungenzentrum zum Verschwinden bringen (▸ Abb. 11.6), was fälschlicherweise bei der Inspektion auf einen Magen-Yin-Mangel hindeuten würde.

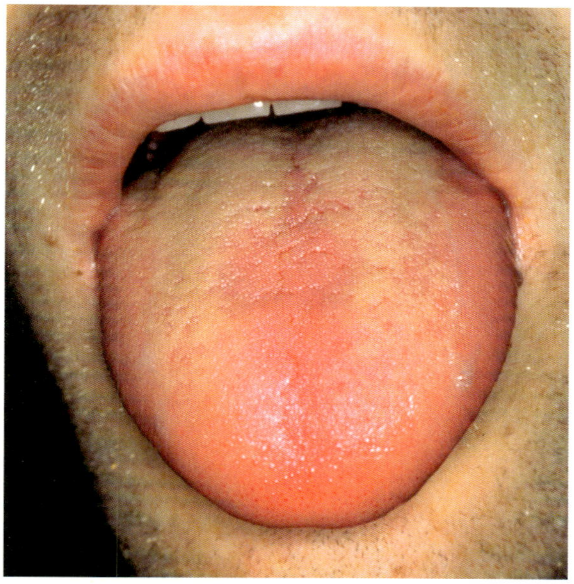

Abb. 11.6 Zungenbeispiel 1: fleckige Zunge

Patienten mit Asthma oder einer schweren Herzkrankheit müssen in der Regel Aerosole benutzen. Durch die mechanische Reizung des Sprays kann es zu einer Ablösung des Belags kommen. Der Patient, dessen Zunge in Abbildung 11.7 zu sehen ist, litt an Angina pectoris und benutzte mehrmals am Tag ein Nitroglycerinspray.

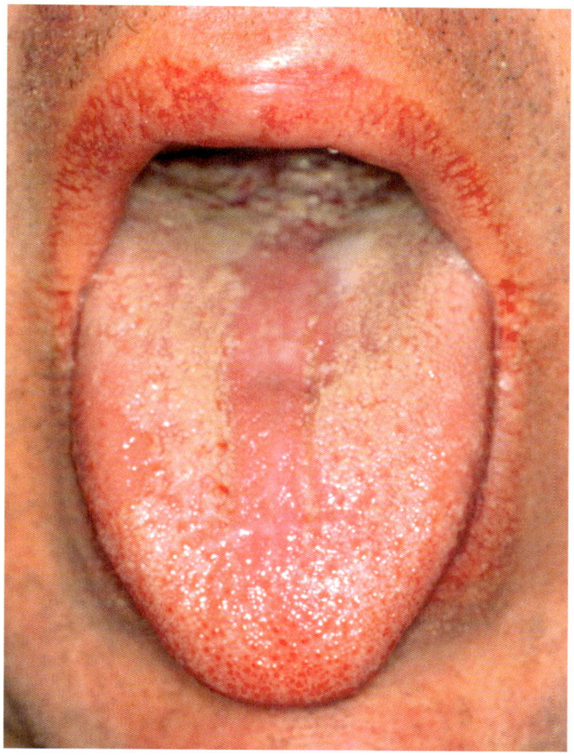

Abb. 11.7 Zungenbeispiel 2: fleckige Zunge nach Aerosol-Gebrauch

Anmerkungen

1. Song T-B: *Atlas of the Tongue and Lingual Coatings in Chinese Medicine*, Peoples Medical Publishing House and Editions Sinomedic, Beijing 1981, S. 378 und S. 380.

12 Veränderungen der Zungen durch Behandlung mit Akupunktur und chinesischen Arzneien

Die in diesem Kapitel vorgestellten Falldarstellungen zeigen, wie sich Zungenfarbe, -form und -belag verändern können, wenn der Heilungsprozess einsetzt. In jedem Fallbeispiel zeigt das erste Foto (a) die Zunge vor Behandlungsbeginn. Es folgen ein oder gelegentlich zwei Fotos derselben Zunge (b, c), die die Veränderungen und den Verlauf nach Behandlungsbeginn abbilden.

12.1 Veränderungen der Zungenzeichen

Die Farbe des Zungenkörpers stellt einen der wichtigsten Aspekte der Zungendiagnose dar. Sie reflektiert den grundlegenden energetischen Zustand einer Person, insbesondere die Qualität von Qi und Blut. Sind beide Energien kräftig, spiegelt sich dies durch die blassrote frische Farbe des Zungenkörpers wider. Auch der Zustand der Yin- und Yang-Energien sowie die Dynamik des Blutflusses können durch die Zungenfarbe bestimmt werden. Krankheitsmuster, die durch Hitze- und Kälte-Syndrome ausgelöst werden, können sich ebenfalls an der Zungenfarbe zeigen.

Die Farbe des Zungenkörpers kann sich bei akuten Erkrankungen schnell verfärben, dies gilt besonders, wenn Hitze ursächlich an der Krankheitsentstehung beteiligt ist. So kann hohes Fieber die Körpersäfte verletzen und zu einer plötzlichen Rotfärbung des Zungenkörpers führen. Dagegen können z.B. starke Blutungen das Blut und Qi so sehr schädigen, dass der Zungenkörper schnell eine blasse Farbe annimmt.

Bei chronischen Erkrankungen kann es eine gewisse Zeit dauern, bis die Farbe des Zungenkörpers von der normalen Farbe abweicht. Daher wird bei Patienten mit milden oder chronischen Erkrankungen die Beurteilung der Farbe des Zungenkörpers zum Verständnis des grundlegenden Krankheitsmusters herangezogen. In diesem Sinne reflektiert sie den Zustand von Yin und Yang im Körper.

In den ersten drei Fallbeispielen kam es zu einer auffallenden Veränderung der Form und/oder der Farbe des Zungenkörpers. In Fallbeispiel 1 ist der Zungenkörper zu Beginn der Behandlung rötlich (▸ Abb. 12.1.a). Diese Verfärbung reflektiert eine Hitze-Entwicklung, die hier durch die energetischen Veränderungen während der Schwangerschaft verursacht worden ist und bei der Patientin zu Sodbrennen und Übelkeit geführt hat. Die Therapiestrategie bestand darin, die Hitze-Entwicklung zu stoppen. Dies sollte erreicht werden, indem das Magen- und Nieren-Yin sanft ernährt werden, um dadurch die Energie der Patientin zu regulieren. Nach der chinesischen Arzneitherapie hat der Zungenkörper eine blasse Farbe angenommen (▸ Abb. 12.1.b). Dass sich die Zungenfarbe im Verlauf der Behandlung so schnell verändert hat, betont die relativ akute Entwicklung von Hitze, denn die Patientin war zum Zeitpunkt der Konsultation erst in der 12. Woche schwanger.

Die starken Schmerzzustände des Patienten in Fallbeispiel 2 waren die Folge einer tief sitzenden Blutstase in den *Jing Luo* und Knochen. Sie manifestiert sich durch eine leicht bläuliche Verfärbung des Zungenkörpers. Die Grundfarbe des Zungenkörpers ist jedoch rot (▸ Abb. 12.3.a) und zeigt in Kombination mit dem wurzellosen Belag einen Nieren-Yin-Mangel an. Die anfängliche Behandlung mit Akupunktur löste die Blut-Stagnation. Die nachfolgende Arzneibehandlung stärkte das Nieren-Yin. Die Akupunkturbehandlung linderte die Schmerzen. Dies wurde reflektiert durch die Veränderung der Zungenfarbe. Die bläuliche Verfärbung des Zungenkörpers war nach der Behandlung verschwunden. Auch seine Rötung war dank der Nieren-Yin kräftigenden Arzneien weniger intensiv geworden (▸ Abb. 12.3.b). Überraschend war die Veränderung der Zungenfarbe in diesem Fall, da die Blutstase über viele Jahre bestanden hatte. Erfahrungsgemäß dauert eine derartige Veränderung der Farbe des Zungenkörpers oft viele Monate.

Die Zungenfarbe sollte nur im Zusammenhang mit der Zungenform und -beschaffenheit beurteilt werden. Die Zungenform kann Fülle- oder Mangel-Zustände signalisieren. So zeigt ein geschwollener Zungenkörper eine Akkumulation von Feuchtigkeit an (Fülle-Zustand), ein dünner Zungenkörper dagegen einen Mangel an Blut oder Yin. Besonders wenn es um die Feststellung geht, ob es sich um einen Blut- oder Yin-Mangel handelt, ist die Analyse der Farbe des Zungenkörpers in der Kombination mit der Zungenform sehr wichtig. Ist der Zungenkörper beispielsweise rot und dünn, reflektiert dies in der Regel einen Yin-Mangel. Ist er dagegen blass und dünn, spricht dies für einen Blut-Mangel.

Der Zungenkörper der Patientin in Fallbeispiel 1 (▸ Abb. 12.1.a) ist rot, wirkt eingezogen, und seine Beschaffenheit ist unregelmäßig. Diese Zeichen sind Hinweise auf eine Schädigung der Körpersäfte durch Hitze. Die Hitze hat nicht nur die Zungenfarbe, sondern auch ihre Form verändert. Der Zungenkörper ist am Ende der Behandlung noch etwas geschwollen, aber die Oberfläche des Zungenkörpers ist wieder gleichmäßig (▸ Abb. 12.1.b).

Im dritten Fallbeispiel waren die Hauptbeschwerden Gereiztheit und vaginaler Ausfluss. Eine lang anhaltende Leber-Qi-Stagnation hat sich bei der Patientin durch eine Einkerbung des Zungenrandes entlang des gesamten Zungenkörpers bemerkbar gemacht (▸ Abb. 12.5.a). Nach einem Jahr regelmäßiger Akupunkturbehandlungen, die das Auflösen der Qi-Stagnation zum Ziel hatten, hatte sich der Zungenkörper der Patientin entspannt, und die Einkerbung der Ränder war fast verschwunden (▸ Abb. 12.5.b). Insgesamt hatte das Volumen des Zungenkörpers zugenommen, was auf eine bessere Zirkulation der Körpersäfte und eine Verbesserung des Blutes zurückzuführen war. Die Veränderung des Zungenkörpers ging mit einer Entspannung und einer größeren Lebensfreude der Patientin einher.

12.2 Veränderungen des Zungenbelags

Der Zungenbelag gibt u.a. Auskunft über die Lokalisation der Erkrankung (innen/außen), ob ein Mangel- oder ein Fülle-Zustand vorliegt, über das Vorhandensein von Hitze oder Kälte sowie über die Kraft des Magen-Qi und Nieren-Yin und den Zustand der Körpersäfte.

Die Analyse des Zungenbelags ist besonders bei akuten Erkrankungen von großer Bedeutung, da er Stärke, Tiefe des Eindringens von pathogenen Faktoren sowie ihre Qualität anzeigt. Eine Veränderung des normalen, weißlichen und feuchten Belags kann daher schnell erfolgen. Dies bedeutet für den Behandler, dass er den Erfolg seiner Therapie besonders bei einer akuten Erkrankung an der Veränderung des Zungenbelags nachvollziehen kann.

Eindrückliche Beispiele dafür sind die Fallbeispiele 6 und 7. Der weißliche, dicke und trockene Zungenbelag der Patientin in Fallbeispiel 6 (▸ Abb. 12.11.a) ist das Resultat eines Angriffs von Wärme-Trockenheit. Die weißliche Farbe des Belags signalisiert, dass sich die Erkrankung noch im Anfangsstadium befand. Die Dicke des Belags reflektiert den Fülle-Zustand. Nach vier Behandlungstagen hatte sich der Husten der Patientin gelegt, der Zungenbelag war verschwunden bzw. hatte sich wieder normalisiert (▸ Abb. 12.11.b). Der Zungenbelag hatte sich zeitgerecht und erwartungsgemäß verändert und zeigte an, dass die pathogenen Faktoren ausgeleitet worden waren. Der schwarze, schlüpfrige Zungenbelag in Fallbeispiel 7 (▸ Abb. 12.13.a) war aufgrund des Eindringens von äußerer Kälte in den Unterleib entstanden. Da dieser pathogene Faktor wesentlich tiefer als im vorherigen Fall eingedrungen war, dauerte seine Vertreibung erwartungsgemäß länger. Abbildung 12.13.b entstand nach zweiwöchiger Behandlung der Patientin. Das Verschwinden des schwarzen Belags ging mit einer Abnahme des Kältegefühls und des Unwohlseins einher.

In den Fallbeispielen 4, 5 und 8 werden Zungenbeläge diskutiert, die aufgrund von inneren Krankheitsmechanismen entstanden sind. Die Beläge in den Fallbeispielen 5 und 8 zeigen Fülle-Zustände an, der Belag in Fallbeispiel 4 weist dagegen auf einen Mangel-Zustand hin. Die Patientin in Fallbeispiel 5 litt an ulzerierender Kolitis. Ein wichtiger Aspekt bei der Entwicklung dieser Erkrankung ist die Retention von feuchter Hitze im Dickdarm. Das Krankheitsgeschehen wurde von einem dicken, gelben Belag im unteren Drittel der Zunge begleitet (▸ Abb. 12.9.a). Farbe, Beschaffenheit und Dicke des Belags geben in diesem Fall Hinweise auf die Stärke und Dominanz der Feuchtigkeit und Hitze, die für die akuten Symptome verantwortlich sind. Das auslösende Krankheitsmuster war jedoch die Einschnürung des Leber-Qi. Abbildung 12.9.b wurde nach zehnwöchiger Behandlung dieser Patientin mit chinesischen Arzneien aufgenommen. Der gelbe, ölige Belag ist verschwunden und korreliert mit der Beschwerdefreiheit der Patientin. Die Ränder des Zungenkörpers sind aber immer noch aufgerollt, was die zugrunde liegende Leber-Qi-Stagnation unterstreicht, die einer weiteren Behandlung bedarf.

Der Zungenbelag der Patientin in Fallbeispiel 8 (▸ Abb. 12.15.a) war braun und hatte im Zentrum eine schwärzliche Färbung. Diese Farbe weist auf die Intensität der Hitze-Entwicklung hin. Farbe und Beschaffenheit des Zungenbelags wurden bei der Beurteilung und bei der Therapiewahl höher bewertet als Farbe und Form des Zungenkörpers, obwohl er auf einen schweren Milz-Qi-Mangel und Retention von Feuchtigkeit hindeutet. Die Retention von Feuchtigkeit ist zwar indirekt an dem Krankheitsgeschehen beteiligt, aber nicht direkt für die die schmerzhafte, ständige Zahnfleischentzündung der Patientin verantwortlich. Im Fokus der Behandlung stand deshalb die Ausleitung von toxischer Hitze durch Ausleitung über den Stuhl. Dadurch wurde Hitze aus der *Yangming*-Ebene beseitigt. Nach fünftägiger Arzneitherapie setzte die Ausleitung von toxischer Hitze ein, was sich in einer Veränderung von Farbe und Dicke des Belags zeigte (▸ Abb. 12.15.b). Nach weiteren acht Behandlungstagen, in denen verstärkt Hitze-Toxine ausgeleitet worden waren, hatten die Schmerzen abgenommen. Der Zungenbelag war danach weißlich, dick und etwas trocken (▸ Abb. 12.15.c) und unterstrich die erfolgreiche Ausleitung von Hitze und Schleim-Hitze.

In Fallbeispiel 4 signalisieren die Beläge einen Mangel-Zustand. Der Zungenbelag in Abbildung 12.7.a ist wurzellos und weist ein abgepelltes Areal im Zungenzentrum auf, was einen Magen-Yin-Mangel reflektiert. Die Hauptbeschwerde der Patientin war ein seit Langem bestehendes Sodbrennen. Der verbliebene Belag ist alt und trocken. Dies ist ein Hinweis darauf, dass eine Neubildung des Belags nicht stattgefunden hat. Zeigen Zungenbeläge Mangel-Zustände an, dann müssen sie in der Kombination mit dem Zungenkörper, insbesondere mit seiner Farbe, beurteilt werden (▸ Kap. 2.5.2, Fallbeispiel 2, ▸ Kap. 7.1.2, Fallbeispiel 1). Im vorliegenden Fallbeispiel 4 ist der Zungenkörper sehr rot und signalisiert einen Nieren-Yin-Mangel (▸ Abb. 12.7.a). Neben der Regulierung des Qi-Mechanismus im Mittleren Erwärmers wurden Magen-Yin ernährende Arzneien verschrieben. Beides trug zur Bildung des neuen Belags bei. Nach vierwöchiger Behandlung war der alte, Tofu-ähnliche Belag verschwunden. Der Belag ist deutlich dünner und feuchter (▸ Abb. 12.7.b). Das abgepellte Areal ist zwar immer noch vorhanden, wirkt aber nicht mehr so trocken. Die Veränderung des Zungenbelags ging relativ schnell vonstatten (▸ Abb. 12.7.c), was für die kräftige Konstitution der Patientin spricht.

12.3 Falldarstellungen

Die zahlreichen Fallbeispiele im folgenden Abschnitt demonstrieren die Veränderungen der Zungenfarbe, der Zungenform und des Zungenbelags, die bei den Patienten durch die Behandlung mit Akupunktur und chinesischen Arzneien eingetreten sind.

Fallbeispiel 1 (▸ Abb. 12.1)

Zungenbeschreibung	Chinesische Diagnose
Rötlich	Hitze-Entwicklung
Rötliche Ränder	Hitze in der Leber
Gespannter Zungenkörper mit leichter Einkerbung der Ränder	Leber-Qi-Stagnation
Dünner Mittelriss	Leichter Magen-Yin-Mangel
Gerötete Areale	Hitze-Entwicklung
Abgepellter Belag	Beginnender Magen-Yin-Mangel

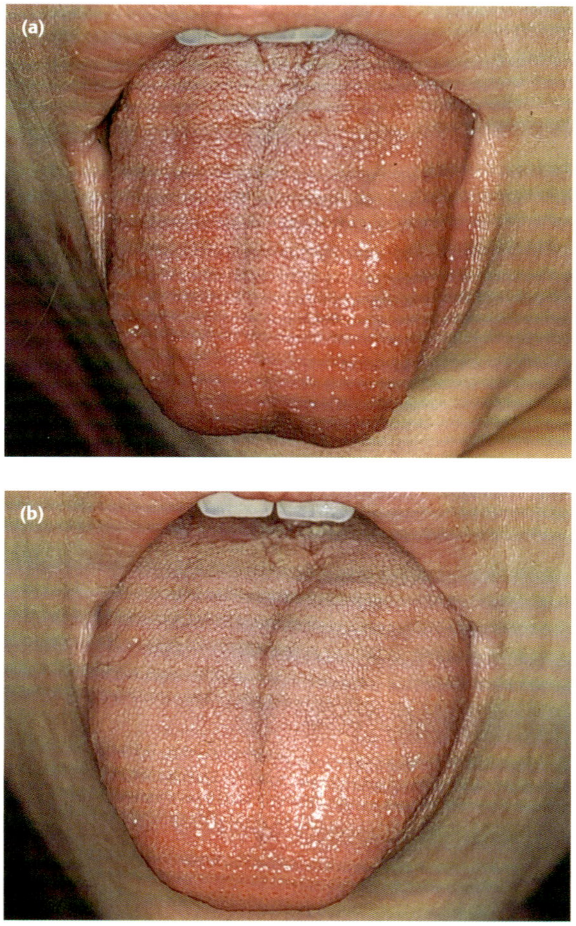

Abb. 12.1 Weiblich, 40 Jahre: a) zu Beginn der Behandlung, b) nach der Behandlung.

Symptome

- Starke Übelkeit
- Sodbrennen
- Epigastrisches Völlegefühl
- Blähungen
- Durst
- Müdigkeit

Westliche Diagnose

- Schwangerschaftsübelkeit

Krankheitsursache

- Unterdrückte Emotionen
- Übermäßiger Verzehr von Milchprodukten und Rohkost

Falldarstellung

Die Patientin war nicht sehr glücklich über diese dritte, unerwünschte Schwangerschaft. Sie war zum Behandlungstermin in der 10. Schwangerschaftswoche gekommen, weil sie an ständiger Übelkeit und Sodbrennen litt. In den beiden ersten Schwangerschaften hatte sie ähnliche Beschwerden gehabt, die Übelkeit hatte jeweils bis zum fünften Schwangerschaftsmonat angehalten. Die Übelkeit und das Sodbrennen verbesserten sich nach Nahrungsaufnahme. Die Beschwerden verschlimmerten sich, wenn sie über längere Zeit keine Nahrung zu sich genommen hatte. Das Sodbrennen war sehr intensiv und erzeugte ein heißes, brennendes Gefühl in der Speiseröhre. Blähungen und ein epigastrisches Völlegefühl begleiteten die Übelkeit. Die Patientin ernährte sich rein vegetarisch, aß viel Obst, Käse und Joghurt. Seit der Schwangerschaft war sie sehr durstig. Ihre Pulse waren dünn (*xi*) und gespannt (*jin*).

Analyse

Die negativen Gefühle über die ungewollte Schwangerschaft haben eine Leber-Qi-Stagnation verursacht. Zusammen mit den energetischen Veränderungen durch die Schwangerschaft, führt dies zu einer besonders schnellen Umwandlung in Hitze. Dies ist deutlich sichtbar an den geröteten Zungenrändern. Die Leber-Qi-Stagnation wird durch die leichten Einkerbungen an den Rändern reflektiert (▸ Abb. 12.1.a).

Das Blut und die Nieren-Essenz der Mutter ernähren den Fetus. Dadurch entsteht ein relativer Essenz- und Blut-Mangel bei der Mutter. Der Blut-Mangel betrifft besonders die Leber, da sie das Blut speichert. Das Leber-Blut hat u.a. die Funktion, das Leber-Qi zu nähren und zu verankern. Das Blut verhindert, dass das Qi nach oben „schwebt" und Symptome von Hitze hervorruft. Blut befriedet und besänftigt die Leber und trägt zu einer freien Zirkulation ihres Qi bei. Bei der Patientin sind Blut-Mangel und die emotionale Befindlichkeit ursächlich für die Leber-Qi-Stagnation. Sie spielt eine wichtige Rolle bei der Entstehung der Schwangerschaftsübelkeit, insbesondere während der ersten drei Schwangerschaftsmonate.[1] Leber-Blut bedarf der Ernährung durch die Nieren. Diese ernähren nun verstärkt den Fetus. Wenn die Nieren dadurch überansprucht werden, wird die Leber nicht angemessen ernährt. Sie wird „stürmisch und temperamentvoll".[2]

Das blockierte Leber-Qi behindert das Magen-Qi in seiner absinkenden Funktion. Dieser Mechanismus ist dann für Übelkeit, Erbrechen und Würgereiz verantwortlich. Das blockierte und gegenläufige Magen-Qi erzeugt das epigastrische Völlegefühl. Durch die Einschnürung des Qi im Magen bildet sich hier Hitze, die nach oben steigt und das heftige Brennen in der Speiseröhre verursacht. Der starke Durst, der seit Beginn der Schwangerschaft vorhanden ist, reflektiert ebenfalls die Hitze-Entwicklung im Magen. Nahrungsaufnahme verschlimmert in der Regel Verdauungsbeschwerden, die durch eine Blockade des Qi-Mechanismus im Mittleren Erwärmer ausgelöst werden. Interessant bei diesem Fall ist, dass die Patientin eine Linderung ihrer Beschwerden durch Nahrungsaufnahme erreichen kann. Dies deutet auf einen Mangel-Zustand hin. Neben der Leber-Qi-Stagnation und dem eingeschnürten, rebellischen Magen-Qi weist die Patientin auch einen Milz-Qi-Mangel auf, der nicht zuletzt durch die vegetarische Ernährung und den übermäßigen Verzehr von Milchprodukten und Obst ausgelöst worden ist. Außerdem greift das Leber-Qi auf das durch die Schwangerschaft geschwächte Milz-Qi über. Der Milz-Qi-Mangel wiederum zieht einen Blut-Mangel nach sich, was auch durch die dünnen Pulse reflektiert wird.

Der Zungenbelag ist weißlich und etwas ölig im mittleren Teil der Zunge. Er signalisiert eine Retention von kalter Feuchtigkeit im Mittleren Erwärmer, die ursächlich durch die Ernährung zustande gekommen ist. Der weiße Zungenbelag ist aber nicht gleichmäßig über den Zungenkörper verteilt, sondern beginnt sich abzupellen, besonders an den Zungenseiten. Aus der Blockade des Qi im Mittleren Erwärmer hat sich Hitze im Magen gebildet. Der wurzellose Belag signalisiert die beginnende Verletzung der Säfte durch die Hitze im Magen.

Andererseits ist der *Chong Mai* in das Geschehen involviert, wenn Übelkeit und Erbrechen während der Schwangerschaft auftreten. Während der Schwangerschaft entwickelt der *Chong Mai* oft einen relativen Blut- und Essenz-Mangel. Dies tritt besonders dann ein, wenn die Frau vor der Schwangerschaft schon an Blut- und Essenz-Mangel gelitten hat. In den ersten drei Monaten einer Schwangerschaft entwickelt sich der Fetus sehr schnell, was zu einer starken Beanspruchung der Nieren-Energie führt und bei den meisten Frauen eine tiefe Müdigkeit verursacht. Dadurch ist das untere Ende des *Chong Mai* in relativer Leere. Dies erlaubt das Entstehen von rebellierendem Qi in diesem Gefäß. Da der *Chong Mai* direkt mit der Magen-Leitbahn – von Ma 30 (*Qichong*) ausgehend – verbunden ist, kann eine Störung in diesem Gefäß den Magen attackieren (▸ Abb. 12.2).

Der dünne Mittelriss deutet auf einen Magen-Yin-Mangel hin. Er impliziert eine Krankheitsentwicklung, die länger als der Schwangerschaftsbeginn zurückreicht, weil die Bildung von Rissen eine schwere akute Krankheit oder einen langen chronischen Krankheitsprozess voraussetzt. Die Patientin hatte aber außer in der Zeit während der vorherigen Schwangerschaften keine Verdauungsbeschwerden gehabt. Daher wurde diesem Zungenzeichen keine große Bedeutung beigemessen.

Therapiestrategie

Leber-Qi regulieren, Milz-Qi kräftigen, Magen-Qi harmonisieren, Magen-Hitze beseitigen und Übelkeit lindern.

Der Patientin wurde sieben Tage lang ein Dekokt, bestehend aus *Si Ni San* (Kalte Extremitäten Pulver) und *Ju Pi Zhu Ru Tang* (Citri Reticulatae Pericarpium und Bambusae Caulis in Taeniam Dekokt) mit dem

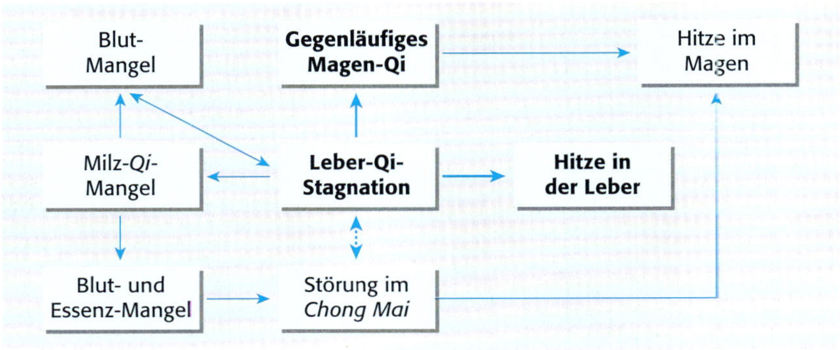

Abb. 12.2 Pathomechanismus Fallbeispiel 1 (Schwangerschaftsübelkeit)

Zusatz von *Zi Su Ye* (Perillae Folium) und *Bai Zhu* (Atractylodis Macrocephalae Rhizoma) verabreicht. *Zi Su Ye* (Perillae Folium) wurde wegen seiner Fähigkeit verschrieben, Schwangerschaftsübelkeit zu lindern, *Bai Zhu* (Atractylodis Macrocephalae Rhizoma) wegen seiner Milz-Qi kräftigenden und den Fetus beruhigenden Wirkung. Eine Woche später berichtete die Patientin von einer spürbaren Erleichterung. Schwangerschaftsübelkeit und Sodbrennen waren immer noch vorhanden, aber weniger intensiv. Daraufhin wurde als Grundrezeptur *Zuo Jin Wan* (Linkes Metall Pille) mit *Hai Xiao Piao* (Sepiae Os) gewählt, um die Disharmonie von Leber und Magen zu regulieren. *Zuo Jin Wan* (Linkes Metall Pille) enthält *Huang Lian* (Coptidis Rhizoma), um Hitze aus Magen und Leber auszuleiten, und *Wu Zhu Yu* (Evodiae Fructus), um das Leber-Qi zu regulieren, das Absinken des Magen-Qi zu unterstützen und das Milz-Qi zu wärmen. Gleichzeitig erhielt die Patientin eine Abwandlung von *Yu Ye Tang* (Jade Fluid Dekokt). *Huang Qi* (Astragali Radix), *Ge Gen* (Pueraria Radix Lobatae) und *Wu Wei Zi* (Schisandrae Fructus) wurden aus dieser Rezeptur entfernt. Danach ging es der Patientin viel besser. Die Übelkeit war in ihrer Intensität sehr reduziert. Das Brennen in der Speiseröhre spürte sie nicht mehr. Der Durst war ebenfalls vermindert. Sie war jetzt aber sehr müde.

Die obige Rezeptur wurde noch einmal verschrieben. Wegen der starken Müdigkeit wurden 20 g *Huang Qi* (Astragali Radix) hinzugefügt. Danach fühlte sich die Patientin noch einmal deutlich besser. Die Übelkeit war ab der 18. Schwangerschaftswoche nicht mehr vorhanden.

Veränderung der Zunge

Die Zunge hat sich im Behandlungsverlauf stark verändert. Der Zungenkörper war jetzt nur noch leicht blass und leicht geschwollen (▸ Abb. 12.1.b). Diese Veränderung signalisiert, dass die Hitze im Magen, die in dem roten Zungenkörper und den roten Rändern sichtbar war, beseitigt ist. Der blasse Zungenkörper unterstreicht das grundlegende Krankheitsmuster der Patientin, nämlich einen Milz-Qi-Mangel mit Retention von Feuchtigkeit. Der geschwollene – also nicht mehr gespannte – Zungenkörper signalisiert, dass das Leber-Qi nun wieder ungehindert fließen kann. Der Belag war jetzt dünn und etwas schlüpfrig. Er zeigte keine Wurzellosigkeit mehr. Diese Veränderung ist ein Hinweis auf die Regeneration des Magen-Yin und der Körpersäfte durch die Beseitigung der Magen-Hitze.

Fallbeispiel 2 (▸ Abb. 12.3)

Zungenbeschreibung	Chinesische Diagnose
Rot	Nieren-Yin-Mangel
Bläulich	Blutstase
Tiefe Risse an den Seiten	Milz-Qi-Mangel, beginnender Milz-Yin-Mangel
Rote Flecken an der Zungenspitze	Hitze im Herzen
Gelber, öliger Belag mit abgepellten Arealen	Retention von feuchter Hitze mit Magen-Yin-Mangel

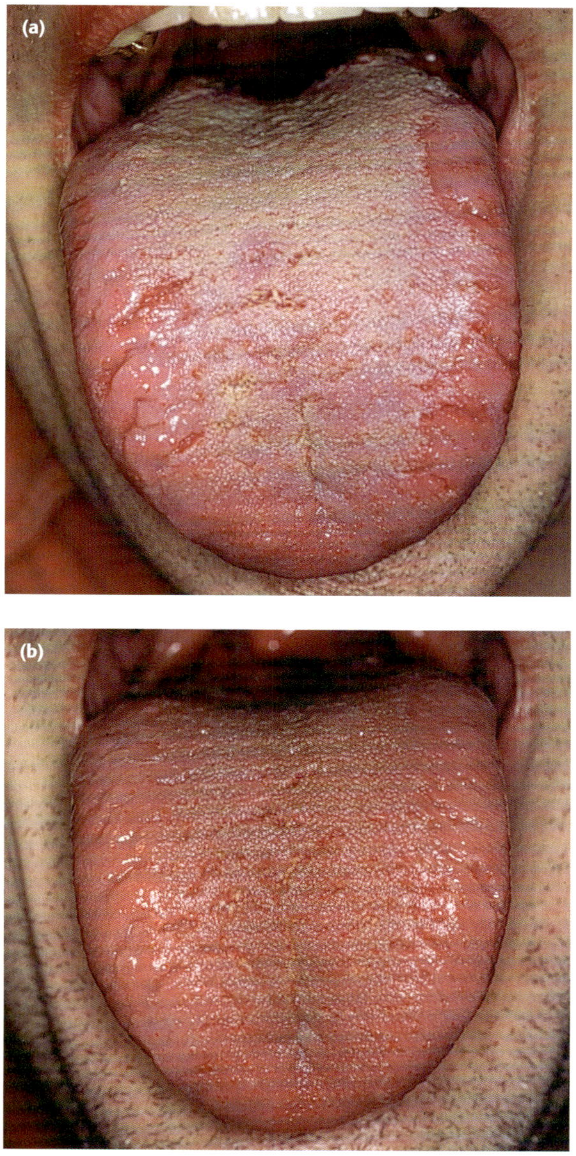

Abb. 12.3 Männlich, 47 Jahre: a) zu Beginn der Behandlung, b) nach der Behandlung.

Symptome

- Taubheitsgefühl im rechten Oberschenkel
- Schmerzen in den Knochen
- Mundtrockenheit
- Vorzeitige Ejakulation
- Innere Unruhe

Westliche Diagnose

- Bandscheibenprolaps

Krankheitsursache

- Diverse Verletzungen aufgrund von Motorradunfällen und Operationen an Lendenwirbelsäule, Unterschenkeln und Knien
- Körperliche und seelische Überarbeitung

Falldarstellung

Der Patient war in seiner Jugend leidenschaftlicher Motorradfahrer. Er hatte dies aber vor Jahren aufgrund seiner zahlreichen Unfälle aufgegeben. Frakturen und Prellungen hatte er sich häufig zugezogen, insgesamt wurden in den vergangenen zehn Jahren fünf Operationen an der Lendenwirbelsäule und den Unterschenkeln vorgenommen. Seit geraumer Zeit litt er an immer wiederkehrenden Schmerzen, besonders in den Knien und Unterschenkeln. Die Schmerzen hielten oft tagelang an, waren lokalisiert und sehr intensiv. Der Patient hatte das Gefühl, dass die Knochen tief im Inneren schmerzten. Gelegentlich waren die Schmerzen so stark, dass sie seine Mobilität einschränkten. Oft fühlten sich die Beine schwach an. Er konnte kein Muster für das Auftreten der Schmerzen erkennen. Eine prolabierte Bandscheibe zwischen dem vierten und fünften Lendenwirbel hatte eine Nervenwurzelreizung verursacht, die gelegentlich zu Taubheitsgefühlen im rechten, lateralen Teil des Oberschenkels führte.

Der Patient arbeitete mit psychisch kranken Jugendlichen, was er als sehr erschöpfend empfand. Insbesondere weil er sich sehr für seine Schützlinge einsetzte. Er arbeitete im Schichtdienst (vor allem Nachtschicht), was dazu führte, dass er unter ständigem Schlafmangel litt. Gelegentlich beeinträchtigten Nachtschweiße seine Schlafqualität. Seine sexuelle Kraft war eingeschränkt, und er hatte häufig frühzeitige Ejakulationen.

Appetit und Durst waren normal. Allerdings aß der Patient sehr unregelmäßig und bevorzugte gebratene und stark gewürzte Speisen. Seine Pulse waren leer (*xu*) und oberflächlich (*fu*).

Analyse

Hier handelt es sich um ein *Bi*-Syndrom, bedingt durch Blutstase in den Leitbahnen, Kollateralen und Knochen. Die Prellungen und Frakturen haben zu einer Qi- und Blutstase in den Muskeln und Knochen und dadurch zu einer Störung der Zirkulation des Blutes geführt, was die intensiven starken, lokalisierten Schmerzen verursacht. Die Blutstase blockiert insbesondere die Kollaterale der Beine. Der rechte Unterschenkel ist besonders betroffen, da zwei komplizierte Frakturen zwei Operationen nach sich gezogen hatten.

Die schwere Blockade von Qi und Blut wird durch den bläulichen Farbton des Zungenkörpers reflektiert. Die bläuliche Verfärbung ist ein wichtiger Hinweis sowohl auf die Chronizität als auch auf die Intensität der Blutstase in den Leitbahnen und Knochen. Die Schmerzen reagieren weder auf klimatische Einflüsse noch verbessern oder verschlechtern sie sich durch Kälte- oder Wärmeapplikationen, was bedeutet, dass pathogene Faktoren nicht ursächlich an der Entstehung des *Bi*-Syndroms beteiligt sind.

Neben diesem Fülle-Zustand – Qi- und Blutstase in den Kollateralen – zeigt der Zungenkörper gleichzeitig schwere Mangel-Zustände an. Besonders auffällig sind die tiefen Risse an den Seiten der Zunge. Dies in Verbindung mit den abgepellten Arealen des Zungenbelags indiziert eine lang anhaltende Schwäche des Magen-Yin und des Milz-Yin. Die Tiefe und Breite der Risse lässt auch die Vermutung einer konstitutionellen Schwäche zu. Ein Milz-Yin-Mangel ist häufig das Resultat einer langen pathologischen Entwicklung. Dieser Mangel-Zustand zeigt sich in diesem Fall durch die Mundtrockenheit und die sehr roten Lippen des Patienten. Ein Milz-Yin-Mangel manifestiert sich in der Beeinträchtigung von Umwandlung und Transport der Nahrungsessenz. Dies kann zu einer ungenügenden Ernährung der Milz selbst und des restlichen Körpers,[3] insbesondere der Muskeln führen. In diesem Fall führt dies zu dem Schwächegefühl der Beine. Ein Gefäß der Muskel-Leitbahn der Milz zweigt in den Genitalien ab und gelangt zur Wirbelsäule[4], um sich in dem Punkt Du 11, *Shendao* mit dem *Du Mai* zu vereinen, und trägt damit zur Stabilität der Wirbelsäule bei.

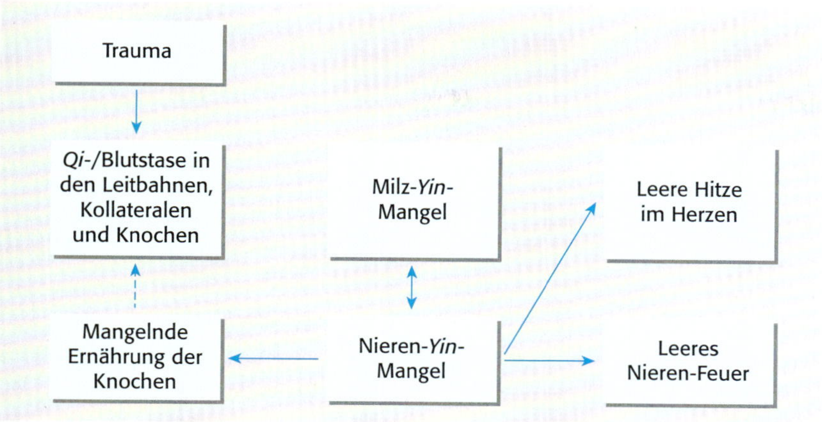

Abb. 12.4 Pathomechanismus Fallbeispiel 2 (Knochenschmerzen)

Neben den Schmerzen in den Beinen leidet der Patient auch an einer Nervenwurzelirritation durch eine prolabierte Bandscheibe, die die Taubheit des lateralen Aspekts des Oberschenkels verursacht. Aus Sicht der Chinesischen Medizin bestätigen die Taubheit und die einseitigen Beschwerden ebenfalls die Diagnose einer Blutstase in den Kanälen, besonders der Gallenblasen-Leitbahn.

Die zugrunde liegende Nieren-Schwäche ist die Ursache für die frühzeitigen Ejakulationen des Patienten. Die Energie der Niere ist zu schwach, um das Sperma zu halten. Durch den Nieren-Yin-Mangel flammt leeres Feuer auf, was zu den frühzeitigen Ejakulationen führt. Der rote Zungenkörper in der Kombination mit dem wurzellosen Belag und dem leeren, oberflächlichen Puls bestätigen diese Diagnose. Verschlimmert wird dieser Prozess durch den Milz-Yin-Mangel und den anhaltenden Schlafmangel. Der Nieren-Yin-Mangel ist verantwortlich für die Mundtrockenheit und die gelegentlichen Nachtschweiße.

Bei entsprechender Lebensführung kann ein Nieren-Yin-Mangel, wie in diesem Fall, auch Hitze im Herzen erzeugen (▸ Abb. 12.4). Sie wird durch die roten Punkte an der Zungenspitze reflektiert. Der Nieren-Yin-Mangel kann zu einer leeren Hitze im Herzen führen. Dadurch wird der Geist (*Shen*) unruhig, was an der inneren Unruhe des Patienten zu sehen ist. Der Mangel-Zustand der Niere trägt auch zu einer ungenügenden Ernährung der Knochen bei, was zu der Schwäche der Wirbelsäule und dem verlangsamten Heilungsprozess beiträgt.

Der gelbe, ölige Belag wird auf die schlechte Ernährung des Patienten zurückgeführt. Sie besteht in der Regel aus gebratenen und fetten Speisen. Da er aber keine Symptome zeigt, die auf ein feuchtes Hitze-Muster schließen lassen, wird dieser Belag nur als untergeordneter Aspekt in der Diagnose bewertet.

Therapiestrategie

Qi- und Blut in den Kollateralen bewegen, Milz-, Magen- und Nieren-Yin kräftigen und ernähren.

Der Patient wurde zur Linderung der Schmerzen über einen Zeitraum von zwölf Wochen mit Akupunktur und chinesischen Arzneien behandelt. Zu Beginn der Behandlung wurde großer Wert auf die Beseitigung von Qi- und Blutstase in den Leitbahnen und Kollateralen gelegt. Nach zehn Akupunktursitzungen waren seine Schmerzen sehr viel besser. Die Taubheit des linken Oberschenkels war verschwunden. *Xi-Cleft-Punkte* wurden häufig angewandt wegen ihrer Fähigkeit, Qi und Blut in den Leitbahnen zu bewegen und Schmerzen zu lindern. Sie wurden mit sedierender Nadeltechnik gestochen: Le 6 (*Zhongdu*), Gb 36 (*Waiqiu*) und Bl 63 (*Jinmen*). Andere häufig angewendete Punkte waren: Bl 11 (*Dazhu*), Bl 17 (*Geshu*), Bl 23 (*Shenqu*), Bl 60 (*Kunlun*), Ni 3 (*Taixi*), Mi 3 (*Taibai*) und He 6 (*Yinxi*). Diese Behandlung wurde begleitet durch die Gabe eines Dekoktes. Die Verschreibung bestand aus einer Anlehnung an *Die Da Wan* (Trauma-Pille).

Nach der fünften Behandlungswoche verloren die Schmerzen deutlich an Intensität. Dem Patienten wurde in Form von Tabletten die Rezeptur *Zhi Bai Di Huang Wan* (Anemarrhenae Radix, Phellodendri Cortex und Rehmanniae Radix Pille) verabreicht.

Nach vierwöchiger Einnahme fühlte er sich allgemein besser. Nachtschweiße waren nicht mehr aufgetreten. Nach weiterer achtwöchiger Einnahme der Fertigarznei wurde seine sexuelle Kraft besser.

Veränderung der Zunge

Zungenfarbe und -belag reflektieren die Verbesserung. Der Zungenkörper ist weniger rot, der Belag nicht mehr wurzellos (▸ Abb. 12.3.b). Dies signalisiert eine Kräftigung des Nieren-Yin und eine Abnahme der leeren Hitze. Die bläuliche Verfärbung ist nicht mehr sichtbar und ein Zeichen für die Verminderung der Blutstase, was sich auch in der starken Verringerung der Schmerzen manifestiert.
Gelegentlich treten noch Schmerzen im rechten Unterschenkel auf und werden dann mit Akupunktur behandelt.

Fallbeispiel 3 (▸ Abb. 12.5)

Zungenbeschreibung	Chinesische Diagnose
Rötlich	Hitze-Entwicklung
Rötliche, aufgerollte Zungenränder	Leber-Qi-Stagnation mit Hitze in der Leber
Gerötete Zungenspitze	Hitze im Herzen
Trockener, gelber Belag	Retention von feuchter Hitze
Gelber, dicker Belag mit roten Punkten im unteren Zungendrittel	Retention von feuchter Hitze im Unteren Erwärmer

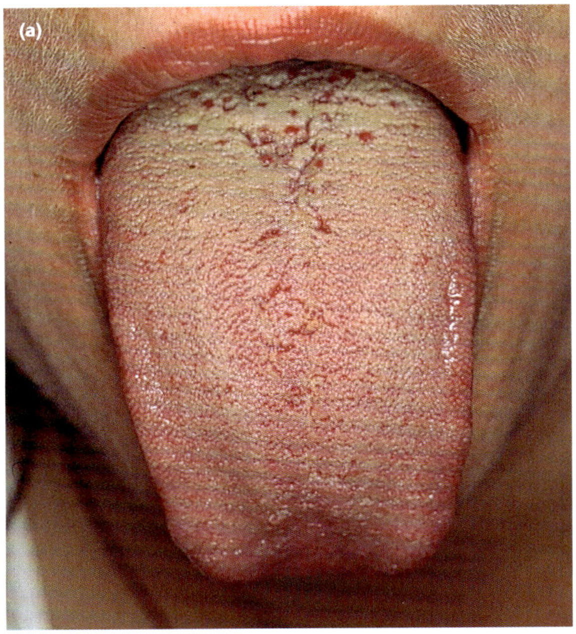

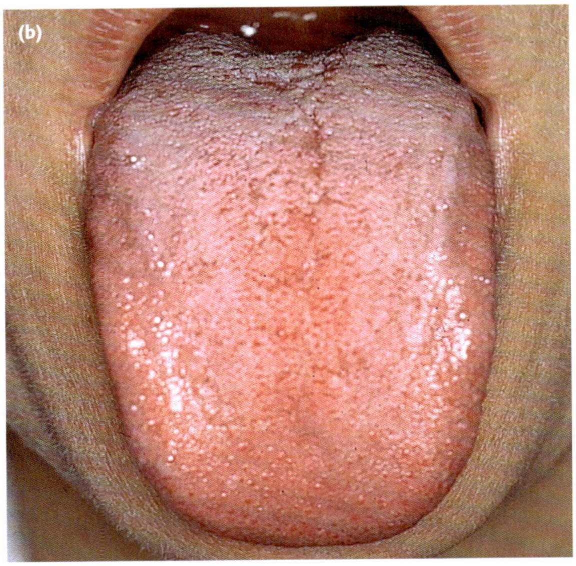

Abb. 12.5 Weiblich, 36 Jahre: a) zu Beginn der Behandlung, b) nach der Behandlung.

Symptome

- Gereiztheit
- Ärger
- Unzufriedenheit
- Innere Unruhe
- Riechender, gelblicher, juckender, vaginaler Ausfluss
- Müdigkeit

Westliche Diagnose

- Kolpitis

Krankheitsursache

- Enttäuschende Beziehungen
- Unzufriedenheit mit dem Beruf

Falldarstellung

Trotz mehrjähriger Psychotherapie konnte die Patientin ihre ständige Unzufriedenheit nicht abschütteln. Sie empfand ihr Leben als anstrengend und freudlos. Sie ärgerte sich über die kleinsten Dinge und war sehr gereizt. Sie litt sehr unter ihrer Unfähigkeit, Visionen oder Pläne für ihr weiteres Leben zu entwickeln.
Sie hatte seit einigen Tagen einen gelblichen, riechenden und juckenden, vaginalen Ausfluss, der durch eine *Candida-albicans*-Infektion ausgelöst wurde. Sie fühlte sich oft müde. Sonst hatte sie keine weiteren Beschwerden. Die Pulse waren etwas beschleunigt (*shu*) und drahtig (*xian*).

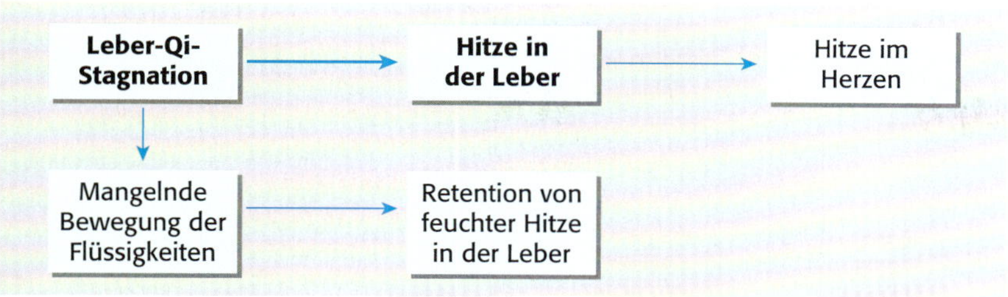

Abb. 12.6 Pathomechanismus Fallbeispiel 3 (Vaginalausfluss)

Analyse

Die Konstitution der Patientin wird nicht nur durch die Symptomatik sondern auch durch den Zungenkörper deutlich. Die dünnen, aufgerollten Zungenränder (▸ Abb. 12.5.a) zeigen eine lang anhaltende Disharmonie des Funktionskreises Holz an. Besonders auffällig an der Formation der Zungenränder ist, dass sie sich wie durch eine Linie oder Einkerbung vom Zungenkörper abheben. Erfahrungsgemäß zeigt dieses Zungenzeichen eine sehr tiefe und seit Langem bestehende Leber-Qi-Stagnation an.

Die Patientin kann sich nicht erinnern, jemals ein Gefühl von Unbeschwertheit oder wirklicher Zufriedenheit gehabt zu haben. Die lang anhaltende Leber-Qi-Stagnation verursacht Leber-Hitze, reflektiert durch die roten Zungenränder. Die Leber speichert das Blut. Durch die enge Beziehung zum Blut kann Hitze in der Leber leicht die Verankerung des Geistes (*Shen*) und der Wanderseele (*Hun*) beeinträchtigen. Das Leber-Blut hat u.a. die Funktion, die Wanderseele (*Hun*) zu ernähren und zu verwurzeln. Im Falle von Hitze in der Leber geht diese auf das Blut über und kann ihrer Aufgabe, die Wanderseele (*Hun*) zu hausen, nicht mehr gerecht werden. Die Fähigkeit der Patientin, Visionen zu entwickeln und Pläne zu schmieden, ist durch die mangelnde Ernährung und Verankerung der Wanderseele (*Hun*) beeinträchtigt.[5] Da das Herz das Blut kontrolliert, stört Hitze im Blut immer auch den Geist (*Shen*). Die Hitze im Herzen zeigt sich an der geröteten Zungenspitze.

Die Leber-Qi-Stagnation und ihre Umwandlung in Hitze lassen sich unschwer an dem Verhalten der Patientin erkennen. Sie wirkt angespannt, überkritisch und misstrauisch. Dieser Krankheitsmechanismus verursacht die Gereiztheit und die Bereitschaft, auf Menschen schnell mit Ärger zu reagieren. Dies und die Zungenränder sind ein wichtiger Hinweis auf die Intensität der Leber-Qi-Stagnation.

Das Leber-Qi kontrolliert nicht nur den gleichmäßigen Fluss von Qi, sondern auch den der Flüssigkeiten. Daher kann eine Qi-Stagnation auch zu einem Stau der Flüssigkeiten führen, die sich langfristig in Feuchtigkeit umwandeln. Diese Feuchtigkeit vereint sich mit der Hitze in der Leber. Die feuchte Hitze sinkt in den Unteren Erwärmer ab und blockiert den Fluss der Leber-Leitbahn, die über die Genitalien verläuft. Der gelbe, riechende und juckende vaginale Ausfluss ist eine Manifestation dieser feuchten Hitze in der Leber- und Gallenblasen-Leitbahn.[6]

Ein sehr häufiger Krankheitsmechanismus bei der Entwicklung von feuchter Hitze im Unteren Erwärmer ist ein Milz-Qi-Mangel. Da in diesem Fall der Zungenkörper weder blass noch geschwollen ist, wird diese Möglichkeit als Krankheitsursache jedoch verworfen. Die Müdigkeit ist das einzige Symptom, das auf einen Milz-Qi-Mangel hinweist. Doch ist die Müdigkeit in diesem Fall Ausdruck des inkorrekten Fließens des Qi, nämlich einer Bindung des Qi (▸ Abb. 12.6).

Therapiestrategie

Feuchtigkeit ausleiten, Hitze aus Leber und Gallenblase klären, Leber-Qi bewegen und regulieren, den Geist (*Shen*) besänftigen. Kurzfristig ist es wichtig, die akute Kolpitis zu behandeln. Hier steht an erster Stelle, die feuchte Hitze aus den Leber-Leitbahnen zu eliminieren und den vaginalen Juckreiz zu lindern. Langfristig gilt es, die Leber-Qi-Stagnation zu lösen und den Geist (*Shen*) zu besänftigen.

Die Patientin wurde ein Jahr lang regelmäßig mit Akupunktur behandelt. Dadurch hatte sie Phasen, in denen sie sich gut fühlte und zufriedener wirkte. Sie hatte eine neue Arbeit angenommen und hatte zu ihrer Überraschung keine Auseinandersetzungen mit Kollegen. Der vaginale Ausfluss war verschwunden.

Folgende Punkte wurden häufig angewendet: Gb 41 (*Zulinqi*), Gb 34 (*Yanglingquan*), Le 2 (*Xingjian*), Le 3 (*Taichong*), Le 8 (*Ququan*), Mi 9 (*Yinlingquan*), Ren 2 (*Qugu*), Ren 3 (*Zongji*), Pe 6 (*Neiguan*), He 5 (*Tongli*).

Veränderung der Zunge

Wie sehr sich die Leber-Qi-Stagnation gelöst hatte, zeigte nicht nur die Befindlichkeit der Patientin, sondern auch der Zungenkörper. Die Einkerbung der Ränder war verschwunden. Der Zungenkörper hatte wieder eine normale Form und Farbe angenommen. Auch die roten Punkte an der Zungenspitze waren nicht mehr sichtbar (▸ Abb. 12.5.b). Die Hitze im Herzen war beseitigt und dadurch fühlte sich die Patientin wesentlich ruhiger. Der gelbe, dicke Belag war sehr viel dünner, die Intensität der Rotfärbung der Punkte sehr viel geringer, was sich auch darin manifestierte, dass die Patientin nun nicht mehr an vaginalem Ausfluss litt.

Fallbeispiel 4 (▸ Abb. 12.7)

Zungenbeschreibung	Chinesische Diagnose
Rot	Nieren-Yin-Mangel
Abgepellter Belag im Zungenzentrum	Magen-Yin-Mangel
Hellgelber, Tofu-ähnlicher[7] Belag	Nahrungsstagnation mit Bildung von Hitze
Gelber, dicker Belag mit roten Punkten auf dem unteren Zungendrittel	Nahrungsstagnation mit sich entwickelnder Hitze

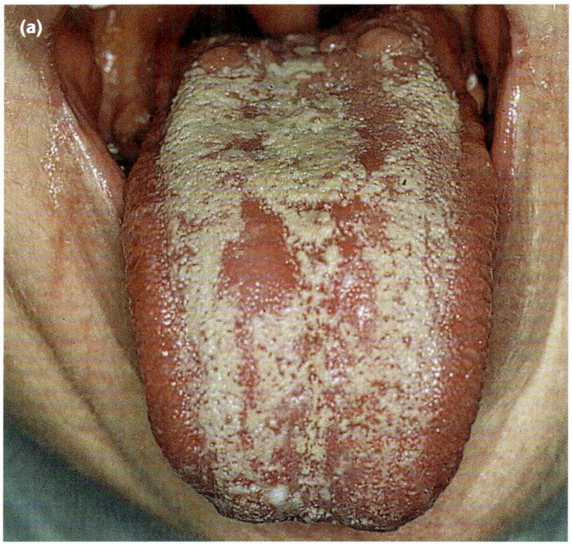

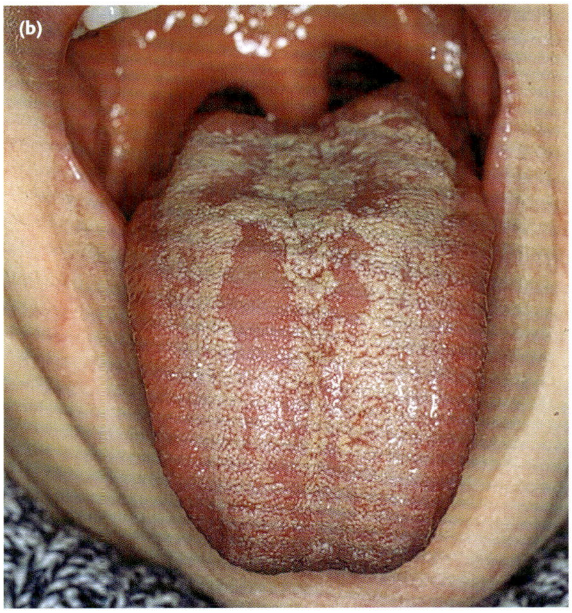

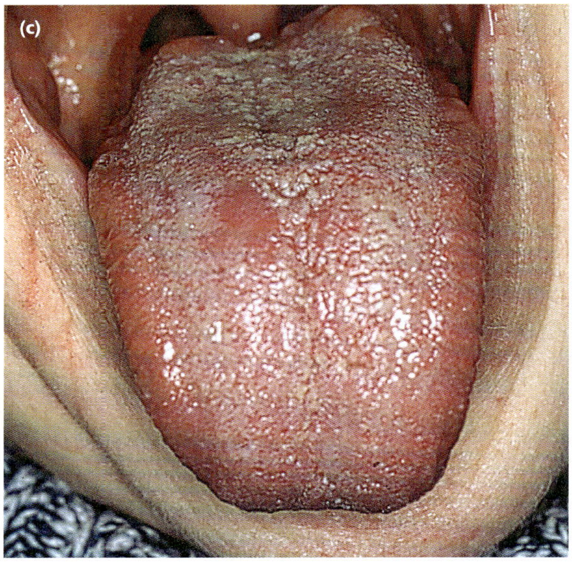

Abb. 12.7 Weiblich, 75 Jahre: a) zu Beginn der Behandlung, b) im Behandlungsverlauf und c) nach der Behandlung.

Symptome

- Sodbrennen
- Magenschmerzen und Magendruck
- Brechreiz und Erbrechen von weißem, bluttingiertem Schleim
- Nächtlicher Durst und Mundtrockenheit
- Trockener, harter Stuhl
- Erschöpfung

Westliche Diagnose

- Chronische Refluxösophagitis

Krankheitsursache

- Beschwerden seit 30 Jahren
- Zustand nach einer Fundoplicatio (Antirefluxplastik) vor zwei Jahren

Falldarstellung

Die Patientin litt seit 30 Jahren unter Refluxösophagitis. Eine Operation vor zwei Jahren hatte keine wesentliche Linderung erbracht. Während dieser Operation hatte sie viel Blut verloren. Seither fühlte sie sich ständig erschöpft. Sie war bis dahin immer kräftig gewesen und hatte nun das Gefühl, dass sich ihre Gesundheit völlig verändert hatte.

An der aktuellen Symptomatik beeinträchtigte sie besonders das Erbrechen. Dies trat normalerweise in den frühen Abendstunden ein. Das Erbrochene setzte sich aus weißem, bluttingiertem Schleim zusammen. Sie schlief schlecht, weil sie im Liegen heftige Magenschmerzen und einen starken Magendruck verspürte. Nachts war sie sehr durstig und litt dann unter Mundtrockenheit. Seit der Operation litt sie unter Rhagaden (Hauteinrisse) in den Mundwinkeln. Auch der Stuhl war sehr trocken. Ihr Appetit war gut, sie aß aber aus Angst vor Beschwerden wenig. Besonders fette Speisen, Gewürze, Alkohol und Fleisch verursachten Sodbrennen und Magenschmerzen. Sie hatte das Gefühl, dass auch Getränke im Magen „stehen blieben". Seit der Operation litt sie dauernd an Mundwinkelrhagaden.

Die Patientin war seit 50 Jahren mit einem chronisch depressiven Mann verheiratet, was dazu geführt hatte, dass sie zu seinen Gunsten ihre eigenen Bedürfnisse immer zurückstellte. Ihre Pulse waren oberflächlich (*fu*) und beschleunigt (*shu*). Der linke *Cun*-Puls war sehr drahtig (*xian*).

Analyse

Die Patientin hat über viele Jahre ihre Bedürfnisse unterdrückt. Die Ursache für ihre chronischen Symptome ist deshalb vermutlich die Leber-Qi-Stagnation, die in dem drahtigen Puls reflektiert wird.

Die akute Situation der Patientin wird von einer Magen-Disharmonie dominiert. Die Zungenfarbe ist sehr rot und weist einen abgepellten Belag auf (► Abb. 12.7.a), was insgesamt auf einen Magen-Yin- und Nieren-Yin-Mangel hindeutet. Dieser ist sicherlich mit durch das Alter der Patientin bedingt, wurde aber durch den schweren Blutverlust bei der Operation vor zwei Jahren verstärkt. Die Operation hatte auch eine Schwächung der Nieren-Essenz und des Ursprungs-Qi verursacht, was für die Erschöpfung und die Verschlechterung des Gesundheitszustands der Patientin verantwortlich ist. Der daraus resultierende Mangel an Körperflüssigkeiten beeinträchtigt das Aufsteigen der Flüssigkeiten zum Mund und verhindert eine angemessene Befeuchtung des Mundes. Die Mundtrockenheit und der nächtliche Durst sind die entsprechenden Symptome. Diese sind erst seit der Operation aufgetreten und sprechen für die verstärkte Schädigung des Nieren-Yin. Vor der Operation hatte sie allem Anschein nach keine Yin-Mangel-Zeichen. Abgesehen von den Magenschmerzen und den genannten Symptomen ist die Patientin nie ernstlich krank gewesen und hat ein aktives Leben geführt.

Für die kräftige Konstitution der Patientin spricht auch die Form des Zungenkörpers. Form und Struktur des Zungenkörpers sind normal, während Farbe und Belag die aktuelle Pathologie sehr deutlich reflektieren. Die oberflächlichen, beschleunigten Pulse stimmen mit dem Zungenbefund (Yin-Mangel und eine daraus entstehende Hitze-Entwicklung) überein.

Die trockene Beschaffenheit des Tofu-ähnlichen Belags und seine leicht schmutziggelbe Farbe weisen auf die Nahrungsstagnation und Hitze im Magen hin. Dies resultiert in gegenläufigem Magen-Qi und verursacht das Sodbrennen und den Brechreiz. Chronisches Erbrechen führt zu einer Schädigung des Magen-Qi, was die physiologischen Verdauungsfunktionen des Magens behindert, außerdem kann dies über einen gewissen Zeitraum zu einem Magen-Yin-Mangel beitragen, der sich in dem abgepellten Belag im Zungenzentrum manifestiert. Der Magen-Yin-Mangel hat zur Entwicklung von Hitze im Magen geführt, die wiederum die Flüssigkeiten verletzt hat. Der Magen ist die Quelle der Flüssigkeiten. Ohne genügend Magen-Yin oder Flüssigkeiten kann kein neuer Belag gebildet werden. Aus diesem Grund ist der Belag der Patientin trocken und wurzellos.

Die Magen-Hitze verhindert außerdem das Absteigen des Magen-Qi. Dies verursacht eine Qi-Blockade im Mittleren Erwärmer. Der Magen ist in seiner

Funktion beeinträchtigt, die Nährstoffe angemessen zu absorbieren und zu verdauen. Die daraus resultierende Nahrungsstagnation manifestiert sich mit Magenschmerzen nach dem Essen. Die Blockade des Qi-Mechanismus auf der Ebene des Mittleren Erwärmers stellt einen Fülle-Zustand dar, der sich sowohl in der Intensität der Schmerzen als auch in der Verschlimmerung der Symptomatik im Liegen bemerkbar macht. Denn durch diese Lage sammelt sich Schleim an und verstärkt die Blockade des Qi-Flusses. Die Hitze im Magen ist auch für die Mundwinkelrhagaden und die Blutspuren im Erbrochenen verantwortlich. Die Hitze im Magen, der Mangel an Körpersäften und Yin führen auch zu einer Austrocknung des Dickdarms. Daher ist der Stuhl trocken und hart.

Die Patientin versucht, die Schmerzen, die in Verbindung mit dem Verzehr bestimmter Speisen auftreten, zu vermeiden, indem sie sehr viel Joghurt und Quark isst. Der häufige Verzehr gerade dieser Speisen verursacht eine Retention von Feuchtigkeit im Magen, die sich durch die starke Hitze in Schleim umwandelt und ebenfalls zur Gegenläufigkeit des Magen-Qi beiträgt. Der Schleim sammelt sich im Magen an. Seine Präsenz wird auch durch die Beschaffenheit des Erbrochenen reflektiert.

Chronischer Magen-Yin-Mangel bewirkt auch einen Nieren-Yin-Mangel. Ist der See der Flüssigkeiten (der Magen) ausgetrocknet, schädigt dies immer auch die Wurzel des Yin. Gemeinsam auftretender Magen-Yin- und Nieren-Yin-Mangel erlauben daher die Entstehung von Hitze im Körper, die wiederum die Säfte schädigt. Je stärker gerötet der Zungenkörper und je größer der Anteil der Wurzellosigkeit des Belags, desto stärker ist die Aktivität dieses Krankheitsmechanismus (▸ Abb. 12.8).

Therapiestrategie

Das rebellierende Magen-Qi nach unten leiten, Erbrechen stoppen, den Magen harmonisieren und Hitze beseitigen, Magen-Yin und Nieren-Yin nähren.

Folgende Rezeptur wurde mit Abwandlungen für vier Wochen verschrieben: *Ju Pi Zhu Ru Tang* (Citri Reticulatae Pericarpium und Bambusae Caulis in Taeniam Dekokt) mit dem Zusatz von *Sha Shen* (Radix Glehniae seu Adenophorae Radix), *Yu Zhu* (Polygonati Odorati Rhizoma) und *Hai Piao Xiao* (Sepiae Endoconcha).

Veränderung der Zunge

Schon nach zweiwöchiger Einnahme war das Erbrechen verschwunden. Mit der Verbesserung der Symptomatik ging auch eine Veränderung der Zunge einher. Der Zungenkörper war weniger rot, der Zungenbelag war wesentlich dünner und feuchter (▸ Abb. 12.7.b). Der Belag zeigte noch eine leichte Wurzellosigkeit und war von einer schmutziggelben Farbe.

Nach weiteren zwei Wochen war die Patientin beschwerdefrei. Die Patientin konnte ohne Beschwerden das erste Mal seit 20 Jahren Weihnachtsgans essen. Nur die Mundtrockenheit und der Durst persistierten. Die Zunge zeigte die Verbesserung an. Neuer Belag hatte sich gebildet, was ein Zeichen für die Wiederherstellung des Magen-Yin war (▸ Abb. 12.7.c). Nur noch im Zentrum war eine abgepellte Stelle zu sehen. Da sich die Patientin sehr wohl fühlte, setzte sie die Behandlung an diesem Punkt nicht fort.

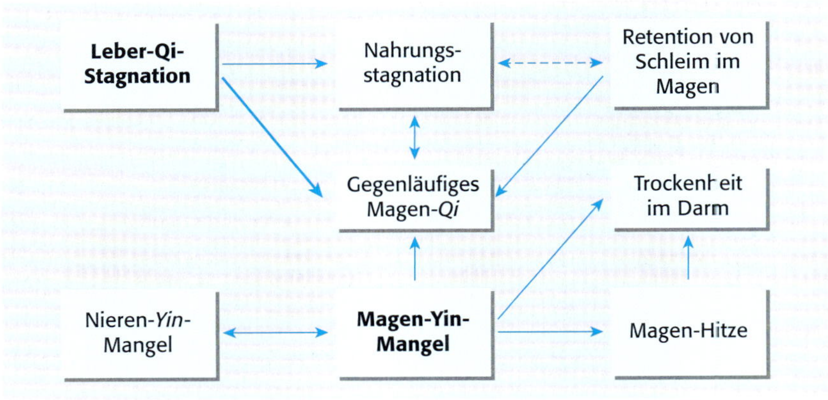

Abb. 12.8 Pathomechanismus Fallbeispiel 4 (chronische Refluxösophagitis)

Fallbeispiel 5 (▸ Abb. 12.9)

Zungenbeschreibung	Chinesische Diagnose
Blassrot	Kein pathologischer Befund
Aufgerollte Ränder	Leber-Qi-Stagnation
Stark gerötetes erstes Drittel	Hitze im Herzen
Vertikaler Mittelriss mit hellgelbem, öligem Belag	Beginnende Schleim-Hitze im Magen
Gelber, dicker Belag mit roten Punkten an der Zungenwurzel	Retention von feuchter Hitze im Dickdarm

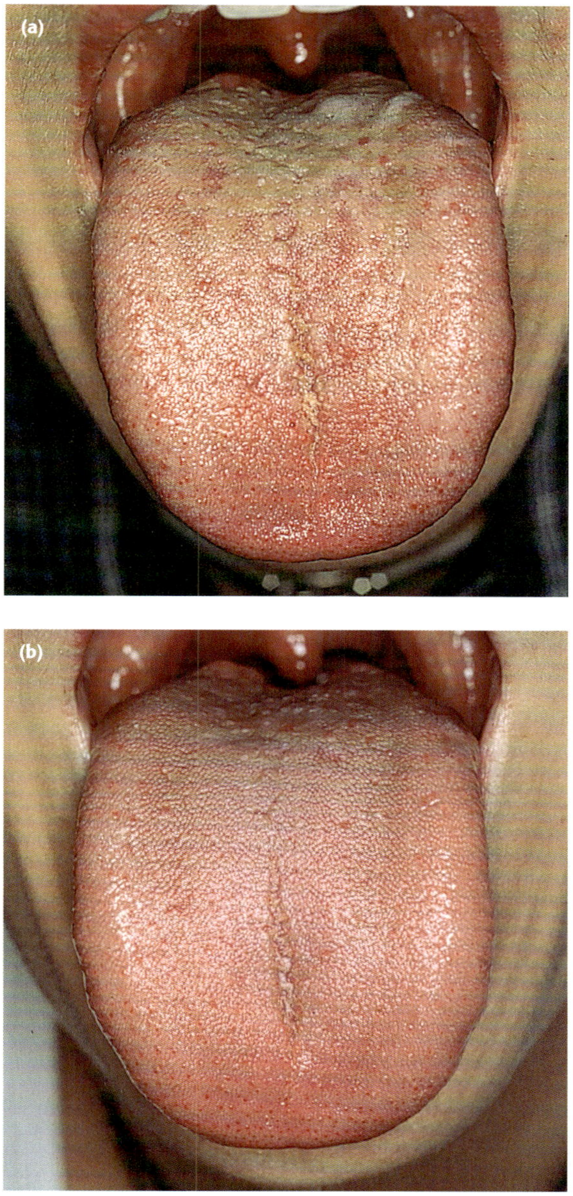

Abb. 12.9 Weiblich, 32 Jahre: a) zu Beginn der Behandlung, b) nach der Behandlung.

Symptome

- Starke Bauchschmerzen
- Stuhldrang
- Häufige Stuhlentleerung
- Eitriger, blutiger, schleimiger Stuhl
- Blähungen
- Nachtschweiße
- Insomnia
- Innere Unruhe
- Reizbarkeit
- Depressive Verstimmungen

Westliche Diagnose

- Colitis ulcerosa

Krankheitsursache

- Sexueller Missbrauch in der Jugend
- Seit Langem bestehende emotionale Probleme

Falldarstellung

Die Patientin war sehr unruhig, unzufrieden, gereizt und hatte sehr viel Angst vor der Erkrankung. Vor zwölf Monaten war sie an Colitis ulcerosa erkrankt. Die Erkrankung begann während eines Kuraufenthaltes in einer psychosomatischen Klink.

Die ständigen Bauchschmerzen machten ihr am meisten zu schaffen. Der Stuhldrang war oft so heftig, dass sie ihn kaum kontrollieren konnte. Sie hatte ca. drei Stuhlentleerungen täglich, was sie als sehr erleichternd empfand. Der Stuhl war breiig und mit Eiter, Schleim und Blut vermischt. Sie litt unter stark riechenden Blähungen. Sie hatte wenig Appetit. Ihr Durstgefühl war gelegentlich sehr stark. Sie litt ständig unter Erschöpfung. Ihr Schlaf war gestört. Sie wachte oft auf. Gelegentlich traten auch Nachtschweiße auf. Sie lehnte eine schulmedizinische Behandlung ab, da sie glaubte, sie könne die Erkrankung durch eine psychotherapeutische Behandlung heilen. Ihre Pulse waren etwas beschleunigt (*shu*) und drahtig (*xian*).

Analyse

In diesem Fall ist eine Leber-Qi-Stagnation ursächlich an der Darmentzündung beteiligt (▸ Kap. 7.1.1, Fallbeispiel). Eine lang anhaltende Leber-Qi-Stagnation bei gleichzeitiger Retention von feuchter Hitze im Dickdarm ist für den Krankheitsmechanismus verantwortlich. Das Qi des Mittleren Erwärmes

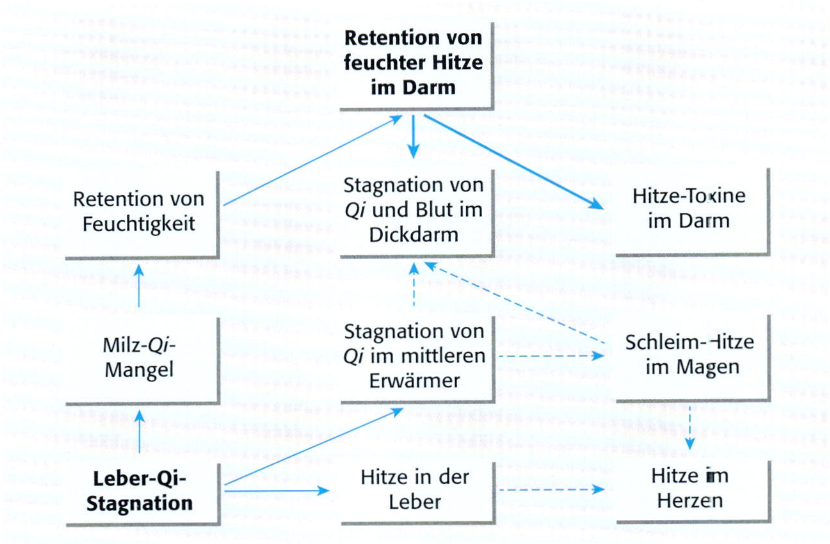

Abb. 12.10 Pathomechanismus Fallbeispiel 5 (Bauchschmerzen)

wird durch die Leber-Qi-Stagnation eingeschnürt, sodass Hitze entsteht. Der Qi-Mechanismus von Magen und Milz werden dadurch gestört. Die Beeinträchtigung der Umwandlungs- und Transport-Funktion der Milz lässt Feuchtigkeit entstehen. Feuchtigkeit ist schwer und sinkt nach unten ab, sammelt sich im Darm an und wandelt sich dort in feuchte Hitze um (► Abb. 12.10).

Die Zungenzeichen in Kapitel 7.1.1 (► Fallbeispiel) sind sehr ähnlich, insbesondere die aufgerollten Zungenränder. Und doch gibt es wichtige Unterschiede. Der Belag ist im vorliegenden Fall unregelmäßig verteilt, im mittleren Teil ist er wesentlich dünner als an der Zungenwurzel (► Abb. 12.9.a). Dies gibt dem Belag den Schein der Wurzellosigkeit, was auf einen Mangel-Zustand hinweisen würde. Die Dicke und die gelbe Farbe des Belags an der Zungenwurzel reflektieren jedoch einen Fülle-Zustand, der von Feuchtigkeit und Hitze gleichermaßen verursacht wird. Die Intensität der feuchten Hitze manifestiert sich auch in dem kaum zu kontrollierenden Stuhldrang der Patientin und den häufigen Stuhlentleerungen. Der Fülle-Zustand zeigt sich durch die Erleichterung nach der Stuhlentleerung. Hitze und Feuchtigkeit dominieren hier das Geschehen zu gleichen Anteilen, da Blut, Eiter und Schleim immer gleichzeitig und in relativ gleichen Mengen auftreten. Die feuchte Hitze führt zur Entwicklung und Akkumulation von Hitze-Toxinen, die sich durch die Eiterbildung bemerkbar machen. Die Ausscheidung von Schleim im Stuhl ist das Resultat der starken Hitze und der Verköchelung der Säfte im Unteren Erwärmer. Die Hitze hat die kleinen Blutgefäße im Darm verletzt, was für das Blut im Stuhl verantwortlich ist. Die zurückgebliebene feuchte Hitze im Unteren Erwärmer hat zu einer Einschnürung des Qi und zur Blutstase und in der Folge zu den Bauchschmerzen geführt. Blähungen und Stuhl riechen stark und signalisieren ebenfalls die Präsenz von feuchter Hitze.

Durch die emotionale Situation der Patientin ist eine Leber-Qi-Stagnation entstanden. Der drahtige Puls und die aufgerollten Zungenränder reflektieren diese Pathologie. Der sexuelle Missbrauch in der Jugend hat die Patientin verändert und Frustration, Bitterkeit und Gereiztheit ausgelöst. Diese Emotionen beunruhigen den Geist (*Shen*) und sind für die Rastlosigkeit und für die Schlafstörungen verantwortlich. Die Präsenz von Hitze im Oberen Erwärmer, speziell im Herzen, lässt sich gut an der geröteten Zungenspitze und dem leicht geröteten ersten Drittel der Zunge ablesen. Auch der beschleunigte Puls unterstreicht die Entwicklung dieser Pathologie.

Der vertikale Mittelriss, der mit dem öligen, gelben Belag bedeckt ist, signalisiert Schleim-Feuer im Magen. Dieses Krankheitsmuster trägt zur Agitation des Geistes bei, die für das psychische Ungleichgewicht und die Schlafstörungen der Patientin verantwortlich ist.

Therapiestrategie

Feuchtigkeit ausleiten, Hitze und Hitze-Toxine im Darm eliminieren, Leber-Qi regulieren, Bauchschmerzen lindern, den Geist besänftigen.

Zwei Wochen lang wurde der Patientin *Shao Yao Tang* (Paeoniae Radix Dekokt) mit dem Zusatz von *Sheng Di Huang* (Rehmanniae Glutinosae Radix), *Dan Zhu Ye* (Lophateri Herba), *Hu Huang Lian* (Picrorhizae Rhizoma) und *Huai Hua* (Sophorae Flos) verabreicht. Daraufhin ging der Stuhldrang zurück. Sie schied weder Eiter noch Schleim aus. Die Patientin hatte aber das Gefühl, dass jeglicher Stress die Beschwerden wieder auslösen könnte. Daraufhin wurde als Grundrezeptur *Si Ni San* (Kalte Extremitäten Pulver) verschrieben, u.a. mit folgenden Zusätzen *Huang Lian* (Coptidis Rhizoma), *Huang Qin* (Scutellariae Radix), *Dan Shen* (Salviae Miltiorrhizae Radix et Rhizoma), *Bai Zhu* (Atractylodis Macrocephalae Rhizoma).

Veränderung der Zunge

Nach dreimonatiger Behandlungszeit war die Patientin beschwerdefrei. Emotional hingegen war sie sehr unstabil, und die depressiven Verstimmungen traten weiterhin auf, verursachten aber keine körperlichen Beschwerden. Die Zunge reflektierte die Besserung des Zustands sehr genau. Die gerötete Zungenspitze und der gelbe Belag waren verschwunden (Abb. 12.9.b). Die aufgerollten Ränder, die eine Leber-Qi-Stagnation anzeigen, blieben unverändert.

Fallbeispiel 6 (▸ Abb. 12.11)

Zungenbeschreibung	Chinesische Diagnose
Blassrot	Kein patholgischer Befund
Schlaffer, weicher Zungenkörper	Milz-Qi-Mangel
Weißlicher, dicker, trockener Belag im Mittelteil der Zunge	Akuter Angriff von äußerer Wärme-Trockenheit

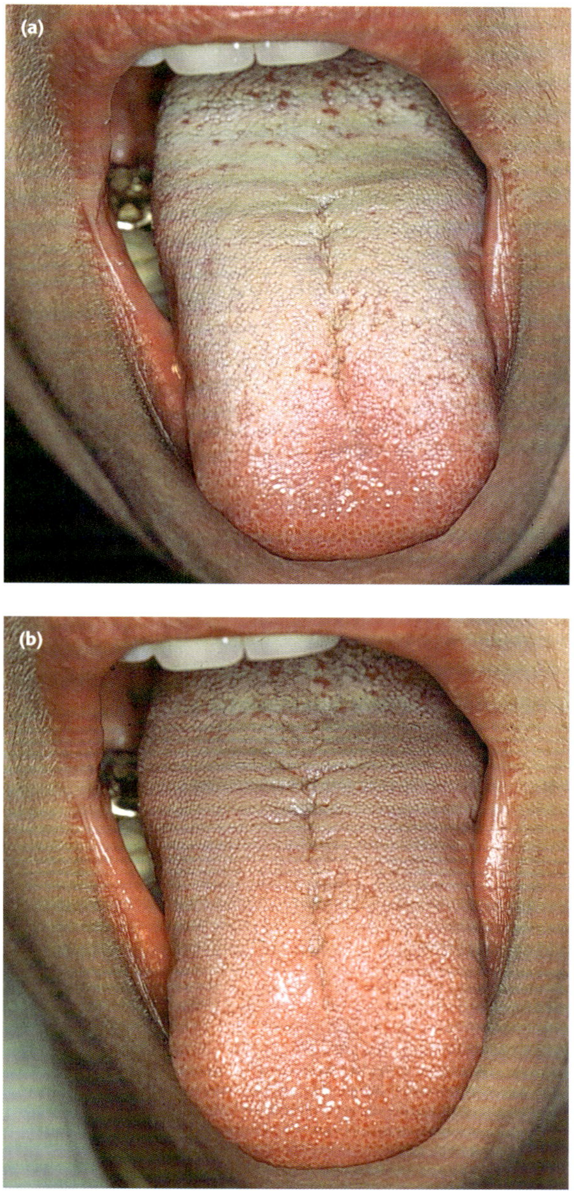

Abb. 12.11 Weiblich, 38 Jahre: a) zu Beginn der Behandlung, b) nach der Behandlung.

Symptome

- Krampfartiger, bellender Husten
- Husten mit spärlichem, zähen, gelben Schleim

- Brustenge
- Schwierigkeiten beim Ausatmen
- Leichtes Fieber
- Durst
- Krankheitsgefühl

Westliche Diagnose

- Akute Bronchitis

Krankheitsursache

- Leichte Bekleidung bei kühler Witterung
- Überarbeitung

Falldarstellung

Im Frühjahr hatte die Patientin einen Workshop in Italien abgehalten. Das Wetter war frühlingshaft sonnig, aber trotzdem noch kühl. Dies verleitete die Patientin dazu, sich nur leicht zu bekleiden. Die Unterrichtsräume waren dagegen sehr stark beheizt. Nach dem Wochenende entwickelte sie hohes Fieber um 39°C. Sie fühlte sich sehr krank und schlapp. Dazu kam ein lauter, bellender Husten, der ihr Schmerzen im Brustkorb bereitete. Sie warf wenig dicken, gelben Schleim aus. Sie hatte Schwierigkeiten beim Ausatmen und ein ständiges Gefühl der Brustenge. Aufgrund der Symptomatik ging sie zu ihrem Hausarzt, der ein Röntgenbild der Lungen anfertigen ließ. Der Verdacht auf eine Lungenentzündung konnte daraufhin ausgeschlossen werden.

Die Patientin kam am dritten Tag ihrer Erkrankung zur Behandlung. Das Fieber war auf 37,8°C gesunken. Der Husten beunruhigte die Patientin am meisten, weil er ihren Schlaf störte. Sie hatte keinen Appetit, aber starken Durst. Der Stuhl war normal. Die Patientin zog sich selten Erkältungserkrankungen zu. Sie war in der Regel gesund und fit. Sie war wegen Schlaflosigkeit ein Jahr zuvor erfolgreich mit Akupunktur behandelt worden. Die Pulse waren etwas beschleunigt (*shu*) und oberflächlich (*fu*).

Analyse

Durch die ungenügende Kleidung war das Äußere nicht geschützt gewesen. Den Wechsel von kalter, trockener Witterung zu einem warmen, trockenen „Klima" (überheizte Räume) konnte das Abwehr-Qi der Patientin nicht ausgleichen. Daher konnten die pathogenen Faktoren leicht in den Körper eindringen. Da die Patientin aber in einem guten Allgemeinzustand war, verletzte die äußere Wärme-Trockenheit das Lungen-Qi nur auf einer relativ oberflächlichen Ebene. Die weißliche Farbe des Zungenbelags zeigt an, dass die pathogenen Faktoren noch nicht tief ins Innere vorgedrungen sind (▸ Abb. 12.11.a).

Die Trockenheit des Belags indiziert, dass die äußere Trockenheit der dominante pathogene Faktor ist. Sie beginnt, die Flüssigkeiten in der Lunge zu schädigen. Die eingedrungenen pathogenen Faktoren sind durch Wärme und Trockenheit charakterisiert, was sowohl zu einer Einschnürung von Hitze als auch zu einer Schädigung der Flüssigkeiten in der Lunge führt. Der Schleim ist gelb und zäh und ein weiterer Hinweis auf die nun entstandene Hitze in den Lungen. Dieser Fülle-Zustand manifestiert sich auch durch die Dicke des Belags. Der oberflächliche, beschleunigte Puls reflektiert die bestehende Hitze-Entwicklung, die noch nicht tief eingedrungen ist, und die Präsenz der pathogenen Faktoren.

Die pathogenen Faktoren blockieren das Lungen-Qi in seiner absinkenden Funktion, was für den lauten Husten verantwortlich ist. Die Brustenge und die Schwierigkeiten beim Ausatmen sind typisch für eine Blockade des Lungen-Qi (▸ Abb. 12.12). Dies und die Lungen-Hitze verursachen den spärlichen, aber dicken Schleim, den die Patientin nur mit Mühe aushusten kann. Hitze und Trockenheit sind auch für den großen Durst der Patientin verantwortlich. Das Fieber war bei Behandlungsbeginn gesunken. Es ist ein Indiz für den Kampf zwischen dem Abwehr-Qi und den pathogenen Faktoren.

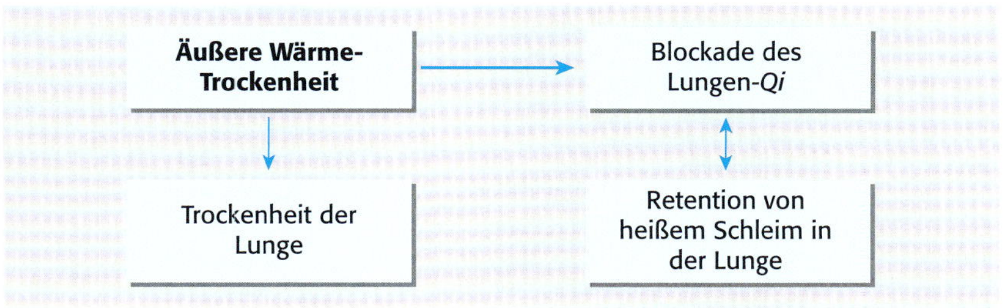

Abb. 12.12 Pathomechanismus Fallbeispiel 6 (akuter Husten)

Therapiestrategie

Wärme-Trockenheit zerstreuen und eliminieren, Husten stoppen.

Der Patientin wurde eine Abwandlung von *Sang Xing Tang* (Mori Folium und Armeniacae Semen Dekokt), verschrieben. Um den Husten zu lindern, wurden folgende Arzneien hinzugefügt: *Jie Geng* (Platycodi Radix), *Qian Hu* (Peucedani Radix), *Zi Wan* (Asteris Radix et Rhizoma), *Bai Bu* (Stemonae Radix); um Hitze und Schleim aus den Lungen zu eliminieren: *Dong Gua Ren* (Benincasae Semen); um Hitze aus den Lungen zu beseitigen und Husten zu lindern: *Sang Bai Pi* (Mori Cortex). Nach viertägiger Einnahme hatte die Patientin nur noch einen leichten Reizhusten. Ihre Brust war frei, und ihre Atmung wieder harmonisch.

Veränderung der Zunge

Die Zunge reflektierte diese Verbesserung. Die Zunge war jetzt feucht und mit einem dünnen Belag bedeckt (► Abb. 12.11.b). Der schlaffe Zungenkörper hatte sich erwartungsgemäß nicht verändert. Er indiziert einen Milz-Qi-Mangel, der von Zeit zu Zeit Symptome wie Müdigkeit auslöst. Die Patientin arbeitet sehr viel und nimmt sich wenig Zeit zum Ausruhen.

Fallbeispiel 7 (► Abb. 12.13)

Zungenbeschreibung	Chinesische Diagnose
Blass	Milz-Qi-Mangel → Blut-Mangel
Zungeneindrücke	Milz-Qi-Mangel
Schwarzer, schlüpfriger Belag	Eindringen von äußerer Kälte in den Uterus

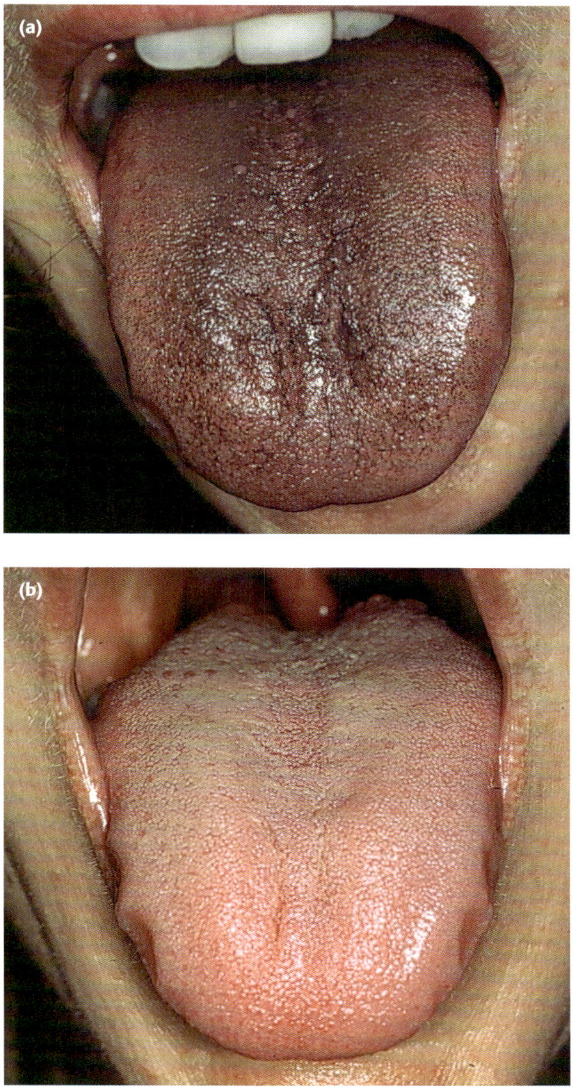

Abb. 12.13 Weiblich, 49 Jahre: a) zu Beginn der Behandlung, b) nach der Behandlung.

Symptome

- Unregelmäßige menstruelle Blutungen
- Lang anhaltender Blutfluss mit großen Koageln
- Kältegefühl im Unterleib
- Rückenschmerzen mit Ausstrahlung ins Bein
- Erschöpfung
- Antriebslosigkeit

- Stimmungsschwankungen
- Konzentrationsstörungen

Westliche Diagnose

- Uterusmyom und -polyp
- Akute Ischialgie

Krankheitsursache

- Zustand nach laparoskopischer Operation in Vollnarkose
- Seit Langem bestehende emotionale Probleme

Falldarstellung

Bedingt durch das einsetzende Klimakterium litt die Patientin an unregelmäßigen Blutungen. Schulmedizinisch waren ein kleines uterines Myom und ein Polyp nachgewiesen worden. Ihr Zyklus variierte sehr stark: Immer häufiger setzte die Menstruation erst nach 45 bis 60 Tagen ein. Wenn die Blutung begann, war sie sehr stark. Das menstruelle Blut war sehr rot und enthielt dunkelrote, ca. zwei Zentimeter große Koagel. Die Blutungen dauerten dann aber bis zu 20 Tage an. Nach sieben Tagen wurde die Blutung zwar leichter, aber insgesamt verlor die Patientin viel Blut. Sie spürte ein ständiges Ziehen im Unterbauch, der sich oft sehr kalt anfühlte. Die lang anhaltenden Blutungen schwächten die Patientin sehr. Daher wurde der Patientin vorgeschlagen, den uterinen Polypen operativ entfernen zu lassen.

Drei Tage nach der Operation wurde das erste Zungenbild (▸ Abb. 12.13.a) gemacht. Der Eingriff erforderte, dass nicht angewärmtes Kohlendioxid in die Bauchhöhle eingebracht wurde.

Die Patientin war aus der Narkose mit einem starken Kältegefühl im Unterbauch aufgewacht. Auch am dritten Tag nach der Operation fühlte sich ihr Unterbauch immer noch sehr kalt an. An diesem Tage stellte sich auch eine akute Ischalgie bei der Patientin ein. Ihr linkes Bein war leicht taub und schmerzhaft. Zu dieser Zeit hatte sie noch leichte uterine Blutungen.

Sie war oft niedergeschlagen und deprimiert, aber sie erlebte auch Phasen, in denen sie sehr gereizt und aggressiv war. Sie fühlte, dass ihr Leben stagnierte und hatte keine Ideen, was eine Veränderung zum Besseren betraf. Sie litt unter Vergesslichkeit und Konzentrationsstörungen. Ihr Schlaf war normal, aber gelegentlich wachte sie wegen leichter Nachtschweiße auf. Ihre Pulse waren tief (*chen*), schwach (*ruo*) und besonders drahtig (*xian*) auf der Leber-Position.

Analyse

Der schwarze Belag bedeckt die gesamte Zungenoberfläche und indiziert das Eindringen von Kälte. Obwohl kein weißer Restbelag zu sehen ist, kann dieser Befund durch die schlüpfrige Konsistenz des Belags bestätigt werden. Wäre dieser Belag durch extreme Hitze und die dadurch bedingte Schädigung der Körperflüssigkeiten entstanden, dann wäre der Belag trocken oder gelb gewesen. Das Kältegefühl der Patientin nach der Operation war im Unterbauch lokalisiert und wurde von einem Ziehen und von Unwohlsein begleitet. Ein uteriner Polyp war während der Bauchspiegelung entnommen worden. Zu diesem Zweck war nicht-angewärmtes Kohlendioxid in die Bauchhöhle eingebracht worden. Dies wird als ein direkter Angriff von äußerer Kälte auf die inneren Organe bewertet. Diese Kälte führt zu einer akuten Stase von Qi und Blut im Unterbauch, die sich durch das Kältegefühl und den ziehenden Schmerz im Unterbauch manifestiert. Der schwarze Belag zeigt die Intensität dieser Kälte an. Die akut entstandene Stase blockiert die Transformation und den Transport von Flüssigkeiten, was die Verfärbung und die schlüpfrige Beschaffenheit des Belags verursacht.

Sowohl die Kälte im Unterbauch als auch die Operation haben das Ursprungs-Qi geschwächt. Dies führt u.a. zu einer mangelnden Versorgung des unteren Rückens und hat die akute Ischalgie zur Folge. Wahrscheinlich hat die pathogene Kälte den Fluss von Qi und Blut in der Blasen-Leitbahn blockiert, was Schmerzen und Taubheit im Bein verursacht hat.

Die grundlegende energetische Disposition der Patientin ist eine ausgeprägte Leber-Qi-Stagnation, was sich in dem drahtigen Puls zeigt. Durch lang anhaltende emotionale Probleme und durch unbefriedigende persönliche Beziehungen war das Leber-Qi am freien Fluss gehindert worden. Durch die Leber-Qi-Stagnation wird das Blut im Unteren Erwärmer nicht angemessen bewegt, was sich im Uterus in Form eines kleinen uterinen Myoms sowie durch einen uterinen Polypen manifestiert. Des Weiteren attackiert das Leber-Qi die Milz und behindert ihre Funktion, das Blut in den Gefäßen zu halten. Die Leber-Qi-Stagnation hat wesentlich zur

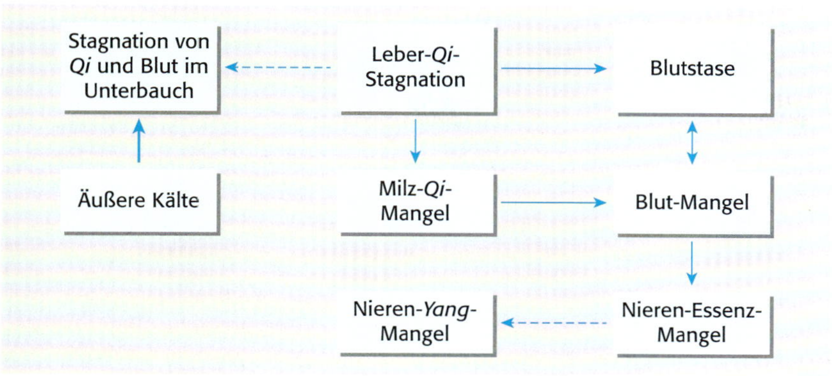

Abb. 12.14 Pathomechanismus Fallbeispiel 7 (unregelmäßige Menstruation)

Blutstase beigetragen (▶ Abb. 12.14). Die Zunge weist allerdings keine aufgerollten Ränder auf, die diese Diagnose bestätigen. In diesem Fall ist der Puls präziser als die Zunge. Auch die Stimmungsschwankungen sind charakteristisch für eine Leber-Qi-Stagnation. Durch den Blut-Mangel konnte die Leber nicht erweicht und befriedet werden, was zu den Aggressionen und zur Gereiztheit der Patientin führt. Die Wanderseele (*Hun*) wird durch den Blut-Mangel nicht ausreichend ernährt und schränkt die Fähigkeit ein, Pläne und Visionen zu entwickeln.

Insgesamt sind drei Mechanismen an der Hauptbeschwerde der Patientin, den lang anhaltenden, menstruellen Blutungen beteiligt:

- Durch die Blutstase in Uterus und *Chong Mai* kann das Blut nicht ordentlich fließen. Das stagnierte Blut blockiert die Gefäße und den Uterus. Neu geformtes Blut kann daher nicht aufgenommen werden und fließt unkontrolliert. Die großen Koagel sind ebenfalls ein Indiz für die Blutstase.
- Das Milz-Qi ist zu schwach, um das Blut in den Gefäßen zu halten. Dies zeigt sich in den lang anhaltenden Blutungen, die bis zu 20 Tage dauern.
- Die Blutungen sind unregelmäßig und treten verspätet auf. In Hinblick auf das Alter der Patientin wird die Unregelmäßigkeit des Zyklus dem Klimakterium zugeordnet. Die Nieren-Essenz ist verantwortlich für das regelmäßige Auftreten der Menstruation. Nach der Lehre der Chinesischen Medizin nimmt die Nieren-Energie ab dem 49. Lebensjahr ab und manifestiert sich, je nach Konstitution, mit Yin- oder Yang-Mangel-Zeichen. Die Nieren haben hier ihre adstringierende Funktion verloren, was zusätzlich zu dem Blutverlust beiträgt.

Die Essenz ist in ihrer Funktion geschwächt, das Gehirn zu ernähren. Das zeigt sich bei der Patientin durch Vergesslichkeit und Konzentrationstörungen. Die Schwäche des Ursprungs-Qi und des Nieren-Yang verursachen die Rückenprobleme, die Müdigkeit sowie die Antriebslosigkeit und den drahtigen, tiefen Puls.

Die Zahneindrücke und die Blässe des Zungenkörpers lassen auf einen Milz-Qi-Mangel schließen. Zusammen mit den protrahierten Blutungen ist er für den Blut-Mangel verantwortlich. Dieser Blut-Mangel hat wiederum zu einer mangelnden Ernährung der Nieren-Essenz beigetragen. Der leichte Nieren-Yin-Mangel und der Blut-Mangel erlauben das Entstehen einer leeren Hitze, die sich nur gelegentlich durch Nachtschweiße bemerkbar macht. Der Zungenkörper ist von guter Form und Beschaffenheit. Er zeigt keine ausgesprochenen Nieren-Yin- oder Nieren-Yang-Mangel-Zeichen. Mit der Regulierung der Blutung wird die Patientin daher schnell wieder zu Kräften zu kommen.

Therapiestrategie

Kälte aus dem Uterus vertreiben, Nieren kräftigen, Leber-Qi bewegen, Blut beleben.

Der Patientin wurde eine Abwandlung von *Wen Jing Tang* (Wärme die Menses Dekokt) verschrieben. Sie erholte sich schnell von der Operation. Die Kälte aus dem Uterus war nach ca. sieben Tagen verschwunden. Danach wurde *Xiao Yao San* (Umherstreifen Pulver) verordnet, um ihre zugrunde liegende Konstitution zu behandeln. Sie nahm das Pulver vier Monate lang ein. Ihre menstruellen Blutungen waren jedoch immer noch verzögert. Die Patientin unterstützte ihren Heilungsprozess durch intensive energetische Körperarbeit. Zwei Jahre später geht es der Patientin gut. Sie hat wieder Freude an ihrem Leben.

Veränderung der Zunge

Das zweite Zungenbild (▸ Abb. 12.13.b) wurde zwei Wochen nach der Operation aufgenommen. Der schwarze Belag war verschwunden, ein Zeichen dafür, dass die Kälte aus dem Uterus eliminiert wurde. Der blasse Zungenkörper zeigte nun den zugrunde liegenden Milz-Qi- und Blut-Mangel an.

Fallbeispiel 8 (▸ Abb. 12.15)

Zungenbeschreibung	Chinesische Diagnose
Blass	Milz-Qi-Mangel → Blut-Mangel
Stark geschwollen mit Zahneindrücken	Milz-Qi-Mangel mit Retention von Feuchtigkeit und Schleim
Leichte Einkerbung der Spitze	Herz-Blut-Mangel
Leicht gerötete Zungenspitze	Leere Hitze im Herzen
Gelber Belag an den Zungenseiten, schwarzbrauner Belag im Zungenzentrum	Hitze-Akkumulation im *Yangming* mit Umwandlung in toxische Hitze

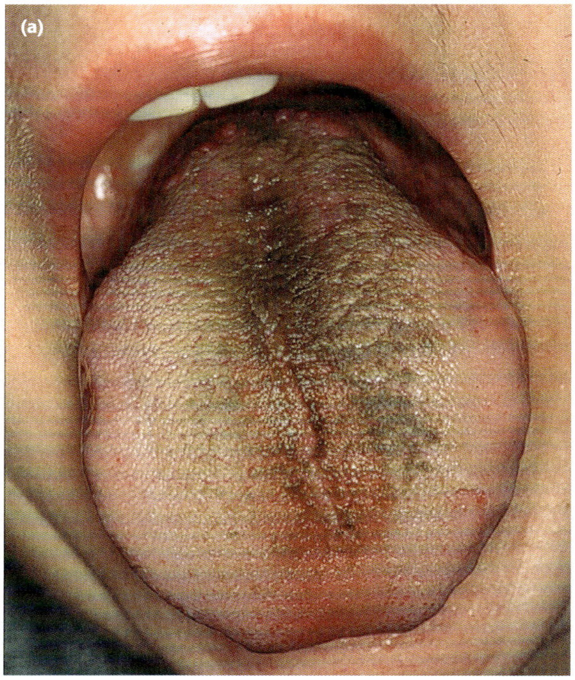

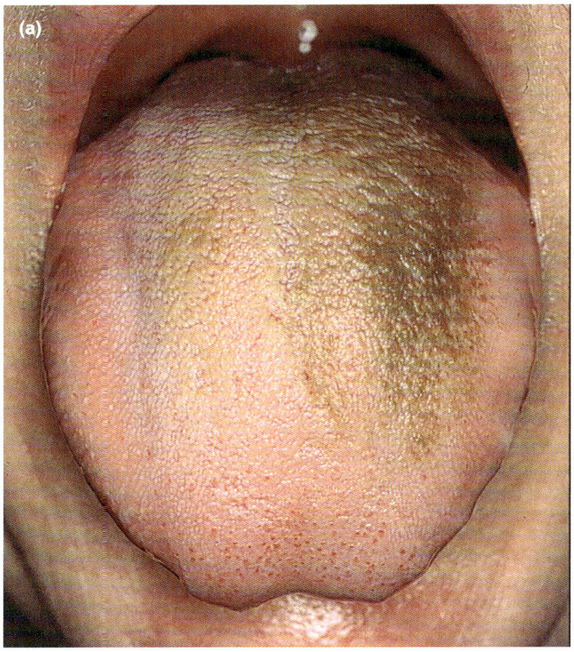

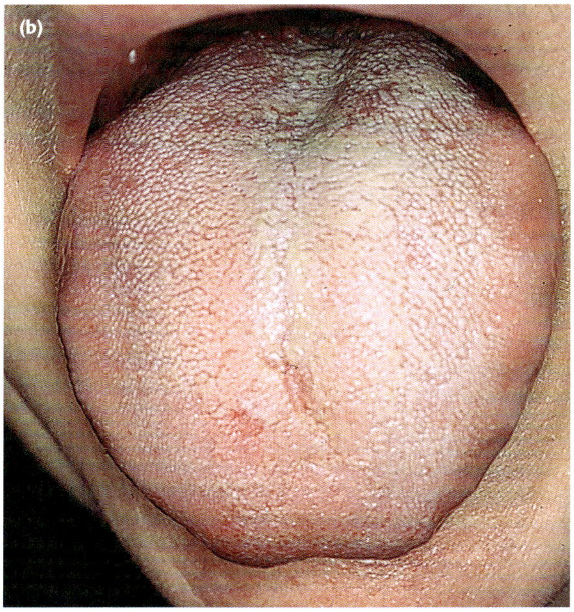

Abb. 12.15 Weiblich, 31 Jahre: a) zu Beginn der Behandlung, b) im Behandlungsverlauf und c) nach der Behandlung.

Symptome

- Starke Schmerzen im Oberkiefer
- Mundgeruch
- Verstopfung
- Müdigkeit

Westliche Diagnose

- Beginnende Nekrose des Zahnfleisches

Krankheitsursache

- Übermäßiger Alkoholabusus

Falldarstellung

Die Patientin hatte starke, konstante Schmerzen im linken Oberkiefer, nachdem ihr drei Zähne im Oberkiefer entfernt worden waren. Die Zahnextraktionen waren wegen mehrerer Zahngranulome notwendig geworden. Der Kieferknochen war chronisch entzündet.[8] Das Gewebe heilte aber nach den Extraktionen nicht. Der behandlende Zahnarzt stellte nekrotische Veränderungen des Gewebes fest, das schwärzlich aussah. Täglich behandelte er das Gewebe mit diversen Antiseptika. Die verordneten Antibiotika brachten keine Besserung. Die Patientin konnte keine festen Speisen essen und das Tragen einer Zahnprothese erschien unmöglich wegen der Schmerzen. Sie hatte starken Mundgeruch. Sie war sehr durstig. Schmerzen machten die Patientin sehr depressiv und gereizt. Sie fühlte sich sehr unwohl.

Die Patientin hatte Phasen von starkem Alkoholkonsum, sie bevorzugte Whiskey. Bei einem „Schub" der in der Regel durch depressive Verstimmungen ausgelöst wurde, trank sie drei Wochen lang täglich ca. 0,7 Liter Whiskey. Danach blieb sie ca. zwei bis drei Monate trocken. Die Patientin war sehr aufgedunsen und ca. 20 kg übergewichtig. Nur alle zwei bis drei Tage hatte sie eine Stuhlentleerung. Der Stuhl war dann sehr hart. Ihre Pulse waren schlüpfrig (*hua*) und voll (*shi*).

Analyse

Hier handelt es sich um eine Akkumulation von Hitze-Toxinen, die den Untergang von Gewebe verursacht hat. Der Zungenbelag zeigt die Intensität von Hitze und Toxinen sehr anschaulich. Die Umwandlung von dem trockenen, gelben Belag an den Zungenseiten zu dem braunschwarzen Belag im Zentrum der Zunge signalisiert, dass Hitze und toxische Hitze vom Äußeren ins Innere eingedrungen sind, dass die Intensität von Hitze und toxischer Hitze zunimmt und dass die Hitze die Körpersäfte zerstört (▸ Abb. 12.15.a).

Die Symptome der Patientin sind charakteristisch für Feuer-Toxine und Schleim-Feuer. Die Toxine verursachen sowohl die nekrotische Wunde als auch das Krankheitsgefühl. Schleim-Feuer manifestiert sich hier durch die Zahngranulome, die zu einer Entzündung eines Teils des Oberkiefers geführt hatten. Durch die Intensität dieser pathogenen Einflüsse entsteht eine brodelnde Hitze, die in den oberflächlichen Schichten Qi und Blut blockiert.

Die intensive Hitze hat zu einer Verklumpung von Qi und Blut in den *Yangming*-Leitbahnen und Kollateralen geführt, sodass sich eine manifeste Entzündung und nekrotisierende Wunden im Oberkiefer gebildet haben. Die Verklumpung von Qi und Blut durch die Hitze-Toxine ist so massiv, dass die Patientin unter permanenten Schmerzen leidet. Der starke Mundgeruch entsteht durch die extreme Hitze-Entwicklung in den *Yangming*-Leitbahnen. Durst, Verstopfung und Reizbarkeit sind weitere Symptome dieser inneren Hitze.

Akkumulation von Hitze-Toxinen hat normalerweise eine der drei folgenden Ursachen:

- Äußere Hitze ist so stark, dass sie sich in toxische Hitze umwandelt.
- Epidemische Hitze dringt in den Körper ein und produziert toxische Hitze.
- Ein Trauma wie in diesem Fall die Zahnextraktionen überträgt toxisches Qi in den Körper. Wenn

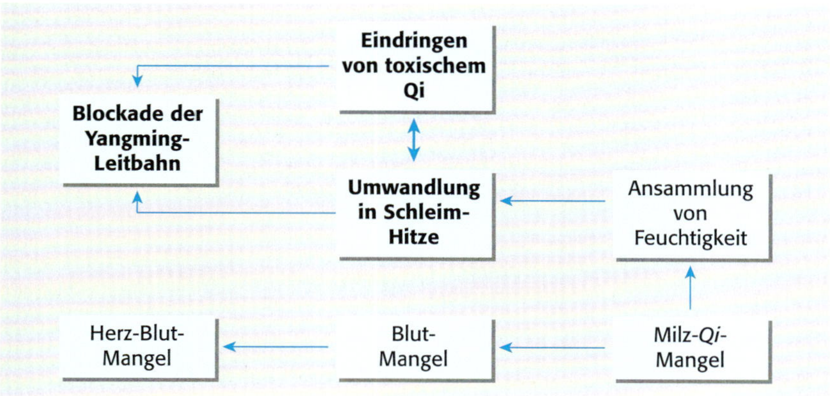

Abb. 12.16 Pathomechanismus Fallbeispiel 8 (Schmerzen im Oberkiefer)

dies auf einen Boden von feuchter Hitze oder akkumulierter Schleim-Hitze fällt, können eingedrungenes toxisches Qi und zugrunde liegende feuchte Hitze die normale Bewegung von Qi, Blut und Körpersäften derartig einschnüren, dass toxische Hitze entsteht. Eine auf diese Weise erzeugte Verklumpung führt dann zu wunden Stellen, Hauterosionen und Entzündungen.

Die Akkumulation von Hitze-Toxinen ist durch das zugrunde liegende Schleim-Feuer und durch die Anwesenheit von toxischem Qi entstanden (▸ Abb. 12.16).

Die Retention von Feuchtigkeit wird deutlich an dem extrem geschwollenen Zungenkörper. Dies und die blasse Zungenfarbe unterstreichen den zugrunde liegenden Milz-Qi-Mangel, der zu der Ansammlung von Feuchtigkeit geführt hat. Durch den unregelmäßigen, aber exzessiven Genuss von Whiskey wandelt sich die Feuchtigkeit in Schleim-Hitze um. Whiskey besitzt eine Yang-Natur. Er ist süß und scharf. In geringen Mengen unterstützt er die Zirkulation von Qi und Blut und öffnet die Kanäle und Kollateralen. Im Übermaß erzeugt er jedoch Hitze, die besonders Magen und Leber angreift. Durch seinen süßen, reichhaltigen Geschmack kann er zur Bildung von Feuchtigkeit und Schleim beitragen. Sie verbinden sich mit der Hitze und wandeln sich in Schleim-Hitze um, was durch die vollen und schlüpfrigen Pulse reflektiert wird. Der akkumulierte Schleim zeigt sich – wie bei vielen Alkoholikern – in einem aufgedunsenen Gesicht und in Übergewicht.

In diesem Fall müssen zwei unterschiedliche Behandlungsstrategien angewendet werden. Zunächst muss der akute Zustand behandelt werden. Erst nach dessen Auflösung sollten dann die zugrunde liegende Konstitution, die Wurzel der Erkrankung und Zustand der Patientin behandelt werden, was sich durch die Zungenfarbe und -form ergibt. Der Zungenkörper der Patientin ist sehr blass. Dies signalisiert, dass die Milz nicht genügend Nahrungsessenzen für die Blutproduktion bereitstellt. Dadurch wird das Herz nicht angemessen mit Blut versorgt und trägt zu einer mangelnden Verankerung des Geistes (*Shen*) bei. Die Zungenspitze zeigt eine kleine Einkerbung. Dieses Zungenzeichen ist ein Hinweis auf einen Herz-Blut-Mangel. Dieses Krankheitsmuster bereitet den Boden für die depressiven Verstimmungen, die wiederum die Phasen unkontrollierten Alkoholgenusses einleiten. Die leichte Rötung der Zungenspitze weist auf die Entwicklung von Hitze im Herzen hin, die zu den zu den emotionalen Verstimmungen der Patientin beiträgt.

Therapiestrategie

Toxische Hitze eliminieren, Feuer abfließen lassen, Schleim umwandeln, *Yangming*-Leitbahnen befreien.

Die erste Verschreibung war eine Abwandlung von *Xian Fang Huo Ming Yin* (Großartige Rezeptur zur Aufrechterhaltung des Lebens) mit dem Zusatz von *Huang Lian* (Coptidis Rhizoma) und *Da Huang* (Rhei Radix et Rhizoma). Die Tagesdosis dieser Rezeptur betrug 120 g und wurde für die Dauer von fünf Tagen verabreicht. Danach war der Stuhlgang regelmäßig, aber immer noch sehr hart. Der Durst war gelindert. Die Schmerzen waren aber unverändert geblieben.

Veränderung der Zunge

Der Zungenbelag hatte sich verändert (▸ Abb. 12.15.b). Er war heller und weniger dick. Diese erste Veränderung des Belags signalisierte, dass durch die Rezeptur die Hitze erfolgreich abfließen konnte. Sie war über den Stuhl eliminiert worden. Die Akkumulation von Hitze-Toxinen war jedoch immer noch auf der Zunge sichtbar. Auch die Blockierung von Qi und Blut war nach wie vor sehr stark, was durch die ständigen Schmerzen zum Ausdruck kam. Die Rezeptur wurde deshalb dem Zustand der Patientin angepasst: *Huang Lian Jie du Tang* (Coptidis Rhizoma Dekokt, das toxische Wirkungen lindert) wurde verschrieben. Zusätze waren u.a. *Lian Qiao* (Forsythia Fructus), *Jin Yin Hua* (Lonicerae Flos), *Pu Gong Ying* (Taraxaci Herba), *Zi Di Ding Hua* (Violae Herba) und *Sheng Ma* (Cimicifugae Rhizoma). Auch diese Rezeptur wurde hochdosiert (120 g täglich) verschrieben.

Nach fünftägiger Einnahme fühlte sich die Patientin viel besser. Der Schmerz hatte deutlich nachgelassen. Der Zahnarzt konnte eine Verbesserung des Gewebes feststellen. Die Rezeptur wurde für weitere sieben Tagen verschrieben. Danach war die Patientin schmerzfrei und konnte die zahnärztliche Behandlung fortsetzen. Der Zungenbelag war zwar noch trocken (▶ Abb. 12.15.c), was auf die vergangene Schädigung der Körpersäfte hinwies. Der Belag war jetzt weißlich-gelb, ein Indiz für die Ausleitung der Hitze. Er war ölig und weiß, besonders auf der linken Zungenseite. Dies signalisierte die immer noch bestehende Präsenz von Schleim. Die Rötung der Zungenspitze war verschwunden. Drei Monate später konnte die Patientin ihre Zahnprothese tragen.

Anmerkungen

1. Fu Qing-Zhu: *Fu Qing-Zhu's Gynecology*, übers. v. Yang S-Z und Liu D-W, Blue Poppy Press, Boulder 1992, S. 61 f.
2. Ibd.
3. Clavey S: *Spleen and stomach yin deficiency*. The Journal of Chinese Medicine 1995, Nr. 47, S. 23ff.
4. Maciocia G. *Grundlagen der Chinesischen Medizin*, Verlag für Ganzheitliche Medizin, Kötzting 1994, S. 409.
5. Anonymus: *Su wen [Basic Questions]*, hrsg. v. He W-B et al., China Medicine Science and Technology Press, Beijing 1996, Kap. 8, S. 49
6. Clavey S: *Fluid Physiology and Pathology in Traditional Chinese Medicine*, Churchill Livingstone, Edinburgh 1995 S. 247.
7. Song T-B: *Atlas of the Tongue and Lingual Coatings in Chinese Medicine*, Peoples Medical Publishing House and Editions Sinomedic, Beijing 1981, Abb. 225 und 226.
8. Die Ursache für Granulome können unterschiedliche infektiöse und nicht-infektiöse Erreger sein.

Anhang

Bibliographie

Quellen in chinesischer Sprache

Anonymus: *Huang di nei jing ling shu yi shi* [Der innere Klassiker des gelben Kaisers], hrsg. v. Nanjing College of Traditional Chinese Medicine, Traditional Chinese Medicine Department, Shanghai Science and Technology Press, Shanghai 1997

Anonymus: *Su wen* [Basic Questions], hrsg. v. He W-B et al., China Medicine Science and Technology Press, Beijing 1996

Chen M-L et al.: *Gu jin tu shu ji cheng, yi bu quan lu* [Collection of Writings Past and Present: Complete Medical Section], Bd. 5, Peoples Medical Publishing House, Beijing 1995

Li N-M: *Zhong guo she zhen da quan*, Xueyuan Publishing Company, Beijing 1994

Wei Y-L: *Shi yi de xiao fang*, in: *Gu jin tu shu ji cheng* [Collection of Writings Past and Present], China Press, Shanghai 1934

Zhu Z-H: *Ge zhi yu lun* [Extra Treatises Based on Investigation and Inquiry], in: *Zhong guo xue shu ming zhu* (rev. ed.), World Press, Taibei 1962

Zhang-Zhong-Jing: *Shang Han Lun*. Abhandlung über fieberhafte, durch Kälte verursachte Erkrankungen, Verlaf für Ganzheitliche Medizin, Bad Kötzting 2010

Quellen in deutscher Sprache

Bensky D, Barolet R, Wiesmann U: *Chinesische Arzneimittelrezepte und Behandlungsstrategien*, Verlag für Ganzheitliche Medizin, Kötzting 1996

Clavey S: *Therapiehandbuch Körperflüssigkeiten*, Verlag Systemische Medizin, Bad Kötzting 2013

Darga M: *Das alchemistische Buch von innerem Wesen und Lebensenergie*, Diederichs, München 1999

Deadman P: *Handbuch Akupunktur*, 3. Aufl., Verlag Systemische Medizin, Bad Kötzting 2012

Guo A-C (Hrsg.): *Huang di nei jing su wen xiao zhu*, Peoples Medical Publishing House, Beijing 1995

Hertzer, D: *Das alte und das neue Yijing. Die Wandlungen des Buches der Wandlungen*, Diederichs Gelbe Reihe 126, München 1996

Kirschbaum B: *Die acht außerordentlichen Gefäße in der traditionellen chinesischen Medizin*, ML Verlag, Uelzen 1995

Kirschbaum B: *Atlas und Lehrbuch der Chinesischen Zungendiagnostik*, Bd. I, 2. Aufl., Verlag für Ganzheitliche Medizin, Kötzting 2002

Kirschbaum B: *Atlas und Lehrbuch der Chinesischen Zungendiagnostik*, Bd. II, Verlag für Ganzheitliche Medizin, Kötzting 2002

Liu L, Wang J-H: *Überblick über chinesische Arzneimittel, die Tumorzellen gegen über radioaktiver Bestrahlung sensibilisieren*, ZTCM 2000;1:47–50

Maciocia G: *Grundlagen der chinesischen Medizin*, Verlag für Ganzheitliche Medizin, Kötzting 1994

Maciocia G: *Die Praxis der chinesischen Medizin*, Verlag für Ganzheitliche Medizin; Kötzting 1997

Maciocia G: *Zungendiagnose in der Chinesischen Medizin*, ML Verlag, Uelzen 1996

Quellen in englischer Sprache

Anonymus: *Essential Subtleties on the Silver Sea* [*Yin hai jing wei*], übers. v. Kovacs J und Unschuld P, University of California Press, Berkeley 1998

Anonymus: *Nan-Ching, The Classic of Difficult Issues*, übers. v. Unschuld P, University of California Press, Berkeley 1986, S. 417

Beaven DE, Brooks SE: *Color Atlas of the Tongue in Clinical Diagnosis*, Wolfe Medical Publications, London 1988

Chace C: *A Qin Bo Wei Anthology*, Paradigm Publications, Brookline 1997

Chen Z, Chen M-F: *The Essence and Scientific Background of Tongue Diagnosis*, Oriental Healing Arts Inst, Long Beach 1989

Clavey S: *Fluid Physiology and Pathology in Traditional Chinese Medicine*, Churchill Livingstone, Edinburgh 1995

Compendium of Charts and Books Past and Present: Complete Collection of the Medical Section (Gu jin tu shu ji cheng: yi bu quan lun), Peoples Medical Publishing House, Beijing 1991

Fu Q-Z: *Fu Qing-Zhu's Gynecology*, übers. v. Yang S-Z und Liu D-W, Blue Poppy Press, Boulder 1992

Larre C, Rochat de la Vallée E: *Spleen and Stomach*, Monkey Press, Cambridge 1990

Li D-Y: *Treatise on Spleen and Stomach: A Translation of the Pi Wei Lun*, übers. v. Yang S-Z, Blue Poppy Press, Boulder 1993

Maciocia G: *Obstetrics and Gynecology in Chinese Medicine*, Churchill Livingstone, London 1998

Scheid V: *Mume pill (wū méi wán): a clinical history*. Orientation, November, 1999

Shen D-H, Wu X-F, Nissi W: *Manual of Dermatology in Chinese Medicine*, Eastland Press, Seattle 1995

Song T-B: *Atlas of the Tongue and Lingual Coatings in Chinese Medicine*, Peoples Medical Publishing House and Editions Sinomedic, Beijing 1981

Unschuld, P: *Medizin in China. Eine Ideengeschichte*, Beck, München 1980

Wang S-H: The *Pulse Classic: A Translation of the Mai Jing*, übers. v. Yang S-Z, CO: Blue Poppy Press, Boulder 1997

Zhong BL: *Diagnosis of sublingual veins in Chinese medicine*, Lecture presented at the 31st Congress for Traditional Chinese Medicine, Rothenburg 2001

Zhu D-X: *Extra Treatises Based on Investigation and Inquiry: A Translation of Zhu Dan-Xi's Ge Zhi Yu Lun*, übers. v. Yang S-Z, Duan W-J, CO: Blue Poppy Press, Boulder 1994

Zhu D-X: *The Heart and Essence of Dan Xi's Methods of Treatment*, übers. v. Yang S-Z, Blue Poppy Press, Boulder 1993

Stichwortverzeichnis

A

B

I

J

K

N

T

U